U0267481

掌握高级鼻整形

Mastering Advanced Rhinoplasty

注　意

　　该领域的理论知识和临床实践在不断变化。随着新的研究与经验不断扩充我们的知识结构，有必要在实践、治疗和用药方面做出适当的改进。建议读者核实与操作相关的最新信息，或查阅每种药物生产厂家所提供的最新产品信息，以确定药物的推荐剂量、服用方法、服用时间以及相关禁忌证。医师根据对患者的了解和相关经验确立诊断，以此确认每一位患者的用药剂量和最佳治疗方法，并采取适当的安全预防措施，是其职责所在。不论是出版商还是著作者，对于在本出版物使用过程中引起的或与本出版物相关的所有个人或财产的损伤和（或）损失，均不承担任何责任。

出版者

掌握高级鼻整形

Mastering Advanced Rhinoplasty

原　著　Wolfgang Gubisch

主　译　王先成　易东风　田启明

主　审　李青峰　李圣利

北京大学医学出版社

Peking University Medical Press

ZHANGWO GAOJI BIZHENGXING

图书在版编目（CIP）数据

掌握高级鼻整形 /（德）沃尔夫冈·古比希（Wolfgang
Gubisch）原著；王先成，易东风，田启明主译 .—北京：
北京大学医学出版社，2022.8
　书名原文：Mastering Advanced Rhinoplasty
　ISBN 978-7-5659-2538-2

　Ⅰ.①掌…　Ⅱ.①沃…②王…③易…④田…　Ⅲ.
①鼻—整形外科手术　Ⅳ.① R765.9

中国版本图书馆 CIP 数据核字（2021）第 248273 号

北京市版权局著作权合同登记号：图字：01-2018-9049

First published in English under the title
Mastering Advanced Rhinoplasty
by Wolfgang Gubisch
Copyright © Springer Berlin Heidelberg, 2016
This edition has been translated and published under licence from Springer-Verlag GmbH, DE, part
of Springer Nature.

Simplified Chinese translation Copyright ©2022 by Peking University Medical Press.
All Rights Reserved.

掌握高级鼻整形

主　　译：王先成　易东风　田启明
出版发行：北京大学医学出版社
地　　址：（100191）北京市海淀区学院路 38 号　北京大学医学部院内
电　　话：发行部 010-82802230；图书邮购 010-82802495
网　　址：http://www.pumpress.com.cn
E - mail：booksale@bjmu.edu.cn
印　　刷：北京金康利印刷有限公司
经　　销：新华书店
责任编辑：李　娜　　责任校对：靳新强　　责任印制：李　啸
开　　本：889 mm×1194 mm　1/ 16　印张：37.75　字数：1250 千字
版　　次：2022 年 8 月第 1 版　2022 年 8 月第 1 次印刷
书　　号：ISBN 978-7-5659-2538-2
定　　价：450.00 元
版权所有，违者必究
（凡属质量问题请与本社发行部联系退换）

译者名单

主 译 王先成（中南大学湘雅二医院整形美容外科）
　　　易东风（长沙亚韩医学美容医院）
　　　田启明（沈阳美莱医疗美容医院）

主 审 李青峰（上海交通大学医学院附属第九人民医院整复外科）
　　　李圣利（上海交通大学医学院附属第九人民医院整复外科）

副主译 肖目张（中南大学湘雅医院整形美容外科）
　　　罗　滔（湖南省人民医院 / 湖南师范大学附属第一医院整形 & 激光美容科）
　　　何　玮（湖南省第二人民医院整形美容科）
　　　易　曦（长沙颜华医疗美容门诊部）
　　　滕召勇（长沙星耀医疗美容门诊部）
　　　田　毅（湖南中医药大学第二附属医院烧伤整形科）

译 者（按姓名汉语拼音排序）
　　　安　阳（北京大学第三医院成形外科）
　　　曹金敏（长沙芊亿医疗美容门诊部）
　　　陈铁夫（长沙伊美医疗美容门诊部）
　　　戴传昌（上海交通大学医学院附属第九人民医院整复外科）
　　　樊　涛（成都恩喜医疗美容医院）
　　　范鹏举（中南大学湘雅医院整形美容外科）
　　　高谢辉（婉媄医疗美容）
　　　郭宗科（东南大学附属中大医院烧伤整形科）
　　　黄金龙（南京中医药大学附属医院整形外科）
　　　蒋帝时（长沙蒋帝时医疗美容）
　　　蒋松林（长沙希美医疗美容门诊部）
　　　金　鹏（长沙艾泊医疗美容门诊部）
　　　孔伟立（长沙芙蓉美沃医疗美容诊所）
　　　李帅华（郴州市第一人民医院整形美容中心）
　　　李源海（长沙素妍医疗美容门诊部）
　　　李　舟（上海美赋医疗美容门诊部）

刘　芳（长沙伊美医疗美容门诊部）

刘　凯（上海交通大学医学院附属第九人民医院整复外科）

彭青和（长沙青和医疗美容诊所）

彭炜锋（长沙梵汐医疗美容门诊部）

宋保强（空军军医大学附属西京医院整形外科）

谭　谦（南京大学医学院附属鼓楼医院整形烧伤科）

谭晓燕（杭州整形医院）

杨灿龙（深圳艺星医疗美容医院）

张　晨（大连大学附属新华医院整形外科）

张晓飞（上海馨美医疗美容门诊部）

赵福德（长沙安铂丽医疗美容门诊部）

朱　轶（湖南省人民医院／湖南师范大学附属第一医院整形＆激光美容科）

邹笑寒（长沙协雅医疗美容整形门诊部）

鸣谢单位：北京百特美文化发展有限公司

中文版序言

It is a great pleasure for me, that my book "*Mastering Advanced Rhinoplasty*" will be translated by Prof. X.Wang into Chinese. It is resume of 45 years performing rhinoplasties and developing new techniques in this field.

There are many valuable books about primary rhinoplasty on the market, not so many about secondary or advanced ones.

The title follows the recommendation of Rollin Daniel, who's book "*Mastering Rhinoplasty*" demonstrates the basics perfectly, so that the beginner has a manual, where he can find a solution to all the challenges, he is confronted with.

Because of my vast experiences in secondary rhinoplasties he suggested to me to collect my knowledge in this book.

This book is based on a 45 years experience in rhinoplasty and more than 10 000 cases, where a huge part have been revisions. It shows the principles of the socalled "Stuttgart School in Rhinoplasty", which I founded once. For 28 years I showed our techniques during The Stuttgart Live Surgery Course for Functional and Aesthetic Rhinoplasty . Next to such courses and videos intraoperative photos, as you will find in this book, best show the techniques used and help to understand the procedures.

I hope that this book enables the interested collegues to improve their concepts and surgical procedures and to master the challenges of secondary rhinoplasty.

Prof. Dr. med. Dr. hc
Wolfgang Gubisch

译文

很高兴我的著作由王先成教授等翻译成中文版，这本书涵盖了我 45 年的鼻整形经验以及在此领域所发展的新技术。

市场上已经有很多关于鼻整形的书籍，但关于鼻修复的专著并不多。

此书的书名来自 Rollin Daniel 教授的建议。他是《掌握鼻整形》(*Mastering Rhinoplasty*) 的作者。那本书完美展示了鼻整形的基础，让初学者有了一本可以应对所有挑战的工具书。

由于我有丰富的鼻修复经验，Rollin Daniel 教授建议我将自己的经验整理出版。

此书基于我 45 年的临床经验及超过 1 万例的手术案例，其中大部分为鼻修复案例。书中展示了我所创立的斯图加特鼻整形学校的治疗原则。28 年来，我在斯图加特现场手术课程中展示我们功能性及美容性鼻整形的手术技术。继这些课程和手术视频后，本书的术中图片很好地阐述了所用的技术并帮助读者理解手术步骤。

我希望此书可以帮助感兴趣的中国同行们提高他们的理念及手术技术，以更好地面对鼻修复的挑战！

Prof. Dr. med. Dr. hc
Wolfgang Gubisch

中文版前言

鼻处于面部之中，是面部的重要美学特征。一张具有魅力的脸一定有个漂亮的鼻子，因此无论中西方，鼻整形手术是非常常见的手术。亚洲人鼻部的生理解剖特点为软骨薄软、力量较弱，鼻中隔发育欠佳，鼻子短，鼻头皮肤较厚等，因此与西方人主要将大鼻子缩小、长鼻缩短不同的是，亚洲人主要是隆高、延长鼻子，这意味着亚洲人的鼻整形主要为结构性隆鼻。

我国鼻整形的发展经历了从最初的 L 形硅胶假体隆鼻，到 L 形假体 + 耳软骨隆鼻，再到鼻综合概念的提出、达拉斯理论体系的推广等。受西方观念的影响，在国内，前期鼻中隔软骨大量使用，后期肋软骨普遍推广，从硅胶、膨体、高密度聚乙烯，到异体骨或异体肋软骨等各种材料推陈出新，从单纯追求高挺鼻，甚至炒作网红鼻，到慢慢回归自然，与面部其他器官相和谐，各种理念、技术交相辉映，极大地推动了我国鼻整形的发展。但同时也带来了不少问题，导致鼻整形修复率在面部手术中处于第一位，其中的原因值得我们深入探讨和思考。我们要摸索出适合亚洲人鼻生理特点的材料技术体系及理论，如何选择合适的支架搭建方法，什么样的材料最适合患者，才能维持持久稳定的效果，才能最大程度降低并发症。

总之，鼻整形的最终目的是塑造一个和谐的、看起来自然的鼻子，使之与面部其他器官一起自然地融入面部之中，在视觉上没有明显的手术痕迹。鼻整形手术不仅要改善鼻子的美学特征，还要注意不要损伤鼻子的生理功能，这一点常常是我国鼻整形医生容易忽略的问题，已经有不少医生采用错误的鼻整形手术方法对呼吸造成了不良影响。

现在有不少鼻整形医生在这一充满挑战性的领域缺乏足够的规范化专业训练和经验，他们主要为了经济利益而实施鼻整形手术。这导致鼻修复的发生率居高不下，也影响了专业的健康良性发展。目前市场上关于鼻修复的鼻整形专著甚少。本书作者 Wolfgang Gubisch 教授是德国一位享誉世界的鼻整形大师，尤其在鼻修复领域具有极其丰富的经验，其施行的鼻整形手术超过 1 万例，这是非常大的手术体量。作者在书中使用了大量的具体案例及手术步骤图片，展示其鼻修复技术的具体应用，详细阐述其鼻整形理念及创新，非常有助于读者的理解，如体外鼻中隔重建、颗粒软骨鼻背重建、鼻尖精细化处理等，这些技术的应用也非常适合亚洲人鼻整形。我想此书对于有一定鼻整形经验的医生会有很好的指导意义。

我和 Wolfgang Gubisch 教授于 2019 年 6 月在土耳其的鼻整形峰会上相遇，并有过不错的交流，也很高兴邀请他为中文版撰写了序言。最后感谢参与翻译的各位鼻整形专家，感谢李青峰教授、李圣利教授对本书的审阅。

王先成

教授，博士生导师

中南大学鼻整形研究中心主任

中南大学湘雅二医院整形美容外科（烧伤科）主任

原著前言

鼻是面部一个很有特色的器官，它在面部中央有着非常大的美学意义。当人们的视线被一张有魅力的脸上的眼睛吸引时，如果鼻子不美或者形状不自然，人们的注意力很快就会被转移。因此，为了达到最佳的面部美观，鼻子必须自然地、毫不突兀地融入面部之中。鼻子的重要性并不局限于面部美观，它还是一个重要的感觉器官，对于生命的基本功能之一——呼吸至关重要。基于这个原因，鼻子的重要意义自古以来就在所有的文化里被体现出来——割鼻一直被看作是一种惩罚罪人身心的酷刑。

鼻整形的最终目的是塑造一个和谐的、看起来自然的鼻子，使之与面部其他器官一起自然地融入面部之中，在视觉上没有明显的手术迹象。当然，功能方面也必须给予足够重视，患者要能舒服畅快地呼吸。只有这样，才能认为此次手术是成功的。

在美容鼻整形术的早期，鼻缩小是患者寻求的首要改善。德国外科医生Dieffenbach很可能实施了历史上第一例缩鼻手术，他采用一种直接的手术方法，切除了整个鼻背来缩减下方的骨骼框架。Dieffenbach是Ferdinand von Graefe的继任者，Graefe在欧洲的一所大学诊所首先开创了鼻再造术。1887年，外科医生Rowe实施了第一例闭合式鼻整形术并在纽约公开发表。当今被大家公认为"鼻整形术之父"的外科医生Jacques Joseph在1898年完成了第一例全鼻再造术；然而，他并不知道他的前辈之前在北美已经实施了类似的手术。尽管这些医生并不知道Dieffenbach在1845年所实施的手术，但在鼻整形术100多年不断完善的历史进程中，这一手术已经成为美容手术中最常见的手术。此外，一次成功的鼻整形手术显然能给患者带来巨大的好处，但是每一位外科医生也应认识到，一次失败的手术会导致患者遗留下无法掩盖的面部畸形。因此，每一位鼻整形医生都应对患者的心理健康肩负重大的责任。

遗憾的是，现在有许多外科医生在这个充满挑战性的领域缺乏足够的专业训练和经验，他们主要为了经济利益而实施鼻部手术。2009年，鼻整形在男性美容手术总例数中占据首位。有近7万名美国男性接受了这一手术。在女性，鼻整形术是仅次于隆乳手术的第二常见的美容手术。有将近18万名美国女性通过这种外科手术改变了她们的鼻子。在欧洲和其他地方也可以看到同样的发展趋势。因此，鼻整形术是所有美容手术中患者不满意率较高的手术之一也就不足为奇了。事实上，最新的医学文献表明，鼻整形术的失败率大概是30%，而且这一比例在未来可能还会增加。

市面上已经有许多这方面的书籍，其中一部分是很优秀的。然而，只有少数鼻整形教科书涉及鼻修复整形术。目前，复杂的鼻修复整形术约占我总手术量的50%，世界各地对鼻修复整形术的需求也在逐渐增加。对鼻修复整形术中的复杂细微差别进行更深入的理解是很有必要的。

自1976年以来，我一直从事鼻部手术的工作。我拥有整形外科和耳鼻喉科双重执业医师资格的医学背景，因此我在鼻整形领域中是非常专业的。

1980年，我实施了第一例体外鼻中隔重建手术，并将这项手术方式发展成为一种矫治鼻中隔严重畸形的标准术式。在将近20年的时间里，我一直采用这种闭合式体外鼻中隔成形术，这是我在早期职业生涯的大部分时间里推荐的术式。鉴于此，我被邀请参加了一些学术会议。会议上总是对开放式和闭合式鼻整形术的偏好有很多的重视和争议。虽然我总是被邀请作为闭合术式的代表，但通过这些讨论，我慢慢开始理解并赞成开放术式的论点。最终，在法国著名鼻整形外科医生Gilbert Aiach的影响下，我在这方面的想法发生了彻底的转变。现在，我几乎都是采用开放式的手术方法。这种术式对于分析和手术过程本身都更加精确，并且有助于避免那些通常由闭合术式引起的问题，例如鼻尖的意外下垂。此外，精确度可以增加手术的安全性并提高手术质量。我个人认为，采用开放式鼻整形术可以防止许多并发症的发生，从而可避免修复手术。

而且，开放术式使我们能够实施许多其他有用的鼻整形技术，如滑行技术（在2004年我们发表过）或为了扩宽内鼻阀的撑开瓣技术。虽然撑开瓣技术也可用于闭合术式，如体外鼻中隔成形术，但闭合术式的可预见性要低很多，而且可重复性与开放术式相比也较低。

多年来，来自世界各地的参加"斯图加特功能和美容鼻整形课程"的同道们一直都在鼓励我将这个富有挑战性的复杂领域的个人经验集结成书。我最终出版了这本图谱，目的是分享我们的技术，并帮助所有感兴趣的同道掌握鼻修复整形术，以应对临床实践中日益增加的需求和挑战。

在此，我要衷心感谢Rollin Daniel，是他鼓励我开始这个项目，并给予了大力支持。此外，我非常感激Rick Davis，是他把我的苏比亚英语翻译成通俗易懂的美语，没有他的支持和帮助，就没有这本书的面世。

最后，也是非常重要的一点，我要感谢广大的患者，因为他们的慷慨大方，我才能将他们的临床照片放在该鼻整形图集里出版。由于他们的慷慨支持，读者才会对这种富有挑战性且常常令人费解的手术有更清晰的了解。我将永远感谢他们的无私和宝贵贡献。

Wolfgang Gubisch
德国斯图加特

献给 Reny，Simon 和 Philipp，如果没有他们的耐心、理解和支持，我可能永远不能完成这本著作。

目　录

第1篇　内鼻：鼻中隔

第1章　初次鼻中隔成形术···2

1.1　初次鼻中隔成形术的手术原则···3

1.2　病例研究：初次鼻中隔成形术···8

1.2.1　病例1：鼻中隔尾侧固定于鼻棘··8

1.2.2　病例2：应用软骨夹板移植物使鼻中隔变直····································10

1.2.3　病例3：部分体外鼻中隔成形术（鼻中隔交换技术）····························12

1.2.4　病例4：体外鼻中隔成形术··14

1.2.5　病例5：体外鼻中隔重建矫正严重鼻中隔前部成角和鼻中隔尾侧移位············17

1.2.6　病例6：体外鼻中隔重建构建一个L形的新鼻中隔·····························18

1.2.7　病例7：应用骨性移植物夹板行体外鼻中隔重建································21

1.2.8　病例8：通过切除偏曲的鼻中隔前部并将鼻中隔后部翻转180°行体外
　　　　　　　鼻中隔重建···23

　　　　推荐阅读··24

第2章　鼻中隔成形修复术···25

2.1　手术原则···26

2.2　病例研究···32

2.2.1　病例1：应用筛骨夹板对划开的鼻中隔进行固定································32

2.2.2　病例2：应用鼻中隔延伸移植物··34

2.2.3　病例3：通过骨钻孔的缝合固定方法将新鼻中隔固定于前鼻棘··················36

2.2.4　病例4：应用PDS托及取自耳甲软骨的"三明治"移植物恢复强有力的
　　　　　　　鼻尖支撑，创建一个新鼻中隔···38

2.2.5　病例5：应用打薄的垂直板夹板固定技术矫正····································41

2.2.6　病例6：应用游离的颗粒软骨覆盖重建的鼻中隔································43

2.2.7　病例7：应用体外技术延长鼻中隔··45

2.2.8　病例8：重建过度切除的、畸形的鼻中隔前部··································48

2.2.9　病例9：应用筛骨移植术重建新鼻中隔··51

2.2.10　病例10：应用筛骨夹板移植物、取自双层耳甲（"三明治"）移植物的
　　　　　　　　鼻中隔延伸移植物和上颌骨填充技术矫正鼻中隔······················53

2.2.11　病例11：应用双层的L形框架体外重建鼻中隔·································55

2.2.12　病例12：体外鼻中隔重建和前鼻棘的重新复位································57

2.2.13　病例13：应用PDS托重建内鼻阀··59

2.2.14　病例14：应用双侧耳甲腔软骨行全鼻中隔重建································61

2.2.15　病例 15：应用双侧耳甲腔软骨进行全鼻中隔重建，用颗粒软骨筋膜移植物
　　　　　进行鼻背重建 ·· 63

2.2.16　病例 16：应用颗粒软骨筋膜移植物填充上颌骨 ····························· 66

2.2.17　病例 17：应用肋软骨重建鼻中隔框架 ·· 69

　　　　　推荐阅读 ··· 72

第3章　初次鼻成形术的功能方面 ·· 73

3.1　体格检查 ··· 74

3.2　手术原则 ··· 81

3.2.1　鼻中隔成形术 ··· 81

3.2.2　撑开移植物及上外侧软骨缝合技术 ·· 81

3.2.3　撑开皮瓣和鼻背部的解剖细节 ·· 84

3.2.4　板条移植物或外侧脚支撑移植物 ·· 88

3.2.5　缩小鼻小柱宽度 ·· 89

3.2.6　缩小鼻甲 ··· 90

3.3　初次鼻成形术的功能方面：病例研究 ··· 90

3.3.1　病例 1：撑开移植物 ·· 90

3.3.2　病例 2：撑开移植物 ·· 93

3.3.3　病例 3：撑开皮瓣 ·· 95

3.3.4　病例 4：撑开皮瓣 ·· 97

3.3.5　病例 5：复杂鼻翼畸形的功能矫正 ··· 98

3.3.6　病例 6：前鼻棘严重偏曲的功能矫正 ·· 101

3.3.7　病例 7：平衡气道横截面和鼻部美观之间的关系 ································ 102

　　　　　推荐阅读 ··· 104

第4章　鼻修复术的功能方面 ··· 105

4.1　减少侧壁支持 ··· 106

4.2　手术原则 ··· 106

4.3　病例研究 ··· 106

4.3.1　病例 1：撑开移植物和延伸的鼻翼板条移植物 ·································· 106

4.3.2　病例 2：撑开移植物和鼻翼板条移植物 ·· 110

4.3.3　病例 3：截骨和撑开移植物 ·· 112

4.3.4　病例 4：截骨撑开 ··· 115

4.3.5　病例 5：强调鼻中隔支撑对鼻阀功能的重要性 ·································· 116

4.3.6　病例 6：截骨撑开和鼻背缩窄 ·· 118

4.3.7　病例 7：撑开移植物和鼻翼板条移植物 ·· 119

4.3.8　病例 8：应用肋软骨和头侧内折皮瓣重建鼻中隔 ································ 122

　　　　　推荐阅读 ··· 124

第 2 篇 外鼻

第5章 鼻背的初次降低 ·· 126

5.1　　手术原则 ·· 127

5.2　　病例研究 ·· 133

5.2.1　　病例1：应用电钻降低较小的驼峰 ···························· 133

5.2.2　　病例2：应用复合技术降低驼峰 ······························· 135

5.2.3　　病例3：应用骨凿和降低鼻尖突出度的外侧滑行技术缩小巨大鼻 ·· 138

5.2.4　　病例4：鼻背降低联合体外鼻中隔重建 ······················ 140

5.2.5　　病例5：鼻背降低外加撑开移植物 ··························· 142

5.2.6　　病例6：缩小巨大鼻联合体外鼻中隔重建 ··················· 144

5.2.7　　病例7：撑开移植物联合撑开皮瓣扩宽内鼻阀 ·············· 146

5.2.8　　病例8：过高的鼻背合并突出度较低的鼻尖 ················· 148

5.2.9　　病例9：巨大鼻缩小联合体外鼻中隔重建 ··················· 149

5.2.10　　病例10：巨大鼻合并下颏发育不全：鼻缩小成形术联合外侧脚覆盖
　　　　　　（滑行）技术、舌槽沟技术、撑开皮瓣和隆颏术 ········ 152

5.2.11　　病例11：鼻缩小成形术联合体外鼻中隔重建术加鼻棘缩短术 ·· 154

5.2.12　　病例12：鼻背过高、鼻尖过突合并鼻过长 ················· 156

5.2.13　　病例13：鼻背降低联合隆颏术 ····························· 158

　　　　　　推荐阅读 ·· 160

第6章 鼻背的再修复矫正（包括鸟嘴畸形） ························· 161

6.1　　手术原则 ·· 162

6.2　　对鼻尖缺少足够支撑的治疗 ··· 163

6.3　　病例研究 ·· 171

6.3.1　　病例1：鸟嘴畸形伴鼻尖下垂和歪鼻的薄皮肤患者 ·········· 171

6.3.2　　病例2：驼峰不完全切除导致的复杂鸟嘴畸形 ··············· 173

6.3.3　　病例3：鼻中隔过度切除和瘢痕过度增生导致的鸟嘴畸形 ···· 175

6.3.4　　病例4：倒"V"畸形合并未被充分切除的鼻背 ··············· 179

6.3.5　　病例5：倒"V"畸形合并鸟嘴畸形 ·························· 182

6.3.6　　病例6：鼻尖支撑不足合并鼻小柱退缩 ····················· 184

6.3.7　　病例7：背侧鼻中隔未被充分切除且突出度过高合并鼻尖突出度过低
　　　　　　（绵羊鼻畸形） ·· 186

6.3.8　　病例8：不规则且过突的鼻背合并被过度切除的鼻中隔 ······ 188

6.3.9　　病例9：C形张力鼻畸形合并鼻中隔过长、移位 ············· 190

6.3.10　　病例10：短鼻的鸟嘴畸形 ································· 192

6.3.11　　病例11：厚皮肤患者下外侧软骨完全切除之后产生鸟嘴畸形并伴不良的
　　　　　　瘢痕增生 ·· 194

6.3.12　　病例12：鼻背不规则且过突合并鼻尖下垂和严重的鼻中隔畸形 ·· 197

6.3.13　病例 13：过度切除鼻背导致鞍鼻畸形合并倒 "V" 和鸟嘴畸形 ···················· 200

6.3.14　病例 14：过度切除的鼻背合并鸟嘴畸形 ·············· 202

6.3.15　病例 15：过度切除且偏曲的鼻背 ················· 204

　　　　推荐阅读 ·························· 206

第7章　鼻背的初次填充 ······························ 207

7.1　初次鞍鼻畸形矫正的手术原则 ··············· 208

7.2　病例研究 ·························· 212

7.2.1　病例 1：下外侧软骨头部作为填充物 ············· 212

7.2.2　病例 2：应用 PDS 托行体外鼻中隔重建及鞍鼻矫正 ········· 214

7.2.3　病例 3：体外鼻中隔重建矫正鞍鼻畸形 ············ 216

7.2.4　病例 4：耳甲软骨和同种异体筋膜作为填充物 ·········· 218

7.2.5　病例 5：用双层耳甲腔移植物重建鼻中隔前部，同种异体筋膜和颗粒
　　　　软骨制作的筋膜包裹颗粒软骨移植物填充鼻背 ········· 220

7.2.6　病例 6：用整块移植物重建鼻背 ··············· 222

7.2.7　病例 7：用筋膜包裹颗粒软骨移植物重建鼻背 ·········· 224

7.2.8　病例 8：用筋膜包裹颗粒软骨移植物重建鼻背 ·········· 226

7.2.9　病例 9：用筋膜包裹颗粒软骨移植物重建鼻背 ·········· 227

7.2.10　病例 10：低鼻背种族的鼻背重建 ·············· 229

7.2.11　病例 11：种族性鞍鼻的鼻背重建及鼻翼基底缩窄 ········· 231

7.2.12　病例 12：因幼年时期患鼻中隔脓肿采用筋膜包裹颗粒软骨移植物
　　　　重建鼻背 ························ 234

7.2.13　病例 13：Binder 综合征（先天性中面部凹陷）的复杂鼻背重建 ····· 236

7.2.14　病例 14：用填充物对严重的先天性鞍鼻进行隆鼻，同时矫正球形鼻尖 ··· 238

7.2.15　病例 15：用填充物对严重的特发性鞍鼻进行隆鼻，同时矫正鼻尖 ···· 240

　　　　推荐阅读 ·························· 241

第8章　鼻背的再次填充 ······························ 242

8.1　继发性鞍鼻畸形的手术原则 ··············· 243

8.2　病例研究 ·························· 245

8.2.1　病例 1：用多层的同种异体阔筋膜填充过度切除的鼻背 ······· 245

8.2.2　病例 2：用游离的颗粒软骨填充 ··············· 247

8.2.3　病例 3：用游离的颗粒软骨填充 ··············· 248

8.2.4　病例 4：用耳甲软骨填充同时重建外侧脚 ············ 250

8.2.5　病例 5：用耳甲软骨填充 ················· 252

8.2.6　病例 6：用耳甲软骨填充 ················· 252

8.2.7　病例 7：用耳甲软骨填充 ················· 254

8.2.8　病例 8：用耳甲软骨制作的筋膜包裹颗粒软骨移植物进行填充和
　　　　复杂的鼻尖重建 ···················· 255

8.2.9   病例9：用耳甲软骨制作的筋膜包裹颗粒软骨移植物填充，同时降低
         鼻尖突出度 ·· 258

8.2.10   病例10：用肋软骨制作的筋膜包裹颗粒软骨移植物填充，鼻中隔延伸
         移植物延长鼻背 ·· 260

8.2.11   病例11：用筋膜包裹颗粒软骨移植物替换 Medpore^R 移植物 ·············· 262

8.2.12   病例12：用肋软骨制作的筋膜包裹颗粒软骨移植物填充 ···················· 264

8.2.13   病例13：用肋软骨制作的筋膜包裹颗粒软骨移植物填充 ···················· 266

8.2.14   病例14：用肋软骨制作的筋膜包裹颗粒软骨移植物填充 ···················· 267

8.2.15   病例15：用覆盖有筋膜包裹颗粒软骨的整块肋骨移植物重建鼻背 ········· 270

8.2.16   病例16：用先前的肋软骨移植物制作的颗粒软骨填充 ······················ 273

8.2.17   病例17：用先前的肋软骨移植物制作的颗粒软骨填充 ······················ 275

8.2.18   病例18：用先前的肋软骨移植物制作的颗粒软骨填充 ······················ 279

8.2.19   病例19：用耳甲联合肋软骨制作的筋膜包裹颗粒软骨移植物行全鼻中隔
         重建 ·· 281

8.2.20   病例20：去除硅胶植入物，并用筋膜包裹颗粒软骨移植物替代 ············ 283

8.2.21   病例21：去除硅胶植入物，并用筋膜包裹颗粒软骨移植物替代 ············ 285

8.2.22   病例22：去除合成植入物，并用筋膜包裹颗粒软骨移植物替代 ············ 287

8.2.23   病例23：使用连续手动拉伸的方法来扩大挛缩的皮肤罩是顺利填充实性
         肋移植物的先决条件 ·· 290

         推荐阅读 ··· 292

第3篇 鼻锥

第9章   初鼻截骨整形术 ·· 294

9.1   手术原则 ··· 295

9.2   病例研究：初鼻的鼻锥矫正 ·· 298

9.2.1   病例1：宽鼻梁 ··· 298

9.2.2   病例2：宽鼻梁 ··· 299

9.2.3   病例3：宽鼻梁伴复杂鼻中隔骨折 ··· 301

9.2.4   病例4：宽鼻梁伴功能问题 ·· 302

9.2.5   病例5：窄鼻梁 ··· 303

9.2.6   病例6：窄鼻梁伴鼻背过突 ·· 304

9.2.7   病例7：鼻梁偏曲、过宽 ··· 304

9.2.8   病例8：鼻梁偏曲 ·· 307

9.2.9   病例9：鼻梁不对称伴严重的鼻中隔偏曲 ·· 307

9.2.10 病例10：倒"V"畸形 ··· 308

        推荐阅读 ··· 310

第10章　二次鼻整形截骨术⋯⋯⋯⋯⋯⋯⋯⋯⋯⋯⋯⋯⋯⋯⋯⋯⋯⋯⋯⋯⋯⋯⋯⋯ 311

10.1　　二次鼻整形截骨的手术原则 ⋯⋯⋯⋯⋯⋯⋯⋯⋯⋯⋯⋯⋯⋯⋯⋯⋯⋯⋯⋯⋯ 312

10.2　　病例研究：二次鼻锥矫正 ⋯⋯⋯⋯⋯⋯⋯⋯⋯⋯⋯⋯⋯⋯⋯⋯⋯⋯⋯⋯⋯⋯ 312

10.2.1　　病例 1：宽鼻梁 ⋯⋯⋯⋯⋯⋯⋯⋯⋯⋯⋯⋯⋯⋯⋯⋯⋯⋯⋯⋯⋯⋯⋯⋯⋯ 312

10.2.2　　病例 2：宽鼻梁 ⋯⋯⋯⋯⋯⋯⋯⋯⋯⋯⋯⋯⋯⋯⋯⋯⋯⋯⋯⋯⋯⋯⋯⋯⋯ 312

10.2.3　　病例 3：不对称的宽鼻梁 ⋯⋯⋯⋯⋯⋯⋯⋯⋯⋯⋯⋯⋯⋯⋯⋯⋯⋯⋯⋯⋯ 312

10.2.4　　病例 4：鼻锥偏曲合并倒"V"畸形 ⋯⋯⋯⋯⋯⋯⋯⋯⋯⋯⋯⋯⋯⋯⋯⋯ 312

10.2.5　　病例 5：鼻锥偏曲 ⋯⋯⋯⋯⋯⋯⋯⋯⋯⋯⋯⋯⋯⋯⋯⋯⋯⋯⋯⋯⋯⋯⋯⋯ 318

10.2.6　　病例 6：骨性鼻锥过宽 ⋯⋯⋯⋯⋯⋯⋯⋯⋯⋯⋯⋯⋯⋯⋯⋯⋯⋯⋯⋯⋯⋯ 320

10.2.7　　病例 7：鼻扭曲、不对称和鼻锥偏曲 ⋯⋯⋯⋯⋯⋯⋯⋯⋯⋯⋯⋯⋯⋯⋯ 321

10.2.8　　病例 8：窄鼻锥和倒"V"畸形 ⋯⋯⋯⋯⋯⋯⋯⋯⋯⋯⋯⋯⋯⋯⋯⋯⋯⋯ 323

　　　　　推荐阅读 ⋯⋯⋯⋯⋯⋯⋯⋯⋯⋯⋯⋯⋯⋯⋯⋯⋯⋯⋯⋯⋯⋯⋯⋯⋯⋯⋯⋯⋯ 324

第 4 篇　鼻尖

第11章　初次鼻整形中的鼻尖精细化 ⋯⋯⋯⋯⋯⋯⋯⋯⋯⋯⋯⋯⋯⋯⋯⋯⋯⋯⋯ 325

11.1　　手术原则 ⋯⋯⋯⋯⋯⋯⋯⋯⋯⋯⋯⋯⋯⋯⋯⋯⋯⋯⋯⋯⋯⋯⋯⋯⋯⋯⋯⋯⋯ 328

11.1.1　　鼻尖轮廓 ⋯⋯⋯⋯⋯⋯⋯⋯⋯⋯⋯⋯⋯⋯⋯⋯⋯⋯⋯⋯⋯⋯⋯⋯⋯⋯⋯⋯ 328

11.1.2　　鼻尖突出度 ⋯⋯⋯⋯⋯⋯⋯⋯⋯⋯⋯⋯⋯⋯⋯⋯⋯⋯⋯⋯⋯⋯⋯⋯⋯⋯⋯ 332

11.1.3　　鼻尖旋转度 ⋯⋯⋯⋯⋯⋯⋯⋯⋯⋯⋯⋯⋯⋯⋯⋯⋯⋯⋯⋯⋯⋯⋯⋯⋯⋯⋯ 337

11.2　　病例研究：轮廓 ⋯⋯⋯⋯⋯⋯⋯⋯⋯⋯⋯⋯⋯⋯⋯⋯⋯⋯⋯⋯⋯⋯⋯⋯⋯⋯ 341

11.2.1　　病例 1：鼻尖缩小 ⋯⋯⋯⋯⋯⋯⋯⋯⋯⋯⋯⋯⋯⋯⋯⋯⋯⋯⋯⋯⋯⋯⋯⋯ 341

11.2.2　　病例 2：鼻尖缩小 ⋯⋯⋯⋯⋯⋯⋯⋯⋯⋯⋯⋯⋯⋯⋯⋯⋯⋯⋯⋯⋯⋯⋯⋯ 342

11.2.3　　病例 3：软三角填充 ⋯⋯⋯⋯⋯⋯⋯⋯⋯⋯⋯⋯⋯⋯⋯⋯⋯⋯⋯⋯⋯⋯⋯ 345

11.2.4　　病例 4：通过缝合技术精细化 ⋯⋯⋯⋯⋯⋯⋯⋯⋯⋯⋯⋯⋯⋯⋯⋯⋯⋯ 346

11.2.5　　病例 5：外侧脚覆盖后通过缝合技术精细化 ⋯⋯⋯⋯⋯⋯⋯⋯⋯⋯⋯ 349

11.2.6　　病例 6：外侧脚窃取和转位后精细化 ⋯⋯⋯⋯⋯⋯⋯⋯⋯⋯⋯⋯⋯⋯ 351

11.2.7　　病例 7：通过穹隆分离技术对厚的下外侧软骨精细化 ⋯⋯⋯⋯⋯⋯ 353

11.2.8　　病例 8：通过穹隆分离技术对厚的下外侧软骨精细化 ⋯⋯⋯⋯⋯⋯ 355

11.2.9　　病例 9：薄皮肤患者通过缝合技术及附加同种异体阔筋膜掩饰和

　　　　　踏板切除后精细化 ⋯⋯⋯⋯⋯⋯⋯⋯⋯⋯⋯⋯⋯⋯⋯⋯⋯⋯⋯⋯⋯⋯⋯ 356

11.3　　病例研究：鼻尖突出度 ⋯⋯⋯⋯⋯⋯⋯⋯⋯⋯⋯⋯⋯⋯⋯⋯⋯⋯⋯⋯⋯⋯ 358

11.3.1　　病例 10：通过改良的外侧滑行（覆盖）技术降低鼻尖突出度并增加鼻长度 ⋯⋯ 358

11.3.2　　病例 11：通过内侧滑行技术降低鼻尖突出度 ⋯⋯⋯⋯⋯⋯⋯⋯⋯⋯ 360

11.3.3　　病例 12：通过内侧和外侧滑行技术降低鼻尖突出度 ⋯⋯⋯⋯⋯⋯⋯ 362

11.3.4　　病例 13：降低鼻尖突出度 ⋯⋯⋯⋯⋯⋯⋯⋯⋯⋯⋯⋯⋯⋯⋯⋯⋯⋯⋯ 365

11.3.5　　病例 14：通过外侧脚（滑行）覆盖技术降低鼻尖突出度和矫正凹形

　　　　　外侧脚的鼻缩小整形术 ⋯⋯⋯⋯⋯⋯⋯⋯⋯⋯⋯⋯⋯⋯⋯⋯⋯⋯⋯⋯⋯ 367

11.3.6　　病例 15：通过移植物增加鼻尖突出度 ⋯⋯⋯⋯⋯⋯⋯⋯⋯⋯⋯⋯⋯⋯ 370

11.3.7　　病例 16：增加鼻尖突出度 ⋯⋯⋯⋯⋯⋯⋯⋯⋯⋯⋯⋯⋯⋯⋯⋯⋯⋯⋯ 371

11.3.8 病例17：通过移植物增加鼻尖突出度 373

11.4 病例研究：鼻尖旋转度 374

11.4.1 病例18：通过使用鼻小柱支撑移植物并联合使用延伸型撑开移植物
反向旋转以延长鼻 374

11.4.2 病例19：通过鼻中隔延伸移植物反向旋转以延长鼻 375

11.4.3 病例20：通过舌槽沟技术使头侧旋转以缩短鼻 377

11.4.4 病例21：通过改良的舌槽沟技术使头侧旋转以缩短鼻 379

11.4.5 病例22：通过前吊带悬吊成形术使头侧旋转以缩短鼻 380

11.4.6 病例23：通过前吊带悬吊成形术使头侧旋转以缩短鼻 382

11.4.7 病例24：通过后吊带悬吊成形术使头侧旋转以缩短鼻 384

11.4.8 病例25：与病例2有同样的原始鼻背，通过下折瓣技术、经穹窿缝合、
跨越缝合和后吊带鼻尖悬吊术矫正鼻尖 384

11.4.9 病例26：通过提升外鼻使头侧旋转以缩短鼻 387

11.4.10 病例27：通过穹顶分离和提升内鼻使头侧旋转以缩短鼻 388

11.4.11 病例28：通过鼻小柱支撑（"三明治"移植物）、外侧脚窃取技术、褥式
缝合加双层盖板移植物联合前颌骨填充进行鼻尖矫正 389

推荐阅读 392

第12章 鼻修复手术中的鼻尖精细化 393

12.1 鼻修复矫正鼻尖的手术原则 395

12.2 病例研究 397

12.2.1 病例1：缝合和盾牌移植物 397

12.2.2 病例2：利用鼻中隔软骨重建鼻翼 399

12.2.3 病例3：下折瓣联合外侧脚覆盖技术 401

12.2.4 病例4：联合鼻小柱支撑、头侧部下折瓣及前吊带悬吊缝合术 404

12.2.5 病例5：鼻尖上区切除 406

12.2.6 病例6：通过折弯技术用鼻中隔重建下端结构 409

12.2.7 病例7：通过折弯技术用鼻中隔重建下端结构 412

12.2.8 病例8：通过折弯技术用鼻中隔重建下端结构 414

12.2.9 病例9：通过折弯技术用鼻中隔重建下端结构 416

12.2.10 病例10：通过折弯技术用鼻中隔重建下端结构 418

12.2.11 病例11：通过折弯技术用鼻中隔重建下端结构 420

12.2.12 病例12：通过折弯技术用鼻中隔重建下端结构 422

12.2.13 病例13：通过板条移植物技术用鼻中隔重建下端结构 424

12.2.14 病例14：通过板条移植物技术用鼻中隔重建下端结构 426

12.2.15 病例15：通过板条移植物技术用鼻中隔重建下端结构 428

12.2.16 病例16：通过板条移植物技术用鼻中隔重建下端结构 430

12.2.17 病例17：通过板条移植物技术用鼻中隔重建下端结构 432

12.2.18 病例18：通过板条移植物技术用鼻中隔重建下端结构 434

12.2.19　病例 19：通过板条移植物技术用鼻中隔重建下端结构 …………………………… 436

12.2.20　病例 20：通过板条移植物技术用鼻中隔重建下端结构 …………………………… 438

12.2.21　病例 21：通过板条移植物技术用鼻中隔重建下端结构 …………………………… 440

12.2.22　病例 22：通过板条移植物技术用鼻中隔重建下端结构 …………………………… 442

12.2.23　病例 23：利用肋软骨移植物重建鼻中隔下端结构 ………………………………… 445

12.2.24　病例 24：利用肋软骨移植物重建鼻中隔下端结构 ………………………………… 447

12.2.25　病例 25：利用肋软骨移植物重建鼻中隔下端结构 ………………………………… 449

12.2.26　病例 26：利用肋软骨移植物重建鼻中隔下端结构 ………………………………… 451

12.2.27　病例 27：通过“三明治”移植物及外侧脚窃取技术重建鼻尖突出度 …………… 454

12.2.28　病例 28：通过移植增加鼻尖突出度 ………………………………………………… 456

12.2.29　病例 29：利用耳软骨移植物（“三明治”移植物）重建鼻尖支撑 ……………… 458

12.2.30　病例 30：通过内侧脚覆盖技术（内侧滑行）降低鼻尖突出度，同时矫正
　　　　　　　　　发育异常的下外侧软骨 ……………………………………………………… 460

12.2.31　病例 31：通过内侧脚覆盖技术（内侧滑行）降低鼻尖突出度 …………………… 461

12.2.32　病例 32：通过内侧脚覆盖技术（内侧滑行）降低鼻尖突出度 …………………… 462

12.2.33　病例 33：通过内侧脚覆盖技术（内侧滑行）降低鼻尖突出度 …………………… 463

12.2.34　病例 34：通过内侧脚覆盖技术（内侧滑行）降低鼻尖突出度 …………………… 464

12.2.35　病例 35：通过外侧脚覆盖技术（外侧滑行）降低鼻尖突出度 …………………… 467

12.2.36　病例 36：通过“三明治”移植物联合下推降低鼻尖突出度和延长鼻长度
　　　　　　　　　行复杂鼻尖重建，利用耳软骨重建缺失的鼻穹窿 …………………………… 469

12.2.37　病例 37：通过外侧脚覆盖技术（外侧滑行）降低鼻尖突出度，通过鼻中
　　　　　　　　　隔延伸移植物回调鼻尖 …………………………………………………………… 472

12.2.38　病例 38：通过鼻中隔延伸移植物联合头侧旋转降低鼻尖突出度 ……………… 473

12.2.39　病例 39：联合头侧旋转并重建完整的下端结构降低鼻尖突出度 ……………… 476

12.2.40　病例 40：通过外侧脚覆盖联合“三明治”移植物作鼻中隔延伸移植
　　　　　　　　　以降低鼻尖突出度 ……………………………………………………………… 479

12.2.41　病例 41：通过鼻小柱支撑和延伸型撑开移植物延长鼻长度，利用鼻中隔
　　　　　　　　　软骨重建下端结构 ……………………………………………………………… 482

12.2.42　病例 42：利用鼻中隔延伸移植物延长鼻长度 …………………………………… 485

12.2.43　病例 43：联合“三明治”移植物和鼻中隔延伸移植物延长鼻长度 …………… 487

12.2.44　病例 44：通过双侧耳甲“三明治”移植物延长鼻长度 ………………………… 488

12.2.45　病例 45：通过鼻尖前吊带悬吊缝合法同时缩短鼻长度及鼻小柱 …………… 490

12.2.46　病例 46：通过“三明治”移植物支撑鼻尖而缩短鼻长度 ……………………… 492

12.2.47　病例 47：通过联合不同技术缩短鼻长度 ………………………………………… 494

12.2.48　病例 48：通过联合不同技术缩短鼻长度 ………………………………………… 496

12.2.49　病例 49：利用取自双层耳甲软骨（“三明治”移植物）的鼻小柱支撑移植
　　　　　　　　　物和双层盾牌移植物以及软组织移植物矫正鼻小柱下垂 ……………… 498

12.2.50　病例 50：利用鼻小柱支撑和延伸型撑开移植物矫正鼻小柱下垂，重建完
　　　　　　　　　整的下端结构 …………………………………………………………………… 500

推荐阅读 ·· 502

第 5 篇　鼻畸形

第13章　畸形 ··· 504
13.1　手术原则 ··· 505
13.2　病例研究 ··· 509
13.2.1　初次手术病例 ·· 509
13.2.2　鼻修复病例 ··· 520
推荐阅读 ·· 538

第 6 篇　复杂鼻修复

第14章　复杂鼻修复 ·· 540
14.1　病例 1：复杂鼻尖重建的长期效果（12 年随访）·················· 541
14.2　病例 2：复杂鼻尖重建 + 体外鼻中隔重建 + 耳软骨和肋软骨移植 +
　　　筋膜包裹颗粒软骨移植物重建鼻背 ································ 544
14.3　病例 3：一例鼻小柱部分坏死的复杂鼻重建 ······················· 546
14.4　病例 4：应用肋软骨移植物进行鼻尖和鼻背重建 ················· 548
14.5　病例 5：复杂鼻尖重建 ·· 550
14.6　病例 6：术后轻微畸形导致严重心理疾病的患者 15 年的随访 ···· 552
14.7　病例 7：一例开放式手术失败后的瘢痕修复 ······················· 555
14.8　病例 8：复杂鼻尖重建 ·· 556
14.9　病例 9：皮肤严重瘢痕患者鼻框架的复杂重建 ··················· 558
14.10　病例 10：复杂鼻尖、鼻背重建（包括体外鼻中隔重建）······· 561
推荐阅读 ·· 564

第 7 篇　软件

第15章　用于鼻整形术文件和记录保存的新软件 ···················· 566
15.1　病例 1：突出度过大的鼻背伴球形 ···································· 567
15.2　病例 2：突出度过大的沙漏形窄鼻背 ································· 571
15.3　病例 3：薄皮肤患者的初次鼻整形术 ································· 573
15.3.1　技术：用异体筋膜掩饰 ·· 573
15.4　病例 4：鼻背和下外侧软骨被过度切除患者的二次鼻整形术 ···· 576
推荐阅读 ·· 580

第1篇：内鼻：鼻中隔

第1章　初次鼻中隔成形术　2

第2章　鼻中隔成形修复术　25

第3章　初次鼻成形术的功能方面　73

第4章　鼻修复术的功能方面　105

第 1 章 初次鼻中隔成形术

1.1　　初次鼻中隔成形术的手术原则　3

1.2　　病例研究：初次鼻中隔成形术　8

1.2.1　病例 1：鼻中隔尾侧固定于鼻棘　8

1.2.2　病例 2：应用软骨夹板移植物使鼻中隔变直　10

1.2.3　病例 3：部分体外鼻中隔成形术（鼻中隔交换技术）　12

1.2.4　病例 4：体外鼻中隔成形术　14

1.2.5　病例 5：体外鼻中隔重建矫正严重鼻中隔前部成角和鼻中隔
　　　　尾侧移位　17

1.2.6　病例 6：体外鼻中隔重建构建一个 L 形的新鼻中隔　18

1.2.7　病例 7：应用骨性移植物夹板行体外鼻中隔重建　21

1.2.8　病例 8：通过切除偏曲的鼻中隔前部并将鼻中隔后部翻转 180°
　　　　行体外鼻中隔重建　23

推荐阅读　24

1.1　初次鼻中隔成形术的手术原则

鼻中隔是鼻骨骼框架结构的中心部分。它是由部分骨组织和软骨组织共同构成的。它可能也是鼻部结构中最容易被低估和忽视的结构。我们对自己在2009年实施的469例鼻整形病例进行回顾性研究时发现，有198例手术是需要重新修复的。在这些需要重新修复的的病例中，有153例（77.2%）有残余的鼻中隔畸形，导致在鼻的功能和美观上有一定的缺憾，需要通过手术来矫正。虽然我们常常对鼻中隔的功能重要性给予很高的评价，但常常会低估它在整形美容手术中的重要性。因此，鼻整形手术和鼻功能性手术的失败案例变得越来越多。

只有鼻中隔是直的才能确保整个鼻部本身是直的。该说法尤其适用于所谓的"L形鼻中隔支撑"，即由鼻中隔鼻背和鼻尾侧段组成的L形鼻中隔框架。遗憾的是，教科书上提供的关于鼻中隔成形术技术上的解决方案和建议常常无法转化成可靠的临床效果。例如，划开技术以及期望应用划开技术解除不平衡的张力线来保持鼻中隔不弯曲，常常是行不通的。因此，我们除了将偏曲的鼻中隔矫正之外，还必须在划开之后尽可能地维持和保护它直立的形态。由于这个原因，在所有病例中，比如去除一个突起或者缩短尾侧鼻中隔的垂直长度，从而达到从上颌骨释放鼻中隔软骨的病例中，我们会在前鼻棘处钻一个孔（图1.1a），并至少缝三针以将尾侧鼻中隔固定以保持软骨锚定在鼻棘的不同部位（图1.1b）。此外，即使我们认为划开减张技术有助于矫正鼻中隔偏曲，我们也常常需要应用筛骨做夹板来保持愈合过程中划开软骨的直立状态（图1.2）。

根据 Bahman Guyuron 的分类，我们的最终目标是创建一个笔直的鼻中隔框架。如果鼻中隔中心部分弯曲，但是L形支撑是直的，那么去除偏曲的部分就变得比较简单，只需将它去除，然后矫直，再放回去即可。然而，如果背段的鼻中隔是直的，而尾段的鼻中隔偏曲（即L形支撑结构是弯曲的），如果不进行L形支撑结构的重建，就很难获得一个完全直立的鼻中隔。有两种方法可以解决这个问题：一种相对简单的手术方式是保留鼻中隔直立部分而把弯曲的部位直接去除（图1.3；见病例3）；另外一种手术方式比较复杂，因为涉及要取出整个鼻中隔框架结构，又叫做体外鼻中隔重建术（图1.4）。后一种术式意味着将整个鼻中隔取出，最好是将骨和软骨部分都完整取出。通过测量鼻中隔背段和前缘的原始长度，切取所需要的直的软骨部分用于重建。通常在骨和软骨交界处会有一个30~35 mm的直段。可以切取作为新的鼻背。一般来说，鼻中隔前缘的长度在18~20 mm。但是，如果无法获得所需大小的直软骨段，我们可以将弯曲软骨段通过层压法，即将相反方向弯曲的片段相对缝合层压，以此平衡偏曲，从而达到矫正弯曲软骨

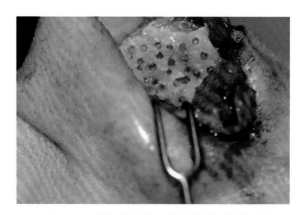

■ 图1.2　用垂直筛板夹板固定划开的鼻中隔

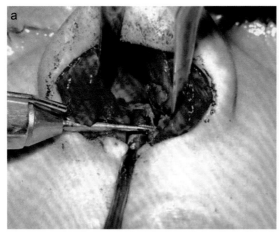
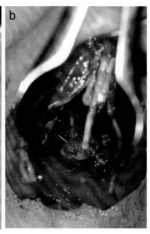

■ 图1.1　（a）使用林德曼骨铣刀在前鼻棘上钻一个孔；（b）通过横向的钻孔将鼻中隔固定在前鼻棘上

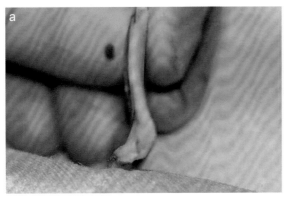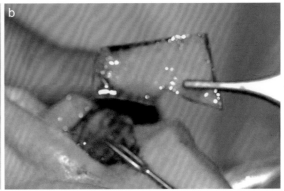

图 1.3 重新插入直的片段矫正鼻内鼻中隔

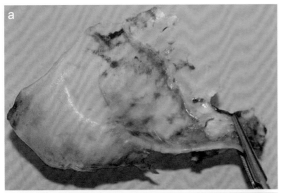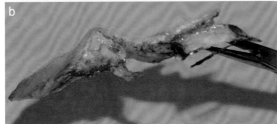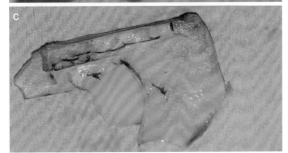

图 1.4 移植的严重畸形鼻中隔

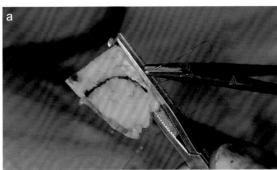

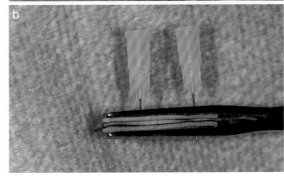

图 1.5 制作 L 形的新鼻中隔固定撑开移植物

的目的。在所有的体外鼻中隔成形术病例中，我们都使用了撑开移植物，以此来维持背侧鼻中隔的直立并同时撑开内鼻阀（图 1.5）。

精确固定再植的鼻中隔是手术成功的关键。首先，将重建的鼻中隔缝合到上外侧软骨是非常必要的（图 1.6），在大多数情况下，也需要缝合到鼻骨上（图 1.7）。不过，当鼻子拥有一个比较长的上外侧软骨时，通常只需将移植物固定在上外侧软骨上就足够

了。相反，对于鼻骨较长而上外侧软骨较短的病例，我们就必须把它同时固定在鼻骨上（图 1.7）。我们需要首先在鼻骨上钻孔，为褥式缝合提供落针点。

最近，我们新开发了两项技术，以确保重新植入的鼻中隔能顺利回到骨性鼻拱。采用我们之前介绍的技术，在缝线穿过再植的鼻中隔时，我们有时很难在对面找到可供穿线的孔洞。因此，我们现在缝合时使用所谓的"十字交叉"技术。使用这个方法，我们可以先在右侧的鼻骨远端钻一个孔，然后将缝线斜穿入再植的鼻中隔，直到它从对侧的上外侧软骨里穿出。然后，我们再在左侧的鼻骨远端钻一个孔，重复这个过程。采用这种方法，我们将重植的鼻中隔用十字交叉的褥式缝合法牢牢地固定在键石区，就是我们开始进行缝合固定的地方（图 1.8）。

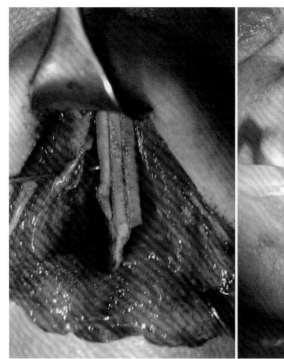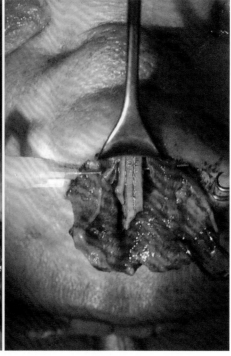

● 图 1.6　将新鼻中隔缝合固定于上外侧软骨

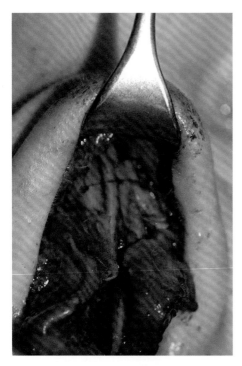

● 图 1.7　通过钻孔将鼻中隔缝合固定于鼻骨上

如果患者的鼻骨太短使得我们无法进行钻孔时，我的同事 Sebastian Haack 提议使用一种叫做"经皮经骨穿孔环扎术"（ transcutaneous-transosseous-cerclage technique，TTC 技术）的经皮穿刺技术来制作骨性钻孔。钻孔是这样制作出来的：先将一个 18 G 穿刺针的针座安装在一个圆柱形的钻头上，然后穿刺针先

贯穿皮肤，再钻透鼻骨和再植鼻中隔（图 1.9），这样就有一个孔形成。之后，穿刺针留置在该位置，把钻头从针上取下，用一个 4-0 PDS 缝线逆行穿过针尖直到它从针的针座出来。然后将缝针拔出，缝线留在缝合处，用一个小的牵引钩经皮下从皮瓣下面挑出缝线的尾端。随后将缝线系在骨性鼻背上以固定再植的鼻中隔，将缝线埋在皮下。

将再植的鼻中隔稳妥固定到鼻背后，鼻中隔的尾端会被固定在一个纵形的沟槽中，一直延伸到前鼻棘。固定之前，修剪鼻中隔尾端基底的多余软骨以确保前鼻中隔的长度能够精确地适应沟槽。只有这样，再植的鼻中隔才可以通过一个位于鼻棘上的横向钻孔安全而稳定地固定在前鼻棘（图 1.1 ）。

将再植的鼻中隔固定到前鼻棘之前，我们必须先确定该鼻棘是否位于鼻子的解剖中线上。如果鼻棘本身未在中线上，那么接下来的治疗方法取决于鼻棘的宽阔程度是否可以确保在鼻棘的一侧进行部分切除而残留的鼻棘仍能位于中线上（图 1.10）。如果残留的鼻棘可以位于中线上，那么再植的鼻中隔尾端就可以顺利地固定于其上。如果出现鼻棘移位超过 2~3 mm 的情况，我们需要先用林德曼骨钻将其去除，再将骨块重新复位到邻近的骨性结构上，并使用微螺钉和微型钢板来固定骨块（图 1.11）。然而，在这种情况下，通常很难将再植的鼻中隔尾端固定到复位的鼻棘上，因此很有必要将鼻中隔直接固定

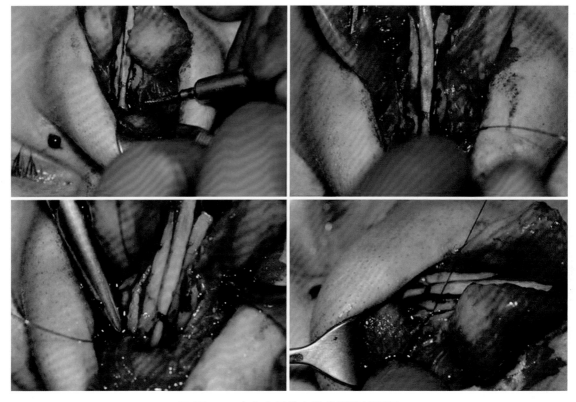

■ 图 1.8　十字交叉缝合技术重建键石区

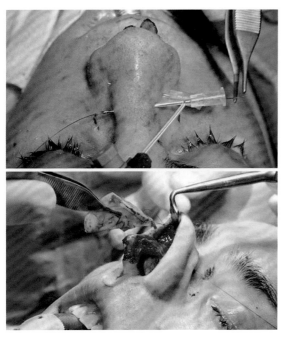

■ 图 1.9　经皮经骨穿孔环扎术（TTC 技术）固定鼻中隔移植物于骨性鼻锥

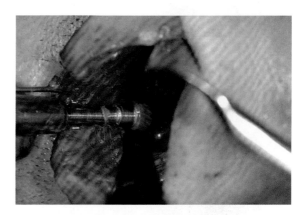

■ 图 1.10　去除部分前鼻棘

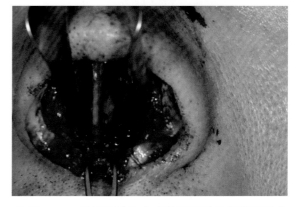

■ 图 1.11　采用骨融合术对前鼻棘进行骨折及固定

到微型钢板上（图 1.12 ）。

对于严重畸形的鼻子，可能会伴有一些小的鼻背不规则问题，因此进行截骨术的同时常常还需要将骨性鼻锥拉直。 我们可以使用各种鼻背盖板移植物对鼻背表面不平整进行修整，例如重新插入一个改良过的鼻背隆起物（图 1.13 ），填充压碎软骨

（图 1.14 ），植入游离颗粒软骨（ free diced cartilage，FDC ）（图 1.15 ），或自体或同种异体的筋膜移植物（图 1.16 ）。移植物应该覆盖整个鼻背，以形成一个平滑而且均匀的表面。

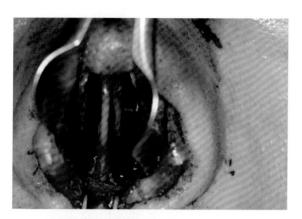

■ 图 1.12　固定鼻中隔于微型钢板上

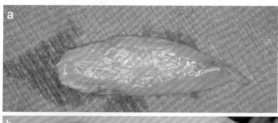

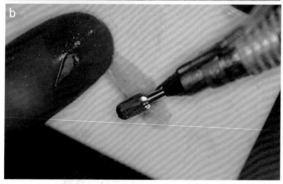

■ 图 1.13　(a) 采用组合技术去除驼峰；(b) 用圆柱形钻头对驼峰塑形以备用作鼻背移植物

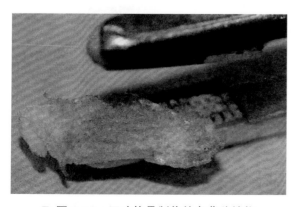

■ 图 1.14　压碎软骨制作的鼻背移植物

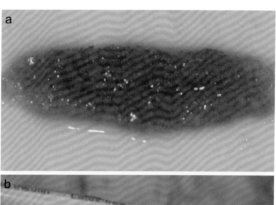

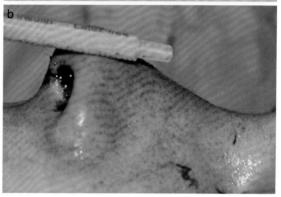

■ 图 1.15　(a, b) 游离颗粒软骨修整鼻背不规则

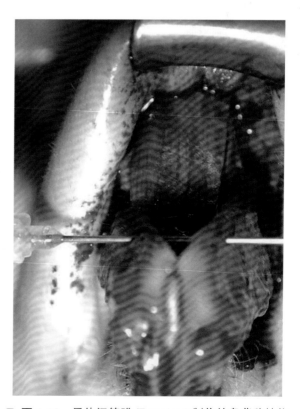

■ 图 1.16　异体阔筋膜 (Tutoplast) 制作的鼻背移植物

1.2　病例研究：初次鼻中隔成形术

1.2.1　病例 1：鼻中隔尾侧固定于鼻棘

通过开放的手术切口，用剪刀或者圆刀将鼻棘从软组织附着点上直接分离。分离是在下外侧软骨的两个内侧脚间进行，使鼻棘沿着鼻腔的骨性底板暴露出来，该骨性底板移行连接的是上颌顶部。分离之后，我们可以清楚地看到鼻中隔尾侧与鼻棘的关系，并且可以确定它的中心位置。使用一个动力驱动的林德曼骨钻穿过鼻棘打两三个横向的孔，稳稳地固定鼻中隔尾侧。然后制作一前后方向的鼻棘中线凹槽以容纳重新定位的鼻中隔。有必要将鼻中隔从上颌嵴充分游离，使其能够回到中线并进行固定。该技术也可用于体外鼻中隔成形术中鼻中隔的再植。应用一种不可吸收的 4.0 缝线比如聚丙烯缝线，采用多次穿过骨和软骨的缝合法，进行牢固固定。

一位 28 岁的男性患者呼吸不畅，鼻子轻度向右侧偏斜。侧面观，可以看到一个小的驼峰。鼻小柱是倾斜的而非垂直的，并且鼻中隔尾侧已移位至左侧的鼻前庭。内鼻检查发现左侧有一个宽的突起。

术中发现鼻中隔太高，从上颌骨脱位进入左侧鼻前庭（图 1.17）。随后我们将鼻中隔缩短并把它从上颌嵴游离出来，使其能够重新复位于中线提前钻好的凹槽内（图 1.18）。尽可能穿过鼻棘上的钻孔将

之牢固缝合固定在骨上。

术后，我们观察到鼻轴是直的，鼻小柱也是垂直的，并且鼻孔是对称的。侧面观，鼻背是直的（图 1.19～1.21）。

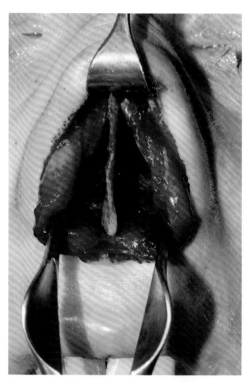

■ 图 1.18　将缩短的鼻中隔固定在中线上

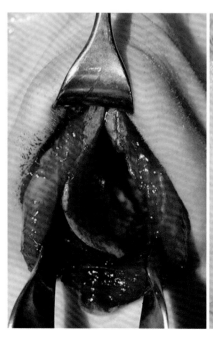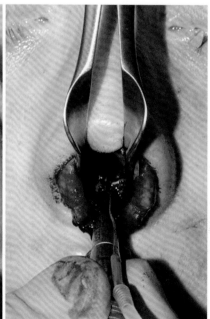

■ 图 1.17　移位的鼻中隔，在前鼻棘上钻一个凹槽

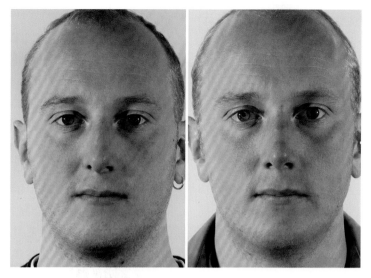

图 1.19　术前、术后正面观

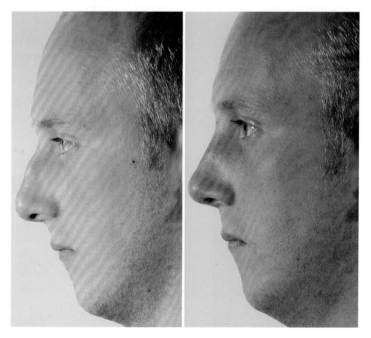

图 1.20　术前、术后侧面观

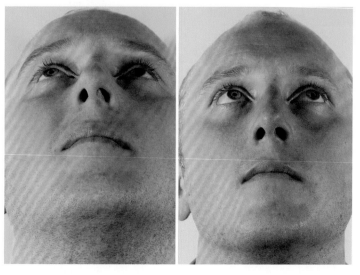

图 1.21　术前、术后基底面观

1.2.2　病例 2：应用软骨夹板移植物使鼻中隔变直

当鼻中隔恢复到中线或者通过划开技术矫正弯曲，可以用来自于鼻中隔软骨或者筛骨垂直板的移植物保持其平直形态，以确保其有持久的效果。

以上这些移植物不能用来矫直鼻背，而撑开移植物非常适合解决这个问题。

鼻中隔软骨移植物是在鼻中隔中部偏斜部分切除术中获得的。这种软骨可以用作尾侧鼻中隔支撑物，主要是应用其固有的凸度使偏斜的部分变平并

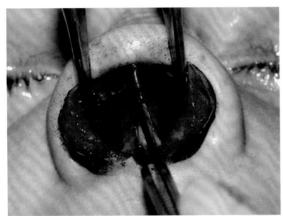

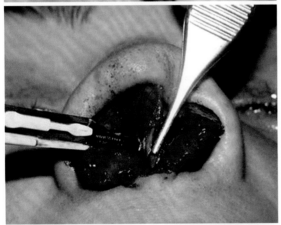

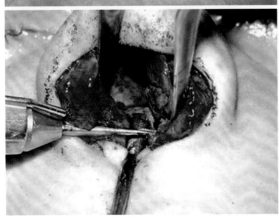

图 1.22　夹板夹住划开的鼻中隔，钻一个通过前鼻棘的孔

且使保留的鼻中隔直立。两个凸度相反的软骨用 5-0 聚丙烯线缝合。用改良艾奇钳帮助软骨保持直立状态和紧密相对，并将两者缝合在一起。

一名 23 岁的女性患者主诉歪鼻，其鼻背线偏曲，鼻小柱和鼻尖向右侧偏斜。

采用开放术式切口。术中发现背侧鼻中隔是直的，于是保留了该部分。而畸形的尾侧鼻中隔通过划开畸形部分矫直，并用来自鼻中隔后部的软骨移植物夹板固定尾侧鼻中隔使之变直（图 1.22 和图 1.23）。然后将延伸至骨软骨结合处的残余四方形鼻中隔去除。在前鼻棘上钻出一条矢状沟和一些横形缝合孔以便将尾侧鼻中隔缝合固定在中线上。然后应用组合技术使双侧过于突出的上外侧软骨作为撑开瓣来降低鼻背高度。倾斜的鼻锥通过矢状旁内侧截骨术，随后经皮低到低的截骨以及横向截骨进行矫正。鼻尖成形是这样做的：放置一个来自鼻中隔软骨的鼻小柱支撑物之后，再经穹窿跨越缝合，随后放置一个来自鼻中隔软骨的盾牌移植物。放置鼻翼缘移植物以形成鼻翼缘轮廓并起支撑作用（图 1.24~1.26）。

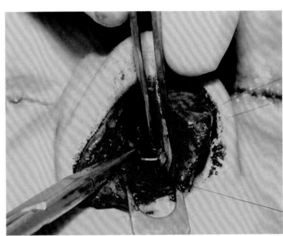

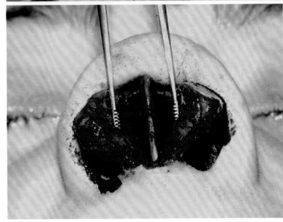

图 1.23　将缩短的鼻中隔固定在前鼻棘的顶部

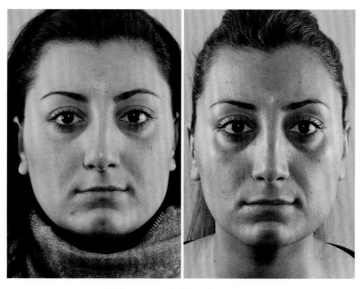

图 1.24　术前、术后正面观

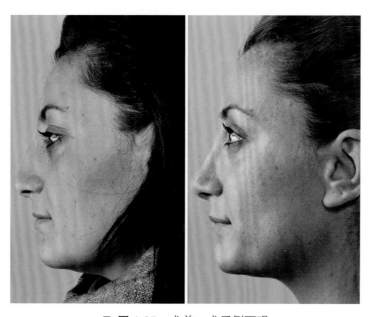

图 1.25　术前、术后侧面观

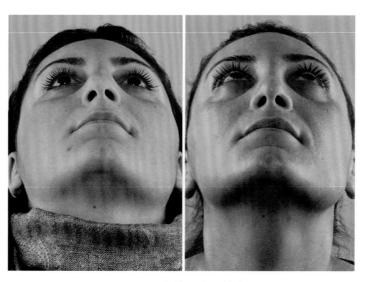

图 1.26　术前、术后基底面观

1.2.3 病例3：部分体外鼻中隔成形术（鼻中隔交换技术）

治疗鼻中隔前端偏曲有两种方法。第一种方法是取出整个鼻中隔，然后再植重建的、直的鼻中隔（应用体外鼻中隔成形术）。当鼻背部分直而仅有鼻中隔前端偏曲时，可以通过将偏曲的鼻中隔前端及中部鼻中隔软骨（部分体外鼻中隔成形术）切除，然后放置鼻背部支撑物，这样就可以矫正鼻中隔前端偏曲。

第二种方法是通过开放式，将整个鼻中隔从软骨膜分离出来。首先，标记宽度至少为1 cm的直的鼻背支撑物，并测量所需的鼻中隔前端的突出度。将剩余的中部鼻中隔和畸形的鼻中隔前端作为一大块部分（通常包括垂直板、犁骨和上颌嵴）去除。确定该部分中最直的部分。这部分位于移植鼻中隔后部的骨软骨连接处。鼻中隔前端支撑物可以从这部分获得，支撑物的尺寸用已经测得的突出度和前部边缘的长度数据作为指导。该移植物要设计得足够大以提供直的鼻背边缘。这样就可以将其固定在已经保存的鼻背上，同时还可以作为单侧的撑开移植物。

将移植物置入完整软骨膜之间的鼻内，用5-0聚丙烯线将其固定于软骨鼻背部。通过钻孔将移植物缝合在鼻棘上以达到坚固的骨性结合。

一位25岁的女性患者主诉歪鼻，其鼻小柱倾斜，鼻孔不对称。尾侧鼻中隔有明显的S形畸形。

设计开放术式。术中发现其鼻背侧鼻中隔是直的，于是保留了该部分（图1.27）。去除畸形的前部鼻中隔及上达骨软骨结合处后部的残余中部鼻中隔软骨（图1.27）。将这块大的移植物翻转180°，以使紧邻骨软骨连接处的直的后部成为新鼻中隔前缘。切下的上缘作为一个撑开移植物用于固定鼻背支撑物。将另外一个撑开移植物置于对侧（图1.28）。

术后效果如图1.29～1.31所示，鼻背和鼻小柱是直的，鼻孔是对称的。

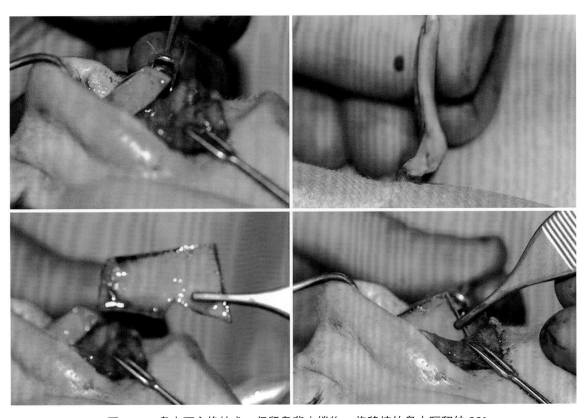

● 图1.27 鼻中隔交换技术，保留鼻背支撑物，将移植的鼻中隔翻转90°

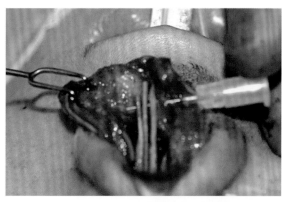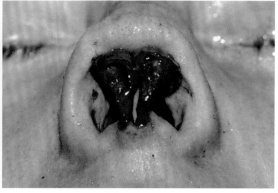

图 1.28　将再植物固定在鼻背支撑物上，为了平衡，将一个撑开移植物置于对侧

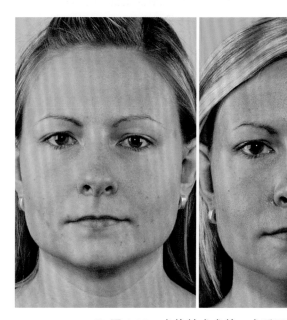

图 1.29　交换技术术前、术后正面观

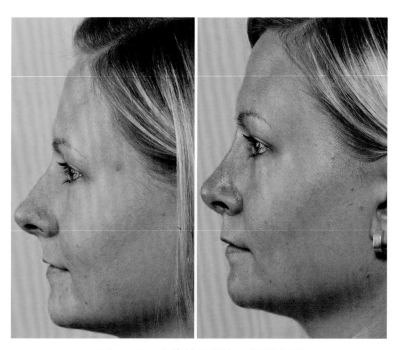

图 1.30　交换技术术前、术后侧面观

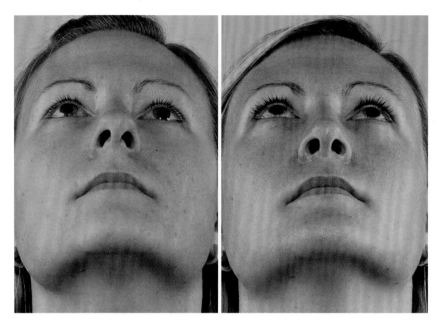

⊙ 图 1.31　交换技术术前、术后基底面观

1.2.4　病例 4：体外鼻中隔成形术

通过开放式式，整块骨性和软骨性的鼻中隔都可以被切除。在一些鼻中隔严重畸形的病例，这可能是获得直鼻的最好方法。

一旦软组织通过鼻小柱中央切口掀起后，鼻中隔前端的边界就被确定了。为保证完整的黏膜瓣得以保存，必须进行细致的软骨膜下剥离。正确的平面是用剪刀的尖头"刮"软骨膜边缘刮出来的。15 号刀片也可用于切开软骨膜前缘。在鼻中隔的两边分离形成隧道，上外侧软骨和鼻中隔用直的锐利剪刀分开。这样就保留了黏膜衬里和黏膜囊，重建后的鼻中隔最终将被放回该处。在鼻镜的帮助下，我们可以在直视条件下接触到下鼻道并将其分离。鼻中隔和上颌嵴交界处坚固的纤维附着要非常小心地分离以便进入下鼻道。下鼻道分离后，便可以看到鼻棘、上颌嵴和犁骨。

将鼻中隔完全移除需要用一个 5 mm 大小的骨凿给垂直板施压致其骨折。这把骨凿也被用来切断鼻中隔与上颌骨的附着。背侧鼻骨旁正中截骨术结束后，整个剥离完成，鼻中隔可作为一大块被切下。在切下之前，要测量鼻中隔的长度和突出度，为其重建提供数据。长度通常是 35~40 mm，而突出度一般是 25~30 mm。

现在，鼻中隔的解剖结构以及所有的骨折和偏曲在肉眼下就可以非常清楚地看到。详细的计划对于设计一个直的鼻中隔框架、撑开移植物和理想的鼻小柱支撑物是很有必要的。最直的部分一般位于鼻中隔的骨软骨区。这可作为新鼻中隔的前缘。然后，直的鼻背边缘被切除，以便和新的鼻中隔前缘匹配。这些软骨大小取决于去除鼻中隔之前所测量的数据，但有时会受到可用软骨大小的限制。撑开移植物从剩余的鼻中隔切下，再植前先固定在新鼻中隔上。三种软骨部分用改良的艾奇钳固定，用直针和 4-0 聚丙烯缝线行水平褥式缝合固定。在该阶段应用撑开移植物的目的是为了消除任何由于夹板作用造成的新鼻中隔残余的小偏曲。

鼻中隔再植的关键是将其牢固固定在真正的中线上。在前部这个关键之处是通过在鼻棘上钻孔实现的，就像之前鼻中隔再植的描述那样。关键是要确保鼻棘真正在中线上。在鼻背部，在鼻骨上钻孔以实现牢固固定。在这种情况下，使用 4-0 聚丙烯永久缝线或者 4-0 缓慢可吸收 PDS 缝线将软骨和骨牢固结合在一起。通过将新的鼻中隔缝合在上外侧软骨上完成固定。

在鼻骨太短，无法打孔和缝合的情况下，固定在相对较长的上外侧软骨和鼻棘就足够了。在完成鼻尖塑形和支撑措施后，使用 4-0 PDS 缝线将鼻小柱支撑物、内侧脚和鼻中隔前端缝合在一起；同时将黏膜置于新鼻中隔上，消除死腔。缝合采用的是头尾连续缝合。鼻小柱切口缝合后，将硅胶夹板置于鼻中隔黏膜两侧，用 4-0 聚丙烯缝线缝合固定。按照常规将缝线打结在左侧鼻前庭。夹板保留 2 周。作为鼻整形术的一部分，截骨术一直在施行。而石膏鼻夹板用于控制鼻的位置、形状和肿胀。1 周后，石膏鼻夹板可能会发生变化，但是要到 2 周之后才将其去除。

一位 16 岁的女性宽鼻患者由于几年前的自行车事故导致鼻子歪斜、右鼻孔阻塞。虽然这些症状最初在她 12 岁时就出现了，但我们选择推迟手术，因为需要做体外鼻中隔成形术来修复畸形，最好在月经初潮（或变声后）后至少等待 2 年再做这个手术。我们认为，延迟手术到青春期生长发育高峰之后进行，可以避免对面部骨骼生长产生不利影响。

采用开放术式。术中发现鼻中隔严重畸形。体外鼻中隔成形术需要确定一个直的软骨区域进行重建。该区域位于软骨骨折线后方的鼻中隔处。将此段旋转 90°，以实现足够的鼻背长度和突出度（图 1.32）。

从畸形的残余鼻中隔前段中可以获得两个撑开移植物并将其用于新的鼻中隔。将附有撑开移植物的直的"新鼻中隔"移植到鼻部，并固定在鼻骨、上外侧软骨和鼻棘上。采用低到低的截骨术和横向截骨术缩窄鼻背。采用穹窿内、穹窿间和跨穹窿缝合技术改善鼻尖部。

患者术后外观如图 1.33~1.35 所示，鼻子是直的，鼻背线效果可以接受，鼻尖窄且对称。

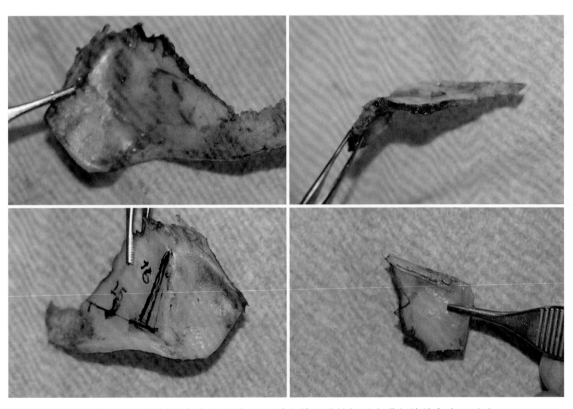

◘ **图 1.32**　通过将鼻中隔翻转 90° 并与撑开移植物缝合进行体外鼻中隔重建

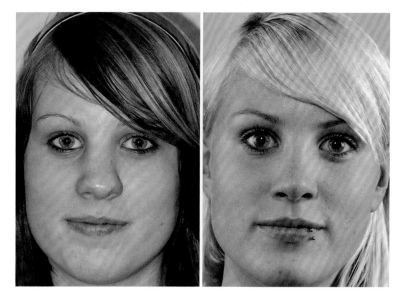

◙ 图 1.33   通过将鼻中隔翻转 90° 并与撑开移植物缝合进行体外鼻中隔重建，图示为术前、术后正面观

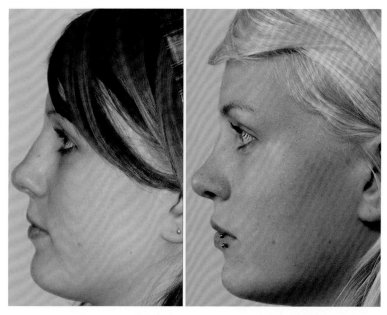

◙ 图 1.34   通过将鼻中隔翻转 90° 并与撑开移植物缝合进行体外鼻中隔重建，图示为术前、术后侧面观

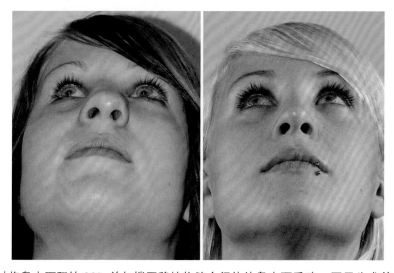

◙ 图 1.35   通过将鼻中隔翻转 90° 并与撑开移植物缝合行体外鼻中隔重建，图示为术前、术后基底面观

1.2.5　病例 5：体外鼻中隔重建矫正严重鼻中隔前部成角和鼻中隔尾侧移位

一位 26 岁女性患者因外伤致鼻部畸形。她的鼻子向右歪斜，左侧鼻骨塌陷。可触及前部鼻中隔存在明显偏曲。

采用开放式鼻整形术，因鼻中隔前部严重畸形，所以采用体外鼻中隔成形术。我们发现鼻中隔后部有一个直段，大小足够制作新的鼻中隔。在原鼻中隔偏曲的后方切取一条直的前缘，下缘旋转 180° 成为新的鼻背（图 1.36）。由鼻中隔前部畸形软骨制作撑开移植物用于形成新的鼻背，作为夹板使鼻中隔保持平直状态。

鼻尖缝合优化鼻穹窿，然后关闭伤口。通过这种方式，可以成功构建一个具有正常生理功能的直鼻中隔的鼻子（图 1.37~1.39）。

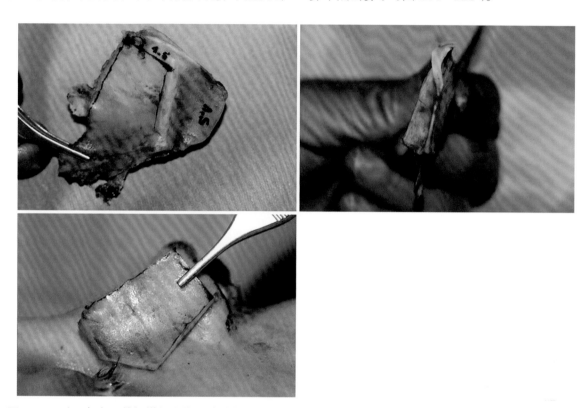

▢ 图 1.36　对于鼻中隔前部横行移位行体外鼻中隔重建即切除畸形的鼻中隔前部，使用撑开移植物使鼻中隔变直

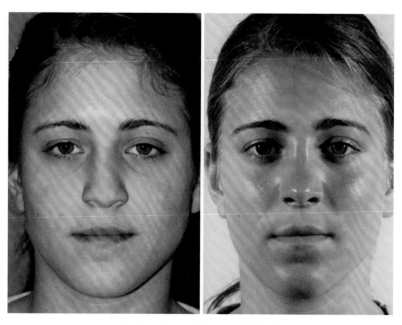

▢ 图 1.37　术前、术后正面观

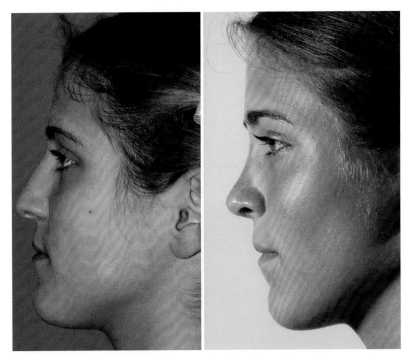

图 1.38　术前、术后侧面观

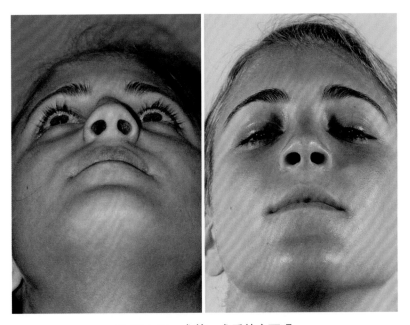

图 1.39　术前、术后基底面观

1.2.6　病例 6：体外鼻中隔重建构建一个 L 形的新鼻中隔

患者，男，19 岁，幼年时由于外伤导致鼻子严重歪斜。鼻中隔前部脱位至左侧鼻孔。鼻中隔后部多维度畸形，边缘尖锐，提示之前鼻中隔有多处骨折。

采用开放式鼻整形术，取出整个鼻中隔。将一个更大的片段通过划开塑形矫直，将来自鼻中隔后部软骨的一个更直的部分用作夹板来维持鼻中隔软骨平直形态（图 1.40）。结果是再植一个新的直鼻中隔并固定于鼻骨、上外侧软骨和前鼻棘。鼻尖缝合稳定穹隆部。放置一个鼻小柱支撑物和一个盾牌移植物以对小叶提供良好支撑（图 1.41）。常规关闭伤口。

随访 1 年，结果证实构建了一个有直鼻小柱、对称鼻孔和双侧功能气道开放的直鼻（图 1.42~1.44）。

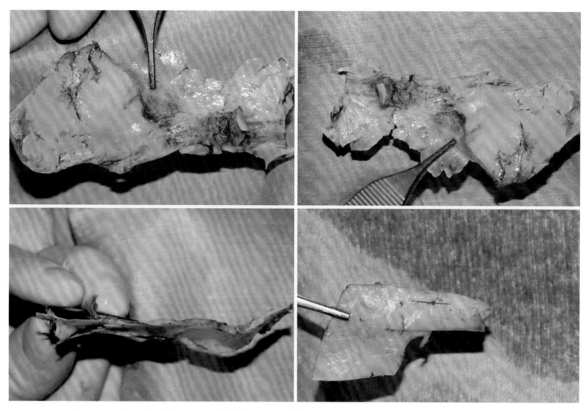

■ 图 1.40　用来自鼻中隔后部的软骨行体外鼻中隔重建并作为夹板固定鼻中隔弯曲的部分

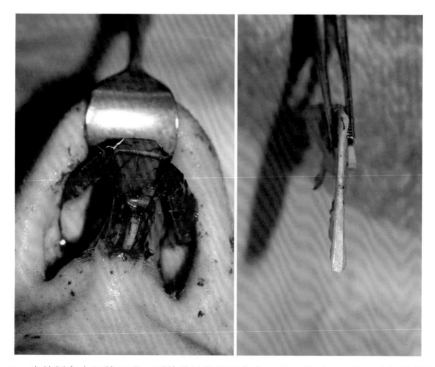

■ 图 1.41　直的新鼻中隔前面观，盾牌移植物塑形鼻尖，为了外形更自然，我们将其水平切开

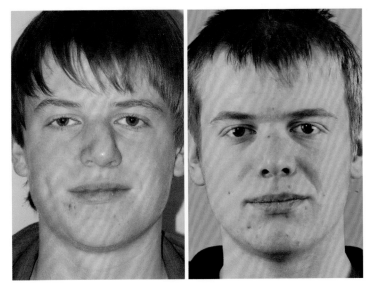

◉ 图 1.42　术前、术后正面观

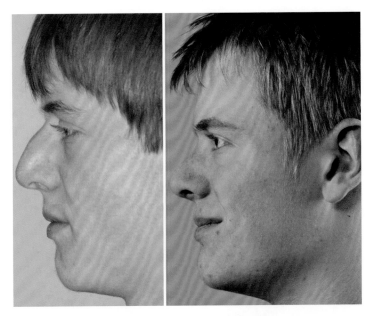

◉ 图 1.43　术前、术后侧面观

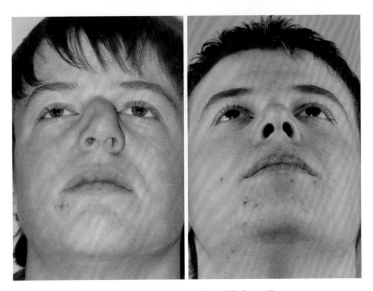

◉ 图 1.44　术前、术后基底面观

1.2.7　病例 7：应用骨性移植物夹板行体外鼻中隔重建

在黏膜下切取矩形鼻中隔后，一部分骨性垂直板可以用来制作夹板移植物，更有效地矫正偏曲的鼻中隔尾部。该移植物可以从骨性部分或由垂直板和附属鼻中隔软骨组成的复合体制作。在这两种情况下，我们选择直的部分，并用动力钻使其变薄至最终厚度为 1~2 mm。然后用钻孔器钻多个小孔，以便于缝合固定和组织生长。改良艾奇钳暂时用来固定该结构，同时用 5-0 聚丙烯缝线进行固定。

患者，女，31 岁，因外伤后严重歪鼻需手术矫正。查体发现鼻尖宽，鼻中隔尾部向右严重偏斜，导致整个外鼻框架偏斜（图 1.45）。由于 L 形支撑物严重畸形，故采用体外鼻中隔重建术。

采用开放式鼻整形术，旁正中截骨术释放上部骨性鼻中隔，并将整个鼻中隔取出。通过划开技术并用多孔的筛骨垂直板和放置双侧撑开移植物夹板固定偏曲的软骨部分后，将鼻中隔结构旋转 90° 并重新插入，这样骨软骨连接处成为新的鼻中隔背侧，而原鼻背部分成为新的鼻中隔尾侧。缝合固定于鼻棘、上外侧软骨和鼻骨，并用三层同种异体阔筋膜填充新建的鼻背。在插入新的鼻中隔框架前，行截骨术矫直骨性鼻锥（图 1.47~1.49）。

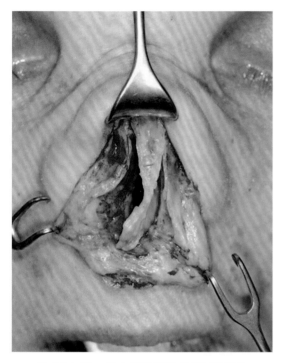

● 图 1.45　鼻中隔前部的"C"形偏曲

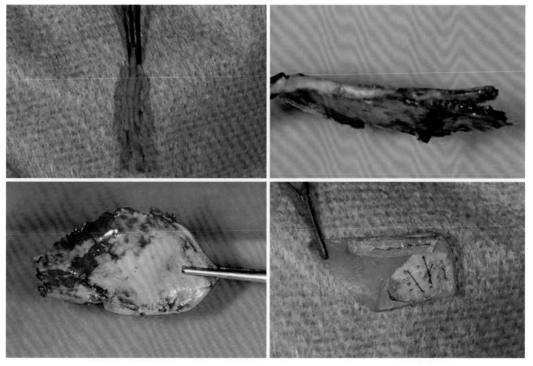

● 图 1.46　用修薄的筛骨作为夹板固定鼻中隔弯曲部分，行体外鼻中隔重建

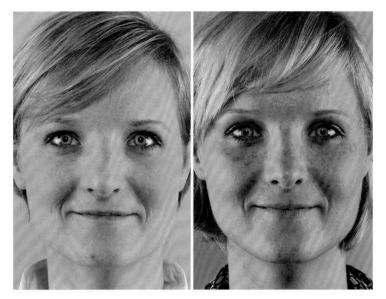

■ 图 1.47   取自筛骨的夹板和撑开移植物使鼻中隔变直，图示为术前、术后正面观

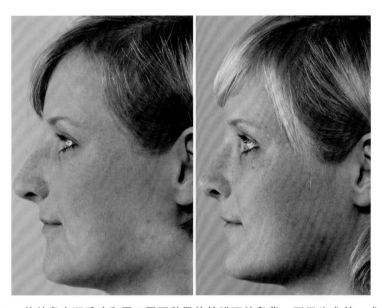

■ 图 1.48   体外鼻中隔重建和用四层同种异体筋膜覆盖鼻背，图示为术前、术后侧面观

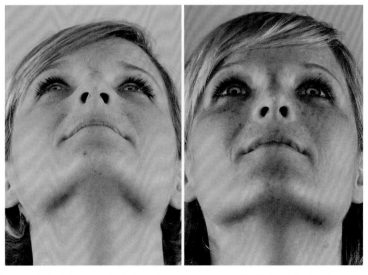

■ 图 1.49   用打薄的筛骨作为夹板固定鼻中隔弯曲的部分，行体外鼻中隔重建，图示为术前、术后基底面观

1.2.8 病例 8：通过切除偏曲的鼻中隔前部并将鼻中隔后部翻转 180° 行体外鼻中隔重建

患者，女，32 岁，因外伤后鼻畸形接受初次手术。查体发现该患者外鼻歪斜，鼻背部突出度过大，鼻中隔向左侧偏曲伴鼻小柱偏斜。患者还主诉有气道阻塞。采用外入路鼻整形术，取出畸形的矩形鼻中隔（图 1.50~1.52）。切取偏曲的前段部分并将其作为撑开移植物（图 1.53）。残余鼻中隔翻转后重新插入以使鼻中隔基底成为新的鼻中隔背部并由撑开移植物固定。在鼻骨和鼻棘上钻孔后，将该鼻中隔缝合到上外侧软骨、鼻骨和前鼻棘。偏斜的骨性鼻锥随后通过经皮截骨术矫直。通过经穹窿和跨穹窿缝合塑形鼻尖（图 1.54~1.56）。

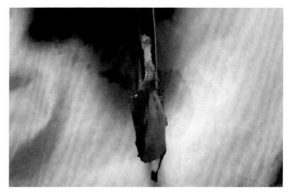

图 1.51 取出的严重弯曲的鼻中隔前面观

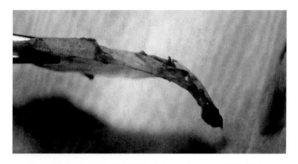

图 1.52 取出的严重弯曲的鼻中隔俯视图

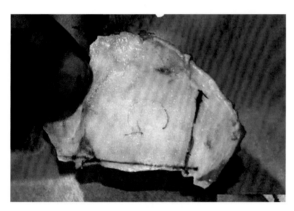

图 1.50 取出的严重弯曲的鼻中隔侧面观

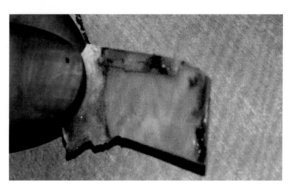

图 1.53 通过将鼻中隔翻转 90° 并放置取自鼻中隔前部畸形软骨的撑开移植物行体外鼻中隔重建

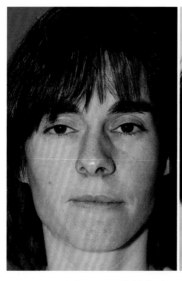
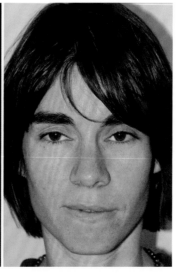

图 1.54 体外鼻中隔重建术前、术后正面观

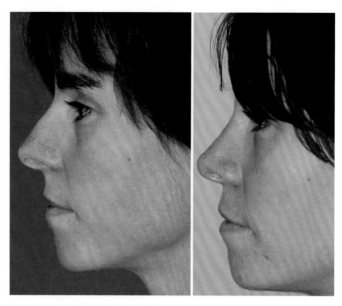

■ 图 1.55 体外鼻中隔重建术前、术后侧面观

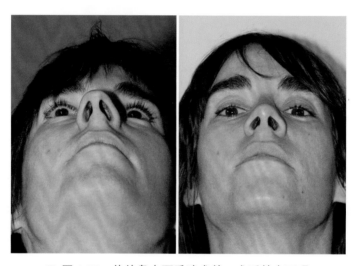

■ 图 1.56 体外鼻中隔重建术前、术后基底面观

推荐阅读

Boenisch M, Nolst Trenité GJ. Reconstruction of the nasal septum using polydioxanone plate. Arch Facial Plast Surg. 2010;12:4–10.

Daniel RK. Mastering rhinoplasty: a comprehensive atlas of surgical techniques with integrated video clips. Heidelberg: Springer; 2010.

Davis RE. Rhinoplasty and septoplasty. In: Snow J, Wackym A, editors. Ballenger's otolaryngology head and neck surgery. 17th ed. Shelton: BC Decker/People's Medical Publishing House; 2009. p. 633–9.

Gruber RP, Nahai F, Bogdan MA, Friedman GD. Changing the convexity and concavity of nasal cartilages and cartilage grafts with horizontal mattress sutures: part I. Experimental results. Plast Reconstr Surg. 2005a;115:589–94.

Gruber RP, Nahai F, Bogdan MA, Friedman GD. Changing the convexity and concavity of nasal cartilages and cartilage grafts with horizontal mattress sutures: part II. Clinical results. Plast Reconstr Surg. 2005b;115:595–605.

Gubisch W. The extracorporeal septum plasty: a technique to correct diffi cult nasal deformities. Plast Reconstr Surg. 1995;4:218–26.

Gubisch W. Twenty-fi ve years experience with extracorporeal septoplasty. Facial Plast Surg. 2006;22:230–9.

Gubisch W. Treatment of the scoliotic nose with extracorporeal septoplasty. Facial Plast Surg Clin North Am. 2015;23:11–22.

Gubisch W, Greulich M, Donath K. Experimental and clinical study on the vitality of orthotopic cartilage transplants. Plast Reconstr Surg. 1995;4:663–71.

Gunter JP, Rohrich RJ, Adams WP. Dallas rhinoplasty. Nasal surgery by the masters. St. Louis: QMP; 2002.

Guyuron B. Rhinoplasty. Philadelphia: Elsevier; 2012. p. 307–9.

Kantas I, Balatsouras DG, Papadakis CE, Marangos N, Korres SG, Danielides V. Aesthetic reconstruction of a crooked nose via extracorporeal septoplasty. J Otolaryngol Head Neck Surg. 2008;37:154–9.

Most SP. Anterior septal reconstruction. Arch Facial Plast Surg. 2006;8:202–7.

Rezaeian F, Gubisch W, Janku D, Haack S. New suturing techniques to reconstruct the keystone area in extracorporeal septal reconstruction. Plast Reconstr Surg. In press.

Sheen JH, Sheen A. Aesthetic rhinoplasty. 2nd ed. St. Louis: CV Mosby Company; 1987.

Sykes JM, Kim JE, Shaye D, Boccieri A. The importance of the nasal septum in the deviated nose. Facial Plast Surg. 2011;27(5):413–21.

第 2 章　鼻中隔成形修复术

2.1　　手术原则　26

2.2　　病例研究　32

2.2.1　病例 1：应用筛骨夹板对划开的鼻中隔进行固定　32

2.2.2　病例 2：应用鼻中隔延伸移植物　34

2.2.3　病例 3：通过骨钻孔的缝合固定方法将新鼻中隔固定于前鼻棘　36

2.2.4　病例 4：应用 PDS 托及取自耳甲软骨的"三明治"移植物恢复
　　　　　强有力的鼻尖支撑，创建一个新鼻中隔　38

2.2.5　病例 5：应用打薄的垂直板夹板固定技术矫正　41

2.2.6　病例 6：应用游离的颗粒软骨覆盖重建的鼻中隔　43

2.2.7　病例 7：应用体外技术延长鼻中隔　45

2.2.8　病例 8：重建过度切除的、畸形的鼻中隔前部　48

2.2.9　病例 9：应用筛骨移植术重建新鼻中隔　51

2.2.10　病例 10：应用筛骨夹板移植物、取自双层耳甲（"三明治"）移植物的
　　　　　　鼻中隔延伸移植物和上颌骨填充技术矫正鼻中隔　53

2.2.11　病例 11：应用双层的 L 形框架体外重建鼻中隔　55

2.2.12　病例 12：体外鼻中隔重建和前鼻棘的重新复位　57

2.2.13　病例 13：应用 PDS 托重建内鼻阀　59

2.2.14　病例 14：应用双侧耳甲腔软骨行全鼻中隔重建　61

2.2.15　病例 15：应用双侧耳甲腔软骨进行全鼻中隔重建，用颗粒软骨筋膜移
　　　　　　植物进行鼻背重建　63

2.2.16　病例 16：应用颗粒软骨筋膜移植物填充上颌骨　66

2.2.17　病例 17：应用肋软骨重建鼻中隔框架　69

推荐阅读　72

2.1　手术原则

鼻中隔在大多数鼻修复整形手术中的作用非常重要，因为经常存在残余畸形。残余畸形通常是由于分析不充分继而手术操作不当或者不充分造成的。如果是这种情况，远期效果常不尽如人意，比如会存在鼻尖下垂、鞍形鼻背和（或）鼻中隔和（或）鼻偏斜的复发。

鼻中隔尾侧端的畸形是最富有挑战性的。为了解决这个问题，我们通过缝合技术（改良的水平褥式缝合）或者划开联合夹板技术矫直弯曲的部分（图2.1）。为了达到这个目的，我们在划开的部分或变薄的垂直板上插入一个取自鼻中隔后部的直软骨片（图2.2）。另一种方式是取出整个鼻中隔，然后塑造一个

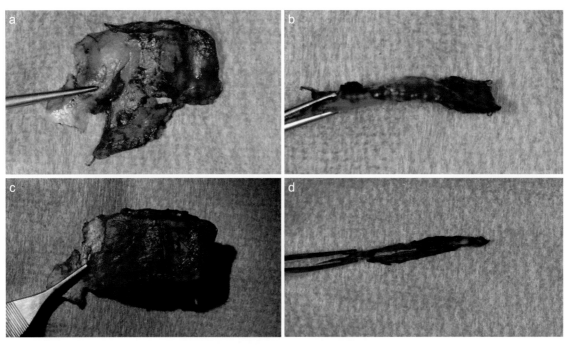

■ 图2.1　采用缝合技术矫正鼻中隔偏曲

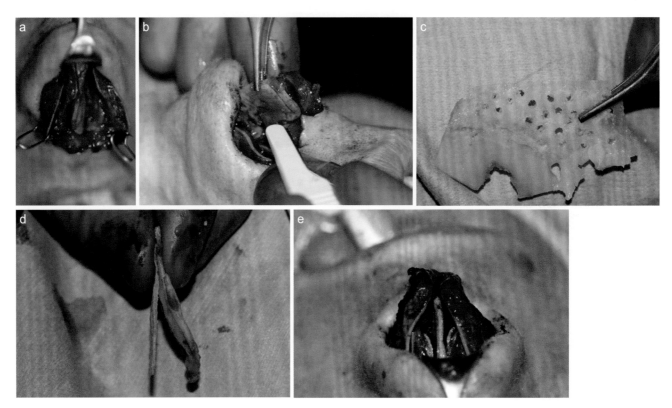

■ 图2.2　取自鼻中隔中央区域的打薄骨软骨移植物作为夹板固定划开的鼻中隔前部

直的鼻中隔框架，随后将这个新的鼻中隔框架植入进去（图 2.3）。

如果畸形的鼻中隔前端被切除，那么将失去足够的鼻尖支撑，继而鼻尖进行性下垂，将导致严重的鼻唇角畸形。另外，假性驼峰畸形可能是由于鼻尖下垂和毗邻结构的突起所致。为了矫正这种情况，可以使用不同的技术。可以应用一个强有力的鼻小柱支撑物增加鼻尖支撑。如果没有合适的鼻中隔软骨，我们主张应用取自耳甲软骨的"三明治"移植物（图 2.4）。这种移植物很容易获取，而且通过将软骨本身双重加倍之后，可以制作出经久耐用的、直的移植物。这类移植物可以安全应用到残余的鼻中隔结构上并给鼻尖提供可靠的支撑。另一种方式是应用鼻

中隔延伸移植物，但是其固定比较困难。为了使移植物牢固固定，我们用打薄的多孔垂直板作为夹板进行固定。也可以应用延伸型撑开移植物，但是当移植物延伸到鼻中隔尾侧端时，它们容易显形甚至能被触及（图 2.5）。如果应用短的移植物，移植物固定的稳定性又会降低。

或者，可以将整个鼻中隔移动到一个更靠前的位置，这相当于是一种体外鼻中隔重建术（图 2.6）。如果初次手术中没有充分地矫正鼻中隔，就会导致鼻背和鼻轴的偏斜。永久的矫正需要夹板固定，使用撑开移植物就可以达到最佳的效果。这些移植物还同时具有扩宽内鼻阀、改善气道功能的优点（图 2.7和图 2.8）。

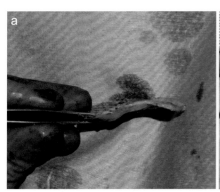
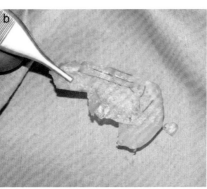
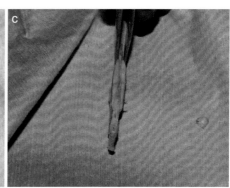

图 2.3　用打薄的筛骨垂直板和撑开移植物进行体外矫直

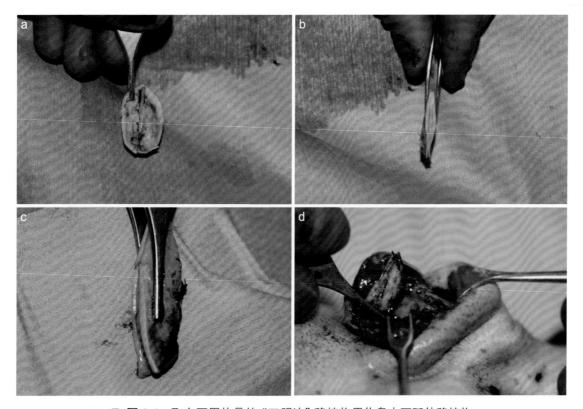

图 2.4　取自耳甲软骨的"三明治"移植物用作鼻中隔延伸移植物

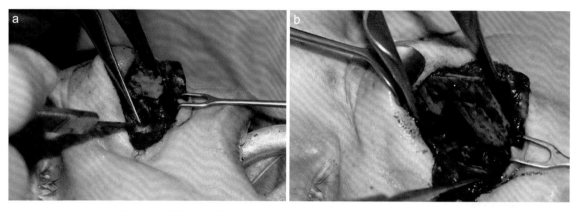

■ 图 2.5　将取自鼻中隔中央区域的鼻中隔延伸移植物固定于前鼻棘

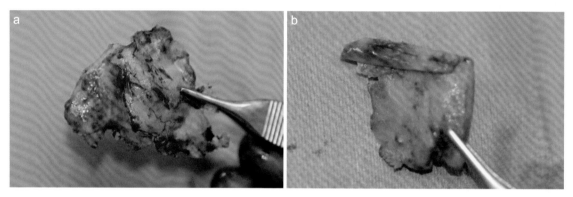

■ 图 2.6　体外鼻中隔重建矫正畸形的前端。将新鼻中隔再植到更靠前的位置来矫正鼻小柱退缩

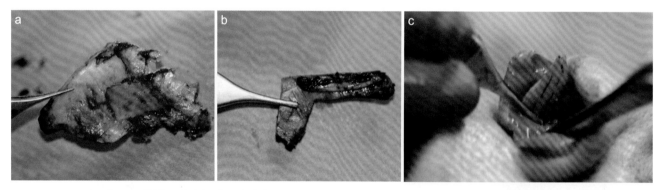

■ 图 2.7　用取自耳郭的撑开移植物进行体外鼻中隔重建矫正过度切除的前端，用"三明治"移植物矫正退缩的鼻小柱

　　当使用垂直板来固定时，筛骨必须彻底打薄，并增加多个钻孔以便使用多个褥式缝合牢固固定（图2.9）。此外，纤维组织将通过钻孔生长，这就提供了一种附加的稳定手段。虽然 PDS 托夹板在技术上要求较低（尽管成本很高），但它只能在黏膜完整的情况下使用。回顾我们自己的病例发现，如果没有完整的黏膜，PDS 托是不可能成功的（图2.10）。

　　如果没有足够的鼻中隔软骨作为撑开移植物的衬里，可以使用耳甲软骨条作为替代（图2.7）。因为耳甲软骨移植物一般是弯曲的，它们必须使用凸面相对的方式应用于偏斜的鼻中隔，以实现一个直

的构造（图2.11）。或者，在某些情况下，也可以使用取自垂直板的骨移植物。

　　如果鼻中隔软骨不足以形成稳定的新鼻中隔，我们主张使用两侧耳甲软骨进行完全重建。为了创造一个永久性的、直的软骨框架，我们将耳甲软骨的相对凸面相互缝合，用多层贯穿褥式缝合，然后将其雕琢成想要的尺寸和形状，以创建一个新的鼻中隔（图2.12）。

　　任何一种鼻中隔矫正术都有可能发生鞍形鼻背的风险。其发生的原因有两个：①无论是切除的范围太大，还是瘢痕的形成，都会导致新鼻中隔挛缩和

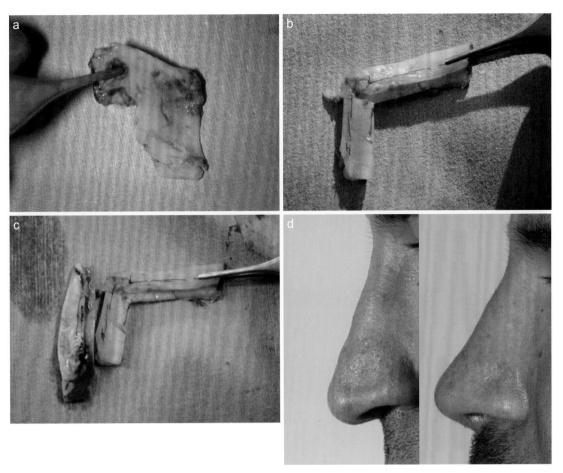

■ 图 2.8　用取自残余鼻中隔的单侧鼻背撑开移植物行体外重建矫直鼻中隔框架，用取自鼻中隔至前端的盖板移植物和取自耳郭的"三明治"移植物进行退缩鼻小柱的重建

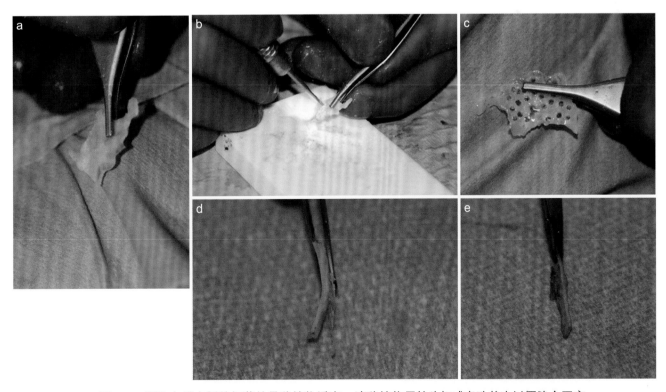

■ 图 2.9　用取自垂直板的打薄的骨移植物矫直，该移植物用钻头打成多孔状态以便缝合固定

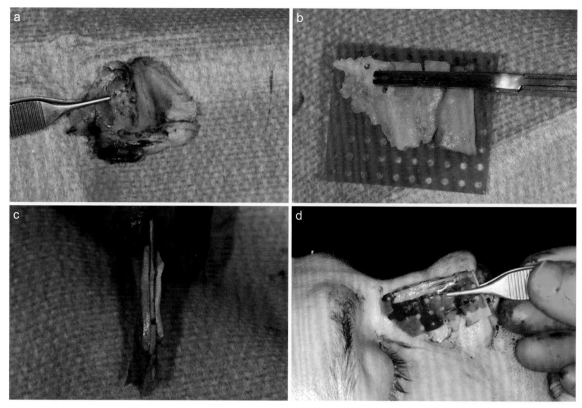

■ 图 2.10　对错位愈合的多发骨折鼻中隔行体外重建。将分离的直片固定于 PDS 托上，通过撑开移植物使其保持直的状态，用改良艾奇钳固定撑开移植物便于进行缝合

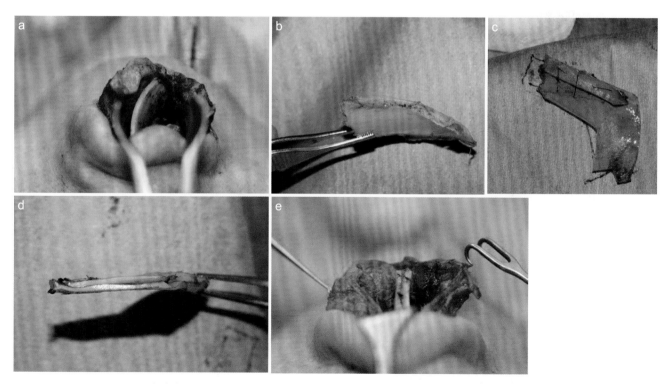

■ 图 2.11　体外鼻中隔重建：用取自对侧弯曲的耳甲软骨移植物作为单侧的撑开移植物来矫直

向下移动；②前鼻棘的固定不够充分时，也可能再次导致鞍鼻畸形的发生。当然，这种畸形可以通过填充移植物来修饰，但这仅仅是矫正了美学的部分。如果形状和功能都需要恢复，就需要运用体外鼻中隔重建的原则进行重建（图 2.13）。如果没有可用的软骨，比如患者拒绝使用肋软骨，则双层的 PDS 托用作撑开移植物也许是一个替代方案（图 2.14）。

在所有的体外鼻中隔重建病例中，仔细固定在上外侧软骨和鼻骨以及前鼻棘是非常必要的。

无论采用何种技术重建鼻中隔，稳定鼻中隔 / 内侧脚 / 鼻小柱支撑复合物以实现足够的长期鼻尖支持是非常重要的。鉴于此，我们通常会采用缝线缝

合的方法保护重建的尾端。为此目的使用 PDS 缝线缝合时，固定是暂时的，在缝线被吸收之前会持续几个月。由于材料的降解，PDS 缝线有时候会引起炎症和不适，但这是一个较小的并发症。在褥式缝合处偶见红斑，但是我们从未见过明显的伤口感染。如果发现红斑，我们使用外用抗生素软膏治疗，必要时去除缝线结。

跨鼻中隔褥式缝合只适用于鼻中隔软骨或耳甲（"三明治"移植物）软骨。当使用肋骨移植物时，跨鼻中隔缝合可能导致感染，这很可能是因为保护软骨的软骨膜在手术过程中已经被切除了。

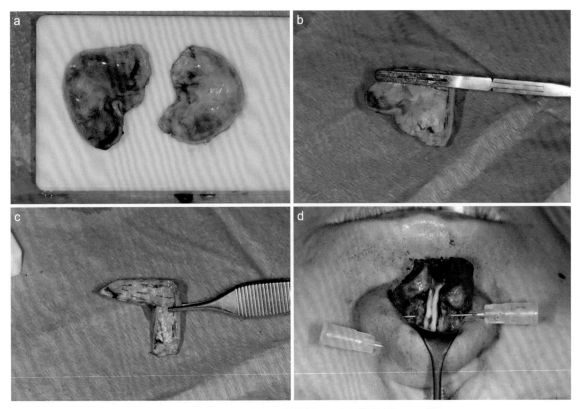

■ 图 2.12　用双耳甲软骨移植物完全重建稳定的鼻中隔框架

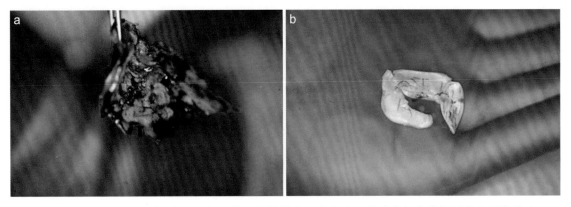

■ 图 2.13　使用被固定到 PDS 托上的耳甲软骨和取自鼻中隔的残余部分进行新鼻中隔的重建

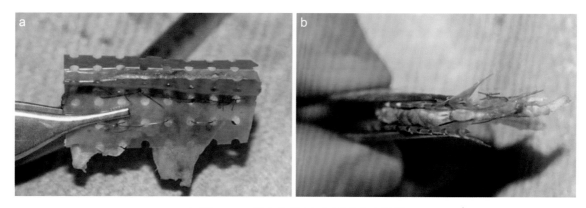

◘ 图 2.14 用弯曲的 PDS 托重建内鼻阀

2.2 病例研究

2.2.1 病例 1：应用筛骨夹板对划开的鼻中隔进行固定

筛骨用圆柱形电钻打薄，然后用林德曼打孔机将其制作成多孔状态。再用前后褥式缝合法进行固定。

患者是一名 42 岁女性，之前接受了两次鼻整形手术。虽然先前已经实施过鼻中隔划开技术，但其鼻中隔仍然偏向右侧。该偏曲通过以下操作矫直：使用打薄的筛骨夹板加持固定并应用多针前后褥式缝合法进行缝合固定。其中，筛骨夹板具有多孔性以便于固定鼻中隔。应用该技术可以达到满意的鼻背矫直效果（图 2.15a～d）。

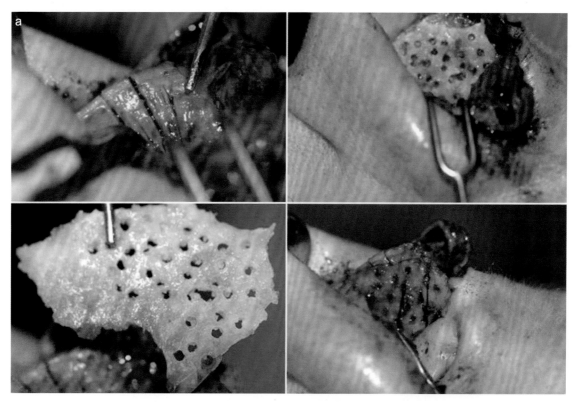

◘ 图 2.15 (a) 打薄的筛骨作为夹板；(b) 使用筛骨移植物作为夹板对划开的鼻中隔进行固定，图示为术前、术后正面观；(c) 术前、术后侧面观；(d) 术前、术后基底面观

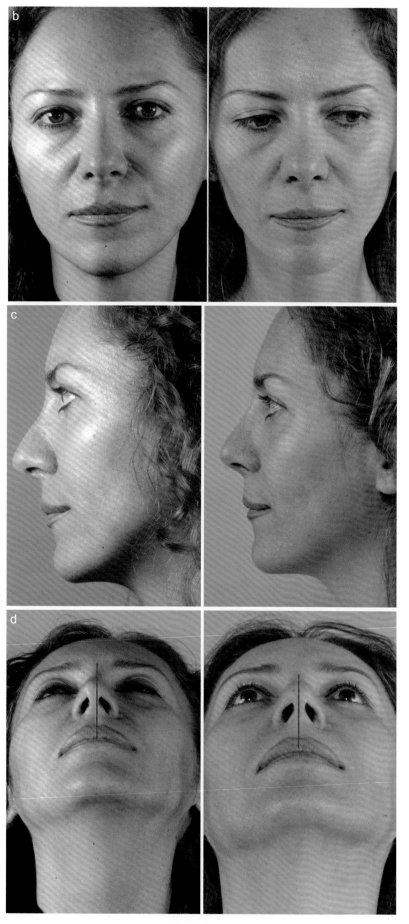

图 2.15（续）

2.2.2 病例2：应用鼻中隔延伸移植物

鼻中隔延伸移植物（septal extension graft, SEG）有很多适应证，包括鼻延长术、下外侧软骨塑形术、鼻尖支撑或者增强薄弱的或过度切除的鼻中隔前部。最适合制作鼻中隔延伸移植物的是一块结实而直的鼻中隔软骨。根据解剖的不同，移植物的缝合固定有两种不同的方式。当尾部鼻中隔牢固且稳定时，鼻中隔延伸移植物可以直接缝合到尾部鼻中隔，形成一个侧对侧的固定结构。或者，当鼻中隔缺损或需进行鼻延长术时，可以使用单个（或者成对的）延伸撑开移植物或者夹板移植物（单个的或者成对的，取自骨或者软骨）来稳固鼻中隔延伸移植物。然而，必须注意塑形鼻中隔延伸移植物，以精确适合鼻中隔前部的轮廓。

患者是一名35岁女性，之前接受了数次失败的鼻整形手术。侧面观显示鼻小柱悬垂，骨性鼻背过度切除，鼻下部突出度过大。前面观发现歪鼻伴倒"V"畸形，鼻小柱倾斜并从前鼻棘移位至鼻前庭，鼻孔不对称伴双侧鼻翼退缩。

采用开放式鼻整形术，术中可探查到大量的纤维瘢痕组织覆盖薄弱和不稳定的鼻中隔尾部。从后方矩形鼻中隔取出一大块软骨（图2.16a），并将其作为鼻中隔延伸移植物缝合到鼻中隔尾部。使用电钻在前鼻棘上做横向钻孔，将尾部鼻中隔的基底与前鼻棘中线处缝合（图2.16b）。为了矫直背侧L形支撑物，将取自第9肋软骨的长8 cm的移植物斜切成1.5 mm宽的块状，用作延伸撑开移植物。除了矫正中穹窿，放置延伸撑开移植物可以稳固鼻中隔延伸移植物，并且消除倒"V"畸形。采用外侧脚覆盖技术及舌槽沟法将内侧脚固定于鼻中隔延伸移植物上，降低鼻尖突出度，以消除悬垂的鼻小柱。放置不对称鼻翼缘移植物矫正鼻尖不对称，同时塑形并加强鼻翼缘。将残余软骨切成细小的块状，作为盖板移植物材料以平滑鼻背（图2.16c~e）。

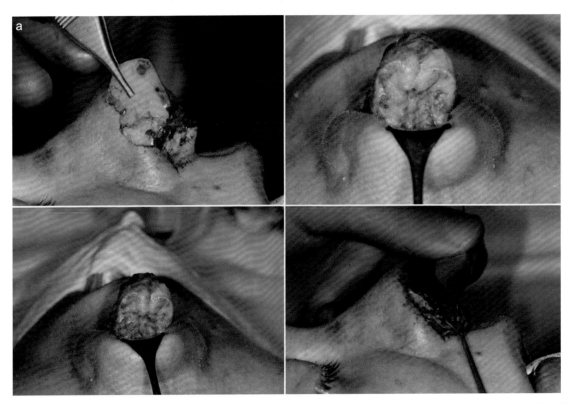

● 图2.16 （a）用鼻中隔延伸移植物在鼻内稳定薄弱的鼻中隔尾部；（b）用鼻中隔延伸移植物矫正薄弱的鼻中隔前部，并将其固定于中线上；（c~e）手术前后正面观、侧面观、基底面观

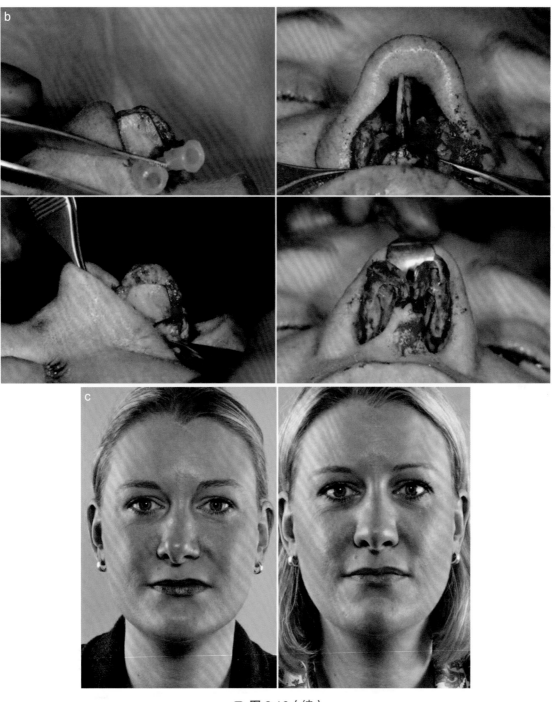

■ 图 2.16（续）

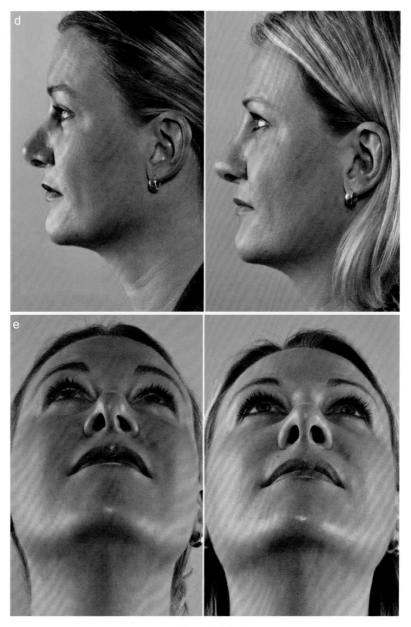

图 2.16（续）

2.2.3　病例 3：通过骨钻孔的缝合固定方法将新鼻中隔固定于前鼻棘

体外鼻中隔重建后，必须牢固固定鼻中隔结构。除了将鼻中隔结构的头侧固定于上外侧软骨和鼻骨之外，将其尾侧稳定地固定于前鼻棘也同样重要。为了便于将鼻中隔直接稳定地固定于前鼻棘，需要做一个小的横向钻孔以使固定缝线通过。只要有可能，还应将在前鼻棘制作的矢状沟结合在一起，进一步稳定新的鼻中隔结构。在新鼻中隔结构的不同位置至少用三道 4-0 永久缝线缝合以增加稳定性。

患者是一名 53 岁的男性，计划进行修复手术。

检查发现患者鼻尖大，鼻中隔严重残余畸形继发歪鼻，包括鼻中隔尾部脱位到左侧鼻前庭和歪斜的鼻小柱。另外，还观察到患者存在过突的鼻背部和过度狭窄的软骨鼻背伴内鼻阀塌陷。

采用开放式鼻整形术，术中我们观察到"手风琴样的内侧脚塌陷"。由于鼻中隔畸形严重，所以需要进行体外鼻中隔重建，包括将前鼻中隔扩大 1 倍，以形成一个直的尾侧 L 形支柱。然后用撑开移植物扩宽夹捏的中鼻拱，并在前鼻棘中制作出横行钻孔和骨性矢状沟后，将新鼻中隔与上外侧软骨、鼻骨和前鼻棘缝合。

为了补偿前鼻中隔折叠后的鼻中隔缩短，我们使用双层耳甲软骨"三明治"移植物来延长尾端鼻中隔，并为下外侧软骨提供支撑。用外侧脚侧垫技术（头侧内折皮瓣）、跨越缝合和非完整的盾牌移植物来完成鼻尖的细化。使用鼻翼缘移植物完善鼻翼外缘的轮廓，并采用单层异体阔筋膜对鼻背进行平滑处理（图 2.17a~d）。

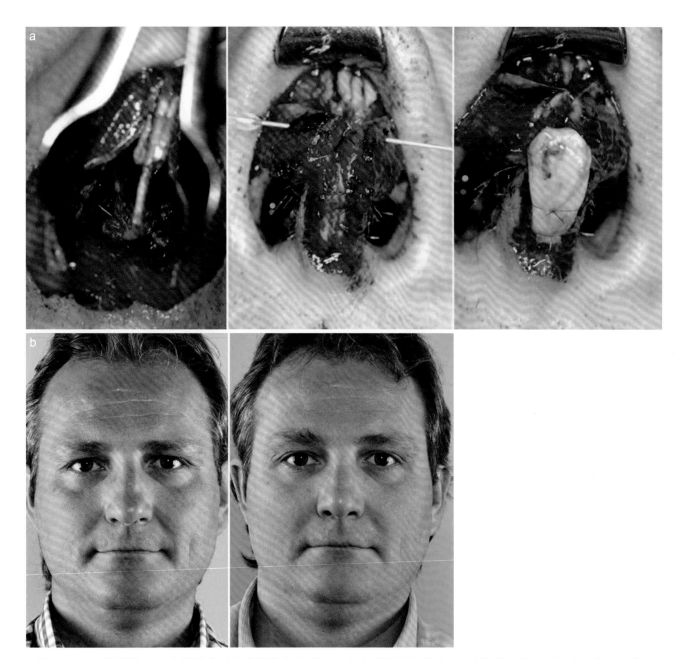

■ **图 2.17**　(a) 通过钻孔固定于前鼻棘行体外鼻中隔重建，来自耳甲软骨的"三明治"移植物和盾牌移植物塑形鼻尖；(b~d) 术前和术后正面观、侧面观及基底面观

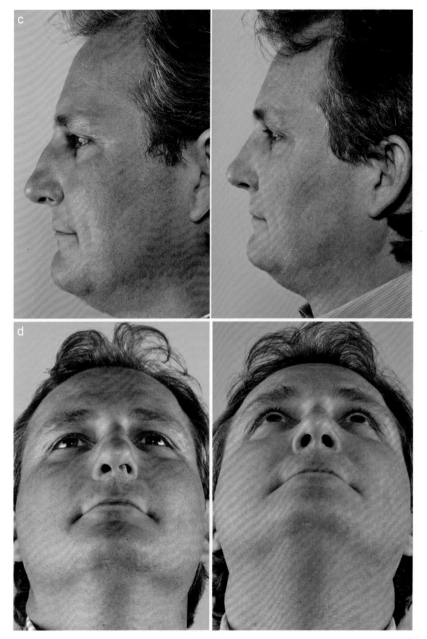

图 2.17（续）

2.2.4 病例 4：应用 PDS 托及取自耳甲软骨的"三明治"移植物恢复强有力的鼻尖支撑，创建一个新鼻中隔

将耳甲软骨切断至对侧软骨膜，然后将直段固定于 PDS 托上。使用该技术可建立稳定的鼻中隔前部。

应用取自耳甲软骨的"三明治"移植物给予鼻尖额外的支撑。通过将相互弯曲的耳甲软骨缝合，可以使相反的力量平衡，从而制作一个强有力的、直的移植物，长期稳定性可得到保证。我们使用改良艾奇钳并用 4-0 不可吸收缝线缝合软骨。

患者是一名 37 岁男性，之前接受了 4 次鼻整形手术，术后出现外鼻和内鼻严重畸形。

患者鼻子明显向右侧偏斜，鼻骨、鼻孔、鼻尖均不对称。鼻中隔前部切除过多，使得鼻尖下垂，鼻小柱轻微退缩。还观察到其两侧鼻翼凹陷。

由于最初鼻中隔切除过多，虽然先前使用了肋软骨进行鼻中隔重建，但是由于选择了较厚和弯曲的肋软骨，术后效果并不令人满意。手术去除了肋骨移植物，使用从耳甲移植物中切取的软骨矫直进行鼻中隔重建。软骨膜保留完整。然后将拉直的耳甲软骨固定在 PDS 托支架上作为支撑。截骨后，将新鼻中隔再植并固定于上外侧软骨、鼻骨和前鼻棘。为了提供额外的支撑，还使用了取自第二个耳甲的"三明治"移植物。使用引导缝线定位，然后固定到最前端的 PDS 托支架上。采用外侧脚覆盖技术消除外侧脚凹陷。采用缝合技术使鼻尖变窄，但因为软骨太厚，所以穹窿分离需要进行二次缝合（图 2.18a~f）。

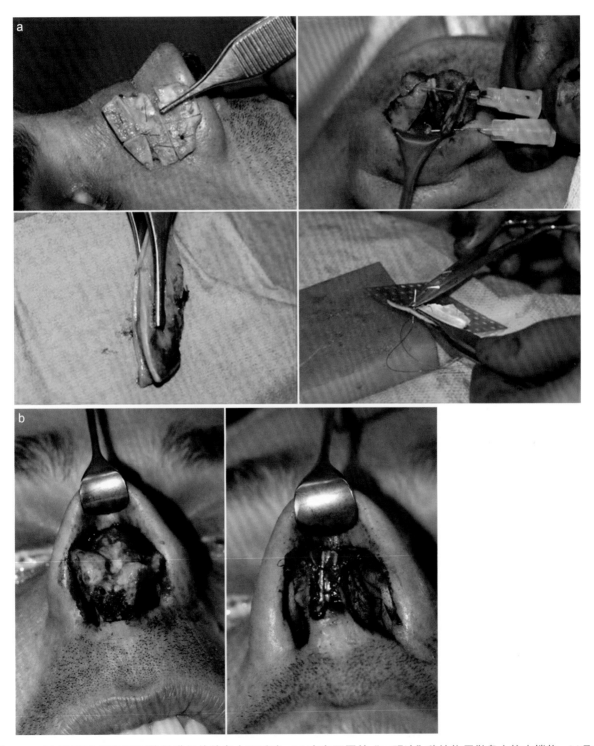

◘ 图 2.18　(a) 用 PDS 托和耳甲软骨进行体外鼻中隔重建；(b) 来自耳甲的"三明治"移植物用做鼻小柱支撑物；(c) 取出弯曲的肋软骨，"三明治"移植物缝合鼻尖，外侧脚覆盖技术后穹窿分离并缝合；(d-f) 术前和术后正面观、侧面观及基底面观

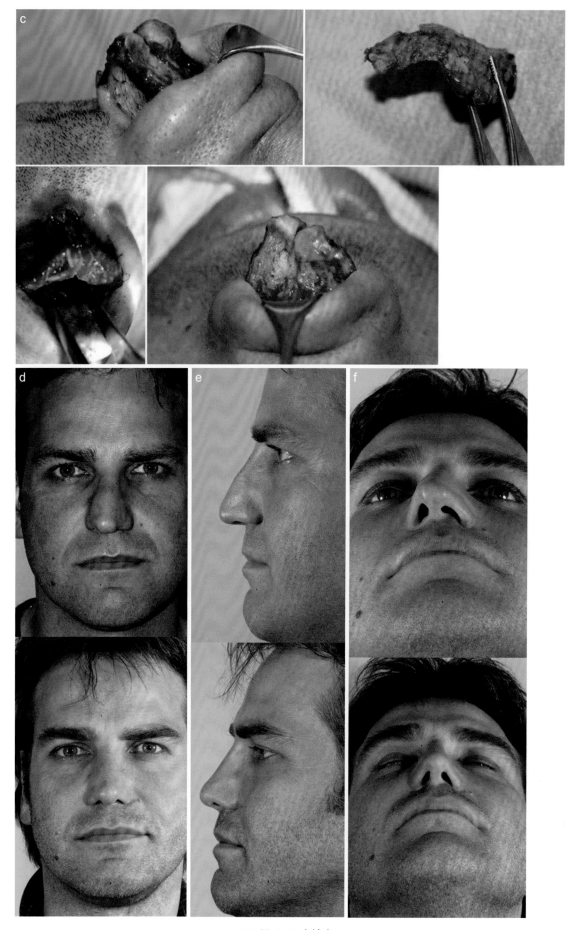

图 2.18（续）

2.2.5 病例 5：应用打薄的垂直板夹板固定技术矫正

偏曲的鼻中隔软骨可以通过夹板固定伴或不伴划开技术来矫正。理想的夹板材料是打薄的垂直筛板。用带圆柱形钻头的电钻可以很容易地对其进行打薄。为了使固定更加容易，将打薄之前的骨尽可能多地钻孔。为此，我们使用 4-0 不可吸收缝线进行缝合。在手术结束时，由于需要通过再植的鼻中隔进行多次前后穿通的缝合，以稳定鼻中隔，并且必须通过盲触检查来确定孔的位置，所以需要使用多个钻孔。

患者是一名 38 岁的女性，15 年前接受了鼻部矫正手术。最初的结果是令人满意的，但是 3 年前，病情复发，鼻部再次出现偏斜。检查时发现患者的鼻子轻微偏向右侧，鼻尖不对称，且左侧鼻翼呈海鸥畸形。鼻小柱倾斜，鼻中隔前缘移位至右鼻孔，造成鼻孔不对称。另外，左侧鼻道有轻微畸形，有

鼻槛缺失和左侧鼻翼退缩。

术中发现其鼻中隔软骨轻微偏斜，因为在上次手术中只有一个突起被切除。我们从垂直板上切下一大块移植物，将之磨薄、打孔，并固定在鼻中隔的背侧部分。鼻中隔本身非常薄弱，应用筛骨夹板移植物矫正较为容易。此外，在原来的手术中，鼻中隔的前缘没有被重新复位并固定到鼻棘前部，现在均完成了这些操作。此外，采取旁正中、经皮横断和低到低的外侧截骨术来矫直骨性鼻锥。

先前的手术使用了穹顶分割技术来缩窄鼻尖。这项技术的应用导致了左侧鼻翼海鸥畸形的产生，因此，我们用覆盖技术重建穹窿，同时能够纠正海鸥畸形。为了稳定薄弱的软骨，我们在右外侧脚处植入了一个板条移植物。宽小柱基底的缩窄是通过直接缝合踏板实现的。左侧鼻翼的退缩可以通过取自耳轮前的复合移植物来矫正，但患者拒绝了这一重建（图 2.19a~e）。

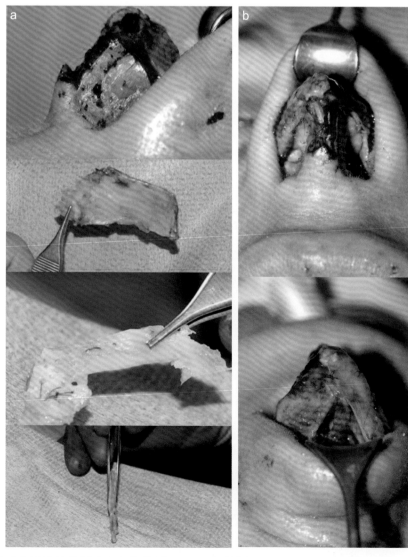

▫ 图 2.19　(a) 用筛骨垂直板移植物矫直复发的偏斜；(b) 用覆盖技术和板条移植物重建鼻尖框架；(c~e) 术前和术后正面观、侧面观及基底面观

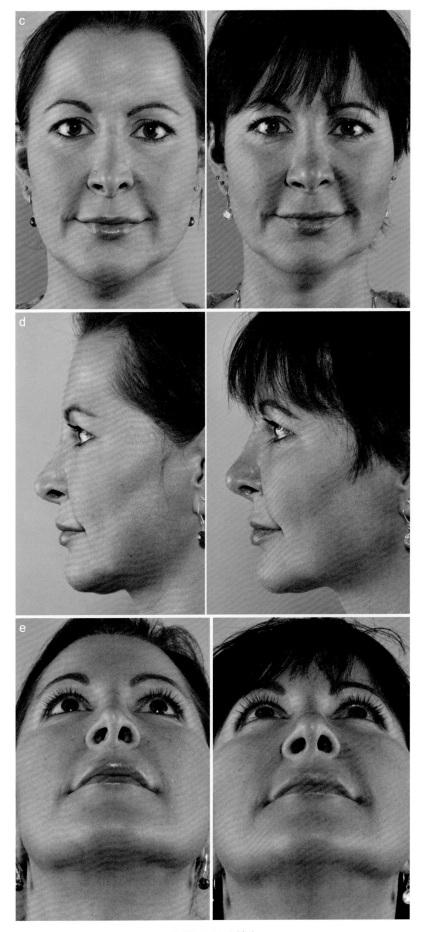

图 2.19（续）

2.2.6　病例6：应用游离的颗粒软骨覆盖重建的鼻中隔

鼻背不平整已经成为应用体外鼻中隔重建技术时最常出现的问题。创建一个光滑平整的鼻背的方法之一就是使用游离的颗粒软骨。该方法是在将鼻部皮瓣缝合回去之后，通过一个注射器将游离的颗粒软骨注入，使其可以像软膏状物塑造鼻背。

患者为一名42岁的女性，鼻整形术后行修复手术。检查发现该患者歪鼻且十分突兀，鼻尖过分突出，鼻小柱偏斜且鼻中隔前缘偏向左侧，矩形的鼻中隔偏向右侧。此外，鼻尖呈球形，鼻孔不对称。侧面观，其鼻尖太圆，鼻背过度突出，鼻根过深。

采用开放入路，先降低鼻中隔背段，然后用一块穿孔的薄筛骨片将鼻中隔软骨偏斜的部分矫直。然后采用低到低的外侧截骨术和横向截骨术矫直骨性鼻锥。接着使用自体撑开皮瓣扩宽内鼻阀并重塑鼻背美学线。之后用游离的颗粒软骨填充鼻根，为鼻背提供进一步的修复。

为了支撑鼻尖，需要将取自耳甲的"三明治"移植物缝合到内侧脚上。在固定之前，需要切除内侧脚变形的部分以纠正鼻孔不对称。然后将残余部分缝合到"三明治"移植物上形成一个头尾连接特征的结构。随后放置一个盾牌移植物以增加鼻尖突出度并增强鼻尖支撑（图2.20a~d）。

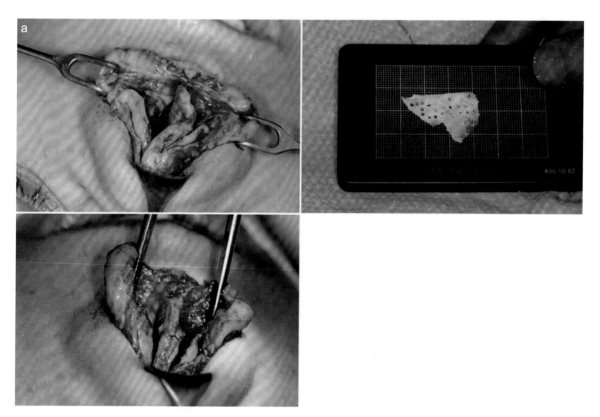

图 2.20　(a) 用筛骨垂直板移植和游离颗粒软骨矫正复发的偏斜并对鼻背进行修整；(b~d) 术前和术后正面观、侧面观及基底面观

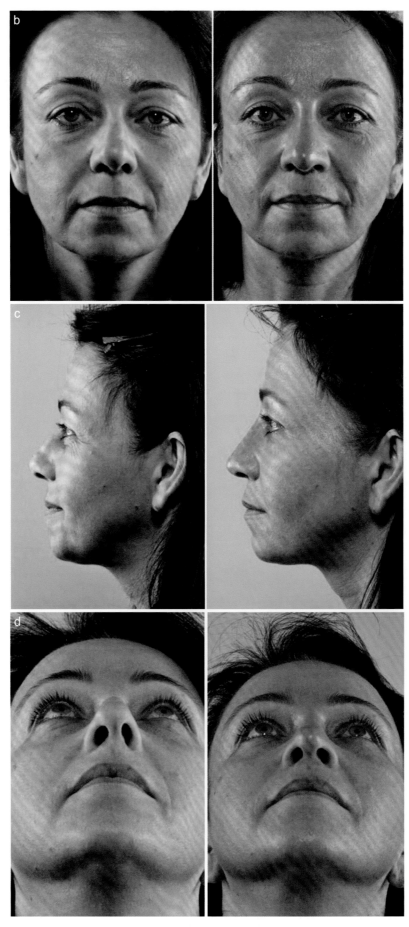

图 2.20（续）

2.2.7　病例 7：应用体外技术延长鼻中隔

由于之前对鼻中隔尾端过度切除而降低了鼻中隔高度，导致鼻尖支撑不足。取出整个残留的鼻中隔后，测量显示骨软骨交界处的鼻中隔高度约为35 mm，表明有足够的长度可以用来重建鼻背。鼻背的原始长度只有 20 mm。同时进行鼻中隔前缘的置换也有足够的尺寸。因此，再植的鼻中隔被旋转 90°。

患者是一名 44 岁女性，之前在国外接受鼻整形手术之后就出现了这些问题。检查发现该患者有严重的鹦鹉嘴畸形合并鼻尖不对称，右侧突出，鼻背形态不规则，鼻尖支撑不足合并突出度不足，以及肉眼可见的鼻中隔穿孔。

术中，我们发现过度缩短的前鼻中隔垂直方向过高，导致鼻中隔尾端向左脱位，造成该侧形成一个鼻中隔突起。因此，将整个鼻中隔切下并旋转90°，使骨软骨连接处成为新的鼻背，而背侧鼻中隔成为新的前缘。在鼻中隔穿孔处再植调整过后的鼻中隔，以便于鼻中隔黏膜闭合之后实现解剖重建。由于骨软骨交界处非常厚，鼻阀足够宽，所以不需要

单独的撑开移植物。由于上外侧软骨较短，再植鼻中隔至上外侧软骨的固定不充分，因此有必要在鼻骨上进行额外的固定。

我们通常会在右鼻骨的背侧开始钻孔，并在新鼻中隔邻近的骨性鼻背上打尽可能多的孔。然后用一个 4-0 弯针穿过右边的钻孔，同时穿过骨性鼻背的钻孔，观察针尖打在对侧的位置。在局部粘连处，我们穿过左侧鼻骨，最后打一个钻孔。用这种简单的方法将移植物固定在鼻骨上快速而简便。目前，我们更喜欢使用"交叉技术"（见图 1.8）。

固定之后，我们垂直地缩短鼻中隔尾端，使它精确地落在先前制作的鼻棘沟内。此外，我们还在鼻棘上打了一个水平钻孔，这样就可以重新连接鼻中隔尾端。接下来，我们用之前获得的软骨膜覆盖新的鼻背，以掩盖重建手术的痕迹。用贯穿穹窿缝合使患者鼻尖轮廓细化。为了拉直薄弱的外侧脚，将一块厚实的鼻中隔软骨分成两部分，作为两侧的板条移植物，使鼻翼变得更牢固。也采用了跨越缝合法和鼻尖悬吊缝合。最后，为避免新结构的缺陷，还要在鼻尖上移植软组织（图 2.21a~i）。

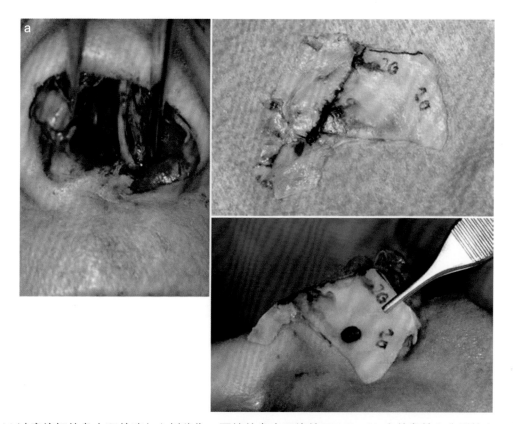

图 2.21　(a) 过度缩短的鼻中隔前端向左侧移位，再植的鼻中隔旋转了 90°；(b) 在前鼻棘上分别钻出一个孔和凹槽，以固定再植的鼻中隔；(c) 雕刻鼻中隔软骨以制作薄的板条移植物；(d) 通过贯穿穹窿缝合法重塑穹窿的轮廓；(e, f) 使用一个圆柱形的钻头细化该板条移植物；(g~i) 术前和术后正面观、侧面观及基底面观

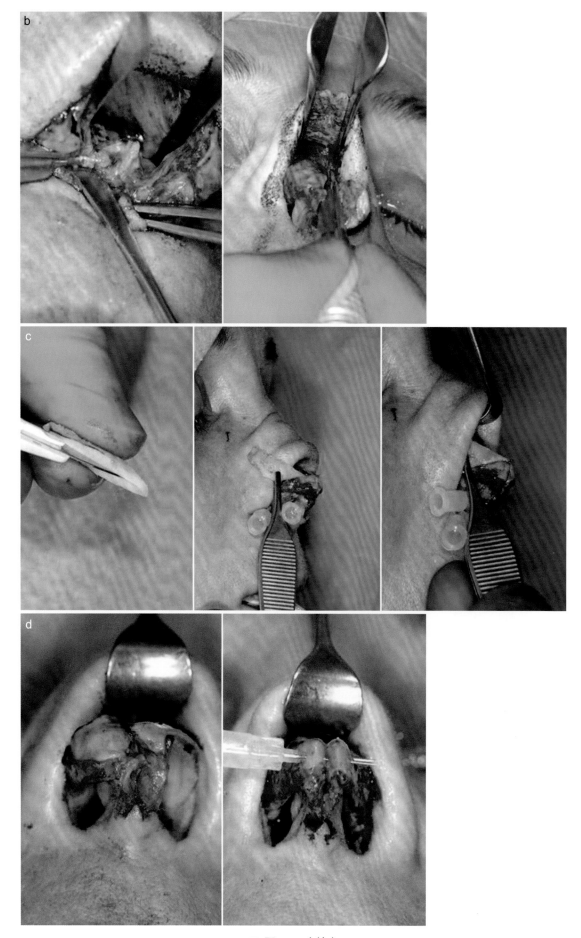

图 2.21（续）

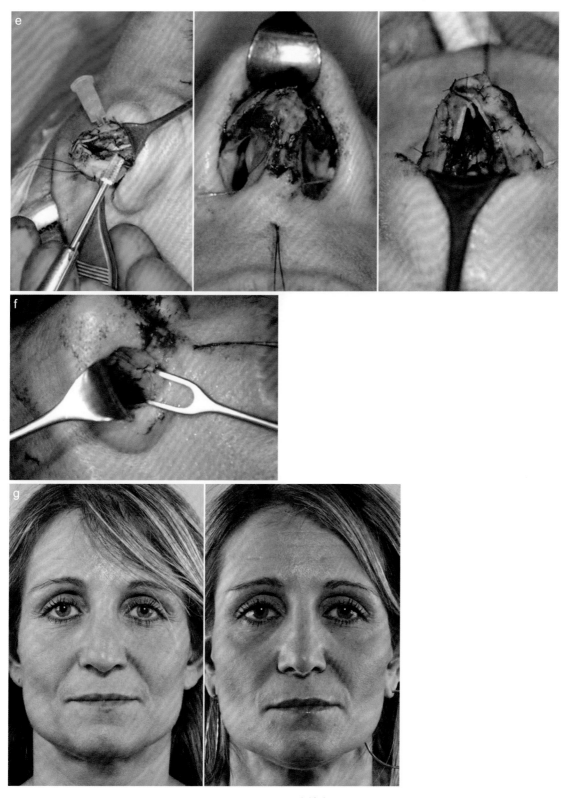

■ 图 2.21（续）

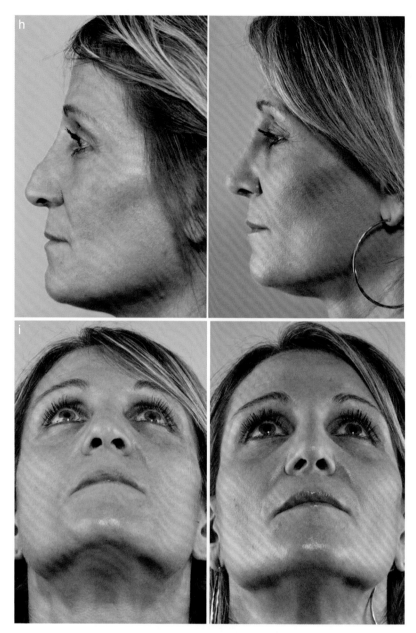

● 图 2.21（续）

2.2.8　病例 8：重建过度切除的、畸形的鼻中隔前部

　　鼻中隔的骨软骨交界处足够长到可以重建鼻背的 L 形框架。即使既往的手术导致鼻背长度过度减少时，整个鼻中隔仍可以旋转 90°，使手术缩短的鼻背成为新的鼻中隔尾端，而未改变的骨软骨连接处成为新的鼻中隔背端。

　　患者是一名 23 岁的女性，童年遭受了鼻外伤之后计划进行修复手术。患者在青少年时期（在其他地方）曾尝试过矫正手术，但手术并不成功。在进行修复手术时，我们发现患者有严重的鼻中隔畸形，导致鼻腔气道阻塞。鼻中隔前缘的缺失也导致鼻尖支撑不足、鼻尖下垂和假性驼峰的形成。治疗方法包括切取残存的鼻中隔并将切下的组织旋转 90°，使骨软骨连接处成为新的鼻中隔背端，而现有的鼻中隔背端则成为新的鼻中隔尾端。固定新鼻中隔后，在鼻背表面覆盖一个单层的同种异体筋膜作为修饰。过度切除的外侧脚用耳甲腔软骨制作的板条移植物进行重建（图 2.22a～e）。

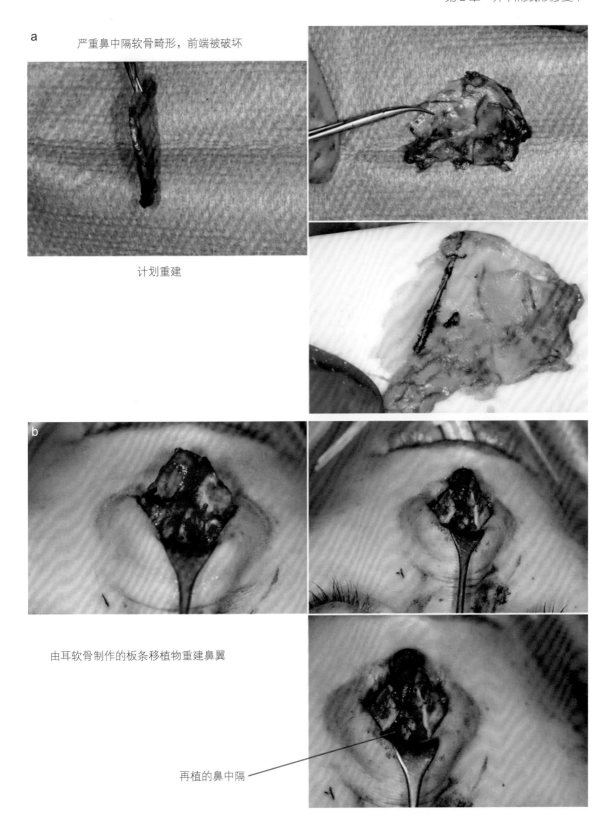

a　严重鼻中隔软骨畸形，前端被破坏

计划重建

b

由耳软骨制作的板条移植物重建鼻翼

再植的鼻中隔

■ 图 2.22　(a) 通过 90° 旋转再植的鼻中隔，体外重建被过度切除的鼻中隔前端；(b) 由耳软骨制作的板条移植物重建过度切除的外侧脚；(c~e) 术前和术后正面观、侧面观及基底面观

第
2
章

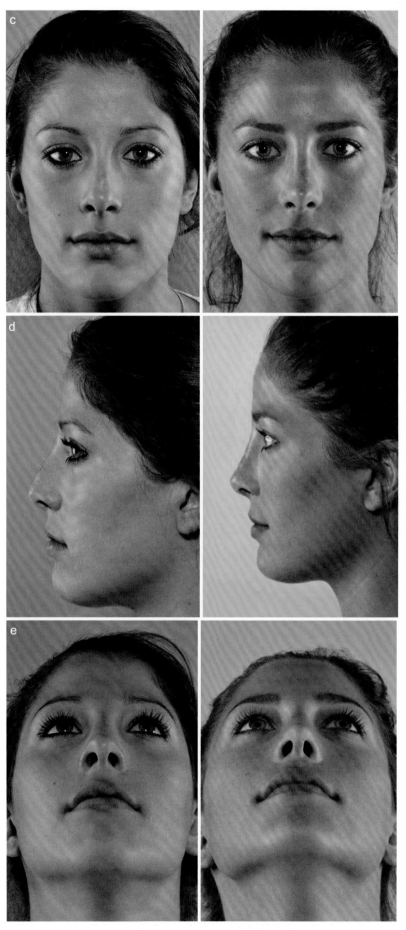

图 2.22（续）

2.2.9　病例 9：应用筛骨移植术重建新鼻中隔

患者为一名 20 岁的男性，经历了 3 次鼻整形手术。患者出现鼻背向右"C"形偏曲，鼻背过度突出合并驼峰畸形。这些畸形造成的面部不规则明显可见，还合并有鼻唇角过小和部分鼻小柱退缩。基底面观可见鼻翼不对称及左侧海鸥畸形。

患者还主诉右侧鼻腔气道阻塞。检查发现，其右侧气道阻塞是由残余的鼻中隔向右侧严重脱位所致。同时发现患者有左下鼻甲肥大的情况。残余的鼻中隔偏曲通过取自筛骨垂直板的打薄的、穿孔的夹板移植物进行固定矫正。多重钻孔可使固定更容易。此外，同样用一个穿孔的筛骨移植物对鼻中隔

尾端进行夹板固定。取得耳甲软骨之后，制作"三明治"移植物来支撑鼻尖并改善鼻唇角。为了矫直骨性鼻锥，我们需要施行包括经皮旁正中截骨术、横向截骨术和低到低截骨术在内的手术技术。用取自耳甲的撑开移植物矫正鼻梁后，将新的鼻中隔移植并固定到上外侧软骨及前鼻棘上。然后将耳甲"三明治"移植物放置在新的鼻中隔前面以作为鼻小柱支撑。随后将"三明治"移植物缝合到内侧脚上。为了缩窄穹窿，需要在"三明治"移植物的上方做贯穿穹窿缝合。贯穿穹窿缝合使患者鼻尖轮廓得以重塑，鼻尖悬吊缝合使患者鼻尖的位置得以稳固。为了掩饰透过薄薄的皮肤看到的轻微不规则，我们放置了两层同种异体筋膜（图 2.23a~f）。

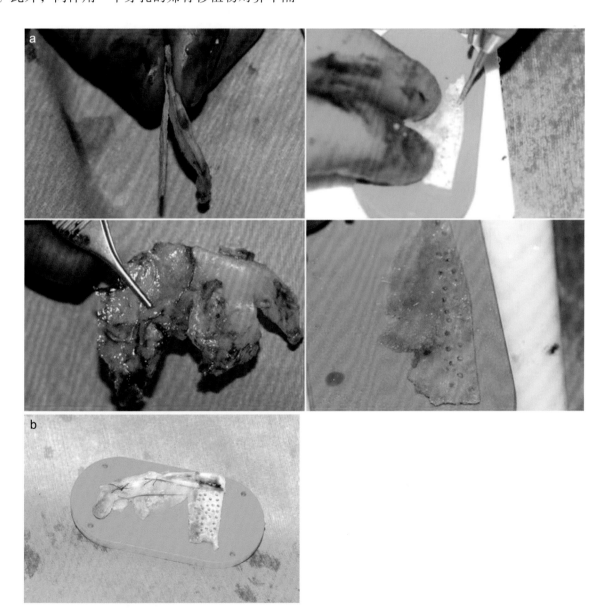

图 2.23　(a) 采用筛骨移植术进行体外鼻中隔重建；(b) L 形支架，主要为骨性新鼻中隔；(c) 准备一个取自耳甲的双层"三明治"移植物作为鼻小柱支撑；(d~f) 术前和术后正面观、侧面观及基底面观

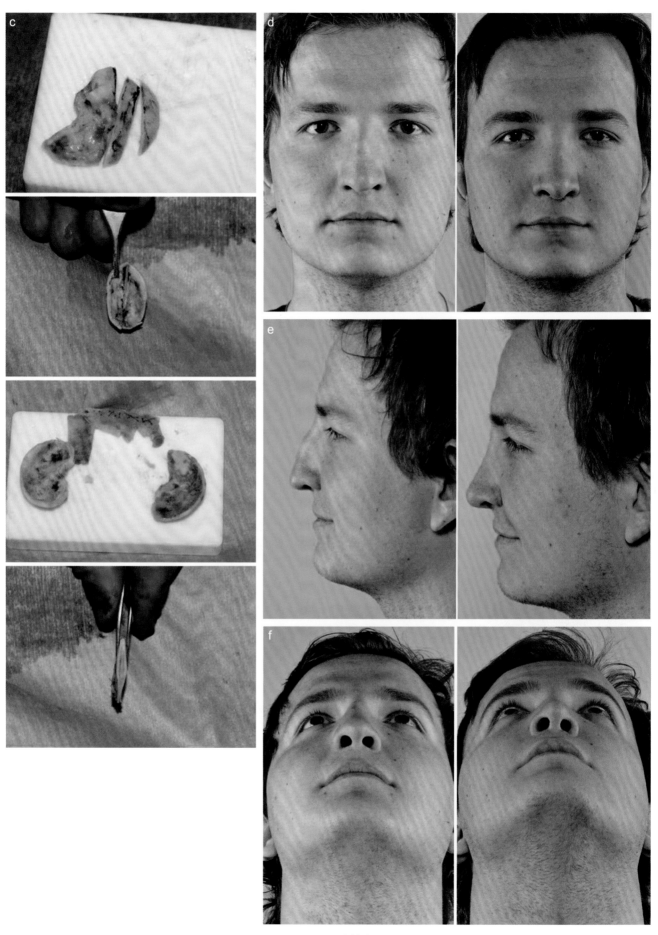

图 2.23（续）

2.2.10 病例 10：应用筛骨夹板移植物、取自双层耳甲（"三明治"）移植物的鼻中隔延伸移植物和上颌骨填充技术矫正鼻中隔

一位 42 岁的患者遭受了严重鼻外伤并接受了鼻整形术。检查发现患者鼻背过宽，鞍鼻畸形，鼻小柱退缩和歪斜，并伴有鼻中隔前端缺失。患者上颌骨也有缺陷，鼻唇角只有 60°，鼻尖过宽且双侧鼻孔不对称。

术中探查发现鼻中隔前角下方 6 mm 处有一个尖锐的异常成角，提示鼻中隔尾端存在严重畸形。患者矩形鼻中隔大部分缺如，我们用一个圆柱形钻头从骨性鼻中隔中取出一大块筛骨（夹板）移植物。然后增加多个钻孔以使固定更加容易，该移植物则被用于矫直和稳定畸形的鼻中隔尾端。由耳甲软骨制作的成对的撑开移植物也被用于加强狭窄和薄弱的 L 形鼻背支撑。然后使用林德曼钻头施行经正中线的内侧截骨术以及随后的经皮横向截骨术和（低到低）外侧截骨术来缩小过宽的骨性鼻锥。使用多层 Mersilene^R 网片填充前颌骨（5 年后，用同种异体筋膜和自体肋软骨做成的颗粒软骨筋膜移植物取代 Mersilene 网片）。取对侧耳软骨制作一个双层的鼻中隔延伸移植物，并把该移植物放置在 Mersilene 网片之上重建的鼻中隔尾端的前部。使用贯穿穹窿缝合重塑患者鼻尖轮廓，然后在上面覆盖一层同种异体阔筋膜。用残存的耳软骨做成颗粒软骨，包裹在同种异体阔筋膜里面，用来矫正鞍鼻畸形（图 2.24）。

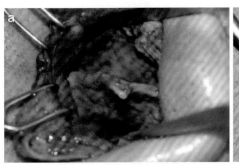
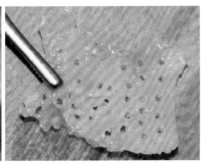
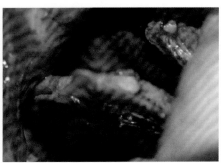

鼻中隔前端薄弱并且畸形　　　获取并打薄筛骨垂直板　　　　直而坚固的鼻中隔前端

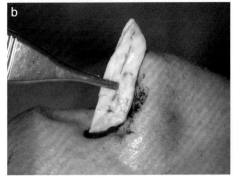
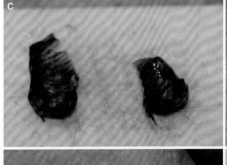
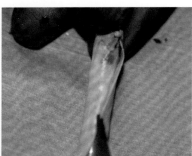
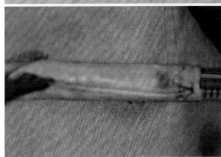
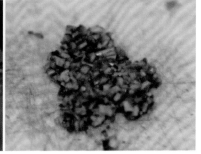

■ 图 2.24　(a~c) 使用筛骨夹板稳定鼻中隔前端；(b) 将双层耳甲移植物用作鼻中隔延伸移植物；(c) 应用耳甲软骨和同种异体阔筋膜制作颗粒软骨筋膜移植物；(d~f) 术前和术后正面观、侧面观及基底面观

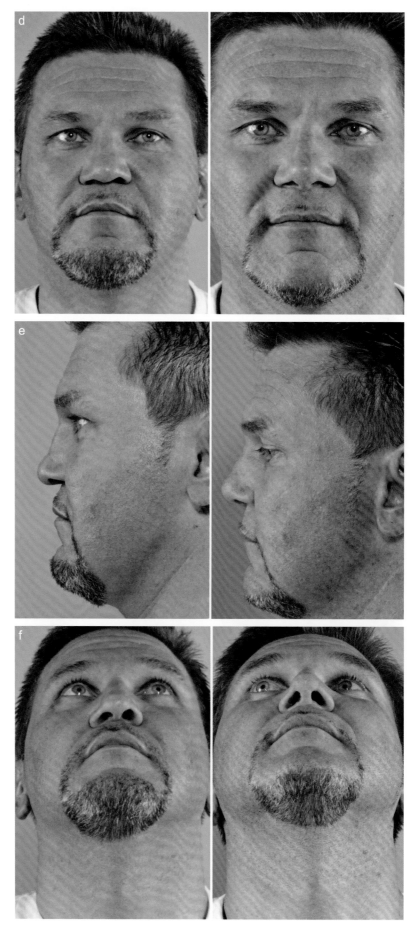

图 2.24（续）

2.2.11　病例 11：应用双层的 L 形框架体外重建鼻中隔

患者为一名 36 岁的女性，鼻中隔成形术后出现左侧鼻气道阻塞。此外，她还主诉鼻背过度突出及鼻头呈球状。

采用开放式鼻整形术，在施行鼻中隔黏软骨膜分离的同时行双侧上下通道分离，随后两个上外侧脚就从鼻中隔中显现出来。暴露鼻背以后，使用林德曼钻刀行旁正中截骨术。钻刀也用于切割垂直筛骨板（在内眦中线水平），切割时需向下倾斜 60° 以免损伤其上覆盖的颅底组织。然后将鼻中隔残留的软组织和鼻骨连接分开，接着取出整个鼻中隔区。从取出的鼻中隔组织中构造一个新的 L 形鼻中隔支撑。在右侧放置一个软骨夹板移植物，以同时加强鼻中隔尾端和背端的支撑。然后在左侧放置一个撑开移植物以改善气道功能。接下来，通过经皮低到低的外侧和横向截骨术矫直并缩窄骨性鼻锥。把新的鼻中隔放回鼻中隔腔中，并通过骨钻孔将其缝合到前鼻棘和鼻骨 / 上外侧软骨复合物上。头部修剪和放置鼻小柱支撑后，联合贯穿穹窿缝合法和跨外侧脚缝合法使患者的球形鼻尖轮廓得以重塑。由于鼻尖皮肤较厚，在鼻尖上区使用 5-0 薇乔线进行缝合，并使用细小的颗粒软骨进行鼻尖轮廓的最终细化（图 2.25）。

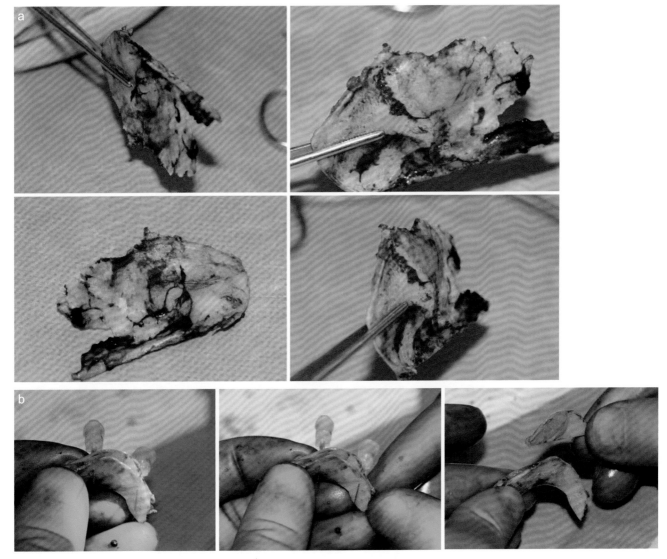

■ **图 2.25**　(a~c) 取出鼻中隔并重建一个直的双层 L 形支撑；(d) 将剩余的鼻中隔软骨切成小块进行最后的细化处理；(e~g) 术前和术后 1 年正面观、侧面观、基底面观

第 2 章

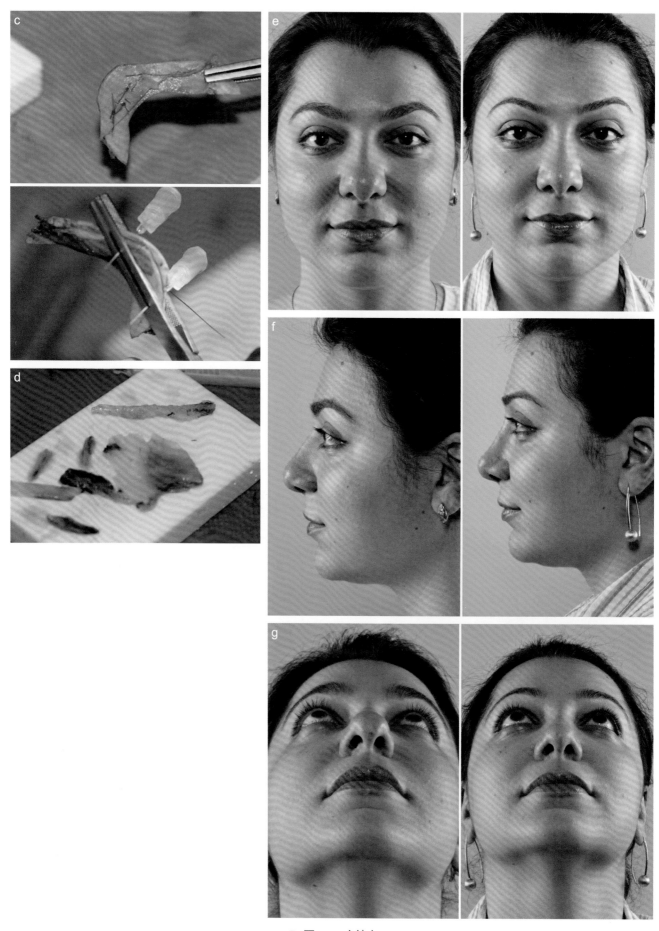

图 2.25（续）

2.2.12 病例 12：体外鼻中隔重建和前鼻棘的重新复位

如果仅有轻微的脱位并且前鼻棘足够宽，我们可以从一侧削减以便残余的前鼻棘可以在中线上。如果前鼻棘脱位比较严重，我们可以用一个林德曼钻在其基底部水平地切开该骨，使其以上颌骨为蒂。我们将前鼻棘重新复位到中线，使用两个 3 mm 或 5 mm 的微螺钉将其固定在一个有角度的 4 孔微孔板上。通常复位后的鼻棘并不够大，不足以让我们通过钻孔将再植的鼻中隔缝合固定。因此，通常将再植的鼻中隔直接固定在微孔板上。

患者为一名 40 岁男性，行鼻修复手术。检查发现患者存在严重歪鼻畸形和鼻小柱偏斜，鼻中隔尾端脱位进入左鼻前庭造成气道阻塞。另外，患者双外侧脚均存在凹面畸形，且鼻尖的两侧不对称。采用开放入路手术探查时发现，鼻中隔尾端从前鼻棘脱出，造成鼻中隔向左侧偏斜。

为了使鼻中隔尾端回到正中线上，我们先将前鼻棘截骨、复位，用微孔板和微螺钉将其固定在中线。然后将鼻中隔尾端直接缝合于微孔板上，以确保使其固定。从鼻中隔后部获取的撑开移植物用于加宽内鼻阀，并使用外侧脚的头侧下折皮瓣矫正外侧脚的凹面畸形。手术结束后，患者获得了一个直的鼻轴与一个直的鼻中隔尾端，以及迷人的鼻尖轮廓，同时鼻孔对称性也得到了改善（图 2.26a~d）。

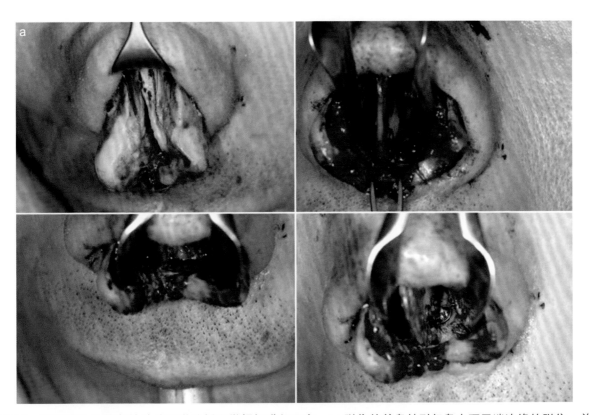

▣ 图 2.26　重置移位的前鼻棘并使用微孔板和微螺钉进行固定。(a) 脱位的前鼻棘引起鼻中隔尾端边缘的脱位。前鼻棘复位并固定后，鼻中隔尾端边缘立于中线上。(b~d) 术前和术后正面观、侧面观、基底面观

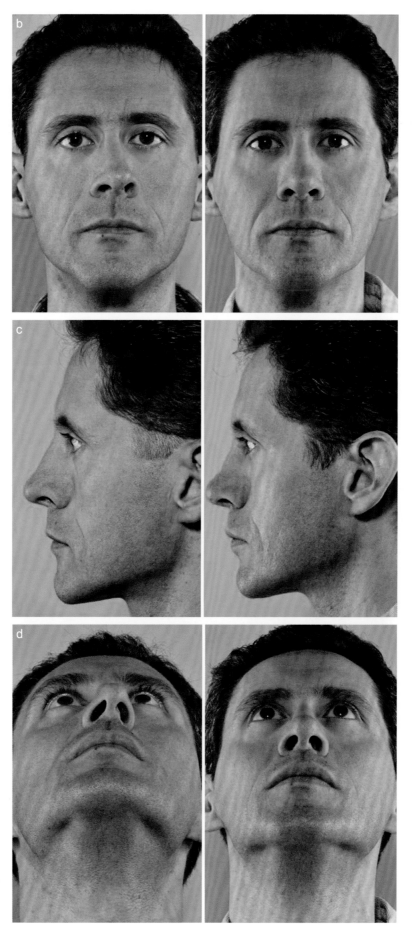

图 2.26（续）

2.2.13　病例 13：应用 PDS 托重建内鼻阀

改善内鼻阀宽度的方法之一是使用 PDS 托。切割一个有孔的 PDS 托到适当的尺寸，并将其固定在鼻中隔背侧。将该 PDS 托横向折叠形成一个弹簧状的效果以抬高并加宽上外侧软骨，从而加宽患者的内鼻阀。

患者为一名 24 岁男性，2 年前鼻整形术后出现鼻子向右 "C" 形偏曲，鼻背过度突出，鼻尖下垂，鼻唇角锐利。检查时可以观察到患者下外侧软骨过宽及鼻小柱退缩。

术中发现患者存在严重鼻中隔畸形以及多个未能纠正的 "C" 形畸形的手术切口痕迹。在第一次手术中，患者鼻中隔中部的大部分已被切除。因此，我们将残留的鼻中隔软骨全部切除，使之变薄，然后用打孔筛骨做成的夹板移植物将其拉直。由于撑开移植物中没有软骨存在，因此我们使用 PDS 托作为支撑横梁重建患者的内鼻阀。将该 PDS 托折叠使其形成一个三角形的横截面，类似于一个蝶形移植物。同时，该 PDS 托还起到拉直和稳定鼻长轴的作用。通过舌槽沟法把内侧脚固定到新的鼻中隔前缘，通过鼻尖悬吊缝合法纠正下垂的鼻尖（图 2.27a~e）。

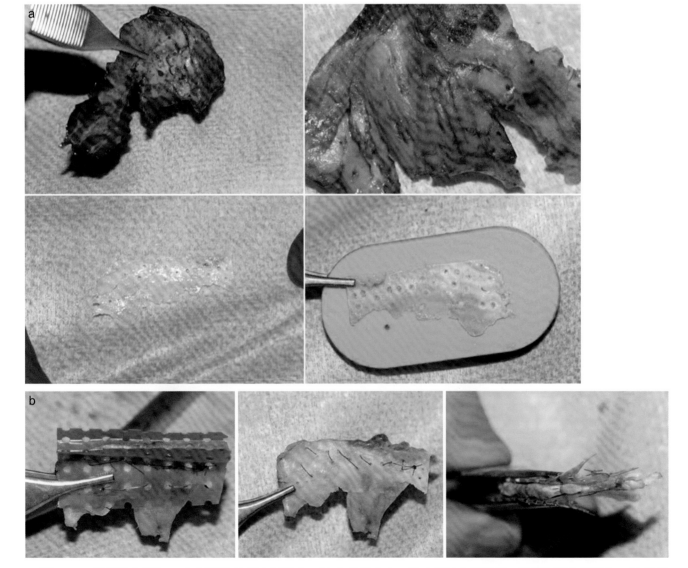

● 图 2.27　采用垂直板和 PDS 托行体外鼻中隔重建。(a) 先前手术中，鼻中隔被切开划痕，但没有用夹板固定。(b) 使用一个打薄的筛骨移植物作为夹板将鼻中隔固定。使用折叠的 PDS 托重建患者的内鼻阀。(c~e) 术前和术后正面观、侧面观、基底面观

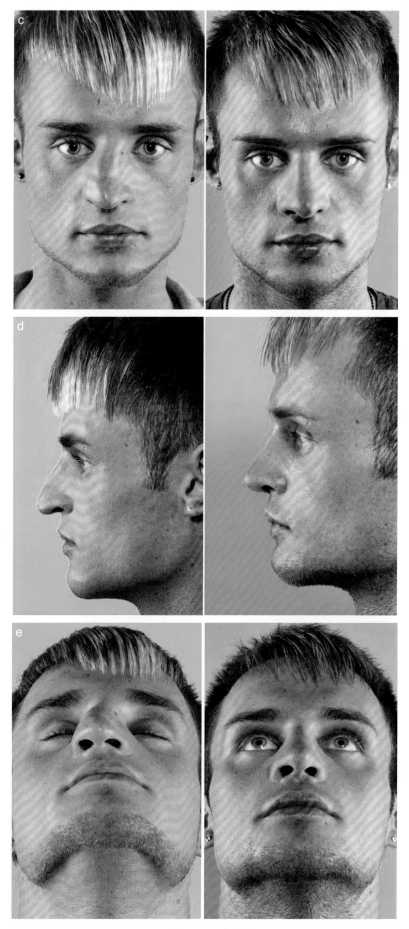

图 2.27（续）

2.2.14　病例 14：应用双侧耳甲腔软骨行全鼻中隔重建

如果局部组织不足，无法为鼻中隔重建提供一个完整坚固的 L 形支撑，则可使用两侧的耳甲腔软骨。收集两侧完整的外耳耳甲腔软骨，用连续缝合法沿着数条缝合线路将耳甲腔软骨凸面相靠缝合在一起。在固定该耳甲腔软骨移植物时最好使用改良艾奇钳。操作的过程中使用艾奇钳可以使该耳甲腔软骨在缝合的过程中保持完全扁平，以确保一个平面框架。缝合好该移植物以后，可以细化此框架，以便创建一个光滑的边缘。因为中央部分对于维持稳定不是必需的，所以也可以切除该部分将其作为其他用途使用。

患者是一名 26 岁女性，两次鼻中隔矫正术后，需使用双侧耳甲腔软骨行全鼻中隔重建术。患者同时存在双侧下外侧软骨畸形，外侧脚凹陷畸形，正面观和基底面观均可观察到鼻尖过度突出畸形。侧面观可见鼻背软骨过度切除引起假性驼峰。据患者说，她以前存在轻微的鼻背突出。尽管从凹面进行过交叉切割矫直，术中还是发现了一小块残留的严重偏位的软骨。这块残余的鼻中隔软骨非常不稳定，不能用于重建。此外，我们还发现了一小片残留的鼻中隔软骨的鼻背条，它似乎是由于中央部分过度切除后导致弯曲。这些微小的鼻中隔软骨残片不能提供足够的稳定性来完成一个有效彻底的重建，因此，我们决定使用两侧的外耳耳甲腔软骨来进行全 L 形支撑重建。在获取了两侧的耳甲腔软骨后，我们使用改良艾奇钳沿着三条平行的缝合线在水平和垂直方向上缝合其背对的凸面。然后修整新的移植物，并在降低骨性鼻背之后将其移植。为了缩小骨性鼻锥，我们实施了旁正中截骨术、横向截骨术以及低到低的外侧截骨术。在两侧鼻骨的上缘钻孔，然后将移植物缝合固定到鼻骨和上外侧软骨上。在尾端，通过前鼻棘上的一个钻孔将新的鼻中隔进行缝合固定。通过改良的倒置技术矫正下外侧软骨畸形。该技术就是在其最前缘保留一小条软骨，以便使翻转的软骨再固定变得更容易。

术后，患者获得了一个美观的鼻背，从眉头到鼻尖的鼻背线美学效果良好。我们将鼻轴拉直，在侧面观塑造了一个协调的鼻背线，使鼻尖拥有一个良好的轮廓（图 2.28a~e）（参见第 13 章病例 5 ）。

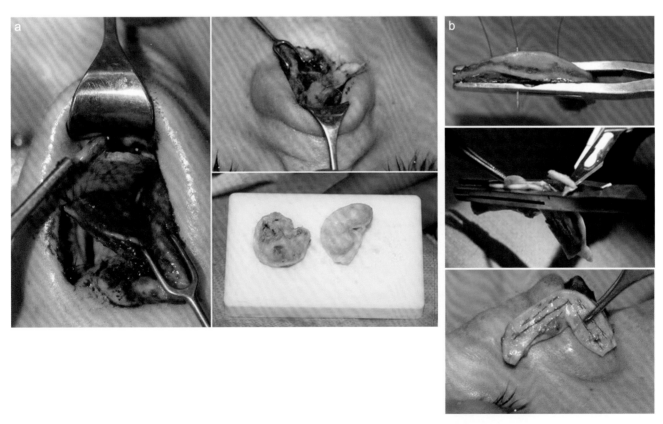

■ 图 2.28　因为残留的鼻中隔不足以重建一个完整坚固的 L 形支撑，所以使用双侧耳甲腔软骨进行全鼻中隔重建。(a) 鼻中隔残部不足，需获取双侧的耳甲腔软骨；(b) 使用改良艾奇钳构建一个双层的、坚固的 L 形鼻中隔框架；(c~e) 术前和术后正面观、侧面观、基底面观

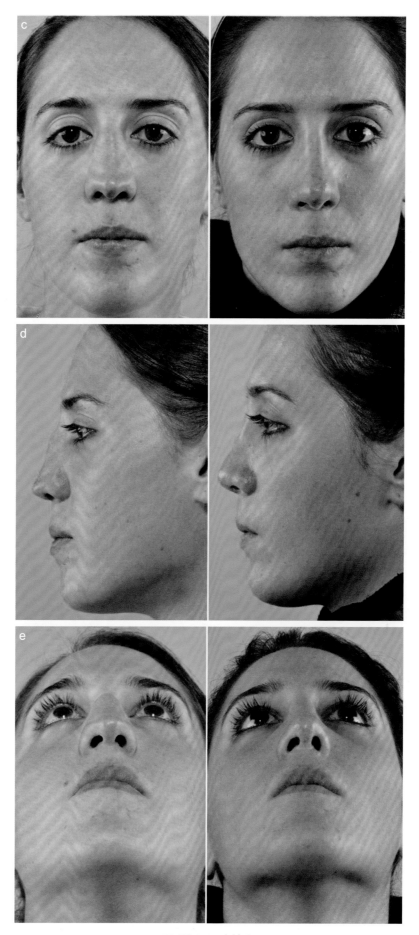

图 2.28（续）

2.2.15　病例 15：应用双侧耳甲腔软骨进行全鼻中隔重建，用颗粒软骨筋膜移植物进行鼻背重建

患者为一名 34 岁男性，两次鼻部手术术后。检查发现患者存在鼻中隔塌陷，鼻中隔有一个大的穿孔，下外侧脚毁损和畸形，鼻背过于低平，鼻根突出度过低。

我们切除了整个残留的鼻中隔，但是残留的鼻中隔太薄弱，无法为符合要求的重建提供一个坚固的、形状适当的框架结构。因此，我们获取两侧的耳甲腔软骨并通过缝合其相背对的曲面来构造一个新的鼻中隔。我们只重建了一个 L 形的框架，以便使用剩余的软骨制作板条移植物和块状软骨。该板条移植物用于加固和填充外侧脚。为了重建 L 形支撑，在使用改良艾奇钳固定的同时，采用三层连续缝合将耳甲的凸面缝合在一起。

将新鼻中隔固定在上外侧软骨及前鼻棘的钻孔上。此外，在 L 形支撑前缘放置一个鼻小柱支撑。使用贯穿穹窿缝合以及随后的跨外侧脚缝合和多重鼻尖悬吊缝合，以重塑患者的鼻尖轮廓。最后，制作颗粒软骨筋膜移植物。先将一片 7 cm×4 cm 颞肌深筋膜缝合到一个注射器的周围，然后用残余的耳甲腔颗粒软骨填塞该新构建的筋膜套。将该移植物放置在鼻背上，以增加鼻背高度并塑造一个平滑的鼻背轮廓（图 2.29a~h）。

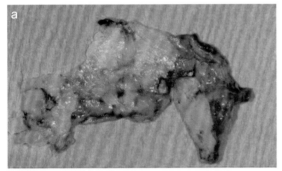

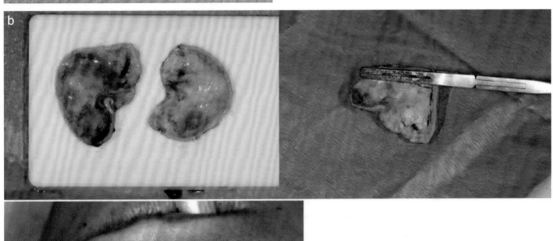

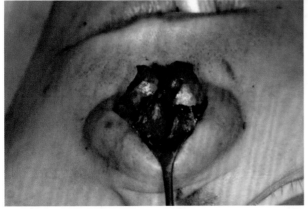

◘ 图 2.29　使用双侧的耳甲腔软骨进行全鼻中隔重建，使用颗粒软骨筋膜移植物进行鼻背的重建。(a) 被切除的薄弱的鼻中隔；(b) 两侧的耳甲腔软骨被缝合在一起形成一个双层的、坚固的新鼻中隔；(c) 再植并固定这个直的鼻中隔；(d) 毁损鼻尖框架的重建；(e) 获取耳甲腔软骨后，提取颞深筋膜以构造颗粒软骨筋膜移植物；(f~h) 术前和术后正面观、侧面观、基底面观

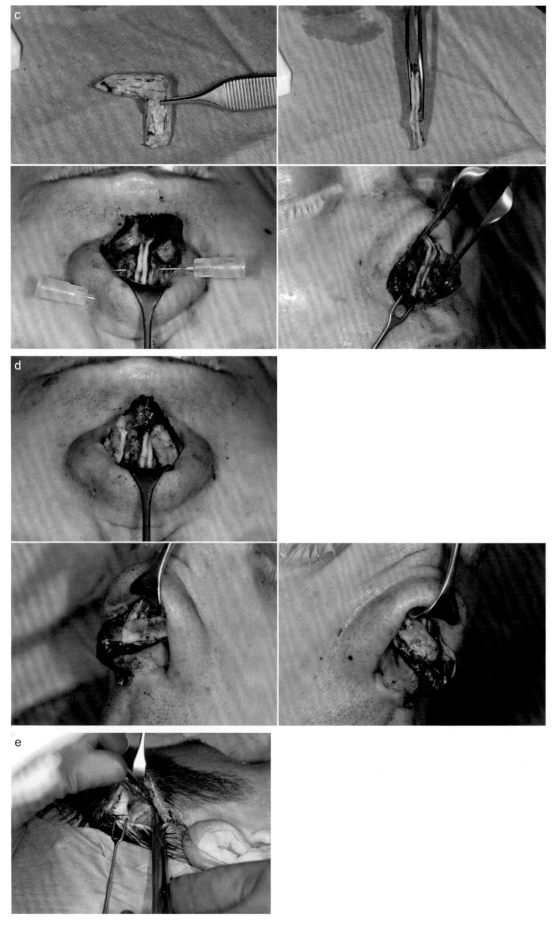

图 2.29（续）

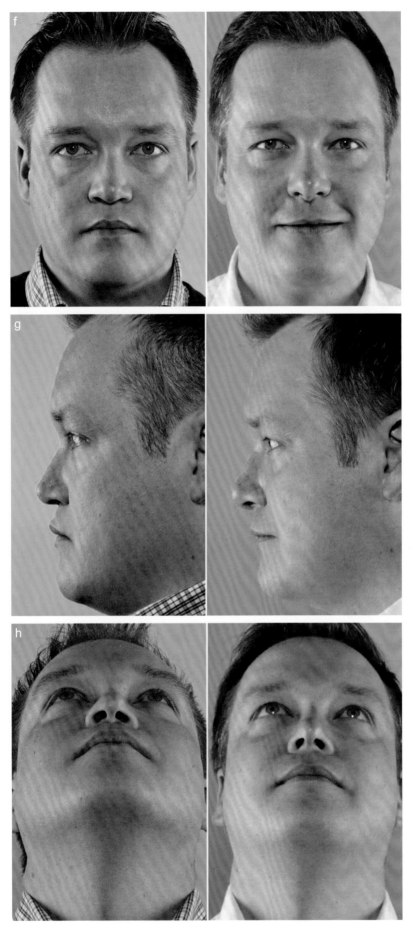

■ 图 2.29（续）

2.2.16　病例16：应用颗粒软骨筋膜移植物填充上颌骨

可以使用颗粒软骨筋膜移植物来矫正鼻小柱退缩和鼻唇角过锐畸形。这项技术是为了矫正鞍鼻畸形和填充鼻背而发展起来的，但也可用它来填充上颌骨。

鉴于鼻中隔软骨具有其独特的生理特性，它似乎显得太过珍贵而不能被用作颗粒软骨筋膜移植物的原料，因此颗粒软骨筋膜移植物可以用肋软骨或耳软骨来构造。我们要尽可能地把软骨切成小块，但要避免压碎软骨。因此，我们需要使用植皮刀来进行操作。

可以使用来自颞深筋膜或同种异体阔筋膜（Tutoplast）的自体组织来构建筋膜套。将获取的筋膜包裹在一个小的结核菌素注射器上缝合成圆筒状。

打开鼻子后，我们需要分离上颌骨，并经此路径植入颗粒软骨筋膜移植物。在这种情况下，我们需要闭合筋膜套的两边。同时进行体外鼻中隔重建术时，我们需要把鼻中隔放回到该颗粒软骨筋膜移植物上。

患者为一名55岁男性，鼻中隔手术后出现严重的鼻中隔畸形及外鼻偏曲。此外，还观察到患者存在鼻中隔前缘过度切除、鼻尖下垂以及鼻唇角锐利。而下颌后缩加剧了这种鼻基底畸形。最后，我们也注意到患者的鼻背和鼻尖过于突出（通过对上颌骨的重置而得到了部分补偿）。

治疗方案包括使用颗粒软骨筋膜移植物来增大尖牙窝，切除残留的鼻中隔并用构建的新鼻中隔来代替。

开放式入路打开鼻部并剥离膜状的鼻中隔后，我们发现仅残留一小块鼻中隔。因此，很明显，我们需要使用额外的软骨来构建一个合适的新鼻中隔，我们获取耳甲腔软骨来补充重建的原料。将耳甲腔软骨叠成两层以构造"三明治"移植物，然后将其整合到已经被拉直的残余鼻中隔中。取对侧的耳甲制作软骨丁。切取自体颞深筋膜构建颗粒软骨筋膜移植物。但是，患者耳甲软骨的总量不足以满足手术需求，因此，还需要切取部分肋软骨。一个足够大的颗粒软骨筋膜移植物是由耳甲软骨丁混合肋软骨丁制作成的。这确保我们能够充分填充该患者的上颌骨。然后放置这个已经整合了双层耳甲软骨移植物的新鼻中隔，并将内侧脚与之缝合。此外，还需植入两个鼻翼缘移植物，并在右侧外侧脚上放置一个板条移植物。最后，两侧软三角分别被下外侧脚的头侧部分填充（图2.30a~f）。

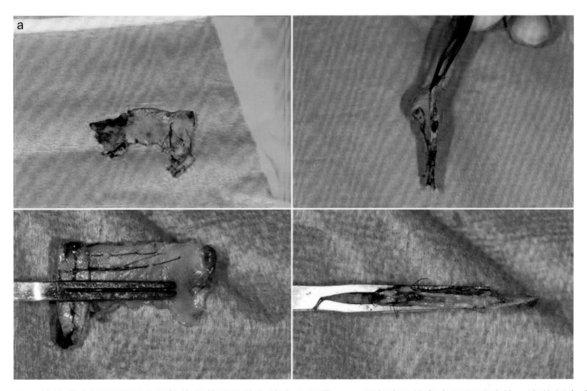

■ 图2.30　体外鼻中隔重建联合颗粒软骨筋膜移植物填充上颌骨。(a) 原来畸形的鼻中隔和重建的、直的新鼻中隔；(b) 再植前的新鼻中隔，用于填充上颌骨的颗粒软骨筋膜移植物；(c) 置于颗粒软骨筋膜移植物顶上的新鼻中隔；(d~f) 术前和术后正面观、侧面观、基底面观

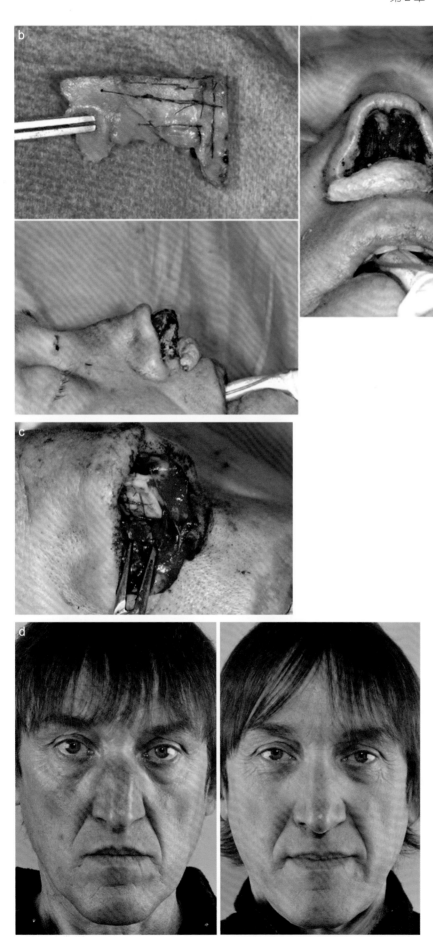

图 2.30（续）

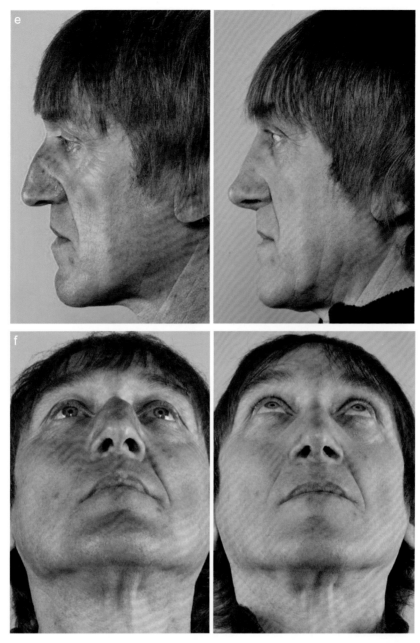

图 2.30（续）

2.2.17 病例 17：应用肋软骨重建鼻中隔框架

由于鼻中隔完全丧失，再加上耳软骨移植物的损耗，迫使我们需要使用肋软骨来重建 L 形支撑，以得到一个结实且稳固的鼻部框架。获取肋软骨后，沿着垂直于肋软骨表面的方向将其切成多个纵向的薄片（厚度 2 mm）。需要在鼻骨上钻孔以缝合固定鼻背移植物。然后将成对的肋软骨条缝合在一起，并使用多重固定缝合将其固定在鼻骨和上外侧软骨上。随后再构建一个移植物来替代患者缺失的鼻中隔尾端。该尾侧替代移植物需放置在鼻棘的前方，并通过一个穿过前鼻棘的横向钻孔固定在已测定好的最佳的移植角度，将鼻中隔尾端替代移植物缝合到鼻背替代移植物上以重建鼻中隔前角。

患者是一名 33 岁的女性，之前接受了 12 次鼻整形手术，计划行修复手术。术前检查发现患者存在鹦鹉嘴畸形、鼻尖下垂、鼻背过度切除和鼻小柱退缩。患者皮肤瘢痕非常明显，这主要是由于之前多次鼻部手术和使用可注射填充材料后形成脓肿引起的。患者的双侧耳甲腔软骨既往已经被切取了。采用开放入路进行手术探查，切除退缩的鼻小柱瘢痕。患者皮下聚集的异常组织散布于鼻中隔软骨的小碎片中，这很可能是由于之前不恰当的填充治疗引起的，也是造成双侧鼻道阻塞的原因。患者的下外侧软骨也已被切除。

使用一个由肋软骨制成的双层结构的移植物重建鼻中隔背部。同样，用实肋软骨重建鼻中隔尾端框架，用一个带圆柱形钻头的电钻打薄该软骨，使该移植物产生弯曲。固定完成后，用一个由肋软骨和同种异体阔筋膜制成的颗粒软骨筋膜移植物将实肋移植物覆盖。将颗粒软骨筋膜移植物准确塑形到所需的轮廓，然后将多余的软骨像挤牛奶一样从鼻中隔尾侧的末端挤出并抽吸去除（图 2.31a~g）。

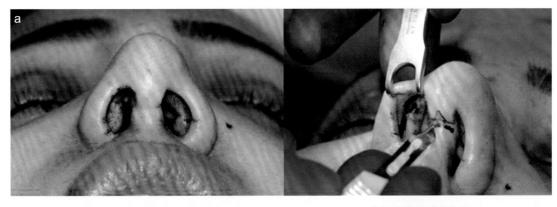

瘢痕 - 残留的填充物？

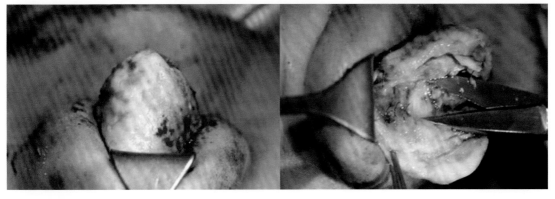

■ 图 2.31　使用肋软骨重建鼻中隔框架。(a) 修复严重的鼻小柱瘢痕以及因不明植入物导致的严重鼻尖瘢痕；(b) 毁损的鼻尖框架；(c) 用肋软骨移植物稳固不完整的残留鼻中隔；(d) 使用肋软骨来重建鼻尖框架；(e~g) 术前和术后正面观、侧面观、基底面观

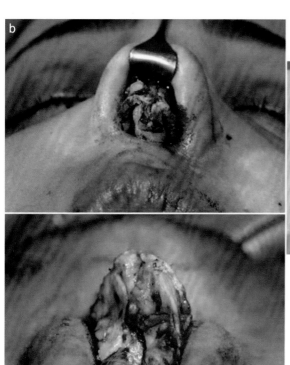

被破坏的鼻中隔尾端框架
不明植入物—溶解的软骨？

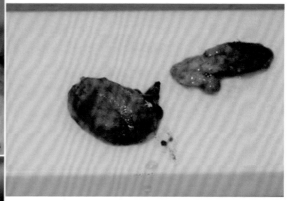

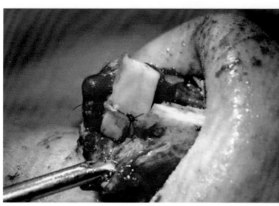

c　由于原来的鼻中隔被破坏而且畸形、薄
弱，因而使用肋软骨制作撑开移植物

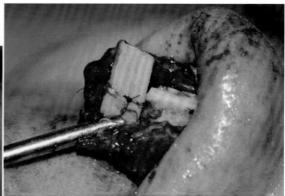

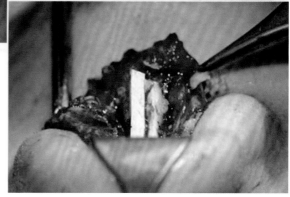

图 2.31（续）

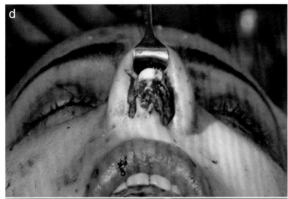

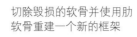

切除毁损的软骨并使用肋
软骨重建一个新的框架

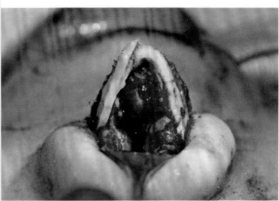

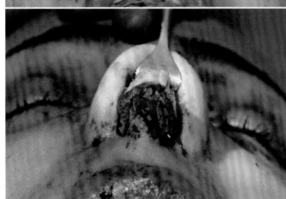

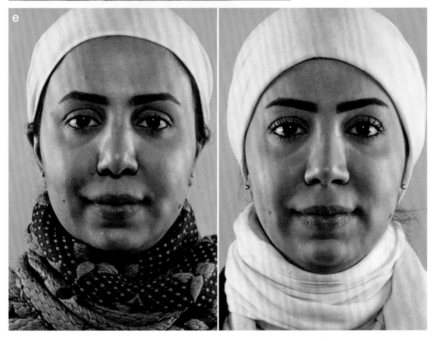

图 2.31（续）

第
2
章

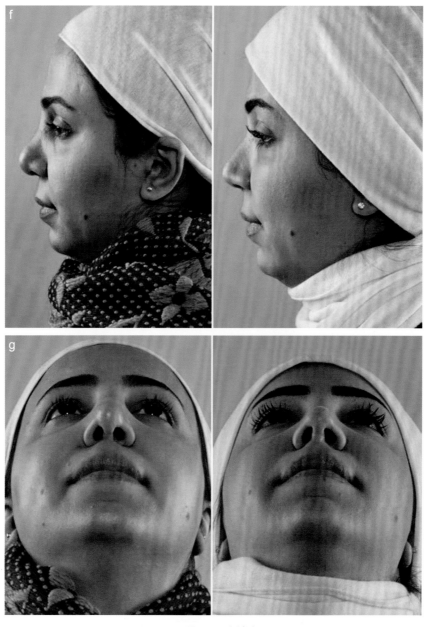

◘ 图 2.31（续）

推荐阅读

Davis RE. Revision rhinoplasty. In: Johnson JT, Rosen CA, editors. Bailey's head and neck surgery—otolaryngology. 5th ed. Philadelphia: Wolters Kluwer/Lippincott, Williams & Wilkins; 2014. p. 2989-3052.

Foda HMT. The caudal septum replacement graft. Arch Facial Plast Surg J. 2008; 10: 152-7.

Foda HMT. The crooked nose: correction of the dorsal and caudal septum deviations. HNO J. 2010; 58: 889-906.

Fuchshuber G. Komplikationen bei der Nasenseptumrekonstruktion mit Ploydioxanonfolie (Thesis) [in German]. Heidelberg: Medical Department of Ruprecht-Karls-University; 2003.

Gomulinski L. The severely deviated septum. Facial Plast Surg. 2006; 22: 240-8.

Gubisch W. Extracorporeal septoplasty for the markedly deviated septum. Facial Plast Surg. 2006; 22: 4.

Gubisch W. Treatment of the scoliotic nose with extracorporeal septoplasty. Facial Plast Surg Clin North Am. 2015; 23: 11–22.

Gubisch W. Secondary Surgery of the Septum and the Tip. In: Rohrich RJ, Ahmad JA. Secondary Rhinoplasty by the Global Masters. New York, Stuttgart. Thieme, Publishers. 2017; 945-989.

Heppt W, Gubisch W. Septal surgery in rhinoplasty. Facial Plast Surg. 2011; 27: 167-78.

Sheen JH. Spreader graft method of reconstructing the roof of the middle nasal vault following rhinoplasty. Plast Reconstr Surg. 1984; 73: 230-9.

第 3 章　初次鼻成形术的功能方面

3.1　　体格检查　74

3.2　　手术原则　81

3.2.1　鼻中隔成形术　81

3.2.2　撑开移植物及上外侧软骨缝合技术　81

3.2.3　撑开皮瓣和鼻背部的解剖细节　84

3.2.4　板条移植物或外侧脚支撑移植物　88

3.2.5　缩小鼻小柱宽度　89

3.2.6　缩小鼻甲　90

3.3　　初次鼻成形术的功能方面：病例研究　90

3.3.1　病例 1：撑开移植物　90

3.3.2　病例 2：撑开移植物　93

3.3.3　病例 3：撑开皮瓣　95

3.3.4　病例 4：撑开皮瓣　97

3.3.5　病例 5：复杂鼻翼畸形的功能矫正　98

3.3.6　病例 6：前鼻棘严重偏曲的功能矫正　101

3.3.7　病例 7：平衡气道横截面和鼻部美观之间的关系　102

推荐阅读　104

大多数初次鼻整形手术的目的是降低鼻背驼峰或减小整个鼻的尺寸。虽然缩鼻整形术看起来很简单，但鼻子既不是一个坚实的也不是一个始终如一的身体结构，所以鼻子的重塑通常被认为是所有整形美容手术中最具挑战性的。鼻子不仅是由不同的组织构成的精细而复杂的三维结构，也是人体气道的重要组成部分。因此，尽管外部骨骼框架进行了美容性的缩小，但在鼻气道的所有部位都必须保持令人满意的横切面气道尺寸。这些美容性的改变不能过度影响骨骼的硬度，不能对结构造成损害或强力使软组织挛缩而致扭曲畸形。

在许多鼻整形病例中，缩鼻手术可能无意间缩小了前鼻气道的横截面积，尤其是在鼻子最窄和最脆弱的部位，即内鼻阀处。除非这种狭窄被识别出来并通过重建手术进行干预，否则可能会出现有症状的鼻气道阻塞。本章回顾了我们对与初次鼻整形手术相关的功能性障碍的预防和（或）治疗方法。

准确的术前分析是保存完好的鼻气道功能的前提。特别要注意术前的功能状态以及是否存在气道解剖畸形、潜在气道阻塞的特征或鼻阀功能障碍的指征。当我们考虑要进行缩鼻手术时，如果可能会使鼻气道的横截面尺寸减小，那么我们必须首先回答下列问题：

- 气道减小能否通过减薄鼻中隔或上颌嵴等补偿性治疗措施得到充分的补偿？
- 有必要缩小鼻甲吗？
- 是否有导致鼻充血风险增加的因素存在？
- 黏膜干燥的风险增加了吗？
- 扩宽过窄的鼻背以保持适当的鼻气道功能是否有客观的耐受性以及患者主观上能否接受？

必须注意识别那些施行缩鼻整形术同时寻求功能性改善但又不允许适当增加宽度（以确保适当气道功能）的患者。另外，一些气道功能正常的患者为了提供医疗保险覆盖的理由，可能会欺骗性地声称功能紊乱，必须将这类患者识别出来。

3.1　体格检查

评估鼻气道功能关键的第一步是对处于休息或是呼吸周期状态的鼻子进行体检，可以辅助使用或不使用鼻内镜。检查外鼻可以发现中鼻拱、上鼻翼侧壁、鼻小叶和（或）外鼻阀的缩窄或塌陷。触诊鼻侧壁和鼻小叶也会提示基线软骨僵硬和软骨回

缩——这是鼻气道支持的两个重要特征。静态气道受冲击时可见的临床表现包括中下穹窿缩窄、偏斜或扭曲，上鼻翼深凹，严重的鼻小叶收缩，外侧脚反折及鼻孔呈狭缝状开放，这些畸形对软骨异常薄弱的鼻子和（或）伴有鼻中隔或鼻甲介导的气道阻塞的鼻子尤其不利。在严重的情况下，平静的吸气动作也会导致动态吸气鼻阀塌陷，对鼻气流造成额外但短暂的阻塞。虽然内镜检查是通过支架置入塌陷的鼻侧壁（除了瘢痕上皮狭窄等固定性梗阻的患者），可以人为地消除内鼻阀或外鼻阀塌陷，但这种检查对于诊断和鉴定涉及鼻中隔、下鼻甲和中鼻甲的解剖畸形以及识别鼻息肉或肿瘤等病变是必不可少的。虽然各种辅助检查如 Cottle 手法、计算机断层扫描（CT）或鼻腔测压有时被用于确定诊断，但在绝大多数病例中，有经验的鼻外科医生可以很容易地识别解剖性鼻气道阻塞。

图 3.1a~e 示一位巨鼻症患者欲行缩鼻整形术并改善鼻气道功能。其在平静吸气过程中可观察到鼻阀过早塌陷，该患者使用 Cottle 手法进行缓解，这表明她存在鼻阀问题。

然而，Cottle 手法有其局限性。最大程度深吸气都会引起鼻的动态鼻阀塌陷，即使那些气道功能正常的鼻子也是如此。同样，Cottle 手法可以改善健康鼻子及阻塞鼻子的气流，所以使得测试的效度存在疑问。另外，如果内鼻阀塌陷（由于前鼻中隔畸形导致）而鼻尖软骨非常坚固，虽然有非常严重的鼻功能紊乱，但是可能有一个异常高的动态塌陷阈值。最终，尽管患者有严重的气道阻塞，但 Cottle 手法对诸如瘢痕（上皮）狭窄等固定气道畸形患者的气流没有改善。总而言之，Cottle 手法经常被误用和误解。它会引导人们聚焦问题，但不能解决问题。

可用眼科玻璃棒模拟撑开移植物改善气流（撑开移植物试验）（图 3.1f~h）。在这种情况下，鼻翼支撑试验通过对下外侧软骨反弧区的支撑，在外侧脚产生最大的功能改善（图 3.1i, j）。

我们的结论是：鉴于该患者的鼻中隔是直的，打开内鼻阀和稳定鼻翼是鼻整形手术最重要的目的，但是这必然会限制该患者鼻的缩小程度。

在另一个病例诊治中，我们给出了单侧气道塌陷的功能评估顺序（图 3.2a~d）。患者表现为吸气时左侧鼻翼塌陷，同时也主诉对侧鼻气道阻塞。

偶尔有单侧鼻翼塌陷的患者会错误地认为他们的问题在于鼻翼塌陷的一侧。最初，我们的结论是外鼻阀有病理性的薄弱，需要结构加固，但这些患

者的鼻内检查经常发现鼻中隔偏曲阻塞对侧的鼻气道（有时是轻度的）。此外，在这些病例中，有相当一部分需要矫正鼻中隔畸形以恢复良好的鼻气道。触诊和（或）鼻腔测压有时可以得到正确的诊断，但在许多情况下，通过目前的诊断手段很难确诊，特别是在鼻中隔偏曲较轻的情况下。

图 3.3 所示的另一位患者在狭窄的外鼻阀对侧发现阻塞（鼻中隔前缘半脱位到左侧鼻前庭）。对侧气道检查发现严重鼻中隔偏曲，阻塞右侧内鼻阀。右侧气道阻塞通过鼻腔测压得到证实。

单侧鼻窦炎的症状大多发生在通气减少的一侧，而不是狭窄的外鼻阀一侧，因为这本身并不会对鼻腔气流造成明显的限制。

有症状的鼻气道功能障碍往往是多因素的。图 3.4 的患者有鼻气道阻塞和因之前鼻外伤造成的鞍鼻畸形。还观察到过宽的鼻小柱和鼻翼塌陷（右侧较重）。鼻小柱挤压试验有助于显著改善气流（图 3.4d）。

然而，暂时消除左侧鼻孔阻塞并不能消除右侧

鼻翼缘的动态塌陷（图 3.4e, f）。内镜发现可能是由于先前的鼻外伤导致隐藏的左侧鼻中隔偏曲（图 3.4h）。为了确定其对患者呼吸障碍的影响，我们在几周内使用了一对硅胶管（图 3.4g），并让患者重新评估了其功能情况，发现病情得到了显著改善。因此，鼻中隔偏曲被证明是次要的（下游的）原因，尽管它必须同时得到纠正。当怀疑对侧鼻甲肥大会引起夜间鼻阀功能障碍时，可在夜间佩戴硅胶鼻孔支架（NasiVent 管，Vital 健康产品，海牙，荷兰），以提高诊断的准确性。通过消除鼻阀狭窄，鼻孔支架还提供了关于鼻甲肥大和（或）黏膜充血（是夜间鼻气道功能障碍的潜在原因）的额外信息。

图 3.4 展示了一位患者，我们计划减少其鼻小柱宽度，对其行鼻中隔成形术并使用撑开移植物增加鼻中隔高度以增强软骨拱的结构支持，对上外侧软骨进行水平褥式缝合以增加鼻阀开放度。相比单纯的美学盖板移植增强鼻部轮廓，通过该方法使得鼻子得到了功能性的美学矫正。图 3.4j~o 显示了该特殊患者的临床结果。

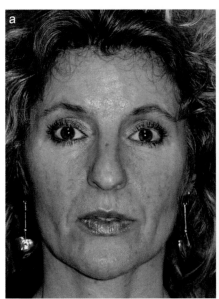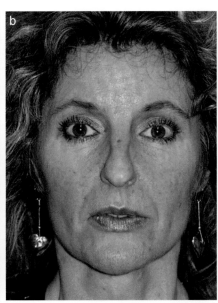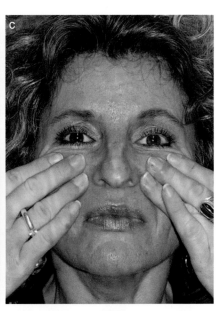

▣ 图 3.1　鼻阀塌陷的患者处于 (a) 静息状态和 (b) 轻轻用力吸气状态。(c) Cottle 手法。内镜检查示左侧鼻孔和内鼻阀区在 (d) 静止状态下以及 (e) 用力吸气下塌陷。撑开移植物试验内镜图像：(f) 静止时狭窄的内鼻阀，(g) 用玻璃棒打开鼻阀（撑开移植物试验），(h) 用于内鼻检查的玻璃棒（眼科用具）。内镜观察外侧鼻翼支撑试验：(i) 处于静止状态；(j) 在内鼻阀外侧面有玻璃棒支撑，位于下外侧软骨反弧区

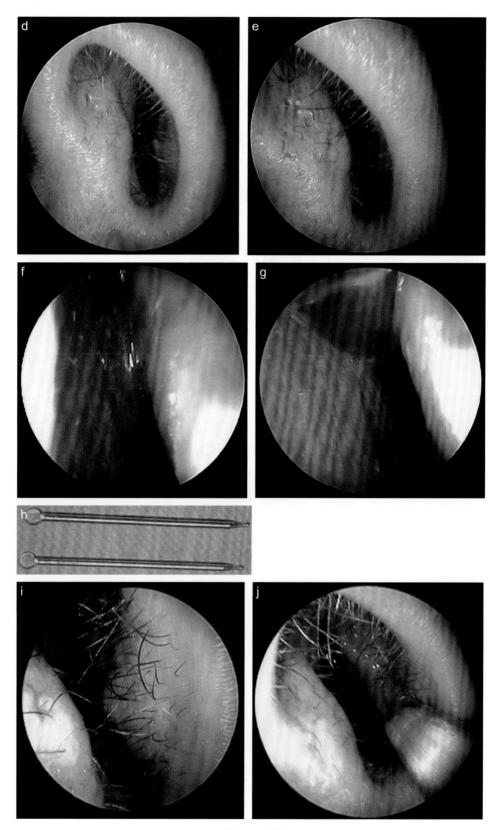

■ 图 3.1（续）

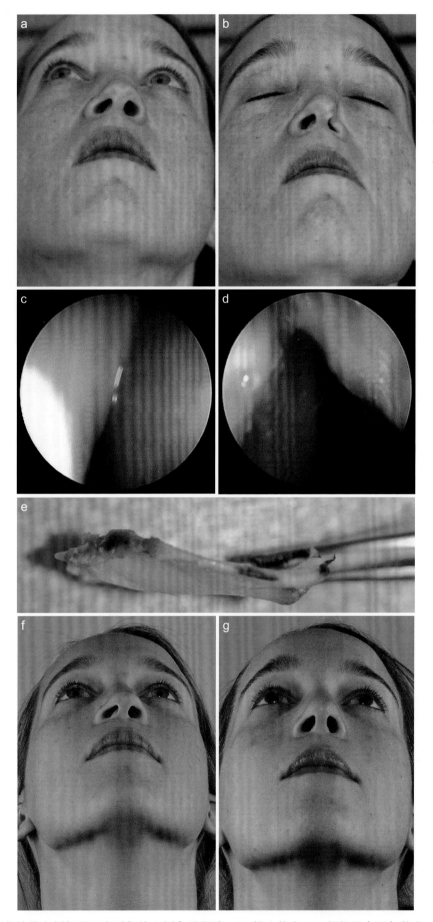

■ 图 3.2　鼻中隔偏曲致使右侧气道阻塞引起的左侧鼻翼塌陷。(a) 静止状态；(b) 轻轻用力吸气状态；(c, d) 右侧和左侧内鼻阀的鼻内镜图像；(e) 获得完整的鼻中隔，注意右鼻阀因鼻中隔突出而变窄，鼻中隔偏曲通过体外鼻中隔成形术和再植术矫正；(f, g) 术前和术后基底面观

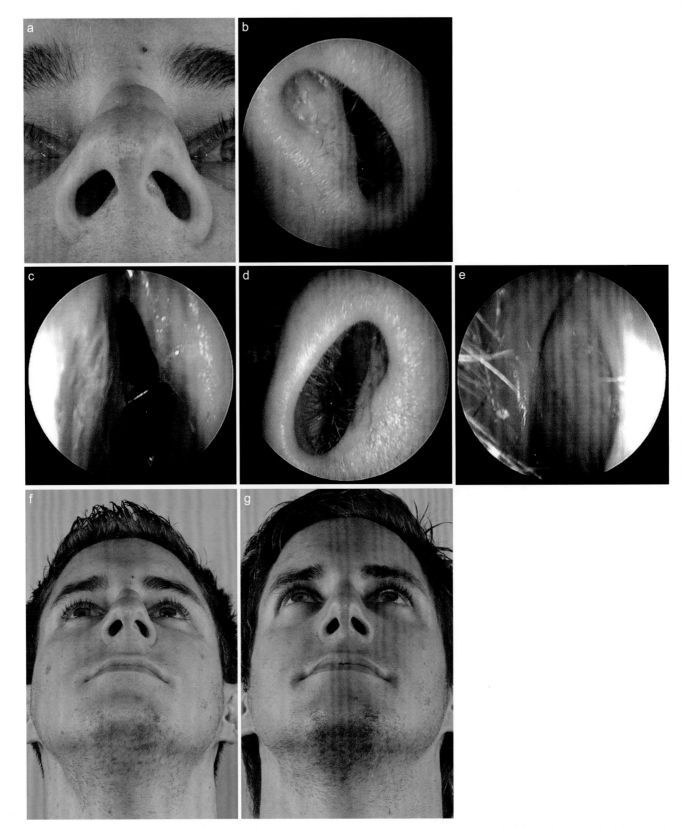

■ 图 3.3　窄外鼻阀对侧阻塞的病例。(a) 基底面观；(b) 左鼻孔内镜图像；(c) 内鼻阀区。鼻中隔前缘半脱位到左前庭不是造成患者呼吸障碍的原因，呼吸障碍位于右侧。检查患者的对侧（右侧）气道显示严重的鼻中隔偏曲阻塞了右侧内鼻阀。(d) 内镜检查右侧鼻孔和 (e) 次全阻塞的内鼻阀。行鼻内鼻中隔成形术、截骨后轴线重排以及应用撑开皮瓣的软骨穹窿重建术。术后复查显示两侧气流恢复正常。(f, g) 术前和术后基底面观

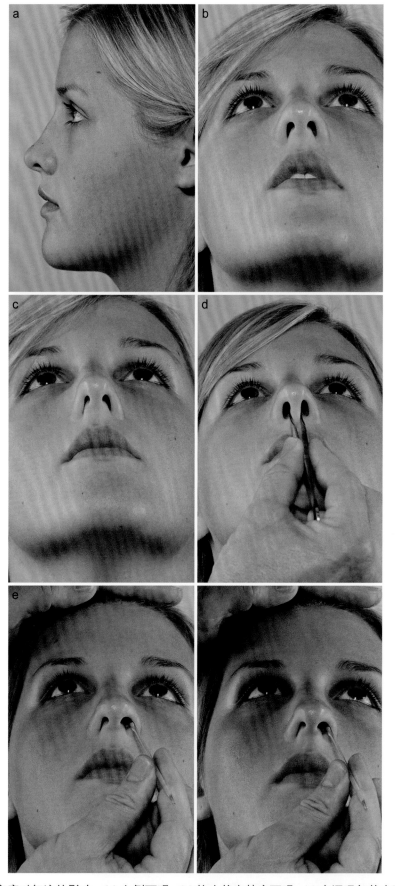

◼ **图 3.4**　检查鼻小柱宽度对气流的影响。(a) 左侧面观；(b) 静止状态基底面观；(c) 在深吸气状态下；(d) 鼻小柱挤压试验揭示了鼻小柱宽度和鼻孔横截面对气流的影响。通过左侧鼻翼支撑检查对增加鼻孔横截面的影响——当左侧鼻孔阻塞较深，没有被该操作纠正时，右鼻孔仍然塌陷。(e) 静止状态下和 (f) 轻轻用力吸气状态下；(g) 用一对硅胶管进行长期测试，以评估鼻孔下游解剖气道结构（外鼻阀）的功能重要性；(h) 内镜检查右气道通畅；(i) 左侧气道由于鼻中隔偏曲而阻塞。在检查时，鼻甲的大小看起来正常；(j~o) 术前和术后正面观、侧面观、基底面观

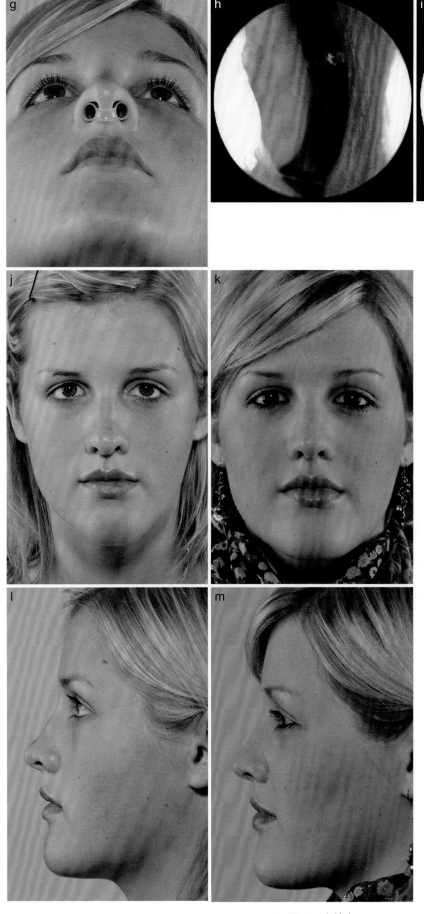

图 3.4（续）

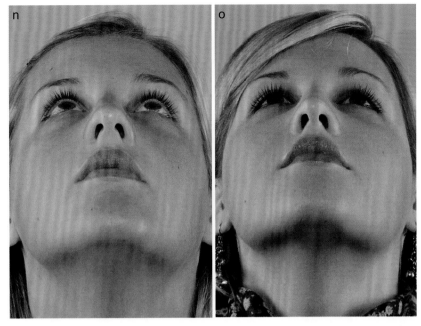

● 图 3.4（续）

3.2　手术原则

3.2.1　鼻中隔成形术

消除鼻中隔畸形是功能性和美容性鼻手术的一个重要方面，许多患者的鼻整形手术中往往同时需要功能性和美容性的改善。从尾侧缘和背侧缘到后方骨段的整个鼻中隔的术前评估是准确诊断及有效手术治疗的前提。

现代鼻外科中，鼻中隔前部的功能和美观的重要性正日益得到重视。然而，在功能性和美容性鼻整形术中，手术矫正鼻中隔前部畸形是最困难的任务。此外，鼻中隔支撑的重要性也是不可忽视的，因为它对软骨支架的支撑、对称性和通畅性至关重要。鼻中隔的内鼻阀区（鼻气道的天然峡部）有轻微的偏曲也可能对鼻气流产生不成比例的负面影响，并可能因邻近鼻翼和鼻侧壁的解剖异常及结构缺陷而加剧。此外，用于矫正畸形鼻中隔前部的传统技术往往注定要失败，因为划开、切割和压榨都可能对结构支撑造成长期的损害，并在鼻部逐渐寻求新的结构平衡时导致渐进性的骨性变形。现代的鼻整形术既可以强化鼻软骨结构，又可以重塑鼻部框架，使其具有良好的功能和外观吸引力，而过度的缩鼻将严重损害鼻气道功能，因此应该避免。下面的章节将介绍美容鼻整形术对各个骨性部分功能的影响。

3.2.2　撑开移植物及上外侧软骨缝合技术

降低明显的背部驼峰以增强侧面轮廓，这要求手术医生必须考虑鼻背的重建，以防止因手术不稳定而引起的功能性和美观性并发症。防止上外侧软骨"回缩"（图 3.5c）是降低驼峰的根本目的，在我们的临床实践中，撑开移植物、缝合技术和（或）联合入路是在撑开皮瓣之前、降低驼峰之后（图 3.5d~f）进行中鼻拱重建的首选手段。传统的撑开移植技术现在已经为大多数鼻外科医师所熟知。从软骨驼峰切除和（或）从后部矩形软骨的切取得到满意的植入材料后，应仔细调整撑开移植物厚度，以保持中鼻拱宽度，从而防止形成倒"V"畸形，同时避免过矫造成中鼻拱宽度过大。首先将撑开移植物与新建立的软骨背侧平齐缝合，形成一个三层的重建结构（图 3.5d）。然后将上外侧软骨以对称的方式缝合到该结构上（图 3.5f）。这可以通过暂时将鼻尖软骨尾端移位，然后对上外侧软骨施加相等的张力来完成，这样它们在再附着时就可以保持对称。

在一些患者中，由于骨性驼峰降低会导致鼻部皮肤薄和一个大的穹顶开放，因此有必要将撑开移植物向头侧延伸，以避免外侧截骨后骨侧壁塌陷。骨性穹窿塌陷的预防通常会同时预防上鼻穹窿的功能性和美观性畸形。一项大规模的鼻修复整形临床经验研究也证明了预防性撑开移植物的好处。

　　对于软骨侧壁薄弱的患者，个性化改良的撑开移植技术有时是可取的。应用改良技术，将上外侧软骨缝合到背部鼻中隔的顶部而非两侧（图3.6b和图3.7c）。在软骨植入方面的微小变化改善了薄弱的上外侧软骨对鼻侧壁的支撑和功能，非常类似于上外侧软骨水平褥式缝合。然而，我们认为，和水平褥式缝合相比，我们应用该技术可以提供更好的长期支撑。为了防止鼻背过突，撑开移植物还必须置于鼻背的稍下方，以便上外侧软骨与新建立的轮廓

线保持齐平（图3.6和图3.7）。缝合技术也可用于无撑开移植物的移植，方法是将鼻中隔降低约1 mm，以补偿上外侧软骨的宽度（图3.5e）。然而，必须注意要精确地调整侧面轮廓线，以防止鸟嘴畸形的发生。当出于功能方面的考虑而阻止软骨背侧充分下降以防止鸟嘴畸形时，必须使用软骨或筋膜的覆盖移植物来扩大邻近的骨穹窿，从而创造出美观的鼻背轮廓。无论是原发病例还是修复病例，应用撑开移植和缝合技术都同样有效。

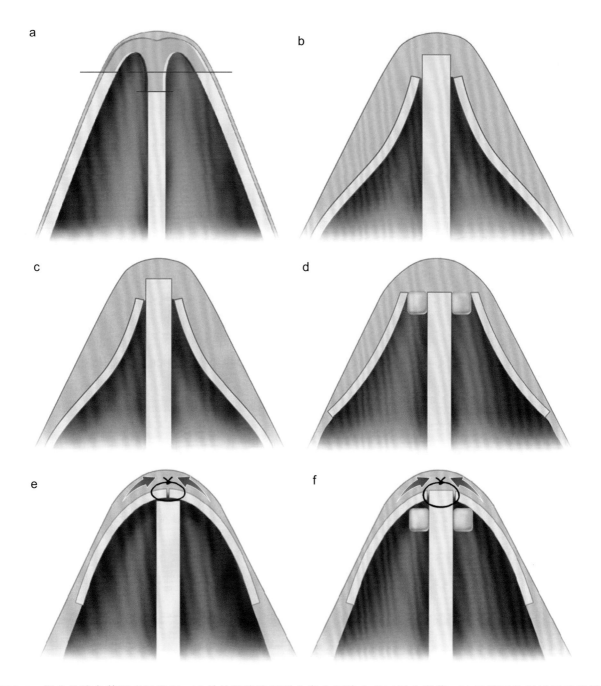

■ 图3.5　经典的缩鼻整形术示意图：(a) 单块驼峰降低联合鼻中隔缩小术以矫直鼻背；(b) 早期无软骨拱重建的情况；(c) 很少发生后侧壁塌陷。一些替代降低驼峰的软骨穹窿重建术有：(d) 撑开移植物技术；(e) 缝合技术；(f) 撑开移植物与缝合技术的结合

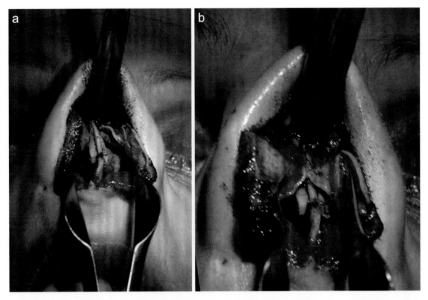

图 3.6 术中采用 (a) 撑开移植物和 (b) 额外的上外侧软骨悬吊缝合重建鼻拱，用撑开移植物扩宽鼻中隔背部

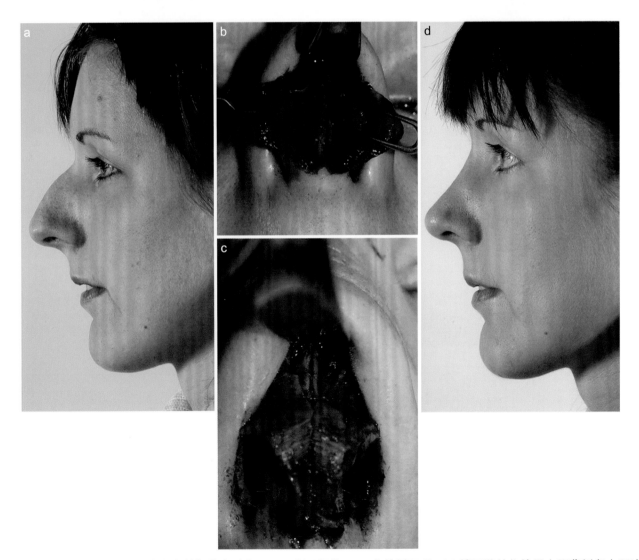

图 3.7 初次鼻整形手术的患者其操作方法与图 3.6 所示相似。(a) 术前侧面观。(b) 撑开移植物放置在距背侧鼻中隔边缘 1 mm 以下的位置。(c) 在撑开移植物上方的鼻中隔处缝合上外侧软骨。为了避免鸟嘴畸形的发生，必须充分降低鼻中隔。(d) 术后 8 个月侧面观。术前 (e) 和术后 8 个月 (f) 正面观。注意，尽管应用了软骨穹窿重建技术，但鼻背部并未过度加宽。术前 (g) 和术后 (h) 基底面观

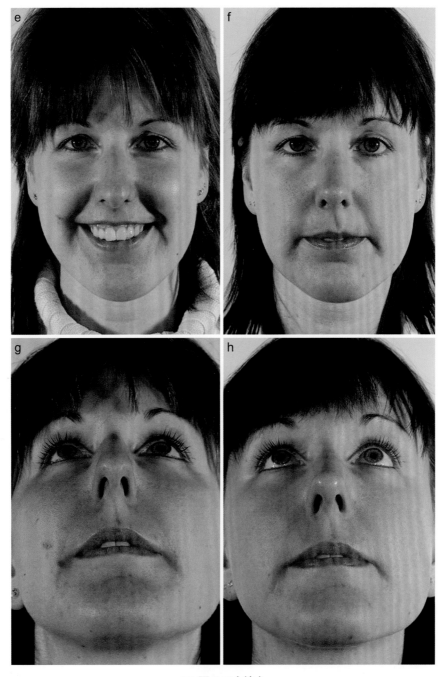

● 图 3.7（续）

3.2.3　撑开皮瓣和鼻背部的解剖细节

　　初次驼峰缩小术中，撑开皮瓣正逐渐成为中鼻拱重建中提拱支撑的一种常用方法，尤其是在不需要额外软骨的情况下。然而，并非所有的鼻子都适合用撑开皮瓣。鼻骨较长和（或）鼻中隔过短的上外侧软骨都不适合用撑开皮瓣重建，因为上外侧软骨的内陷通常是不可能的。相反，一些超长和狭窄中鼻拱的软骨太薄或太软，却适用做撑开皮瓣。还必须考虑到其他各种解剖变异。最重要的是上外侧软骨

在鼻骨下方延伸出来，因为软骨和骨之间的重叠在长度、宽度和强度上都有很大的不同。上外侧软骨较长的延伸可以填充鼻驼峰缩小造成的开放式穹窿畸形（顶板开放畸形），而在没有软骨可以掩盖开放式穹窿畸形的情况下，几乎不会有理想的外形。鼻骨在鼻背骨软骨结合处也显示出明显的特征。对先前施行复合驼峰降低术的患者，将骨从上外侧软骨分离出来后，这些特征就显示出来（图 3.8）。

　　中央骨延伸和外侧骨延伸之间的距离，以及它们的长度和对称性中，存在重要的解剖变异。最重

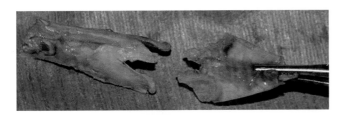

■ **图 3.8**　解剖：切除的驼峰为单块骨和软骨。注意骨和软骨的形状，骨骼最初与软骨重叠

要的变化之一是外侧骨延伸的高度。有些鼻子的侧伸长度与背部的高度相等，而在另一些鼻子，外侧延伸长度可能要小得多。这些骨骼的变化是体外鼻中隔成形术的关键因素，因为它们决定了所使用的固定技术。对于高外侧骨延伸的鼻子，将打孔的骨用于再植鼻中隔结构的安全缝合固定，而对于突出度低的鼻骨，必须非常谨慎，不要破坏骨软骨界面，因为缝线固定必须使用上外侧软骨。而突出度低的延伸不适合用钻孔固定，它们通常非常适合应用撑开皮瓣。

要制作撑开皮瓣，必须从骨驼峰的下表面钝性剥离释放上外侧软骨。一旦将上外侧软骨从鼻背鼻中隔分开（图 3.9a），我们用 15 号刀片（图 3.9b）划开骨性驼峰的尾侧边缘，然后使用半锋利（Haraldsson）吸引剥离器或某种形式的骨膜剥离子（如 Freer、McKenty 或 Cottle 剥离子）继续进行解剖。必须注意不要在所需的轮廓线以下解剖，以便保留剩余的上

外侧软骨 / 鼻骨附着。接下来，软骨背侧驼峰被整齐地切除（图 3.9c），同时背部鼻中隔的两侧形成黏膜下囊袋，以容纳撑开皮瓣。必要时，如有大的软骨隆突，可将上外侧软骨剪除以避免在内鼻阀内体积过大（图 3.9d, e）。最后，将上外侧软骨折叠到黏膜下的囊袋中，并临时用细小针头固定（图 3.9f）。随着上外侧软骨被安全地重新定位在期望的轮廓线之下，就可以进行骨性驼峰的切除了。我们常用薄而超硬的凿子来切除骨性驼峰（图 3.9g），并用硬质合金锉刀微调鼻骨轮廓。使用硬质合金锉刀对驼峰进行细化是首选的，因为它可以有效地去除骨骼，而对底层延伸的软骨几乎没有损伤。

一旦驼峰复位成功，用缓慢可吸收 5-0 单丝线固定撑开皮瓣（图 3.9h, i）。使用可吸收的缝合材料可减少由永久缝合材料穿透鼻腔所引起的并发症，从而避免从上外侧软骨处大量提升黏膜。同样重要的是要记住，在缝合撑开皮瓣时，应该使用双侧双齿皮肤拉钩保持对称的向下拉力。还必须注意确保正确的矢状位排列，在原有畸形的病例中，常常需要轻微的鼻中隔排列过度矫正以克服组织内在的本性。除了鼻中隔排列外，缝合固定也可以用来控制鼻背宽度。头侧缝线固定术可控制骨软骨连接处的宽度，减少骨松弛。当有骨钻孔时，可以使用环扎缝合来有效地缩小骨软骨交界处和（或）关闭持续性开放的穹窿畸形。过度坚硬的上外侧软骨产生的中穹窿过宽

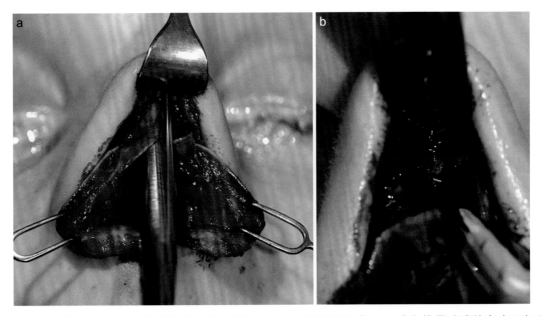

■ **图 3.9**　撑开皮瓣技术。(a) 将上外侧软骨从鼻中隔上和 (b) 骨穹窿下分离。(c) 减少软骨驼峰的鼻中隔部分的分离。(d) 标记及 (e) 切除多余的上外侧软骨，以避免局部上呼吸道阻塞。(f) 内折上外侧软骨。(g) 骨性驼峰大部分用锋利的凿子修整（用锉刀打平，图中未显示）。(h) 水平褥式缝合。(i) 通过调整松紧程度来调整鼻背宽度。可以选择在非常硬的软骨或在鼻背部（鼻阀区）的远端 1/3 处切开或划开。应用 5.0 PDS 缝线缝合撑开皮瓣。(j) 或者，在非常薄弱的软骨可以应用垂直双 U 形缝合。(k) 如果鼻背高度不能进一步降低，可以在鼻中隔上打结

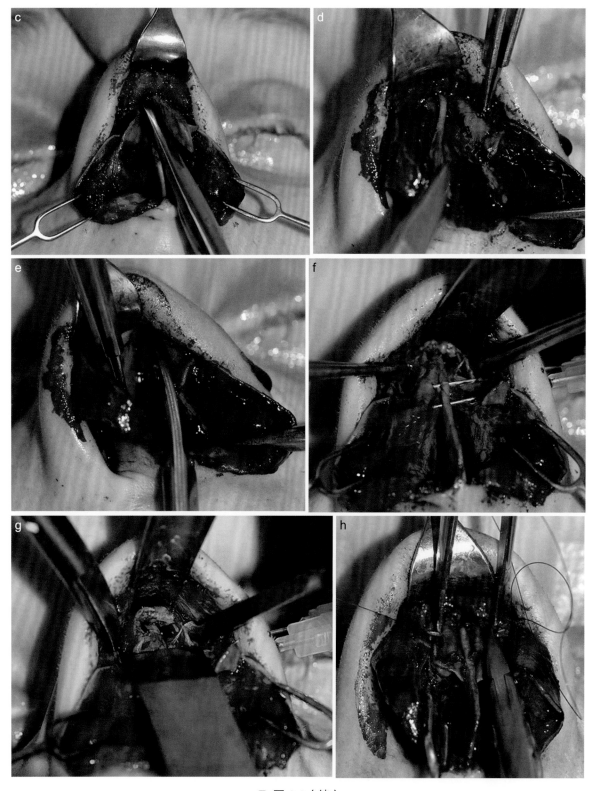

图 3.9（续）

也可以通过穿孔、划开或切开撑开皮瓣扩宽狭窄来治疗。根据软骨修饰的部位，狭窄可限于上部、中部或下部中穹窿或其组合处。此外，这种缝合技术可以改变薄弱的软骨（图 3.9j, k）。

综上所述，撑开皮瓣技术是一种可塑造外观自然的鼻背的有效技术，可以使大多数的鼻子具有吸引人的鼻背部美学线条。撑开皮瓣也很容易使用缝合技术进行微调，这常避免了获取撑开移植物的需要。在我们的临床实践中，对修正（筋膜）移植物的需求也随着撑开皮瓣的出现而大大减少。遗憾的是，手术中对中穹窿突出度的调整需要重新做皮瓣固定——这明显限制了该技术应用的便利性。同样，当上外侧软骨极度柔韧时，由于可能会导致美观和功能畸形，故很难进行撑开皮瓣重建。

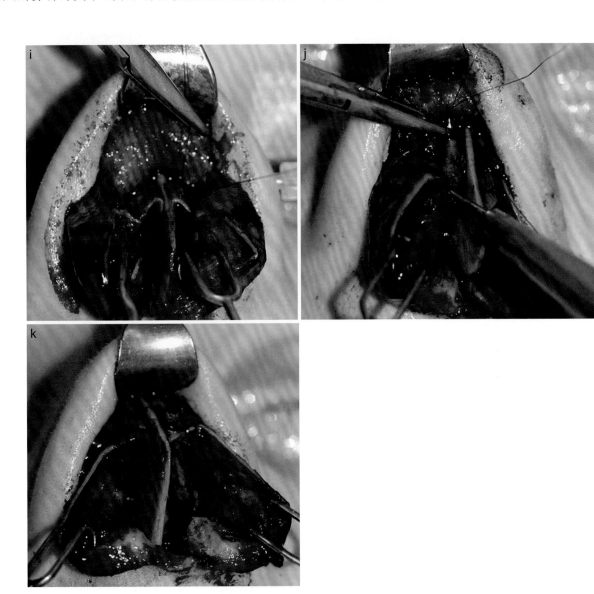

■ 图 3.9（续）

3.2.4　板条移植物或外侧脚支撑移植物

板条移植物用于鼻修复整形术的主要目的是增强因为头侧部修整后变薄弱的外侧脚和（或）增强塌陷的（凹陷的）外侧脚。板条可以放置在下外侧软骨的浅面腔穴（板条移植物在上方）或深面腔穴（板条移植物在下方），或者它们可以直接缝合在暴露的下外侧软骨（外侧脚支撑移植物）之上。通过增加外侧脚的硬度，板条移植物稳定了鼻下侧壁以防止吸气过早塌陷。板条移植物在矫正盒形鼻尖时也特别有用（图 3.10），以防止因鼻尖缝合引起的外侧脚反屈畸形的加重。

还有其他技术可用于矫正伴有美学和功能受损的鼻翼凹陷或畸形。

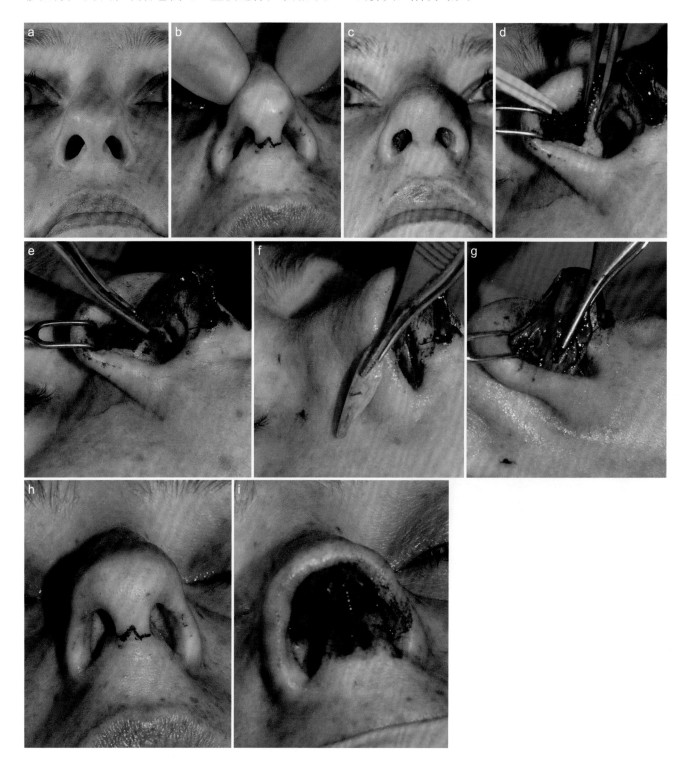

■ 图 3.10　(a) 盒形鼻尖畸形。(b) 鼻尖矫正的模拟和对鼻翼位置的影响。支撑移植物可用来加强下外侧软骨以防止其向内侧移位。(c) 术后早期基底面观。下外侧软骨歪斜外侧部的切除。(d) 歪斜处切口。(e) 切除小段。该间隙可以桥接外侧脚支撑（同时延伸）移植物。另外，在理想情况下，可以通过水平褥式缝合使结实的软骨变直。外侧脚支撑移植物 (f) 示范及 (g) 固定位置。(h) 切除外侧下外侧软骨部分之前前庭观。(i) 固定外侧脚支撑移植物之后前庭观

3.2.5　缩小鼻小柱宽度

在大多数鼻子中，鼻小柱从它的上面至基底部是逐渐变宽的。然而，鼻小柱基底部过宽也是病理性的改变。极宽的鼻小柱基底可能导致鼻气道功能障碍，在罕见的情况下还可能是鼻气道阻塞的唯一原因（见图3.5a）。体格检查的一个重要部分包括鼻小柱压迫试验。在健康的鼻子，人为压迫鼻小柱基底对鼻部气流不会造成影响。然而，一小部分患者主诉鼻小柱压迫后鼻阻塞的症状显著改善。对于这些患者，手术缩小鼻小柱只是作为一个更大的鼻中隔成形术的一部分。

已有学者描述了缩小鼻小柱的各种手术方法，包括永久埋线缝合、内侧脚踏板切除、联合踏板横断和缝合。切除内脚间的软组织，然后用缓慢可吸收单丝缝线跨越鼻小柱进行褥式缝合，是我们首选的缩小鼻小柱的安全可靠的方法（图3.11）。在适当的情况下，还可以将此技术与舌槽沟技术结合在一起，以进一步加强鼻尖支撑。

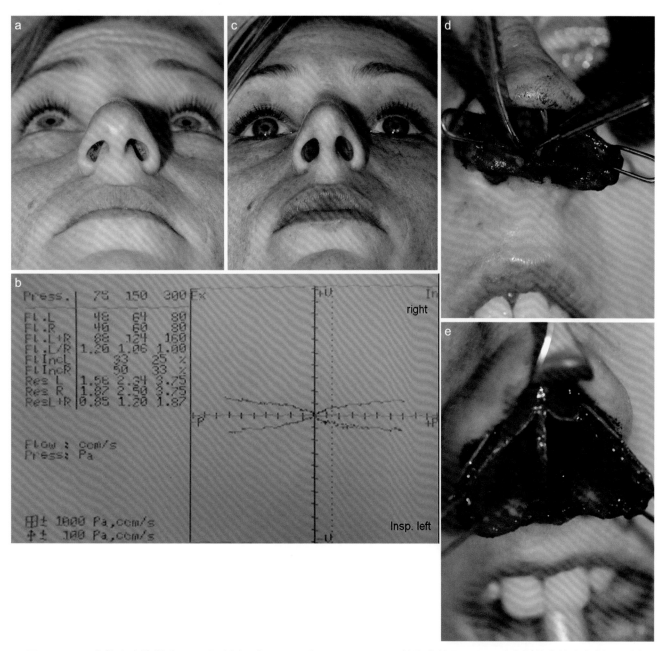

◘ 图 3.11　(a) 宽的鼻小柱基底；(b) 鼻腔测压（Atmos 公司；Lenzkirch，德国）结果显示近乎水平的曲线（右侧和左侧），证实存在双侧呼吸障碍，以及鼻小柱压迫试验所记录的功能影响（见图 3.4d）；(c) 减薄鼻小柱和外侧脚窃取技术增加鼻尖突出度之后的结果；(d) 切除降中隔肌；(e) 结果，内侧脚和踏板就会暴露出来

3.2.6 缩小鼻甲

患者长期存在鼻中隔偏曲的情况时，或继发于儿童期的鼻外伤后，患者常出现中、下鼻甲代偿性肥大（位于鼻中隔凹陷旁）。这种病理性肥大的体积是非常惊人的，鼻甲扩大的范围可以远远超出矢状面的中线。存在明显代偿性鼻甲肥大的情况时，为了使患者偏曲的鼻中隔回到中线上，必须行鼻甲重置术和（或）鼻甲缩小术。鼻甲大小的变异是鼻甲代偿性肥大手术治疗的一个重要决定因素。一个薄的鼻甲很容易碎裂而偏向一侧，长期预后常较差，这是因为术后肿胀可能导致愈合过程中移位的复发。然而，对于有明显下鼻甲肥大的病例，我们倾向于使用黏膜下鼻甲部分切除技术（图 3.12）。越过鼻甲骨的最前面部分，沿着鼻甲的前缘切开一个小切口，开始黏膜下鼻甲复位。使用一个 Cottle 剥离器揭开覆盖于鼻甲骨上的黏膜，然后内、外侧皮瓣就会被暴露出来。通常鼻甲骨必须不全骨折，以使外侧黏膜的剥离更容易。然后切除前鼻甲骨，保留鼻甲黏膜，以便鼻腔能够持续加湿、加温和过滤吸入的空气。必要时，黏膜边缘可轻微烧灼止血。

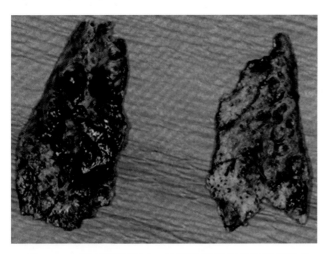

● 图 3.12 经下缘纵行切口从下鼻甲前部切除鼻甲骨片，注意无鼻甲软组织附着

3.3 初次鼻成形术的功能方面：病例研究

3.3.1 病例 1：撑开移植物

撑开移植物技术应用广泛且广为人知。病例 1 涉及单侧撑开移植技术的应用与若干其他措施相结合（见图 3.6a~e）。

患者是一名 31 岁前拳击手，有反复鼻外伤的病史，检查发现患者存在鼻歪斜、鼻中隔严重偏曲和鼻气道阻塞，还发现存在鼻背驼峰，但患者拒绝对其进行治疗。检查显示，患者鼻骨较短且合并左侧鼻骨凹陷。患者鼻中隔前部的矩形软骨存在一个皱褶，同时伴有左背侧壁的塌陷，导致左侧内鼻阀几乎完全阻塞。患者右侧上颌嵴突出及下鼻甲代偿性肥大，同样可引起对侧鼻气道阻塞。鼻腔测压证实了该功能性损害（150 Pa）：右侧 192 ml/s，左侧 16 ml/s；充血减轻后测量，右侧 232 ml/s，左侧 52 ml/s；与正常测量值 300 ml/s 相比，属于高度病理性改变。

使用单侧撑开移植技术开放左侧内鼻阀是外科治疗的主要目标。撑开移植物的放置与其他手术方法简述如下：

手术步骤

（1）内入路鼻中隔成形术：从鼻中隔前部偏曲的凹侧切除一个大的瘢痕，然后轻轻地部分切开软骨，并在其凸面行扁平缝合。重新创建患者的鼻棘中线矢状沟并将鼻中隔尾端固定在其中。

（2）黏膜下下鼻甲切除术。

（3）截骨术：旁正中截骨术、横向截骨术以及外侧截骨术（高 - 低 - 低）。

（4）撑开皮瓣。

（5）下外侧软骨头侧部内折。

（6）鼻尖旋转联合外侧脚折叠技术，舌槽沟技术后移，鼻中隔悬吊缝合。

（7）通过放置鼻尖上的填充移植物和鼻根填充移植物行鼻侧面轮廓成形术。

手术结果

患者诉鼻气道阻塞症状消失，9 个月后复查发现外鼻直立，鼻子侧面轮廓和鼻孔轮廓都得到了改善，鼻中隔变直。通过放置鼻翼缘移植物避免了鼻小柱悬垂（图 3.13）。

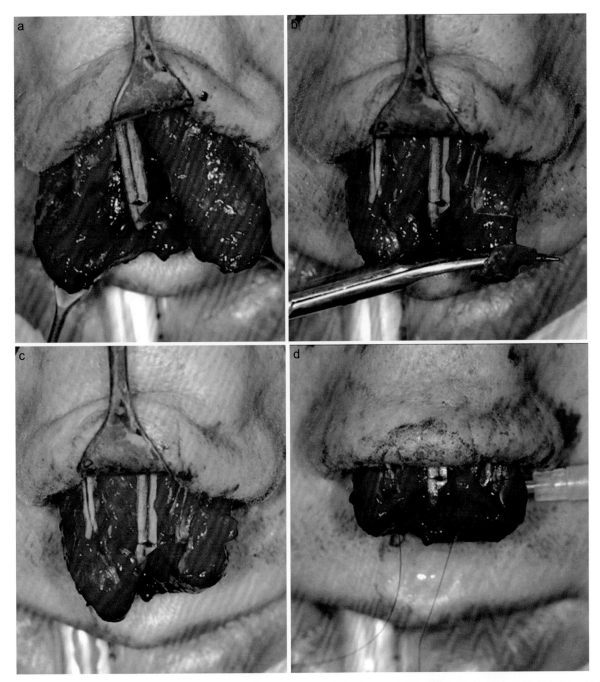

图 3.13 (a) 单侧撑开移植物用于左侧软骨侧壁支持。其他技术的应用包括：(b) 左下外侧软骨横行切开；(c) 重叠 5~6 mm（侧向滑动技术）；(d) 双侧施行致鼻尖旋转。病例 1 中的 31 岁患者：(e) 前面观显示鼻中隔偏曲、左侧壁凹痕、下外侧软骨凹陷；(f) 左侧单侧撑开移植物术后 6 个月的效果。其他手术方法：鼻中隔成形术、鼻甲缩小术（见图 3.12）、下外侧软骨折叠术、撑开皮瓣手术。(g, h) 术前和术后左侧观。(i, j) 术前和术后基底面观

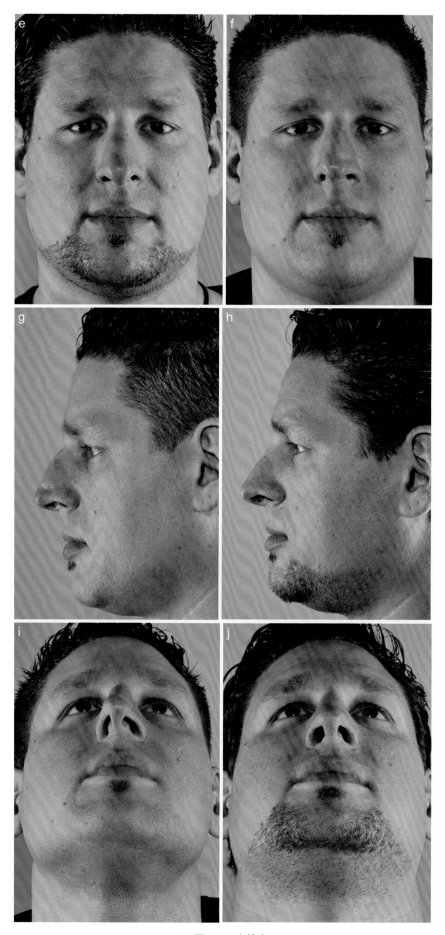

图 3.13（续）

3.3.2　病例 2：撑开移植物

患者是一名 45 岁女性，坠马事故后出现鼻气道阻塞和创伤后鼻畸形。体格检查发现患者存在鼻锥增宽、中鼻拱和鼻尖凹陷、鼻中隔缩短、外鼻向右侧偏斜（图 3.14）。另外，还观察到该患者鼻甲肥大、鼻槛瘢痕化。需施行鼻中隔重建术、撑开移植物植入术和增加鼻尖突出度的手术来扩张内鼻阀。

手术步骤

（1）获取患者双侧耳甲软骨。

（2）行鼻中隔成形术并切除大量的瘢痕性的偏位软骨。不充足的软骨可用于完全体外鼻中隔重建术。

（3）采用双层耳甲软骨移植物重建鼻中隔尾端，经鼻棘钻孔和三点式缝合固定该移植物。

（4）采用延伸的（双侧）耳甲软骨撑开移植物进行鞍鼻重建，以支持鼻中隔尾端的替代移植物。同样将移植物放置在鼻背线上方，以修复中鼻拱的突出度。

（5）黏膜下下鼻甲切除术。

（6）旁矢状线的内侧截骨术联合骨切除，以扩大截骨线。

（7）经皮横向截骨术和高-低-低的外侧截骨术。

（8）鼻尖上区置入耳甲盖板移植物和三层同种异体阔筋膜盖板移植物，以抵消鼻尖突出度的增加。

（9）贯穿穹窿缝合与穹窿间缝合。

（10）为了使鼻尖旋转和增加突出度，使用外侧脚窃取技术。

（11）右侧鼻槛瘢痕修复。

手术结果

患者术后鼻功能恢复良好，但鼻前庭中该撑开移植物轮廓可见，影响了美容效果。然而，患者拒绝进一步的微调修复手术。

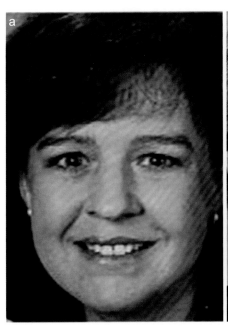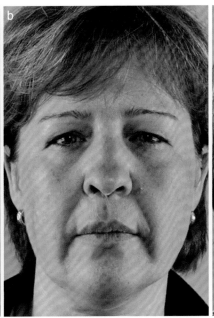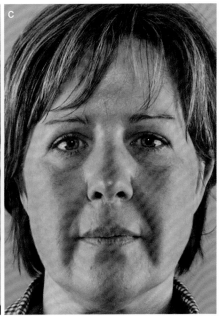

◩ 图 3.14　(a) 病例 2 中的患者多年前未受鼻外伤时的照片；(b) 创伤后鼻部畸形；(c) 推迟的鼻中隔重建术、撑开移植物手术和鼻尖矫正术之后。(d, e) 术前和术后左侧面观。(f, g) 术前和术后基底面观

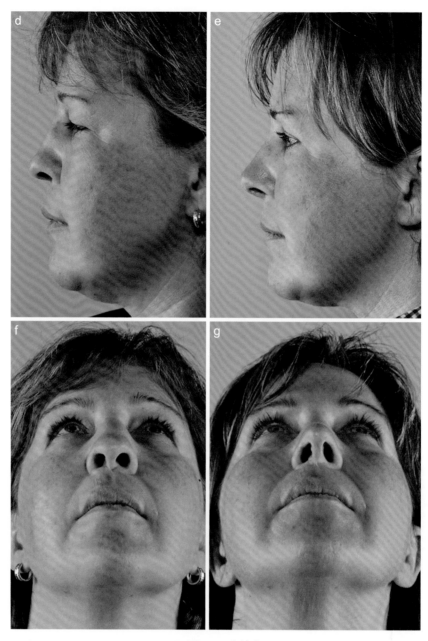

图 3.14（续）

3.3.3 病例3：撑开皮瓣

患者是一名45岁女性，其鼻背过突，鼻尖呈球形/下垂，鼻腔阻塞，存在动态的鼻阀塌陷（图3.15；图3.1中同一位患者）。检查发现该患者存在张力鼻畸形和下鼻甲肥大。患者局部减充血前、后分别进行的鼻腔测压显示，局部减充血后鼻腔气流均匀减少（在基线之上）。这一矛盾的发现很可能是由于面罩安放位置不一致或面罩安装不合适导致鼻阀收缩而造成的一个测量假象。此外，我们偶尔会观察到减充血后鼻阀动态塌陷的次数增加，这是由于鼻甲萎缩引起鼻下侧壁支撑减少导致的。然而，基于该患者在鼻翼支持测试中出现了强阳性结果（见图3.1d），我们需要对该患者施行鼻下侧壁加强术和内鼻阀扩大术。在患者签署手术知情同意书之前，我们应先与患者探讨为了美观进行缩鼻和为了改善鼻功能进行扩大鼻道这一矛盾的治疗目标带来的手术局限性。患者同意保守地降低鼻背高度，以维持内鼻阀的横截面积。

手术步骤

（1）由于骨异常薄弱，取消鼻甲骨切除术。施行下鼻甲骨折断术及保守性的下鼻甲黏膜双极电凝烧灼术，以缩小鼻甲面积。

（2）切除一个过大的犁骨嵴突。

（3）施行保守的下外侧软骨头侧部修整术和外侧脚滑行术（外侧脚覆盖技术），以加固外侧脚并改善鼻尖旋转。

（4）放置外侧脚支撑移植物并进行缝合固定以纠正反折。

（5）用凿刀和粗锉刀减低驼峰。

（6）经皮横向截骨术和高-低-低的外侧截骨术，以保留梨状孔的下端。

（7）使用双侧撑开皮瓣行中鼻拱重建并增加鼻阀宽度。

（8）舌槽沟技术后移以增加鼻尖旋转。

（9）在鼻中隔尾端和内侧脚之间行鼻尖悬吊缝合术。

（10）使用跨外侧脚缝合术进行鼻尖上的加固。

（11）利用同种异体筋膜移植物使鼻背变得平滑。

手术结果

术后随访显示患者的鼻功能改善情况令人满意，患者本人对手术结果也十分满意。患者对于大笑时鼻尖的稳定性也感到满意。

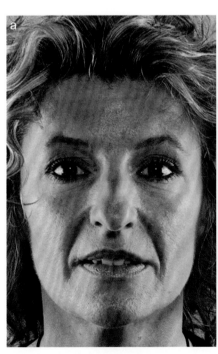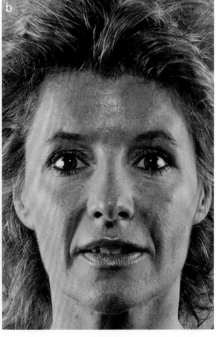

■ **图3.15** (a)病例3中的患者使用撑开皮瓣的缩鼻手术前；(b)术后；(c)术前侧面观；(d)缩鼻手术方案；(e)术后外观（静态时）；(f)术后外观（动态时）。多数患者在签署知情同意书后，都接受或赞同使用舌槽沟技术加强鼻尖突出度。(g, h)术前、术后基底面观

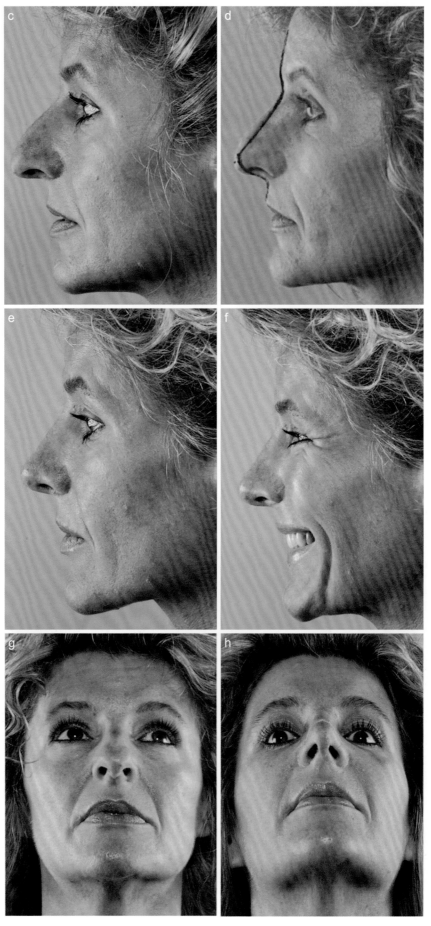

图 3.15（续）

3.3.4　病例 4：撑开皮瓣

患者是一名 38 岁男性，主诉鼻腔阻塞。虽然患者否认之前受到鼻外伤，但成年后出现了进行性加重的鼻气道功能障碍。患者希望同时改善鼻的功能和美观。体格检查发现患者存在骨拱偏斜及过大的张力鼻（图 3.16）。鼻内检查发现患者左侧内鼻阀阻塞，是因为存在一个铰链状的鼻中隔偏曲。检查右鼻腔时发现患者鼻中隔后段存在一个严重的凹陷畸形。在 150 Pa 的压强下行鼻腔测压示：右侧 248 ml/s，左侧 16 ml/s，这表示左侧几乎没有气流通过。术前的治疗方案包括鼻中隔成形术（很有可能是体外）、鼻背削减术（尽量不影响功能）、撑开皮瓣移植术以及截骨术。

手术步骤

（1）内入路鼻中隔成形术，同时行中央的黏膜下切除和右侧软骨刻痕（近横切）。

（2）使用筛骨移植物加固鼻中隔尾端，使用左边的撑开移植物加固鼻中隔背端，从而加强 L 形支撑。先用动力钻将筛骨移植物打薄，再在其上钻出多个钻孔以便于之后的缝合固定，这样制作一个垂直的筛骨移植物。

（3）切除偏斜的上颌骨嵴突和犁骨凸。

（4）鼻甲黏膜下烧灼，不造成鼻甲骨骨折。

（5）释放上外侧脚后，剪除软骨隆起。

（6）使用凿刀和粗锉刀修整骨性驼峰。

（7）内侧截骨术（旁矢状的）、横向截骨术和低到低的外侧截骨术。

（8）使用双侧撑开皮瓣进行中鼻拱重建和增加鼻阀支撑。

（9）使用下外侧脚头侧切除和不对称的外侧滑行技术（下外侧脚折叠覆盖技术），以增加鼻尖旋转并改善双侧的对称性。

（10）穹窿内和穹窿间的鼻尖缝合。

（11）跨外侧脚缝合。

（12）舌槽沟技术后移。

（13）使用同种异体筋膜移植物修饰鼻背。

手术结果

在 15 个月的随访中，患者对手术的美容效果很满意，但主诉右侧鼻塞。检查发现患者鼻中隔偏斜进入了右侧内鼻阀。最可能的解释是在 L 形支撑区域外的鼻中隔的过度刻痕。L 形支撑下的鼻中隔病灶的切除消除了气道阻塞。

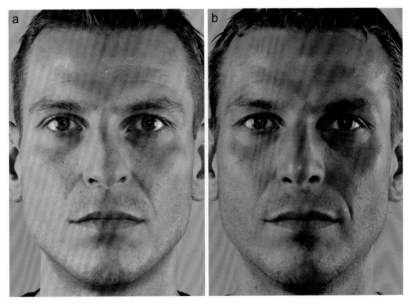

■ **图 3.16**　(a) 病例 4 中的患者术前正面观；(b) 术后正面观；(c) 术前侧面观；(d) 术后侧面观；(e) 术前基底面观；(f) 术后基底面观

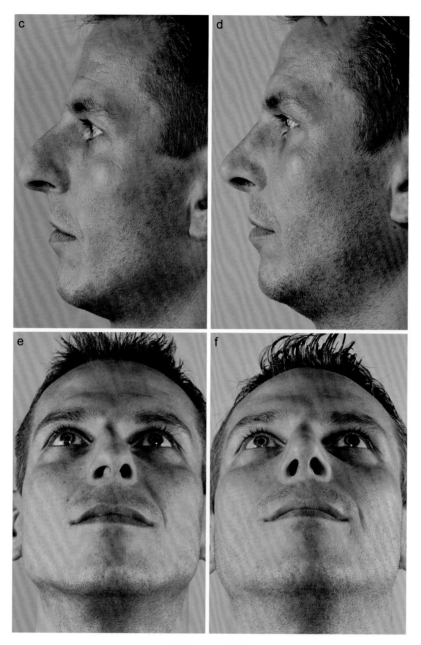

■ 图 3.16（续）

3.3.5　病例 5：复杂鼻翼畸形的功能矫正

　　患者是一名 47 岁女性，主诉鼻腔阻塞。体格检查发现患者鼻子扭曲并且塌陷，合并动态鼻阀塌陷（图 3.17）。外侧脚存在不对称的凹陷合并小叶狭窄。患者鼻小柱扭曲并向右侧移位，而鼻中隔的尾侧偏曲导致左侧脚的脚架移位到邻近的鼻前庭。手术治疗需要复位鼻小柱，并扩宽塌陷的鼻下侧壁。鼻的功能恢复目标优先于美学目标。

手术步骤

　　（1）获取鼻中隔移植物。

　　（2）鼻小柱支撑，以便增强鼻尖的支持。

　　（3）修整下外侧脚的头侧部。

　　（4）垂直穹窿分离。

　　（5）外侧脚的向前滑行与穹窿部重叠覆盖大约 8 mm。这有助于收紧并悬吊塌陷的外侧脚，并通过在左、右外侧脚之间建立对称的、相反的张力来稳定鼻尖三脚架。

　　（6）利用先前切除的头侧部对外侧脚行盖板移

植，以细化鼻子轮廓，改善其对称性，并加强下外侧脚。

（7）去除驼峰。

（8）撑开皮瓣移植。

手术结果

术后，患者鼻的功能效果和美容效果很好（见图 3.10f）。然而，我们改进了手术方案，包括施行 Gruber 式的水平褥式缝合，以加强矫直作用和外侧脚的稳定性。

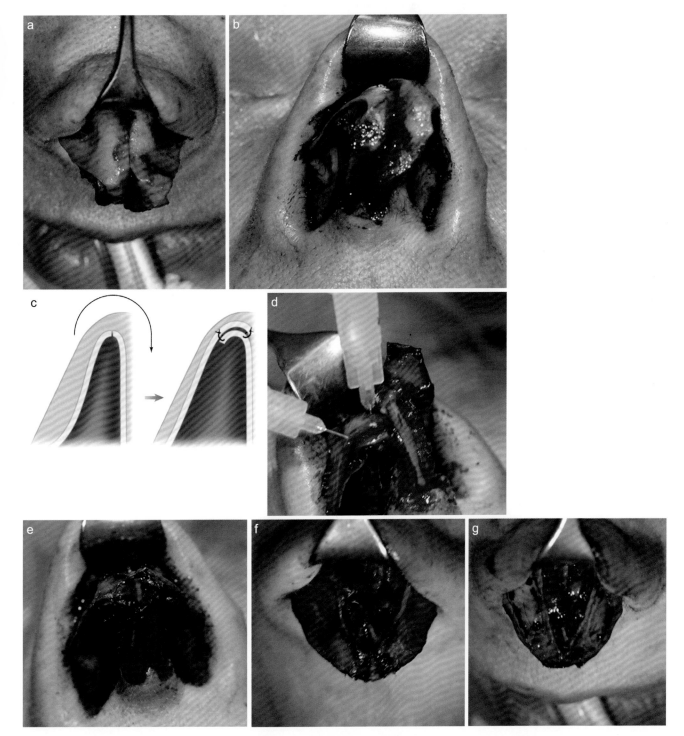

■ **图 3.17**　病例 5 中的患者，伴有严重鼻翼畸形。(a) 正面观；(b) 基底面观；(c) 穹窿重建的概念，即通过重叠中间脚和外侧脚，同时改善张力，打开穹窿，并降低鼻尖；(d) 在穹窿上滑动外侧脚以重叠中间脚，从而创建一个宽的、稳定的和刚性的穹窿，并有助于外侧脚凹陷的矫正；(e) 永久性缝合完成穹窿重叠；(f) 修整下外侧脚之前；(g) 外侧脚放置额外的板条移植物以修复凹陷畸形并加固外侧脚；(h) 同一患者术前正面观；(i) 术后正面观；(j, k) 术前、术后侧面观；(l) 术前静态观，复杂的鼻尖和鼻翼畸形；(m) 用力吸气状态下；(n) 术后效果

第
3
章

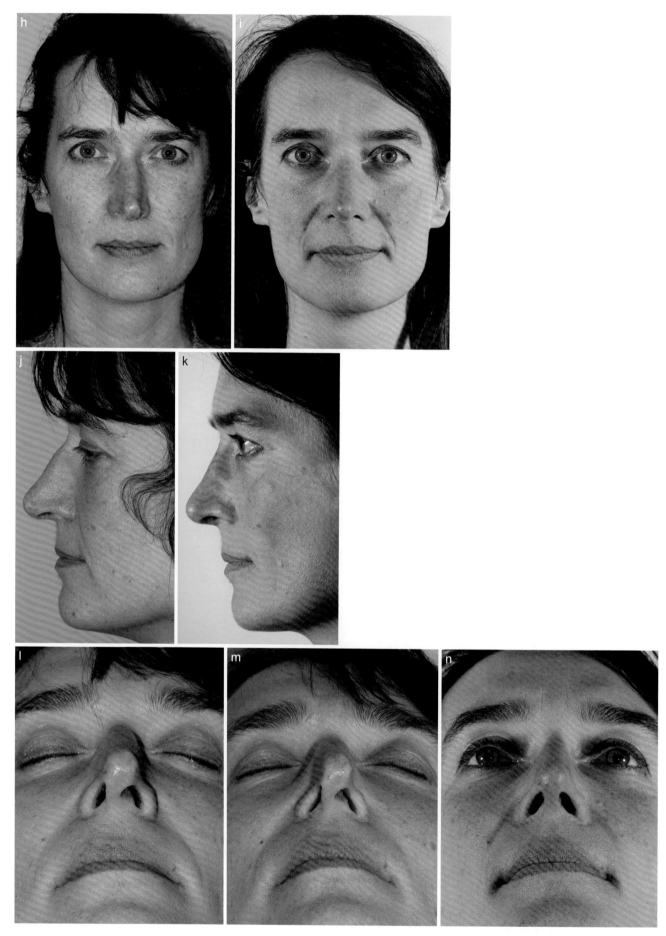

图 3.17（续）

3.3.6 病例 6：前鼻棘严重偏曲的功能矫正

患者是一名 16 岁女性，幼年时创伤后出现完全性左侧鼻腔阻塞、鼻背驼峰和骨性鼻锥向左侧偏斜（图 3.18）。检查发现患者存在一个铰链状的鼻中隔前部偏曲，导致左侧鼻腔通道完全性阻塞。我们同时也观察到患者存在右侧下鼻甲肥大。触诊前鼻棘时显示其向左偏离中线。Cottle 手法可使左侧鼻子呼吸正常，表明左侧鼻腔没有进一步的解剖性阻塞。在 150 Pa 的压强下行鼻腔测压示：右侧 184 ml/s，左侧 24 ml/s，显示左侧鼻腔完全阻塞。正常值为 300 ml/s。

治疗方案包括手术矫直鼻子，预期能恢复中线上鼻中隔尾端与鼻棘的关系。

手术步骤

（1）去除驼峰，包括降低鼻根高度。

（2）体外鼻中隔重建，其中鼻中隔下端成为新的鼻中隔背侧。

（3）再植前，把撑开移植物固定在重建的鼻中隔结构上。利用鼻骨远端的钻孔通过双侧缝合固定再植的鼻中隔，以重建键石区。

（4）下鼻甲黏膜下切除（右侧较大）。

（5）使用 5 mm 的平凿行截骨术，对错位的鼻棘进行复位。使用四孔的微孔板和微螺钉进行固定，这样复位的鼻棘就可以稳定在中线上。

（6）低到低的外侧截骨术和横向截骨术。不需行内侧截骨术，是因为扩大的驼峰去除创建了一个大的开放顶板。

（7）行穹窿和穹窿间缝合以细化鼻尖。

（8）舌槽沟技术后移联合软组织减量手术，以缩小鼻小柱的基底部。

手术结果

术后随访显示鼻中线矢状面得到重建，包括鼻小柱和鼻小柱基底部。功能上也有明显的改善。

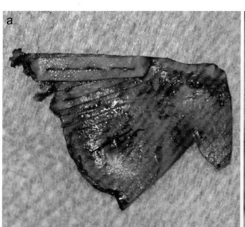
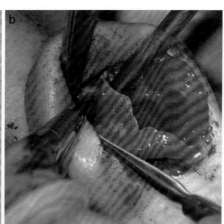
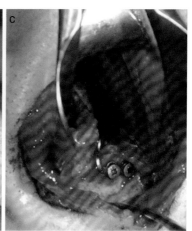
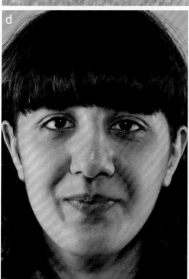
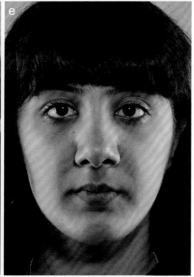

◻ **图 3.18** 病例 6 的术中照片。(a) 撑开移植物已经缝合在矫直的鼻中隔上，准备再植；(b) 前鼻棘在正中线上复位，并使用一个微孔板进行固定，两个螺钉固定在鼻骨底，一个螺钉固定在前鼻棘上；(c) 在右鼻骨尖上钻孔，以便将鼻中隔可靠地锚定在键石区；(d, e) 术前和术后正面观；(f, g) 术前和术后左侧面观；(h, i) 术前和术后基底面观

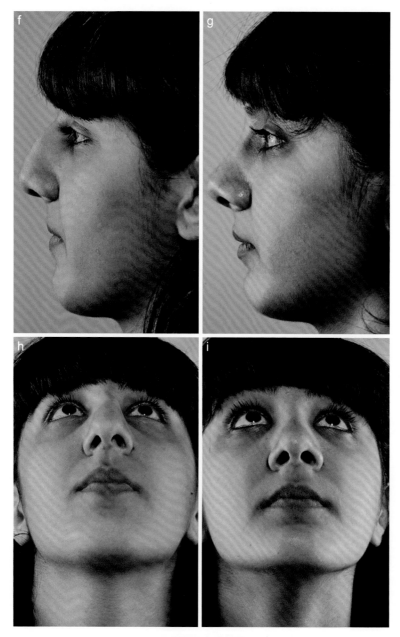

■ 图 3.18（续）

3.3.7　病例 7：平衡气道横截面和鼻部美观之间的关系

患者是一名 25 岁男性，主诉右侧鼻腔阻塞，鼻尖过宽（图 3.19）。检查发现，患者鼻尖过宽，鼻背不够突出，右鼻骨凹陷。鼻内检查发现，患者鼻中隔向右侧偏曲，左侧下鼻甲代偿性肥大。鼻腔测压证实右侧鼻气道功能障碍。治疗方案包括右侧鼻骨外折术，应用撑开移植物行体外鼻中隔重建术，以及鼻背增高的手术以改善侧面轮廓的美感并维持鼻背形态细长。

手术步骤

（1）体外鼻中隔重建术联合骨性鼻中隔骨刺切除。放置撑开移植物。使用林德曼横切骨钻在中鼻棘上形成一个钻孔，以便于再植的鼻中隔尾端缝合固定到中线上。鼻中隔的再植应在一个更靠近尾端的位置，以便于内侧脚的固定。

（2）左侧下鼻甲黏膜下切除以代偿中线上鼻中隔的复位。

（3）截骨术用于骨性鼻锥矢状面的重新排列。

（4）缝合固定新鼻中隔 / 撑开移植物结构到上外侧脚上。

（5）使用（来自左侧耳）颗粒耳软骨 -（同种异体）筋膜移植物增高鼻背。

（6）头侧部修整（非常坚固的软骨，没有下折皮瓣）。

（7）穹窿内和跨穹窿的鼻尖缝合。

（8）在鼻中隔背端和鼻尖下行鼻尖悬吊缝合。

（9）将内侧脚脚架固定于舌槽沟上并联合使用贯穿褥式缝合技术。

手术结果

2 年的随访显示，患者的鼻气道阻塞症状消除并获得了一个良好的美学效果。鼻尖上的丰满度存在轻微瑕疵，但在患者可接受的范围内。

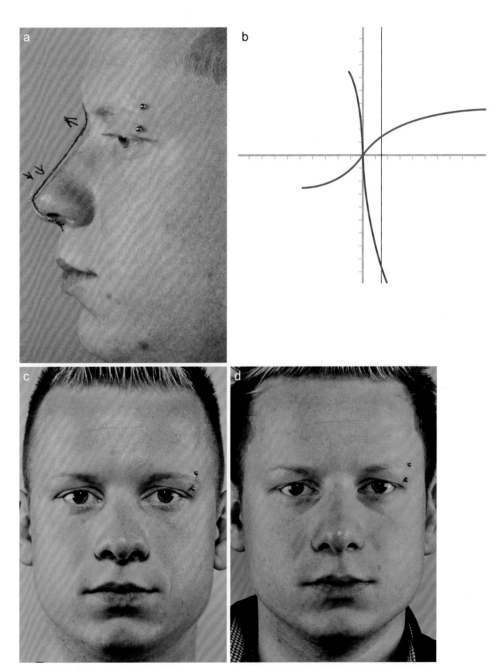

图 3.19　病例 7 中的患者。(a) 治疗方案是轻微地降低鼻尖上区的突出度，避免内鼻阀的减小及气道横断面的进一步缩小，改善美观。(b) 鼻腔测压显示右侧鼻气道曲线随着压力增加水平地延展，说明由于右侧前鼻中隔偏曲而存在严重的呼吸气流减少。尽管存在代偿性下鼻甲肥大，左侧鼻气道仍然开放。(c, d) 术前和术后正面观。(e, f) 术前和术后左侧面观。(g, h) 术前和术后基底面观

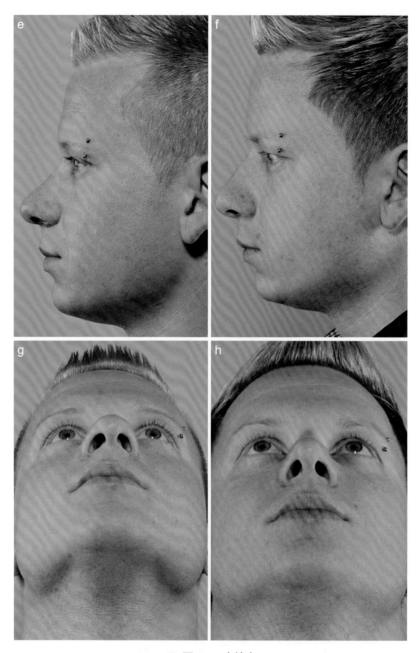

图 3.19（续）

推荐阅读

Ballert JA, Park SS. Functional considerations in revision rhinoplasty. Facial Plast Surg. 2008; 24: 348-57.

Boccieri A, Macro C, Pascali M. The use of spreader grafts in primary rhinoplasty. Ann Plast Surg. 2005; 55: 127-31.

Byrd HS, Meade RA, Gonyon Jr DL. Using the autospreader fl ap in primary rhinoplasty. Plast Reconstr Surg. 2007; 119: 1897-902.

Gruber RP, Park E, Newman J, Berkowitz L, Oneal R. The spreader fl ap in primary rhinoplasty. Plast Reconstr Surg. 2007; 119: 1903-10.

Neu BR. Use of the upper lateral cartilage sagittal rotation fl ap in nasal dorsum reduction and augmentation. Plast Reconstr Surg. 2009; 123: 1079-87.

Ozmen S, Ayhan S, Findikcioglu K, Kandal S, Atabay K. Upper lateral cartilage fold-in flap: a combined spreader and/or splay graft eff ect without cartilage grafts. Ann Plast Surg. 2008; 61: 527-32.

第 4 章　鼻修复术的功能方面

4.1　　减少侧壁支持　106

4.2　　手术原则　106

4.3　　病例研究　106

4.3.1　病例 1：撑开移植物和延伸的鼻翼板条移植物　106

4.3.2　病例 2：撑开移植物和鼻翼板条移植物　110

4.3.3　病例 3：截骨和撑开移植物　112

4.3.4　病例 4：截骨撑开　115

4.3.5　病例 5：强调鼻中隔支撑对鼻阀功能的重要性　116

4.3.6　病例 6：截骨撑开和鼻背缩窄　118

4.3.7　病例 7：撑开移植物和鼻翼板条移植物　119

4.3.8　病例 8：应用肋软骨和头侧内折皮瓣重建鼻中隔　122

推荐阅读　124

下鼻框架的柔韧性允许鼻子的形状可以发生一过性改变，一旦变形的力量消失，能够可靠地恢复到正常的静止轮廓。这种骨骼"记忆"是正常鼻生理的基础。深吸气时鼻阀部分塌陷，这是所有健康鼻子都有的现象，将正常（静止）的层流气流转变为更剧烈的湍流气流，以便在需要增加通气时，将吸入的空气与高处鼻黏膜血管更好地接触。反过来，黏膜接触增加可以更好地过滤、加湿并加温吸入的空气。黏膜充血加上扩张肌的活动变化，进一步调节气流速度与空气净化能力之间的平衡。然而，这种微妙的平衡经常在不经意间被鼻整形手术打破。很多情况下，刚被重新塑造的、通常是较小的鼻子在一开始能充分发挥作用，但随着愈合的力量逐渐扭曲因手术削弱的骨骼结构，鼻功能会慢慢退化。白天可能会出现鼻塞的症状，夜间由于睡眠时的仰卧姿势和活动量减少而使鼻子处于自然充血的状态，症状最严重。其结果往往是夜间发生严重的鼻功能障碍，典型表现为夜间张口呼吸、持续的咽喉干燥、烦渴和频繁的睡眠中断。

4.1 减少侧壁支持

毫无疑问，鼻部良好的反弹和结构"记忆"功能可能会因为鼻整形手术而受到损害。鼻功能障碍最常见的原因可能就是为了增强鼻尖和鼻尖上方的美感而施行的头侧修剪术，其中包括手术切除一个大的外侧脚头侧部（包括卷轴区）。由于卷轴区是上外侧软骨和下外侧软骨之间增强的解剖连接，它增加了下鼻侧壁的强度，并有助于防止鼻阀过早塌陷。过度切除头侧边缘包括卷轴区，会导致下鼻侧壁（向内侧塌陷）凹陷，导致破坏性的鼻阀功能障碍，常随着时间的推移而恶化。板条移植物的目的是消除外侧脚下垂，并加强薄弱的鼻侧壁以防止过早的吸气性塌陷。然而，板条移植特别是由耳软骨或肋软骨制成的较厚的移植物，通常会大大增加下鼻侧壁的厚度和重量，导致压迫内鼻阀和诱发过早的吸气性塌陷，尤其当移植物不能在鼻尖和梨状孔之间提供桥接作用时。虽然薄而轻的合成材料已被用来试图规避这些问题，但随之而来的是合成材料如高密度多孔聚乙烯（Medpor）导致的各种并发症。异物反应引起的瘢痕和炎症只会使已经充满挑战性的病例修复难度大大增加。

最后，复杂而微妙的鼻气道也容易发生功能障碍，伴有破坏性的鼻部驼峰降低。骨性梨状孔和

（或）软骨侧壁过度狭窄在美容方面是可取的，但功能受到了严重损害，甚至撑开移植物也无法抵消气道大小的损失。那些经历过这种医源性鼻气道功能障碍的患者通常更愿意接受稍大一些的鼻子，以换取正常的鼻气道功能，初次手术时需谨慎降低驼峰。

4.2 手术原则

鼻部功能性损伤的外科修复技术通常类似于初次鼻整形手术中使用的预防性技术。这些方法包括撑开移植物和（或）缝合技术以增加鼻阀开放度，板条或外侧脚延伸移植物以增加对梨状孔的支持，穹窿重建以扩大紧缩的穹窿，以及鼻中隔重建术治疗残余畸形或对前鼻中隔的支持不足。然而，增加鼻阀横断面积不仅包括增加鼻阀宽度，还包括修复降低的鼻中隔高度。必要时增大整个 L 形支撑或在现有的鼻背线上方使用突出的撑开移植物，比单独使用背侧盖板移植物更能有效地改善鼻阀开放度。鼻中隔软骨移植物对于气道重建可能是较好的选择，但是，如果残余矩形软骨术前被切取过多，则可能需要使用耳甲软骨或肋软骨等来替代。此外，鼻阀的二次扩大可能会受到纤维化和内衬挛缩的限制。在严重病例，不可能释放和展开内衬，插入复合（耳软骨）移植物恢复鼻阀开放显得更加必要。另外，游离口腔黏膜移植可以在支架稳定的情况下使用，但紧接着术后扩张大约 6 个月，直到挛缩风险消退。当结构稳定性欠缺时，需要进行骨性结构重建。在罕见病例中，岛状肌皮瓣也可以穿过鼻翼基底部的隧道，修复鼻前庭瘢痕性狭窄。

4.3 病例研究

4.3.1 病例 1：撑开移植物和延伸的鼻翼板条移植物

一位健康的年轻女性在既往鼻整形术后抱怨出现严重的鼻气道功能障碍。体格检查发现严重的鞍鼻凹陷和过深的上鼻翼沟槽（图 4.1）。触诊发现极短的鼻骨和开放的顶板畸形，并且在开放的顶板畸形中，中央筛骨复合体突出在过度切除的鼻骨上。鼻内检查发现双侧鼻阀塌陷，左侧尤甚，且轻度鼻吸气即可引起全动态鼻阀塌陷。之前患者还做了下鼻甲缩小。

鼻腔测压（150 Pa）结果：右侧是 16 ml/s，左侧是 34 ml/s，减充血后右侧是 19 ml/s，左侧是 50 ml/s。

这几乎可以认为是完全阻塞。

造成该患者鼻气道功能障碍的原因可能包括以下几方面：①内鼻阀功能障碍的主要原因是凹陷的外侧脚被过度切除；②伴随鞍鼻塌陷的中鼻拱鼻背的过度切除（破坏了帐篷状侧壁的稳定性）。手术计划包括：重建下外侧软骨、内鼻阀和软骨性鼻拱，增加鼻尖突出度，增高鼻背。

手术步骤

（1）应用向头侧延伸撑开移植物进行体外鼻中隔重建。

（2）经鼻骨钻孔再植鼻中隔并用缝线固定。

（3）获取双侧耳甲软骨。

（4）获取右耳屏软骨。

（5）应用部分鼻翼板条移植以增加梨状孔的侧壁支持。

（6）鼻尖成形术加垂直穹窿分离和缝合固定。

（7）放置盾牌移植物。

（8）获取颞肌筋膜。

（9）用筋膜包裹颗粒软骨盖板移植物填充鼻背。

手术结果

由于患者鼻呼吸完全恢复，尽管其外鼻尺寸略有增加，患者还是很满意。

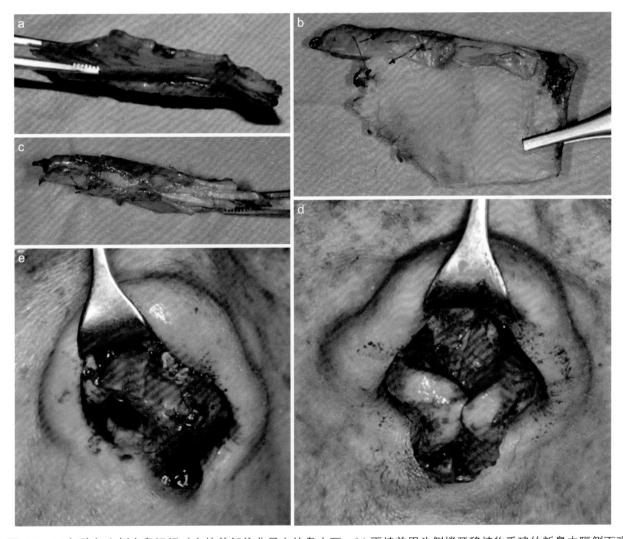

■ **图 4.1** (a) 切除与左侧内鼻阀相对应的前部偏曲最大的鼻中隔。(b) 再植前用头侧撑开移植物重建的新鼻中隔侧面观。通过多个骨性鼻中隔的钻孔缝合撑开移植物来填补开放的顶板。(c) 新鼻中隔的背侧观。鼻骨上打孔便于将结构缝合固定在键石区。(d) 扭曲的鼻翼软骨结构和过度切除的外侧脚。(e) 通过垂直穹顶分离和缝合矫正鼻轴。外侧脚支撑移植物已固定在其位置上。(f) 在梨状孔处放置外侧脚支撑移植物以增加支撑。在鼻翼沟上方标记出所需的移植物位置的轮廓。(g) 将移植物固定缝合到左外侧脚。(h) 颗粒软骨包裹在同种异体筋膜内，用于鼻背填充（见 Aufrich 牵引器下方）。(i) 正面观显示鼻翼沟凹陷和背侧高度不足。(j) 鼻修复术后 6 个月外观。(k, l) 术前和术后侧面观。(m) 术前基底面观。(n) 近距离的基底面观显示严重的内鼻阀内陷。(o) 术后

第
4
章

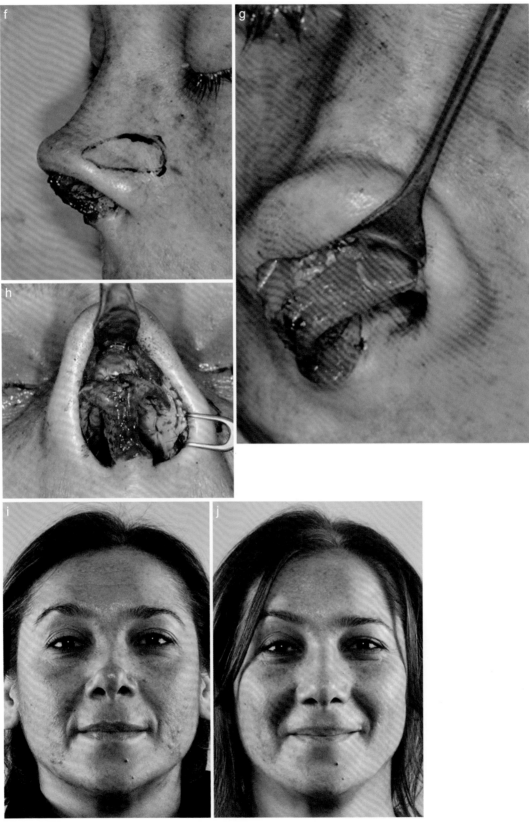

图 4.1（续）

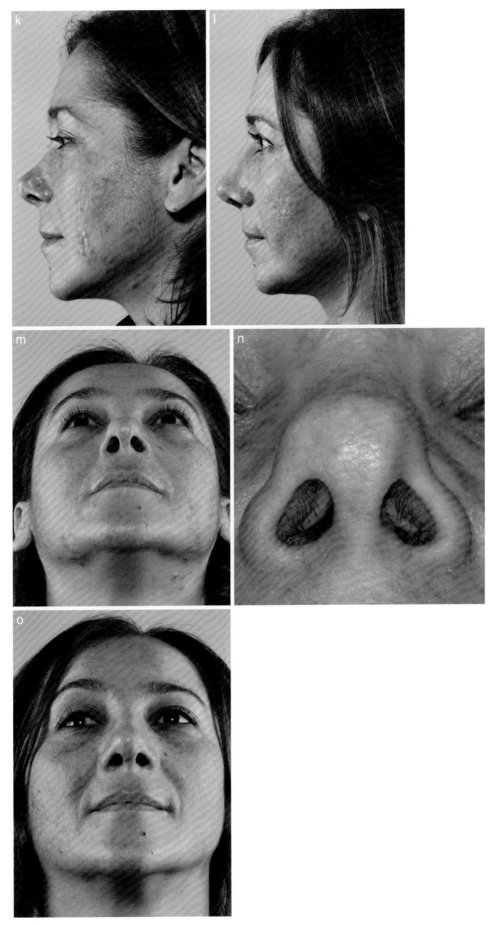

图 4.1（续）

4.3.2 病例 2：撑开移植物和鼻翼板条移植物

患者为一名 18 岁女性，鼻整形术后出现鼻气道阻塞及鼻尖、鼻根过度突出。体格检查发现其内鼻阀变窄，下外侧软骨严重反曲，疑被过度切除。修复手术方案包括扩宽和增大中鼻拱，而不仅仅是降低鼻尖和鼻根。通过这种处理，一个更宽的中鼻拱有助于解决功能缺陷，而一个较高的中鼻拱可以避免明显宽大鼻的视觉印象。重建下外侧软骨，以减少凹陷凹度（图 4.2）。

手术步骤

（1）获取鼻中隔软骨。

（2）放置撑开移植物。

（3）通过将上外侧软骨重新固定到背侧鼻中隔上来进行中鼻拱悬吊。

（4）穹窿及穹窿间缝合。

（5）垂直内折下外侧软骨头侧端，纵向划开，并跨越缝合。

（6）放置双侧板条移植物。

（7）用同种异体阔筋膜移植物填充鼻背。

手术结果

最终患者满意填充后的鼻子形态，同时呼吸也得到了改善。

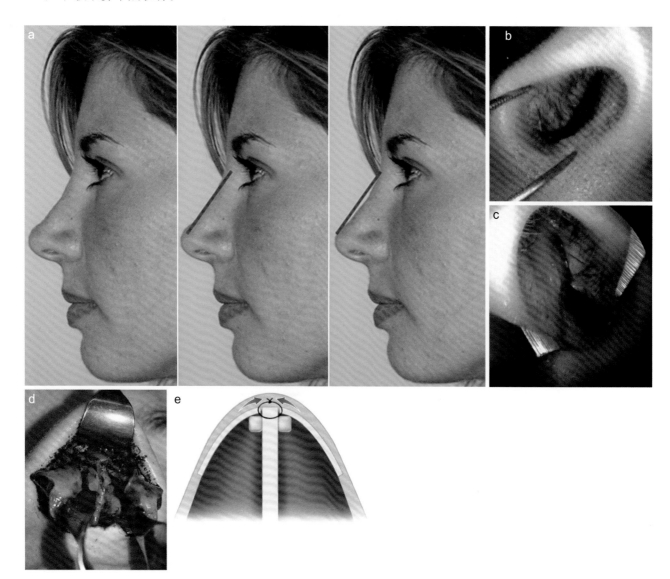

■ **图 4.2** (a) 左图，修复术前侧面观；中间图，患者期望的鼻子侧面观；右图，建议的鼻子侧面观。(b, c) 修复术前右侧鼻内观和左侧鼻内观。(d) 术中撑开移植物和上外侧软骨的缝线再固定。(e) 撑开移植物和上外侧软骨的缝线再固定示意图。(f) 下外侧软骨头侧部的 L 形呈直角内折，以预防软骨塌陷。(g) 水平褥式缝合鼻尖缩窄。(h) 鼻中隔软骨板条移植物。(i) 缝合到下外侧软骨的移植物。(j) 修复术前正面观。(k) 修复后正面观，气道功能得到改善。(l, m) 修复前和修复后侧面观。(n, o) 修复前和修复后基底面观，气道功能得到改善

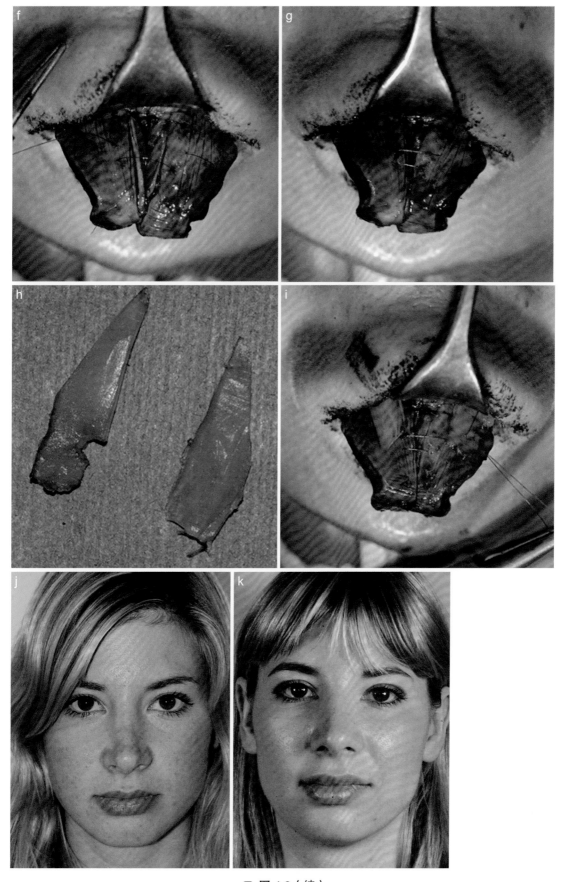

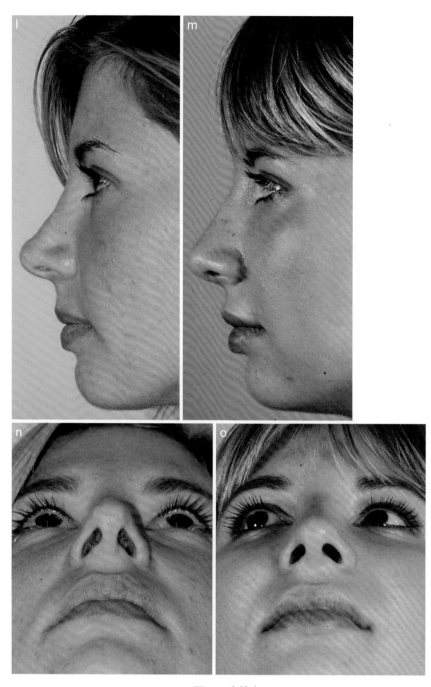

■ 图 4.2（续）

4.3.3　病例 3：截骨和撑开移植物

　　患者为一名 44 岁男性，患有血友病（图 4.3），有多次鼻部手术史（包括鼻中隔成形术）。他主诉鼻气道阻塞恶化和频发鼻窦炎性头痛。复发性额窦炎给予多疗程的抗生素治疗，导致伪膜性结肠炎，使得患者对进一步的治疗非常忧虑。由于其他外科医生拒绝对其再次进行手术，致使其焦虑情绪加重。体格检查发现其骨性鼻拱极度狭窄，右侧更明显。内

镜检查进一步证实了骨性鼻拱极度狭窄这一体征。手术方案包括拓宽骨性鼻拱以改善鼻气道阻塞和额窦通气。术前告知患者治疗失败的可能性较大。建议患者增加鼻尖突出度并填充鼻背，以减少鼻部过宽的视觉外观，并创建一个平衡的鼻部轮廓。

手术步骤

　　（1）获取左侧耳甲和耳屏软骨。

　　（2）矢状旁正中截骨、横向截骨、低到低的外

侧截骨，打开骨基部和顶板。

（3）放置延伸的蝶形撑开移植物，以保持骨性鼻拱的扩大。

（4）放置鼻中隔延伸移植物，通过舌槽沟缝合支撑鼻尖。

（5）切除鼻尖上区的瘢痕性软组织。

（6）将同种异体筋膜包裹的块状软骨放置在鼻背。

手术结果

患者术后病情平稳。通过联合使用凝血因子替代治疗及带有止血涂层的充气性鼻填塞物，避免了鼻出血。在长期随访中，患者诉鼻气流明显改善，鼻窦感染明显减少，因鼻部问题造成的焦虑感也明显减轻。

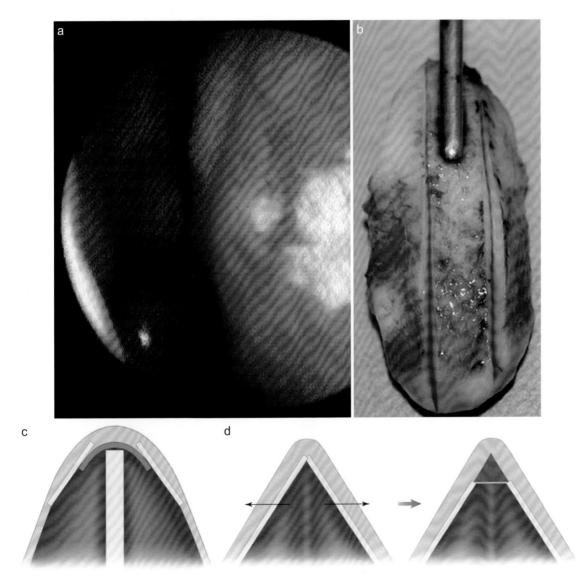

● 图 4.3　(a) 内镜观察示上气道狭窄；(b) 蝶形撑开移植物；(c) 示意图显示鼻背侧壁下的移植物位置；(d) 截骨打开的示意图，用于增加气道，随后填充鼻背，以保持较细的正面轮廓；(e) 修复前正面观显示不对称的、缩窄的骨性鼻阀和中鼻阀；(f) 修复后正面观；(g, h) 修复前后侧面观；(i, j) 修复前后基底面观

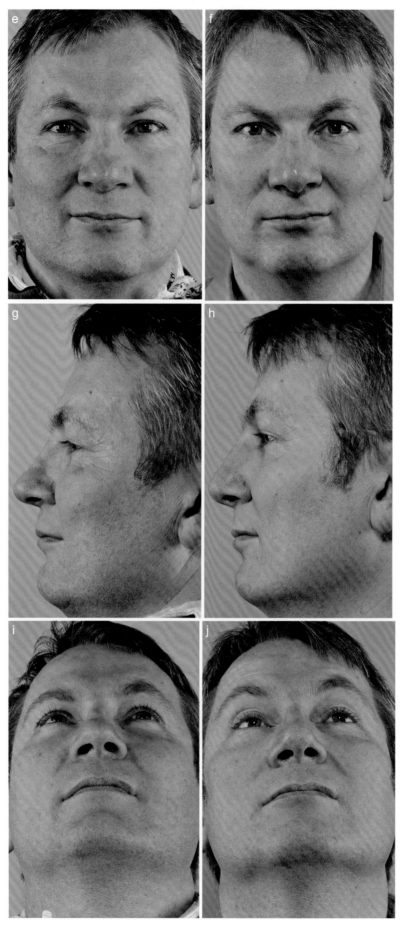

■ 图 **4.3**（续）

4.3.4　病例 4：截骨撑开

患者为一名 20 岁男性，13 岁时曾有鼻部钝挫伤史，此次初诊计划进行鼻整形手术。外观检查（图4.4a）提示很可能先前存在鼻中隔血肿并伴有鼻中隔突出度缺失，但鼻内检查仅显示完整的矩形鼻中隔，伴有较严重的左侧偏曲和轻微的尾侧鼻中隔下端偏斜。左侧鼻骨凹陷，而鼻腔测压正常。最终患者不同意诊断评估，转而去其他地方治疗。

此次咨询 4 个月后，患者返回我院，主诉对鼻整形手术结果不满意，而且造成严重的呼吸障碍。检查发现鼻拱过度切除、缩窄伴有持续的左侧鼻骨凹陷（图 4.4b）。还观察到鸟嘴畸形，鼻内检查发现内鼻阀和鼻腔狭窄。用一个小的剥离子来扩大上部鼻阀模拟撑开移植物可以显著改善呼吸，故说服患者进行鼻下侧壁的加宽。重复的鼻腔测压（150 Pa）结果为：右侧 80 ml/s，左侧 416 ml/s。

修复手术被推迟到初次鼻整形手术 1 年之后。治疗建议包括扩大软骨鼻拱和骨性鼻拱，必要时截骨，以及通过降低鼻中隔前端的鸟嘴畸形和填充鼻背来重置鼻背轮廓。

手术步骤

（1）获取左侧耳甲和耳屏软骨。
（2）切除鼻尖上区皮下瘢痕组织和双侧截骨撑开。
（3）通过相互弯曲的鼻中隔延伸移植物来伸直鼻中隔。
（4）减小左下鼻甲的头侧。
（5）采用贯穿缝合法将内侧脚通过舌槽沟技术固定到鼻中隔延伸移植物上。
（6）用异体阔筋膜包裹颗粒软骨进行鼻背填充。

手术结果

术后患者鼻呼吸正常。检查发现鼻背和正面观鼻轮廓改善。

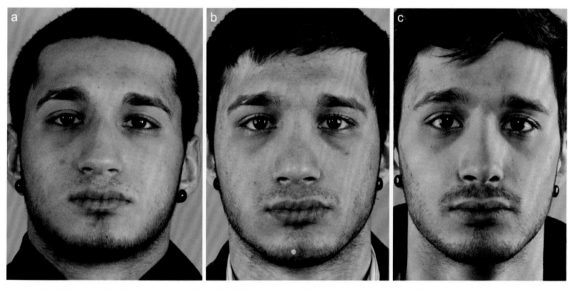

图 4.4 (a) 首次咨询时的正面观；(b, c) 修复前后正面观；(d) 首次咨询时的左侧面观；(e, f) 修复前后左侧面观；(g) 首次咨询时的基底面观；(h, i) 修复前后基底面观

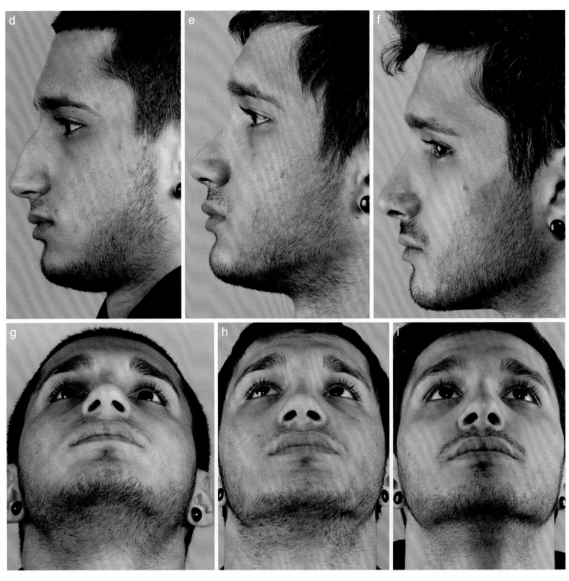

□ 图 4.4（续）

4.3.5 病例 5：强调鼻中隔支撑对鼻阀功能的重要性

患者是一名 32 岁女性，因鼻气道阻塞及鼻部畸形需要接受修复手术（图 4.5）。患者诉年幼时鼻部受过外伤，12 岁时手术失败，23 岁时手术再次失败。检查发现其鼻尖不对称并有明显鼻尖上区凹陷。鼻背部盖板移植物也有明显的边缘轮廓感。鼻内检查发现鼻中隔尾侧缺失，一个大的鼻中隔穿孔后面有严重的后部鼻中隔偏斜。鼻翼软骨也出现了畸形。

治疗方案包括鼻中隔 L 形支撑重建，以恢复鼻背侧和尾侧的鼻中隔突出度，修复鼻中隔穿孔，重建鼻尖，以及填充让鼻背平滑。该病例说明了鼻中隔支撑对鼻阀的重要性。

手术步骤

（1）获取左侧耳甲和双侧耳屏软骨。

（2）取出原有的鼻中隔软骨盖板移植物。

（3）采用经鼻顶部、鼻侧壁、鼻中隔周围及鼻底的黏膜推进皮瓣进行鼻中隔穿孔修补术（经开放切口入路）。采用锐利的金属吸引剥离器可使黏膜软骨复合组织瓣的分离变得容易。插入扁平的耳甲软骨移植物并应用外翻缝合法有助于防止复发。

（4）黏膜下骨性下鼻甲切除术，以消除鼻中隔穿孔引起的鼻甲肥大。

（5）使用鼻背盖板移植物，放置鼻中隔延伸移植物。用对侧筛骨夹板移植物在鼻棘左侧和上颌嵴处进行钻孔固定，以防止移位。

（6）采用双层耳甲软骨移植物桥接键石区与上

鼻中隔延伸移植物，进行鼻背部 L 形支撑的重建。

（7）正中旁矢状截骨术（左侧小块骨楔形切除术）、横向截骨术和低到低的外侧截骨术。

（8）头侧部下折皮瓣，以矫正下外侧软骨凹陷并提高其强度。

（9）下外侧软骨重叠技术（所谓"滑形技术"）修复垂直的穹窿分离。

（10）通过舌槽沟技术将内侧脚固定于鼻中隔延伸移植物上以改善鼻尖支撑。

（11）用同种异体筋膜包裹的颗粒软骨进行鼻背填充。

（12）采用耳屏软骨制作盾牌移植物，以增加鼻尖的突出度和反旋转度。

（13）同种异体筋膜盖板移植填充薄的鼻尖皮肤。

手术结果

患者诉术后鼻功能比以往任何时候都好。鼻尖稍微向右偏斜，鼻的外观也有了很大改善。鼻尖移位很可能是由于不对称的 L 形支撑固定于鼻棘造成的。

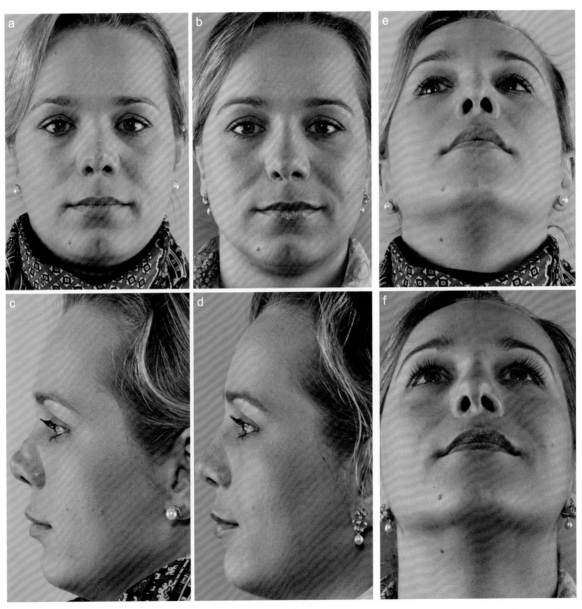

■ **图 4.5** 患者曾受外伤并接受了两次鼻整形手术。(a, b) 术前和术后正面观；(c, d) 术前和术后侧面观；(e, f) 术前和术后基底面观

4.3.6　病例 6：截骨撑开和鼻背缩窄

患者为一名 38 岁女性，主诉 3 年前接受鼻整形术后出现持续性鼻气道阻塞（图 4.6）。我们为其施行了初期的驼峰切除和气道改善手术。为了让患者可以更通畅地呼吸，我们矫正了鼻中隔，缩小了鼻甲，并应用撑开移植物在整体空间非常有限的鼻腔中打开十分狭窄的气道。患者认为以上手术是一个部分成功的功能性手术，但要求进一步改善，同时她抱怨与她以前的外表相比，现在的鼻背变得更宽了。

检查发现患者的骨性鼻锥基底部存在持久性狭窄，而骨性和软骨性鼻背现在则显得过宽。在之前的横向截断鼻尖成形术后，鼻尖显得略为突出，虽然已经对其进行削减（外侧脚窃取技术），但鼻小柱 - 上唇角仍然太过圆钝。

手术方案：截骨打开骨性鼻锥的基底部，同时缩窄鼻背，并通过改变鼻尖 - 鼻背的关系来改善鼻子侧面轮廓，然后缩减鼻小柱的下端，以获得一个匀称且美观的外形。

手术步骤

（1）横向再截骨术和外侧再截骨术。

（2）打开骨性鼻锥的基底部。在鼻缝点处使用经骨环扎缝合，以闭合骨性顶盖。

（3）从鼻中隔分离撑开皮瓣，并用双侧的划痕切口进行调整。采用 U 形缩紧缝合调整撑开皮瓣。

（4）使用供区筋膜的小条作为充填物，使患者的侧面轮廓（鼻根、鼻尖上、鼻尖下）变得流畅。

（5）在鼻小柱基底部削减膜性鼻中隔，以限制内侧脚踏板，改善之前的舌槽沟手术操作。

手术结果

为了稳定截骨效果，鼻腔海绵填塞物需保留 4 天以上。

术后，患者表示鼻气道功能良好，并对美容效果感到满意。

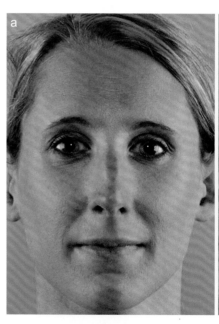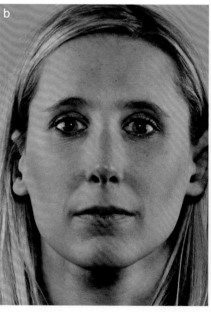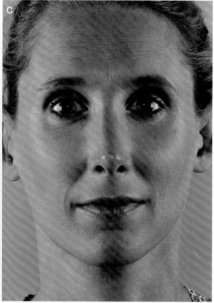

◎ 图 4.6　初次鼻整形术后 1 年，骨性和软骨性鼻背显得过于宽大，而侧壁和梨状孔在基底部的宽度则显得太窄，这也是检查时发现患者呼吸方面残留有问题的主要原因。患者的一系列照片展示了二次修复手术术后朝向最终结果的发展变化情况，包括截骨撑开手法和闭合开放的顶板，以及通过二次划痕（修薄）和缝合调整来缩窄之前的撑开皮瓣。(a) 最初的正面观；(b) 上一次鼻整形术后的正面观；(c) 二次修复手术后的正面观；(d) 最初的侧面观；(e) 上一次鼻整形术后的侧面观；(f) 二次修复手术后的侧面观；(g) 最初的基底面观；(h) 上一次鼻整形术后的基底面观；(i) 二次修复手术后的基底面观

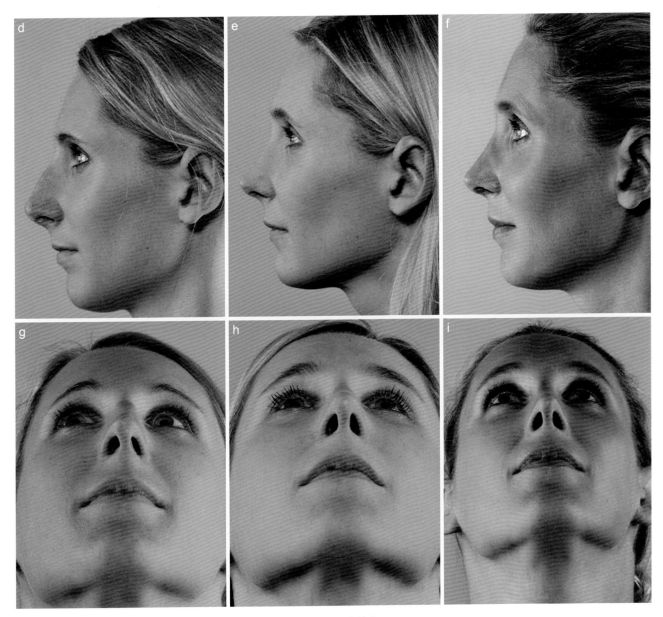

■ 图 4.6（续）

4.3.7　病例 7：撑开移植物和鼻翼板条移植物

一名 32 岁的患者（图 4.7）之前已经接受了 4 次鼻整形手术，最后一次手术中还植入了多孔聚乙烯移植物来稳定鼻翼。他有持续性的呼吸障碍，并受到鼻畸形的困扰。他存在骨性鼻背过低、鸟嘴畸形、鼻小柱退缩、双侧鼻孔不对称、鼻中隔偏斜和右侧内鼻阀狭窄。同种异体移植物放置部位距离头侧太远，右侧鼻翼也没有支架结构来支撑。鼻中隔内缺乏移植物。

鼻腔测压（气压 150 Pa）结果显示右侧 92 ml/s，左侧 204 ml/s，右侧有严重的呼吸障碍，左侧有轻度的呼吸障碍（无减充血）。

手术方案：创建稳定的 L 形鼻小柱框架，使用撑开移植物开放内鼻阀，使用自体移植物替换异体的鼻翼移植物，增高鼻背以获得一个匀称的侧面轮廓和一个窄的顶板。

手术步骤

（1）获取肋软骨。

（2）获取颞深筋膜。

（3）去除一个从一边到另一边的桥接鼻翼和鼻尖的多孔聚乙烯植入物，从右侧鼻翼植入的一个额外的多孔聚乙烯移植物，从鼻尖植入的一个固体硅胶移植物，以及大量的瘢痕组织。

（4）使用一个加固的双层肋软骨移植物行前鼻中隔重建，该移植物是从先前鼻中隔重建中分离的肋软骨中获取的。我们把它放置得更靠前，以使鼻小柱的外观正常。该移植物像一个倒"Y"字一样放置在上颌嵴的前方、缺失的前鼻棘下方，然后通过一个穿过上颌嵴的钻孔进行缝合固定。

（5）先前鼻背软骨重建术中的一个骨软骨移植物被保留，因为它很牢固并被放置在一个比较直的位置。但是，它被两个撑开移植物延伸并在远端固定鼻中隔和鼻小柱支撑，防止头端旋转而缩短鼻子。

（6）在支架上缝合患者原有的鼻翼软骨来进行鼻尖重建。

（7）在更靠近鼻翼基底部尾侧的位置放置两片对称的、弯曲的薄肋软骨移植物以支撑鼻翼。

（8）使用自体阔筋膜包裹的颗粒软骨来填充鼻背，以平衡鼻尖突出度的增加。

手术结果

患者的鼻呼吸功能明显改善，鼻子外形恢复正常。由于在鼻小柱底部缝合固定了支撑物，其底部出现了意外"咔嚓"现象。

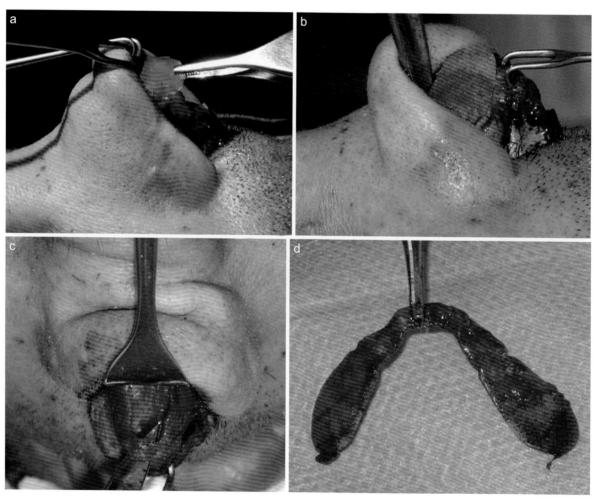

◘ 图4.7　病例7中的鼻修复患者。(a) 去除硅胶移植物；(b) 暴露高密度多孔聚乙烯 (HDPP) 的鼻翼框架；(c) 取出之前，HDPP移植物仍然存在，在移植体顶端下方可以看到剪刀的尖端；(d) 去除HDPP移植物，目的是使展开的移植物和双侧板条移植物同时起作用，但最终都不起作用；(e) 去除额外的移植物：鼻尖硅胶盖板移植物、右侧鼻翼HDPP板条移植物；(f) 放置由先前的肋软骨鼻中隔替换移植物制成的鼻小柱支撑物，在前鼻棘上缝合固定移植物；(g) 把新的肋软骨板条移植物雕刻成弧形以备移植之用，由鼻小柱支撑物支持；(h, i) 修复手术前后的正面观；(j, k) 修复手术前后的左侧面观，使用筋膜包裹颗粒软骨移植物进行鼻背填充；(l, m) 修复手术前后的基底面观

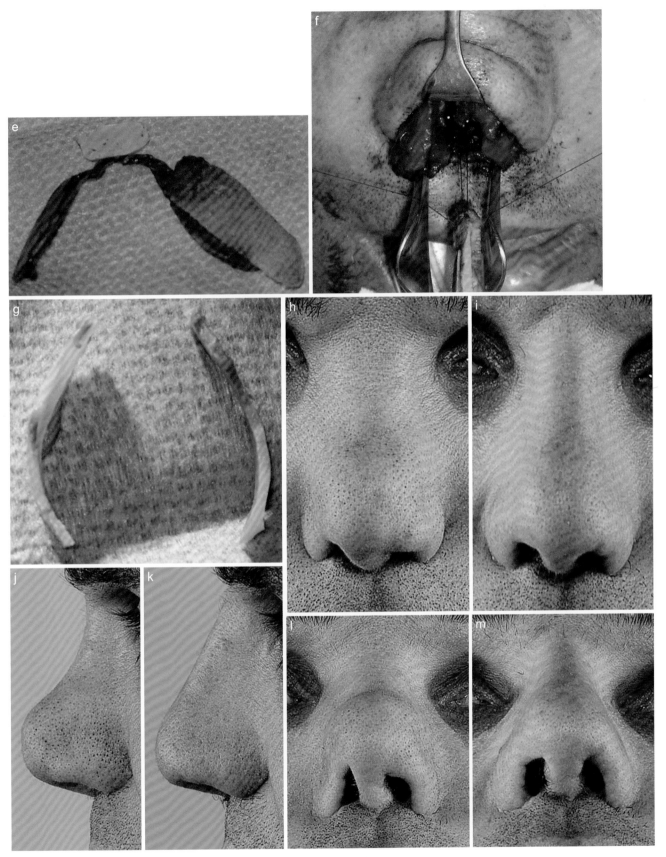

4.3.8 病例 8：应用肋软骨和头侧内折皮瓣重建鼻中隔

患者是一名 28 岁女性（图 4.8），就诊时主诉 12 年前有鼻外伤史。3 年后，她接受了鼻中隔成形术及息肉切除术。随后她出现严重的鞍鼻畸形。4 年后，她接受了隆鼻手术。5 年后，她首次来求诊，鼻尖上区仍然呈马鞍状。她要求进行鼻修复手术，以进一步填充鼻背并增加鼻尖突出度。

患者未感觉到呼吸障碍，但客观的鼻测压数据显示右侧呼吸减少 1/3（右侧 208 ml/s，左侧 348 ml/s）。

我们计划用鼻中隔延伸移植物（类似于鼻小柱支撑物）来延长短鼻和鼻小柱的长度，预计其高度将有助于增加鼻尖突出度。因此，鼻尖上区的鞍状畸形会继续加重，需要进一步填充。将撑开移植物固定在鼻背较高位置，比鼻中隔和上外侧软骨高 2~3 mm，固定在增高的鼻中隔上。这是一个由筋膜包裹颗粒软骨盖板移植物完成的美学鞍鼻矫正手术，同时改善了鞍鼻的功能。撑开移植物用于固定鼻中隔延伸移植物，因为它们延伸超过了鼻中隔前角，如同双侧夹板（延伸撑开移植物）。

手术步骤

（1）获取肋软骨（右侧第 9 肋）。

（2）获取颞筋膜。

（3）去除不稳定的原鼻背盖板移植物，为新的鼻背盖板移植物的整合创造更好的条件。

（4）前鼻中隔重建术：采用整块肋骨移植物，底部裁剪成倒"Y"形。4-0 聚丙烯缝线经移植物右支穿入，然后通过上颌嵴上的钻孔，最后经移植物的左支（在 3 点方向固定防止脱位）将其缝合固定。

（5）采用整块肋骨移植物重建中隔背部，两端劈开，采用舌槽沟技术将一侧固定于残余的鼻中隔关键部位，另外一侧与前部支撑物固定以形成稳定的 L 形支架。没有发现可用于固定撑开移植物的鼻中隔，除了有瘢痕的残余物，也无上外侧软骨。

（6）在这种特殊情况下，单侧截骨术是矫正骨性鼻锥偏斜的有效方法。

（7）下外侧软骨头侧部 1/3 呈直角的内折用于矫直和稳定（L 形）的外侧脚凹陷。

（8）采用筋膜包裹颗粒软骨移植物进行额外的鼻背增高。

（9）通过细化鼻尖使穹窿对称。

手术结果

术后 9 个月，患者的鼻呼吸基本正常，对鼻整形术的结果非常满意。

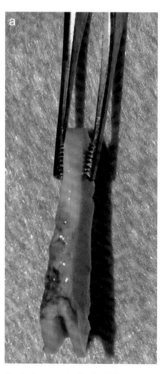
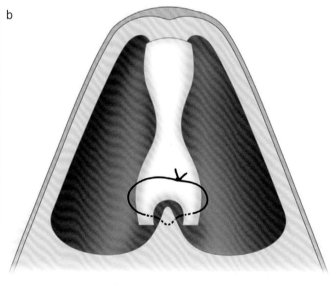

○ **图 4.8**　(a) 鼻中隔 - 鼻小柱支撑物；(b) 在前鼻棘顶部或在前鼻棘正下方的上颌嵴上锚定示意图，显示缝线穿过支撑的一侧、骨头上的钻孔以及支撑的另一侧；(c) 插入鼻背移植物；(d) 应用舌槽沟原理，将鼻背"三明治"移植物固定在鼻小柱移植物上；(e, f) 修复前后的正面观；(g, h) 修复前后的左侧面观；(i, j) 修复前后的基底面观

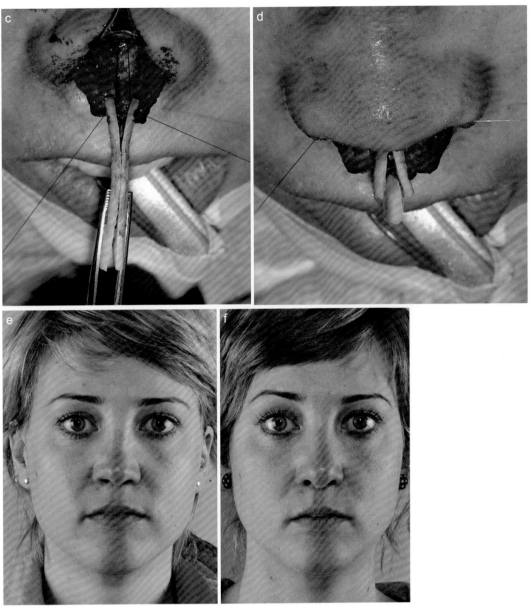

图 4.8（续）

第 4 章

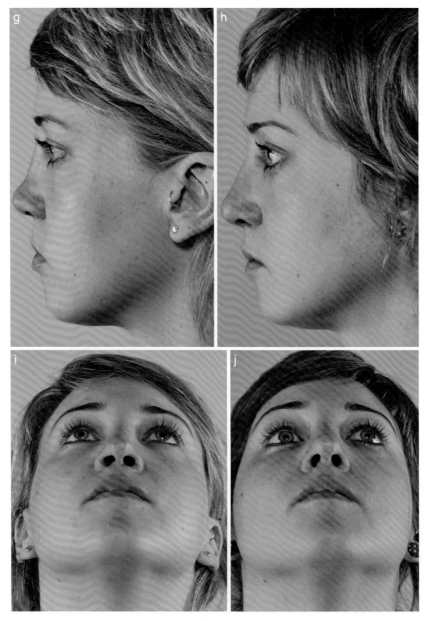

图 4.8（续）

推荐阅读

Maring VP, Landecker A, Gunter JP. Harvesting rib cartilage grafts for secondary rhinoplasty. In: Gunter JP, Rohrich RJ, Adams WP, editors.

Dallas rhinoplasty. 2nd ed. St. Louis: Quality Medical Publishing; 2007. p. 705.

Toriumi DM. Structural approach to rhinoplasty. Facial Plast Surg Clin North Am. 2005; 13: 93-113.

第2篇：外鼻

第 5 章　鼻背的初次降低　126

第 6 章　鼻背的再修复矫正（包括鸟嘴畸形）　161

第 7 章　鼻背的初次填充　207

第 8 章　鼻背的再次填充　242

第 5 章 鼻背的初次降低

5.1 　 手术原则 　127

5.2 　 病例研究 　133

5.2.1 　 病例 1：应用电钻降低较小的驼峰 　133

5.2.2 　 病例 2：应用复合技术降低驼峰 　135

5.2.3 　 病例 3：应用骨凿和降低鼻尖突出度的外侧滑行技术缩小
巨大鼻 　138

5.2.4 　 病例 4：鼻背降低联合体外鼻中隔重建 　140

5.2.5 　 病例 5：鼻背降低外加撑开移植物 　142

5.2.6 　 病例 6：缩小巨大鼻联合体外鼻中隔重建 　144

5.2.7 　 病例 7：撑开移植物联合撑开皮瓣扩宽内鼻阀 　146

5.2.8 　 病例 8：过高的鼻背合并突出度较低的鼻尖 　148

5.2.9 　 病例 9：巨大鼻缩小联合体外鼻中隔重建 　149

5.2.10 病例 10：巨大鼻合并下颏发育不全：鼻缩小成形术联合外侧脚覆
盖（滑行）技术、舌槽沟技术、撑开皮瓣和隆颏术 　152

5.2.11 病例 11：鼻缩小成形术联合体外鼻中隔重建术加鼻棘缩短术 　154

5.2.12 病例 12：鼻背过高、鼻尖过突合并鼻过长 　156

5.2.13 病例 13：鼻背降低联合隆颏术 　158

推荐阅读 　160

5.1　手术原则

大多数寻求鼻整形术的患者都希望鼻部外形得到改善。事实上，80%以上的鼻整形患者寻求降低鼻部轮廓的鼻整形术，因为他们觉得他们的鼻部轮廓太突出。然而，首先需要确定患者为什么会有这种感觉，因为有许多不同的原因导致鼻部过度突出。正确的描述至关重要，因为鼻畸形的错误分析可能导致治疗不当及患者的不满。问题仅仅是一个简单的鼻背驼峰过度突出吗？或者整个鼻部轮廓过度突出吗（包括鼻尖，例如巨大鼻）？另外，过度突出是由于张力鼻畸形造成的吗（即过度突出的鼻中隔引起中穹窿的挤压和鼻孔的过度延伸）（图5.1）？

典型的鼻部驼峰是由过度突出的软骨性鼻背和骨性鼻背组成的。另外，过度突出可局限于骨部分或者软骨部分。后者被认为是一种特发的鸟嘴畸形。

对于手术降低鼻背的方法，有不同的治疗选择。然而，无论采用何种方法，都应首先将鼻黏膜从软骨驼峰下剥离，以显露上外侧软骨与背侧鼻中隔的交界处。这就是所谓的黏膜外剥离，保留保护性的黏膜屏障可稳定整个覆盖的移植材料。同时减少驼峰切除后的挛缩。在大多数情况下，我们采用开放术式降低鼻背。我们首先将膜状鼻中隔分开，以露出尾侧鼻中隔的主要边缘。然后我们将外软骨膜与内软骨膜剥离开来。鼻中隔黏膜的组织学分析已证实存在两层软骨膜（Pirsig and Fisher，1982）。内层紧贴在软骨基质上，而外层则更容易被剥离以进行皮瓣分离。

外软骨膜提供了一个相对无血的解剖平面，并且在鼻中隔瓣中产生的损伤较少，因此我们在外软骨膜中剥除鼻中隔软骨。进入正确的平面后，使用吸引剥离器可以很容易地进行黏膜外剥离（图5.2）。我们使用的器械是由Haraldsson（Medicon eG，Tuttlingen，德国）研发的。它有一个半锋利的尖端和一个旋转手柄。这种器械使我们可以安全快速地剥离黏膜，甚至不需要直视。

多年来，我们一直使用复合（或整块）切除术去除驼峰（图5.3）。用11号刀片横断软骨驼峰，起始尾端在驼峰的远侧边缘，末端在骨软骨交界处头侧，最后切断至所需高度。横断左侧上外侧软骨、背侧鼻中隔和右侧上外侧软骨。在切除软骨驼峰的所有三部分后，我们在新形成的间隙处插入一个锐利的凿子，接触骨性驼峰的下端。一旦确定了合适的方向，我们就横断骨性驼峰并完全整块地切除。我们不主张使用截骨器切除骨性驼峰，因为截骨的动作更容易误伤鼻骨。用较长的、扁平的、刀刃锋利的凿子像刀一样切割可以有效避免过度切除（图5.4）。但是，

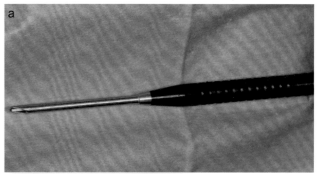

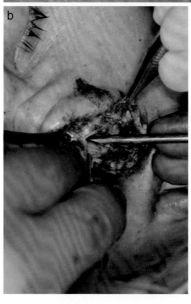

◧ 图5.2　带旋转手柄的吸引剥离器

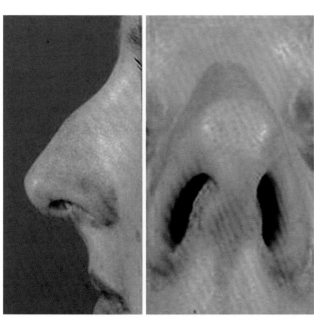

◧ 图5.1　张力鼻，鼻孔拉长

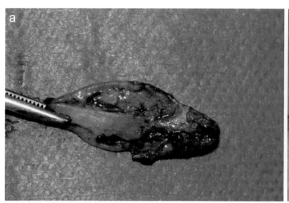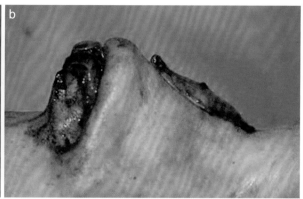

● 图 5.3　切除整块驼峰

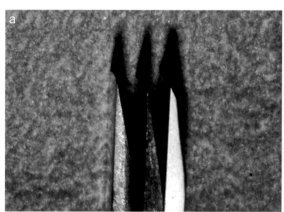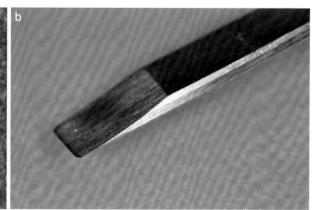

● 图 5.4　带有长扁平刀片的骨凿

每次使用前将刀片磨锐利是很重要的，因为它容易变钝。该复合切除技术的一个主要优点是通过切除驼峰产生较大的复合组织块。必要时，切除的驼峰可用电钻修整，以制作盖板移植物，该移植物是鼻背部精细化的理想原料。移植物可用来覆盖小的轮廓不规则，或掩盖开放顶板畸形（图 5.5）。这种技术的主要缺点是切除了融合到骨性驼峰下方的上外侧软骨。切除一个高大的骨性驼峰可能会造成骨软骨

开放顶板，进而导致潜在的鼻缝点表面轮廓不规则。

部分切除技术作为整块切除的一种替代方法，可用于背部驼峰的去除。由于该技术比较容易，也比较精确，它已成为我们去除驼峰的首选技术（图 5.6）。在完成外黏膜分离后，我们将上外侧软骨从背侧鼻中隔分离出来，分别处理鼻背软骨的每个解剖成分（即劈裂技术）。首先，我们用直剪刀将背部鼻中隔降低。除非我们计划用撑开皮瓣重建中鼻拱，

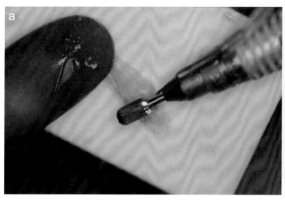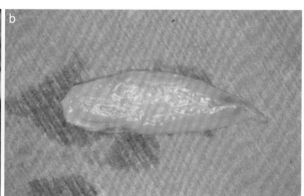

● 图 5.5　修饰的驼峰作为重新插入的鼻背盖板移植物

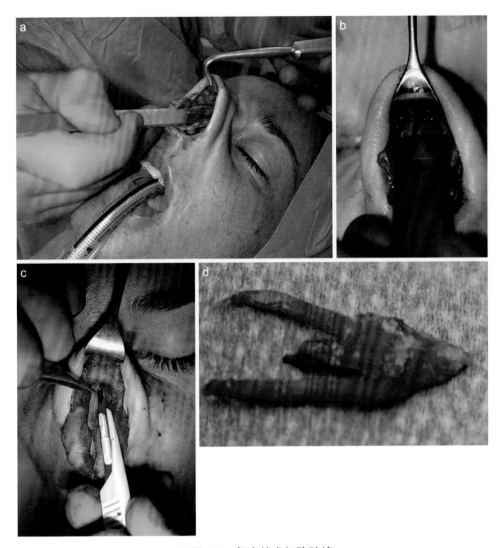

图 5.6 复合技术切除驼峰

否则，每个上外侧软骨都要用直剪刀分别修整，然后再放置撑开移植物。当使用撑开皮瓣时，在骨性驼峰切除前，上外侧软骨与鼻骨的下表面直接分离。通常有 10 mm 或 12 mm 的重叠。

该部分切除技术的下一步是骨性鼻背的切除。通常骨性驼峰比预期的要小得多，因为背部驼峰的骨性成分通常只有 5~8 mm 长。因此，在大多数情况下，我们更喜欢用骨锉来降低骨性驼峰，而不是用凿子。目前我们喜欢使用可更换刀片的骨锉（图 5.7），这样每次使用的骨锉都是锋利的。只有遇到大而厚的驼峰时，我们才会改变方法，用骨凿将其切除。

背部驼峰横断后，再行截骨术以重建鼻锥体。截骨术可根据其形状分为弧形截骨术或直的截骨术。弧形截骨术常用于旁正中截骨术，在上端向外侧分叉或"消失"，通常连接于高 - 低 - 高或低 - 高的弧形外侧截骨术（图 5.8）。

然而，我们更喜欢直的截骨术，因为它能产生

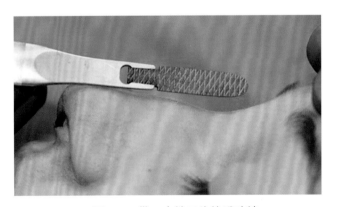

图 5.7 带一次性刀片的手动锉

更大的骨碎片，从而更有利于骨塑形。因此，我们施行直的旁正中截骨术、直的横向截骨术和直的低到低的外侧截骨术作为我们的标准技术（图 5.8）。旁正中截骨术采用电动的林德曼钻，从下往上，以创建与鼻中隔平行的精确的旁矢状切迹。我们还可以使用林德曼钻去除额外的骨头，从而创造出一个小型

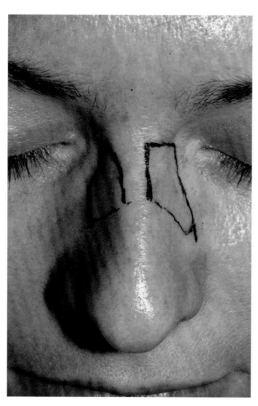

图 5.8　截骨术设计

的开放式顶板，以防止在人为骨折过程中的碎片导致堵塞。因此，林德曼钻有利于直的旁正中截骨术的精确定位和骨折后的中央骨复合体缩小（图 5.9）。

该过程之后是横向的和低到低的外侧截骨术，这些操作都是经皮施行的（图 5.10）。需要两个经皮皮肤切口，一个切口在尾部和中 1/3 交界处是垂直方向，另一个切口在头侧和中 1/3 交界处是横向方向。在术中，我们使用一个 2 mm 或 3 mm 的无保护套骨凿。通过皮肤切口插入器械后，我们用骨凿沿截骨线将软组织剥离，以拨开血管，减少出血（图 5.11）。

根据我们的经验，经皮截骨技术通过调整骨凿的角度来减少骨的碎裂。虽然截骨线在内眦附近汇聚，但我们不喜欢连为一体。相反，我们使用青枝骨折与手法压迫，以完全释放和调动鼻骨。

下一步是内鼻阀重建。在大多数情况下，我们使用撑开皮瓣技术（图 5.11）。撑开皮瓣是由软骨（鼻中隔的）驼峰切除后残留的上外侧软骨制成的。上外侧软骨过于突出的边缘可被划开或者不划开，将其内折重叠，然后缝合于新建的背侧鼻中隔上。我们主张应用该技术而不使用撑开移植物，因为它可以创造一个非常光滑的鼻背部以及一个良好的内鼻阀结构。此外，撑开皮瓣通常能形成优美的美学鼻背线。

内鼻阀重建的另一个选择就是使用撑开移植物（图 5.12）。然而，像撑开皮瓣一样，撑开移植物也被用来修复中鼻拱，加固薄弱的背侧鼻中隔，或者弥补中鼻拱的不对称。撑开移植物可以由先前的背

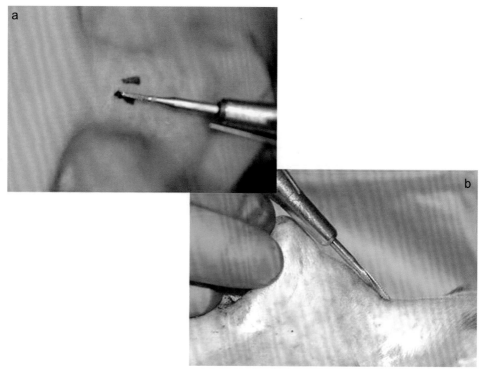

图 5.9　用林德曼钻行旁正中截骨术

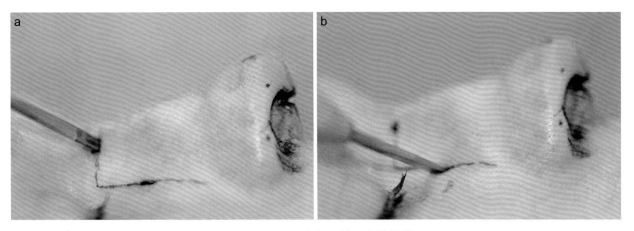

◘ 图 5.10 经皮切口插入小的骨凿

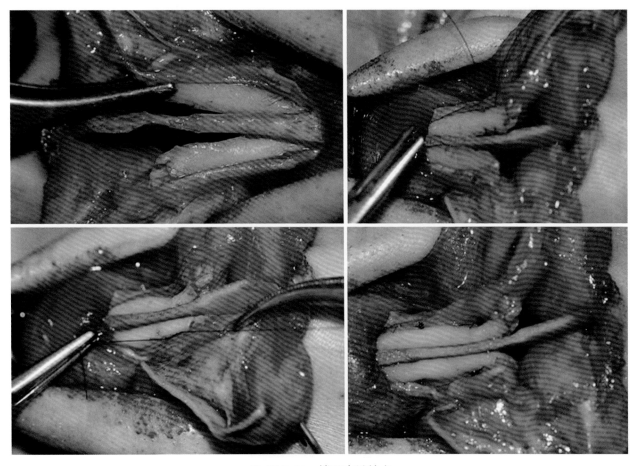

◘ 图 5.11 撑开皮瓣技术

侧鼻中隔或者矩形软骨的中心部位制成。必须注意要在键石区架设 "桥梁"，因为这是鼻背部最敏感的部分。通常，撑开移植物的宽度为 1~2 mm，高度约为 3 mm。背侧鼻中隔的固定通过水平褥式缝合完成，形成凹陷状，使得在需要时可以进一步平滑鼻背软骨。撑开移植物固定后，将上外侧软骨与背侧鼻中

隔平齐，缝在新建的鼻背结构上。

该手术的最后一步是平滑鼻背部。对于骨性鼻背，可以通过电钻消除任何轮廓的不规则。用 11 号刀片平滑骨与软骨交界处或鼻背软骨。撑开皮瓣或撑开移植物的好处有很多，包括维持或改善内鼻阀的开放和（或）矫正软骨性鼻背。对于紧邻骨软骨交

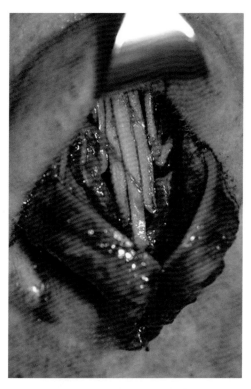

图 5.12　撑开移植物技术

界处的上外侧软骨的挤压（所谓的倒"V"畸形），撑开皮瓣或撑开移植物也可起到预防作用。这些矫正是平滑和对称的，可形成连续的鼻背美学线。

如果预先评估需要做鼻背的增高，那么根据所期望的美容目标，可以先将鼻背有意地降低。在我们的临床实践中，鼻背部的填充是通过手术修整后的鼻背部驼峰再植或用一层或两层自体或异体筋膜填充鼻背完成的（图 5.13）。为了创建一个平滑且均匀的鼻背轮廓，全长的盖板移植物是最好的选择。鼻根突出不足是一种常见的外形缺陷，我们不推荐使用孤立的鼻根移植物（因为它们经常会产生阶梯状畸形），而是改用全长的筋膜移植。

一段时间以来，我们对鼻背轮廓细化的首选方法是使用颗粒软骨。所有残余的软骨残留物都被精细地切成小块，做成糊状，并用普通的结核菌素注射器注射。然后用手指轻轻按压注射材料，直到达到预期的轮廓。轮廓成形后，在边缘切口最终闭合前，用胶带的外层使鼻背稳定（图 5.14）。

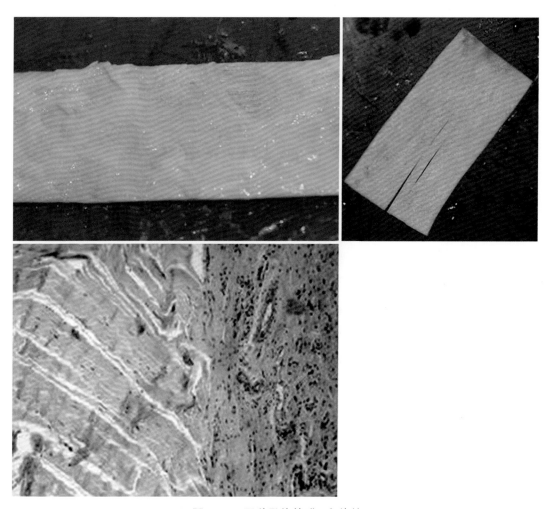

图 5.13　同种异体筋膜（自体的）

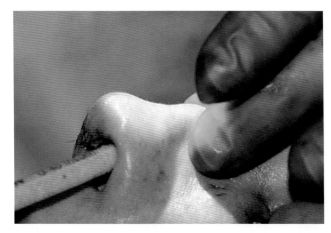

● 图 5.14　用结核菌素注射器注射切细的颗粒软骨，用于掩饰不规则轮廓

5.2　病例研究

5.2.1　病例 1：应用电钻降低较小的驼峰

患者是一名 27 岁女性，鼻背狭窄且过度突出，并主诉左侧鼻腔阻塞。鼻腔内检查显示中心区域鼻中隔偏曲到左侧鼻道中。鼻尖呈球形且存在轻微的不对称。

采用开放术式入路，切除穹窿间的软组织以及部分降鼻中隔肌。中鼻拱黏膜外分离后，将上外侧软骨从鼻中隔上分离，并在鼻中隔上分离上端的黏膜下隧道。采用部分切除的方法降低鼻中隔背侧的高度，去除鼻中隔畸形后，保留一个长 10 mm 的背侧 L 形支撑。在去除鼻中隔片段的过程中，钝性外折垂直筛骨（截除 5.0 mm 骨片）时，使用林德曼钻切割筛骨，以防止骨软骨鼻中隔分离和筛板骨折。然后使用一个圆柱形电钻降低患者过于突出的骨性鼻背，采用（鼻内的）经矢状内侧截骨术拉直并缩窄患者的骨性鼻锥，然后行经皮低到低的外侧截骨术和横向截骨术。将过突的上外侧软骨向内侧折叠，并将其用于制作撑开皮瓣。使用外侧脚支撑移植物（外侧脚盖板技术）使外侧脚变得平坦，同时患者的鼻尖轮廓也得以重塑。在插入鼻小柱支撑移植物后，需同时行穹窿缝合及跨穹窿缝合。同样放置鼻翼缘移植物，以保持鼻孔缘的轮廓和支撑（图 5.15）。

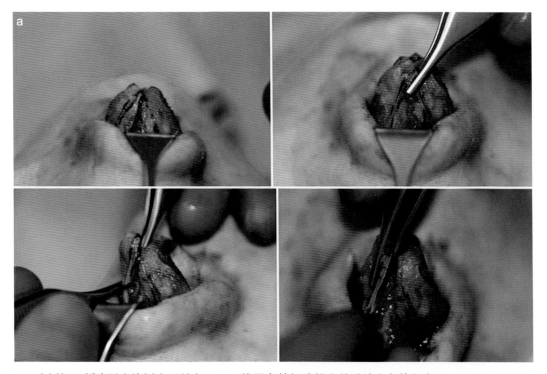

● 图 5.15　(a) 头侧部下折皮瓣（外侧脚覆盖）；(b~d) 使用电钻切除较小的驼峰（术前和术后正面观、侧面观、基底面观）

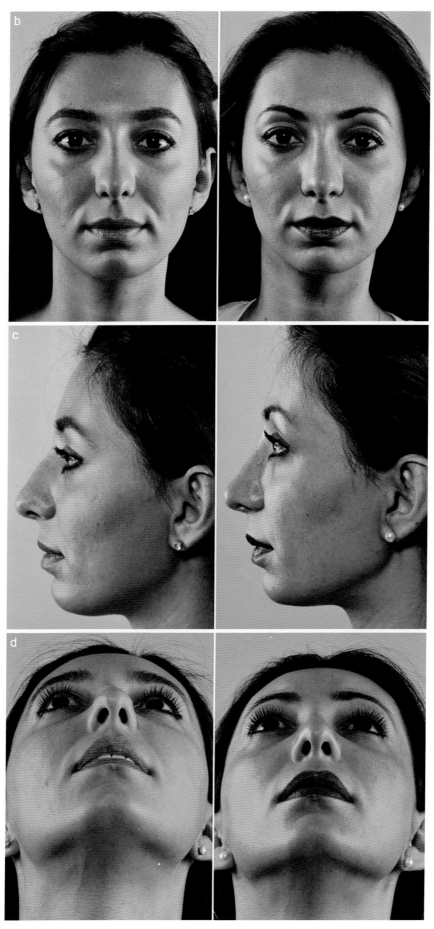

图 5.15（续）

5.2.2 病例2：应用复合技术降低驼峰

患者是一名18岁女性，主诉鼻背狭窄且过于突出，鼻尖过宽，合并鼻气道阻塞。鼻腔内检查发现鼻阀受到挤压，且鼻中隔向左侧极度偏曲。在没有鼻气道阻塞的情况下，患者的鼻中隔没有明显的异常。

行开放式切口鼻整形术，我们需要分离膜性的鼻中隔并切除大部分降鼻中隔肌。然后修整鼻中隔的尾侧，以加深鼻唇角。暴露鼻背后，从双侧上外侧软骨/鼻中隔软骨交界处的下表面掀起黏软骨膜囊腔，然后用直剪从鼻中隔背侧将下外侧软骨锐性分离。在骨性驼峰切除术中，为了保护在其下面的软骨，上外侧软骨在鼻骨上的附着也要从鼻驼峰处被剥离。首先使用直剪切除软骨性驼峰，然后用一把锋利的骨凿横断骨性驼峰，从而将驼峰作为一个整体从该鼻缝点去除。联合使用经矢状内侧截骨术和经皮横向截骨术以及经皮（低到低）外侧截骨术，使患者的骨性鼻锥得以缩窄。然后使用过度突出的上外侧软骨来制作撑开皮瓣，加宽内鼻阀，填充开放的顶板，并加宽先前紧缩狭窄的鼻背美学线。

鼻尖细化从外侧脚的头侧下折皮瓣开始，接着使用穹窿内鼻尖缝合来缩窄鼻尖宽度。用小针头横向固定软骨在所需的位置，直到完成经穹窿（即穹窿间）缝合为止。使用头侧下折皮瓣加固外侧脚后，在没有医源性塌陷的风险下，采用跨越（外侧脚）缝合法来减少外侧脚扩张。

最后，将残留的鼻中隔软骨切粒，并注射到皮瓣下方（在关闭鼻小柱切口后经边缘切口注入），以打磨光滑并细化外鼻轮廓（图5.16）。

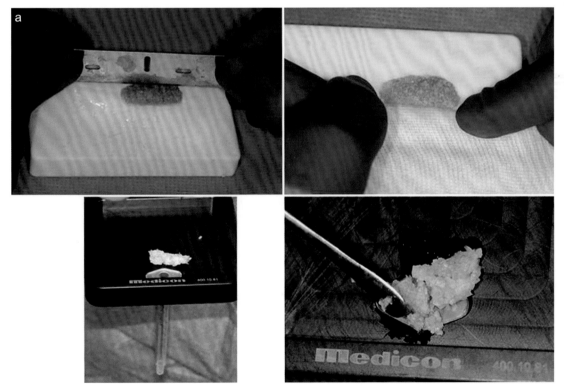

■ 图5.16　(a) 制备游离的颗粒软骨 (free diced cartilage, FDC)。(b) FDC 的应用。(c) 使用 FDC 填充前和填充后，以及 FDC 应用的器械。(d~f) 使用复合技术减小驼峰和使用 FDC 覆盖鼻背（术前和术后正面观、侧面观、基底面观）

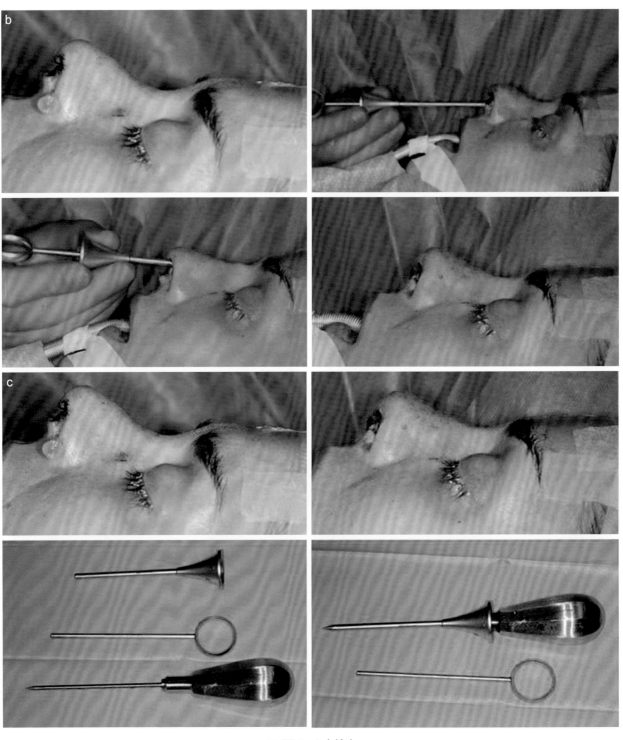

图 5.16（续）

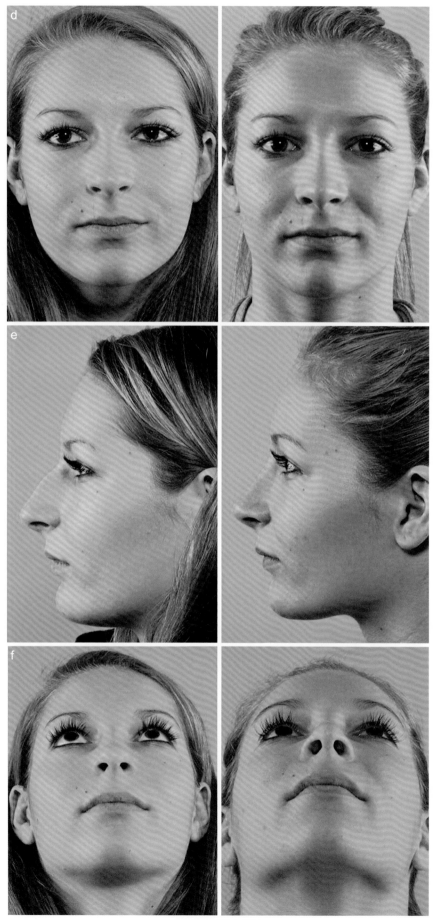

■ 图 5.16（续）

5.2.3 病例 3：应用骨凿和降低鼻尖突出度的外侧滑行技术缩小巨大鼻

患者是一名 26 岁女性，主诉有一个严重的巨大鼻。侧面检查发现患者存在的主要问题是鼻背过突，鼻唇角过钝，前鼻棘突出。正面检查发现，患者鼻轴向右侧偏斜，不对称的鼻背美学线呈现出一个沙漏的形态。鼻尖是球形的且过宽。

行开放式鼻整形术，通过修剪鼻中隔尾端和切除部分前鼻棘来减小鼻唇角。释放并部分切除降鼻中隔肌。然后使用复合技术降低鼻背（切除 8 mm 的背侧鼻中隔），联合经旁正中线的和经皮的横向截骨术和低到低的截骨术重建骨性鼻锥。联合使用外侧脚覆盖技术及舌槽沟后移技术来完善修整鼻尖突出度和鼻尖旋转度。联合盾牌移植物和跨越缝合以及后悬吊技术进行鼻尖轮廓重塑和固定（图 5.17）。

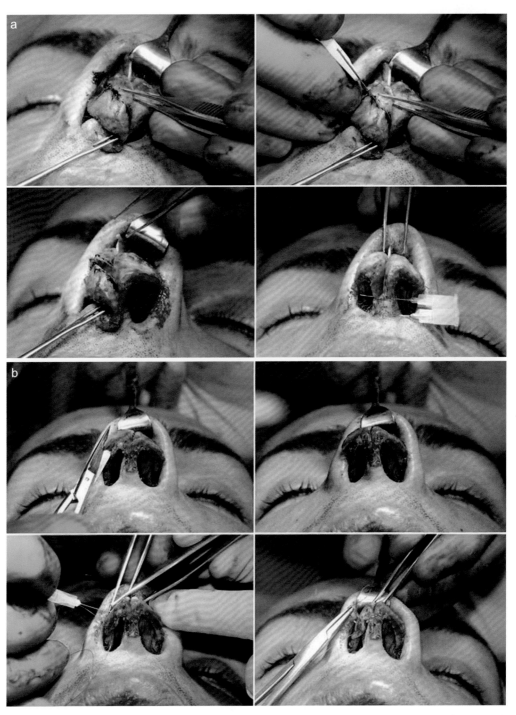

■ 图 5.17　(a) 头侧修剪、舌槽沟技术后移。(b, c) 使用外侧滑行技术降低鼻尖突出度。(d~f) 行鼻整形术以缩小巨大鼻（术前和术后正面观、侧面观、基底面观）

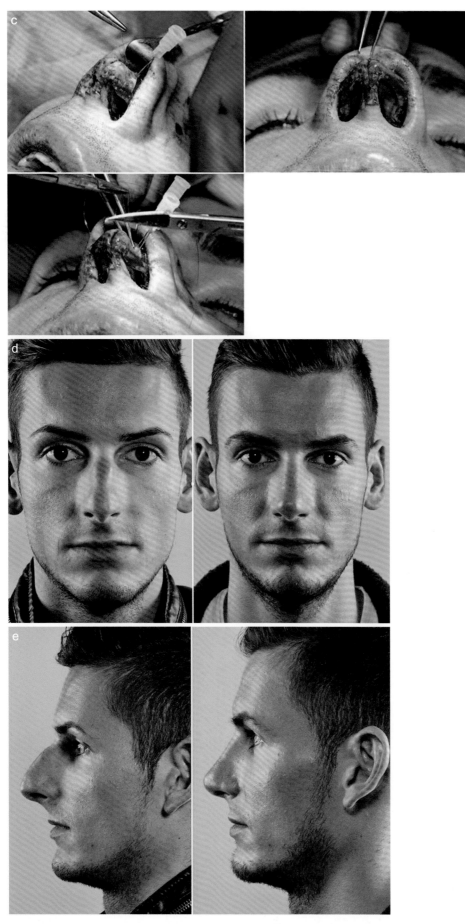

图 5.17（续）

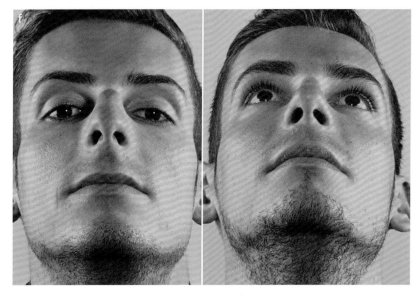

图 5.17（续）

5.2.4 病例 4：鼻背降低联合体外鼻中隔重建

患者是一名 20 岁男性，主诉巨大鼻合并严重的鼻中隔畸形。检查发现患者鼻背狭长且过度突出，鼻唇角过钝（呈 85°）。还观察到患者的耳朵也过度突出，并同时予以纠正。采用开放式鼻整形术，取出患者的鼻中隔。为了创建一个直的鼻中隔，需将鼻中隔区逆时针旋转 90°，切除畸形的尾侧鼻中隔并

将其用作双侧撑开移植物植入。为了额外扩宽患者缩窄的内鼻阀，除了使用撑开移植物外，还要使用撑开皮瓣。鼻背部分缩小和再插入新鼻中隔后，将由过凸的上外侧软骨制作而成的撑开瓣缝合到撑开移植物上，并在鼻骨和前鼻棘上行骨的缝合固定。然后使用外侧脚覆盖（折叠）技术降低鼻尖突出度并使其同轴旋转，从而也减少了鼻子的长度。随后用颗粒状的鼻中隔软骨移植物来扩大双侧软组织的面积（图 5.18）。

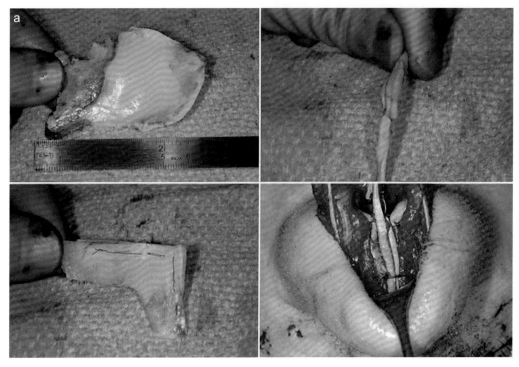

图 5.18   (a) 鼻背降低联合体外鼻中隔重建和撑开瓣；(b~d) 术前和术后正面观、侧面观、基底面观

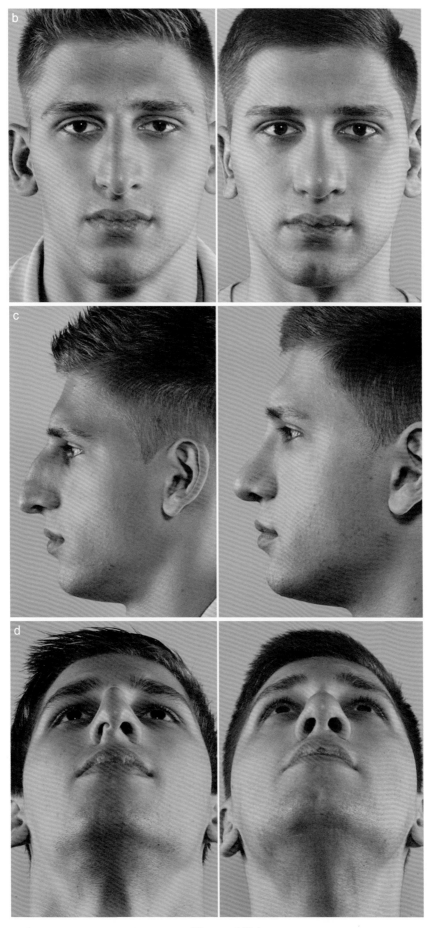

图 5.18（续）

5.2.5 病例 5：鼻背降低外加撑开移植物

手术技术如下所述。在皮肤较薄的鼻子上，不规则的骨骼会透过覆盖其上的皮肤变得肉眼可见，使这个操作变得更有风险。这个问题最好是通过避开骨骼框架中的缺陷来预防。然而，当轻微的不规则不可避免时，使用同种异体的阔筋膜来作为骨架缺陷的掩饰，常常能带来一个光滑的甚至是外观美丽的鼻轮廓。

在确定最终的厚度之前，该筋膜移植物需要在抗生素溶液中浸泡。它有着极好的平行的胶原纤维结构，可被用作一个多层的盖板移植物。

患者是一名 22 岁女性，鼻背过突，鼻尖宽而粗大，鼻孔不对称，鼻小柱过宽，鼻部皮肤较薄。

行开放式鼻整形术，使用复合技术降低患者鼻背，其中每个骨架部分都被单独地切除。修整鼻中隔背侧和上外侧软骨后，使用撑开移植物重建中鼻拱，该移植物取自四方形的鼻中隔。因为患者的下外侧软骨异常薄弱，所以使用外侧脚下折皮瓣来加固并增强其先天薄弱的下外侧软骨。为了塑造一个更好的鼻尖轮廓，将一个边缘修饰过的完整的盾牌移植物缝合到鼻尖下小叶。为了改善鼻翼缘的轮廓，我们也放置了鼻翼缘移植物，但并不能完全消除鼻翼基底的不对称。然后在新塑造的鼻尖和鼻翼上覆盖一层同种异体的阔筋膜（图 5.19）。

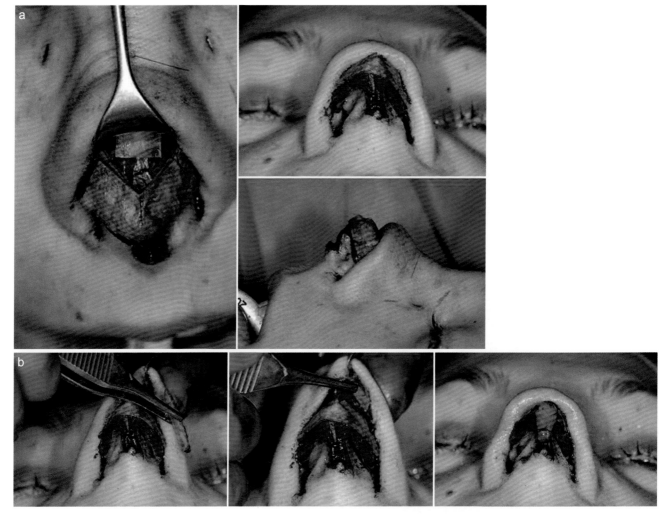

◘ 图 5.19 (a) 将同种异体筋膜覆盖在皮肤较薄的患者鼻尖上；(b) 使用鼻翼缘移植物和盾牌移植物；(c~e) 术前和术后正面观、侧面观、基底面观

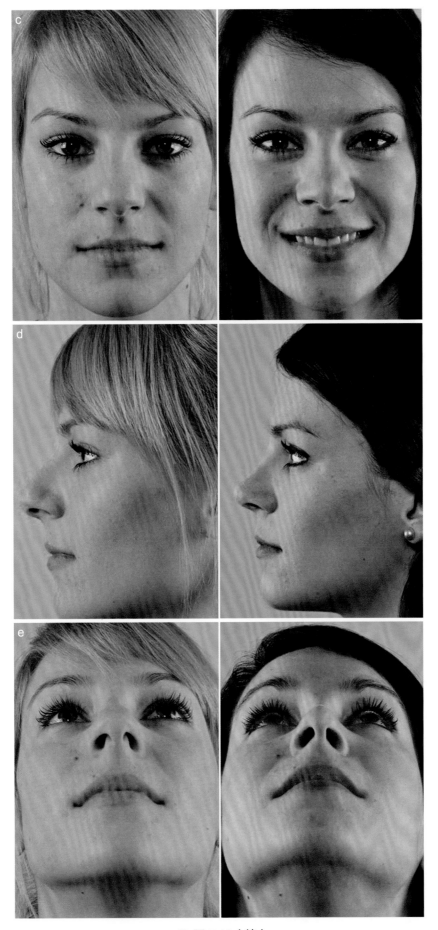

图 5.19（续）

5.2.6　病例 6：缩小巨大鼻联合体外鼻中隔重建

患者是一名 16 岁男性，巨大鼻背驼峰，鼻子严重偏斜，合并鼻气道阻塞。侧面观，鼻子过长，鼻唇角尖锐。基底面观，鼻孔不对称，鼻尖过宽。鼻中隔的前缘也半脱位到左侧鼻前庭里。鼻内检查发现，鼻中隔的严重偏曲是由创伤性骨折和鼻中隔软骨的偏位造成的。由于鼻中隔严重畸形，需要行鼻中隔的体外重建。

分离完上外侧软骨并整块切下鼻中隔后，将鼻中隔旋转 90°。以这种方式，该骨软骨连接处有足够的长度来维持现有的鼻背长度，它可被用于鼻背的重建，而新的鼻中隔尾侧则是由先前的背侧鼻中隔形成的。撑开移植物是从鼻中隔未使用的（偏斜的）片段中获取的，并被缝合到新的鼻背上。撑开移植物是矫正鼻弯曲的先决条件。为体外重建而移除鼻中隔之前，我们首先使用复合技术来减少上外侧软骨和骨性鼻背，我们现在更倾向于使用复合的手术方式来完成。以这种方式，鼻中隔可保存完整，为软骨重建提供尽可能多的组织。由于该患者的鼻骨相对较短，所以在鼻棘上钻出两个横向钻孔后，新鼻中隔只能在上方重新附着于上外侧软骨上，在下方重新附着于前鼻棘上。使用外侧脚滑行技术降低过突的鼻尖，鼻孔不对称、鼻过长以及鼻尖下垂均采用舌槽沟法进行矫正：内侧脚向后位移，脱出后再经多重贯穿鼻中隔缝合法缝合到新的鼻中隔尾侧。鼻背上覆盖了单层的同种异体阔筋膜。而鼻尖本身由贯穿穹窿缝合和跨越缝合重塑轮廓（图 5.20）。

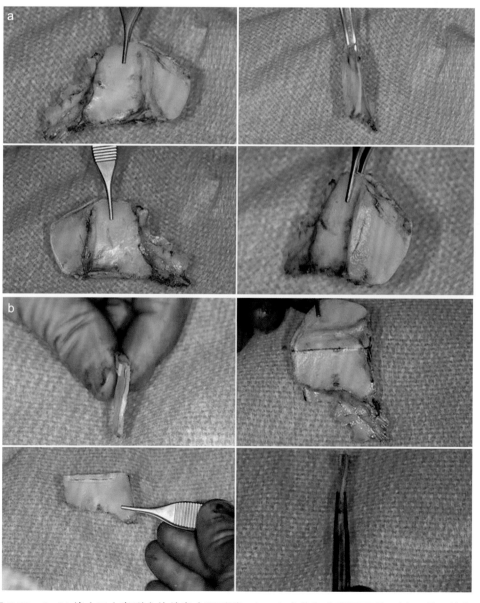

■ 图 5.20　(a, b) 缩小巨大鼻联合体外鼻中隔重建。(c~e) 术前和术后正面观、侧面观、基底面观

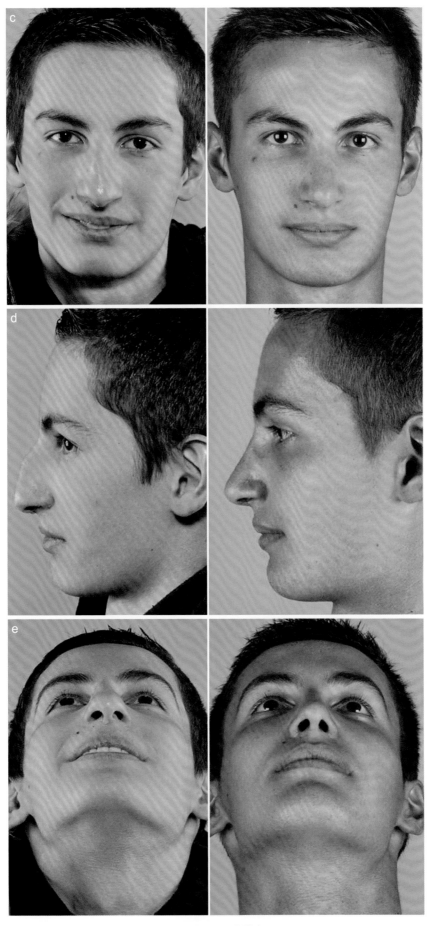

■ 图 5.20（续）

5.2.7　病例 7：撑开移植物联合撑开皮瓣扩宽内鼻阀

应用撑开皮瓣技术。使用撑开皮瓣有三个主要目标：扩宽内鼻阀，塑造一个平滑的鼻背，以及塑造一个有吸引力的鼻背美学线。

从鼻中隔上分离出上外侧软骨并切除软骨性驼峰后，将上外侧软骨的附着物从鼻骨的下表面分离下来，以使其更好地松动。然后将上外侧软骨卷入（即用带齿的手术钳将其向内折叠），接着将其缝合到背侧鼻中隔上。撑开皮瓣必须超过键石区，以避免开放顶板畸形。

患者是一名 24 岁女性，希望手术治疗其严重的鼻中隔畸形。检查发现，其尾侧鼻中隔移位进入右侧鼻前庭内，软骨性鼻背狭窄且过高，与张力鼻畸形一致。此外，患者鼻部皮肤很薄，鼻软骨异常薄弱。从侧面检查，其鼻唇角过钝，部分是由于受到了张力的影响。鼻腔内检查发现患者双侧鼻阀塌陷。

行外入路鼻整形术，修整过鼻棘后，修剪尾侧鼻中隔的基底部并将其缝合在中线上（通过前鼻棘上的钻孔），以加深鼻唇角。然后，通过应用上外侧软骨从背侧鼻中隔单独分离的复合技术，使鼻背降低。然而，上外侧软骨并没有被修剪，而是被用于制作撑开皮瓣，以扩宽鼻背并消除内鼻阀受压。为了优化鼻背宽度和鼻阀开放，注意较松地缝合撑开皮瓣。首先使用头侧折叠皮瓣来加固外侧脚，从而使鼻尖轮廓得以增强。放置鼻小柱支撑移植物后，联合使用跨越缝合、鼻尖悬吊缝合以及前悬吊法，以支撑、细化和加固鼻尖。由于患者鼻部皮肤非常薄，所以使用覆盖有单层同种异体阔筋膜的精细颗粒软骨来进行掩饰（图 5.21）。

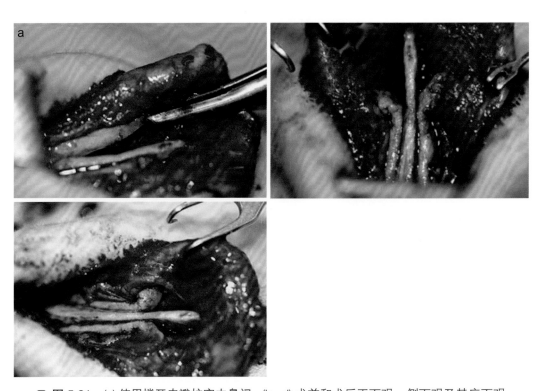

■ 图 5.21　(a) 使用撑开皮瓣扩宽内鼻阀；(b~d) 术前和术后正面观、侧面观及基底面观

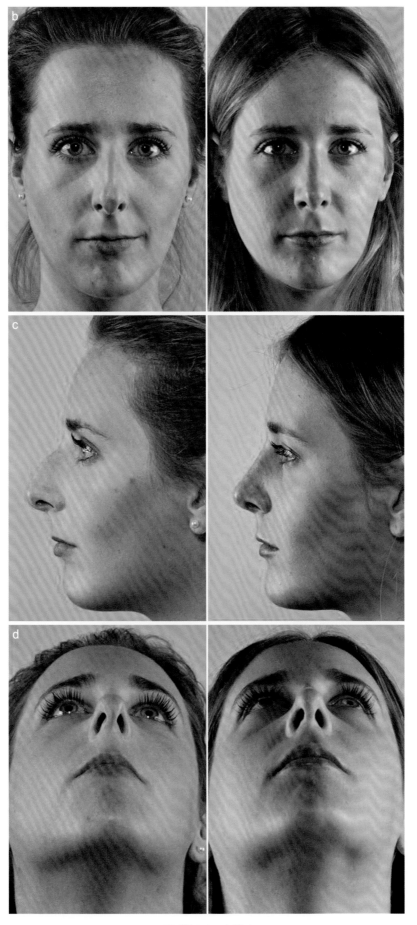

🔘 图 5.21（续）

5.2.8　病例 8：过高的鼻背合并突出度较低的鼻尖

患者是一名 36 岁女性，鼻背过突，鼻尖呈球形伴下垂，鼻唇角狭窄。患者整个鼻子向右侧偏斜，这是由于骨性鼻拱和软骨性鼻拱均偏斜造成的。

采用倒"V"切口的开放手术入路，使鼻中隔从鼻棘上释放，缩短其基底部，并通过一个横穿前鼻棘的钻孔将其固定在中线上。采用复合技术去除驼峰。驼峰缩小后，使用林德曼钻行旁正中截骨术，使用一个 2 mm 的无防护的骨凿行经皮低到低的外侧截骨术和横向截骨术，从而降低和拉直患者的鼻背。使用舌槽沟技术增加鼻尖旋转度，使用盾牌移植物和贯穿穹窿缝合细化鼻尖（图 5.22 ）。

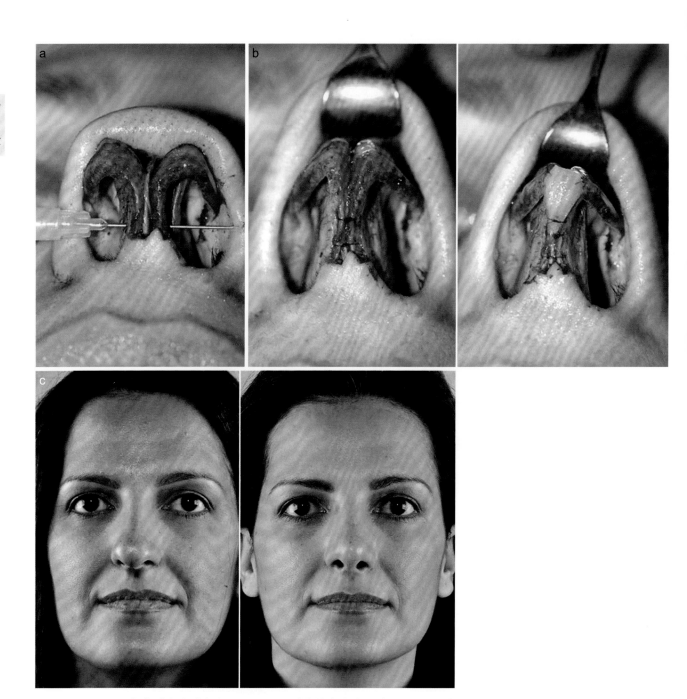

● 图 5.22　鼻背过高合并鼻尖下垂。(a, b) 增高的鼻尖突出度；(c~e) 术前和术后正面观、侧面观及基底面观

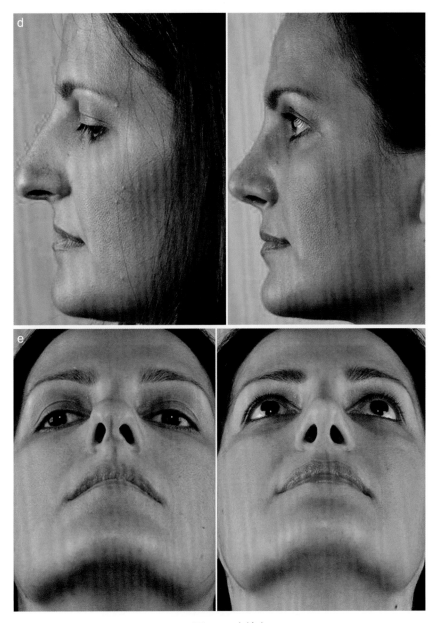

■ 图 5.22（续）

5.2.9　病例 9：巨大鼻缩小联合体外鼻中隔重建

患者是一名 19 岁女性，幼年鼻外伤行矫正手术后。检查发现患者鼻子过长、过突且下垂，鼻尖呈圆形，鼻唇角锐利，鼻轴向左侧偏斜。鼻腔内检查发现，患者鼻中隔严重畸形并阻塞了右侧的鼻气道。

行开放式鼻整形术，将整个鼻中隔切下，并将其旋转 90°，使原有的骨软骨连接处变成新的鼻背，而现有的鼻背则取代畸形的尾侧鼻中隔。为了维持新鼻中隔的平直，我们使用了双侧撑开移植物，并使用取自鼻中隔软骨的板条移植物来加固新鼻中隔的尾侧。为了增大鼻尖中间部位的支撑，将取自耳甲

软骨的双层"三明治"移植物用作鼻小柱支撑移植物，并将其放置在新鼻中隔的前方。用手术剪将软骨性鼻背逐渐降低后，再用骨凿将骨性鼻背缩小，并通过经皮低到低的外侧截骨术和横向截骨术矫直鼻锥。在骨拱的上侧／尾侧钻孔后，将新鼻中隔放回原位并缝合在鼻骨上。采用水平褥式缝合法将其固定在上外侧软骨上，经骨（钻孔）将其固定在前鼻棘上，这样固定的操作就完成了。

鼻尖细化方面，首先使用了穿窿间缝合和跨越缝合，其次使用带前悬吊的鼻尖悬吊缝合，以使鼻尖复合物悬吊在新鼻中隔上。放置非整块的盾牌移植物来改善鼻尖轮廓和突出度，并使用精细的颗粒软骨来进行最终的表面细化和平滑（图 5.23）。

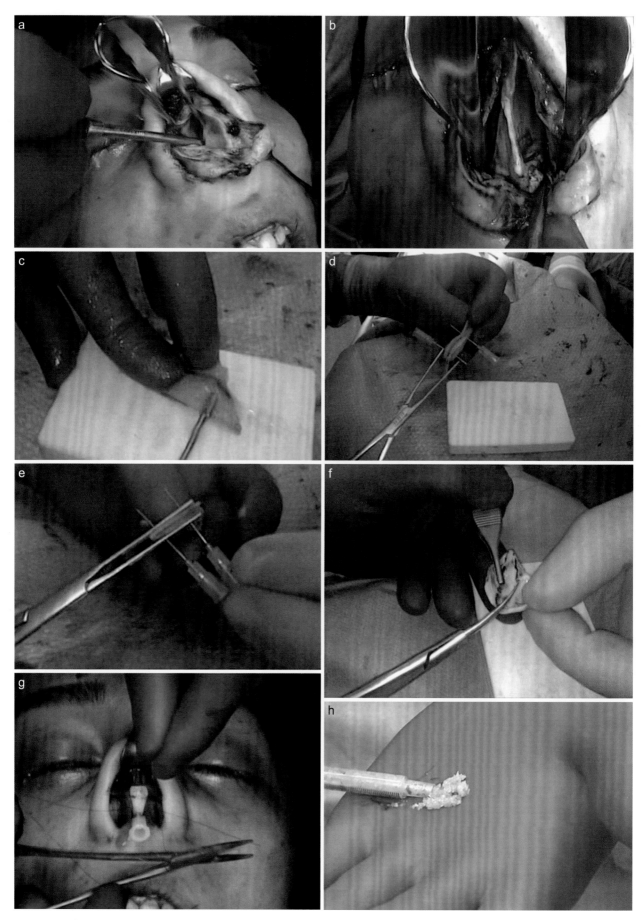

◘ 图 5.23   (a~j) 体外鼻中隔重建，双层的耳甲软骨支撑移植物，使用盾牌移植物塑造鼻尖轮廓，使用游离的颗粒软骨进行最后的细化。(k~m) 术前和术后正面观、侧面观及基底面观

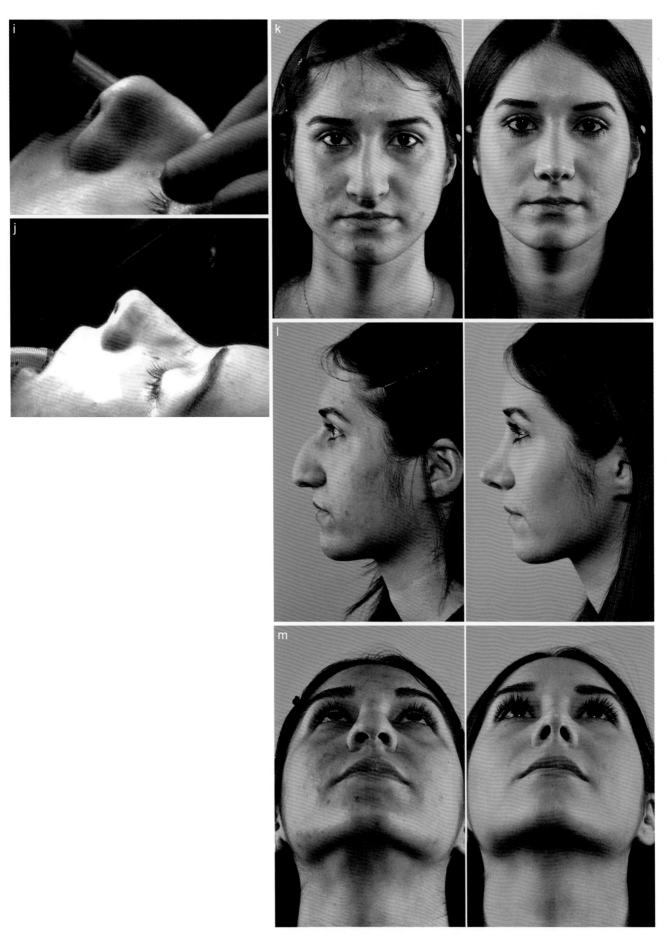

图 5.23（续）

5.2.10 病例 10：巨大鼻合并下颏发育不全：鼻缩小成形术联合外侧脚覆盖（滑行）技术、舌槽沟技术、撑开皮瓣和隆颏术

患者是一名 27 岁女性，皮肤较薄，巨大鼻，鼻背呈沙漏状，鼻尖过宽、过突，且轻微下垂。

行开放入路鼻整形术，黏膜外分离上外侧软骨并分开背侧鼻中隔。通过手术剪剪除部分组织，以降低背侧鼻中隔。接着，在计划切除驼峰的区域钝性剥离，将骨性鼻锥上的上外侧软骨附着分开，并使用锐利的骨凿切除骨性驼峰。由于驼峰切除后鼻子的顶板是敞开的，所以不需要再行内侧截骨术。

低到低的外侧截骨术和横向截骨术缩窄骨性鼻锥后，将上外侧软骨向中间折叠并用于制作撑开皮瓣。采用褥式缝合法将该皮瓣固定。然后，用外侧脚覆盖（滑行）技术降低过突的下外侧软骨。降低突出度后，内侧脚向前、向头侧移位，使用舌槽沟技术将其缝合在尾侧鼻中隔，从而向上旋转下垂的鼻尖。在穹窿的头侧缘附近做贯穿穹窿缝合，以维持适当的鼻尖下分叉，并使用加长的盾牌移植物来增大鼻尖下小叶。在放置双侧鼻翼缘移植物后，使用精细的颗粒鼻中隔软骨做最后的细化，并将鼻背变得光滑。

为了额外地增强侧面轮廓，可以行隆颏术。该手术是通过下颏（口外的）手术入路放置中等解剖形状的硅胶移植物（Metor 公司生产）（图 5.24）。

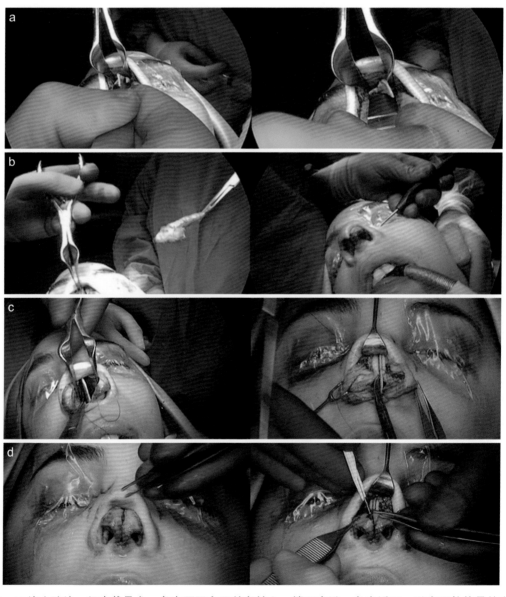

● 图 5.24　(a~h) 缩小驼峰，经皮截骨术，鼻中隔固定于前鼻棘上，撑开皮瓣，鼻尖矫正，游离颗粒软骨的应用。(i~k) 术前和术后正面观、侧面观及基底面观

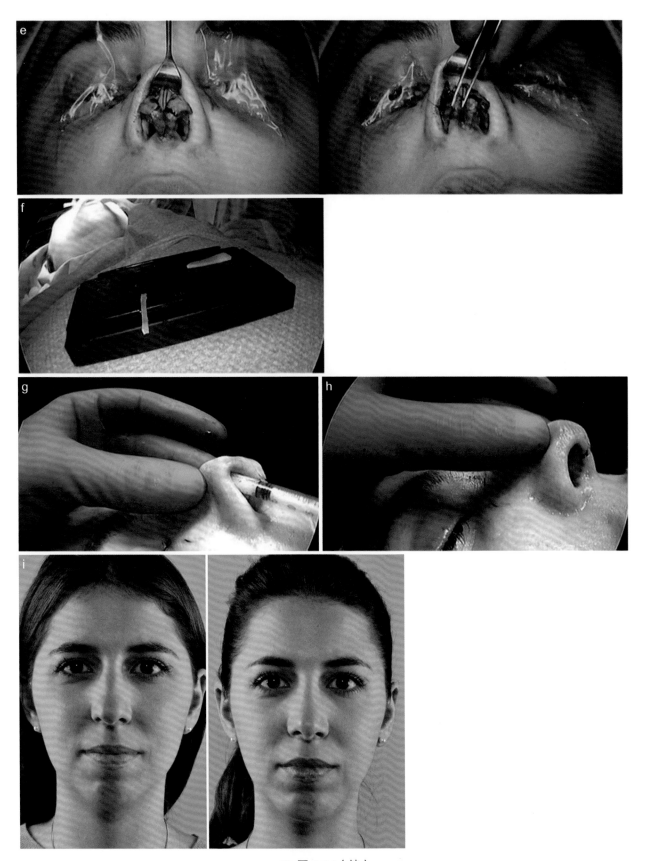

图 5.24（续）

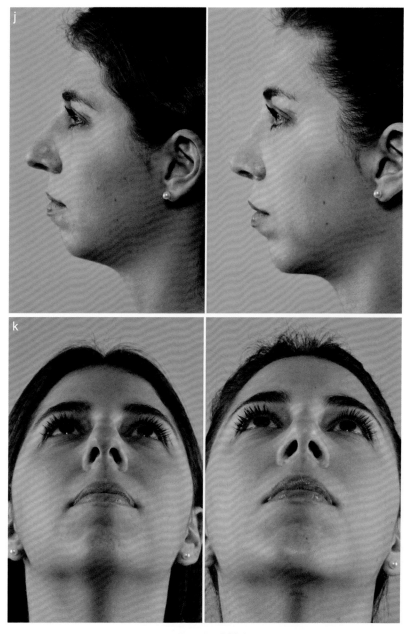

◘ 图 5.24（续）

5.2.11 病例 11：鼻缩小成形术联合体外鼻中隔重建术加鼻棘缩短术

患者是一名 31 岁男性，巨大鼻，严重鼻中隔偏斜，导致内鼻阀狭窄和鼻气道阻塞。患者鼻尖过宽、过突，并且反向旋转。行开放入路鼻整形术，采用复合技术切除整个驼峰，从而降低患者的鼻背。严重的鼻中隔畸形也使体外鼻中隔重建术变得有必要。然而，由于鼻中隔偏曲也包含背侧鼻中隔，因此需要使用取自偏斜的尾侧鼻中隔的撑开移植物来充分稳固这个残留的框架。此外，通过减小再植入的 L 形支撑框架的大小，可以进一步降低鼻背的高度。使用外侧滑行技术降低了鼻尖突出度，同样也增加了向头侧的旋转度。在重新插入新鼻中隔后，使用动力钻打磨鼻背驼峰复合物后，重新植入，这样可以部分恢复鼻背的高度。将改良的驼峰复合物作为一个标准长度的鼻背盖板移植物，增加过凹鼻根的突出度（图 5.25）。

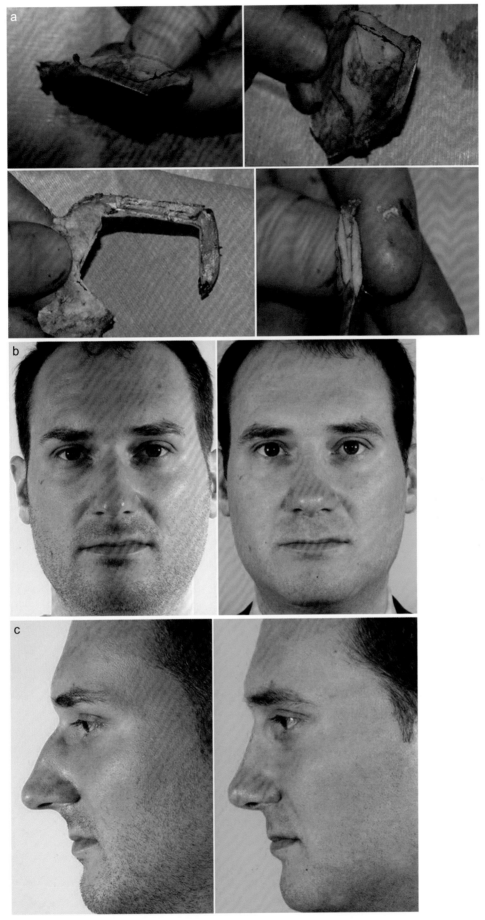

图 5.25　(a) 鼻缩小成形术联合体外鼻中隔重建术加鼻棘缩短术；(b~d) 术前和术后正面观、侧面观及基底面观

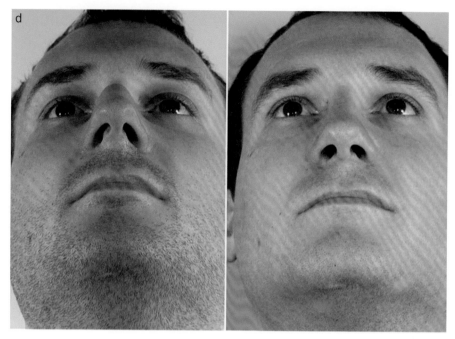

● 图 5.25（续）

5.2.12 病例 12：鼻背过高、鼻尖过突合并 鼻过长

患者是一名 32 岁女性，巨大鼻。此外，患者鼻中隔向右侧偏斜，左侧下外侧软骨畸形，吸气时有发生动态塌陷的倾向。还观察到患者鼻小柱基底部过宽和面部骨骼不对称

采用开放手术入路，结合黏膜外剥离技术，分离上外侧软骨并降低软骨性鼻背。由于患者有一个特别大的驼峰，需要先用一个平凿进行骨切除，然后再使用一个硬质合金锉进行细化。行旁正中截骨术、

低到低的截骨术以及横向截骨术后，将上外侧软骨突出多余部分划痕、向内折叠并缝合到新切除的软骨性鼻背上。下外侧软骨的头侧部在外侧脚处下折（下折皮瓣技术），以保持坚挺度，并在跨越缝合时促进轮廓改善。使用舌槽沟技术进行头侧旋转并降低鼻尖突出度。为了防止内侧脚之间有沟槽，用一个小的鼻小柱支撑移植物来填充死腔，并额外增加它的结构支撑。修整降鼻中隔肌后，部分切除其外展的踏板。放置鼻翼缘移植物，以优化鼻孔边缘的轮廓（图 5.26）。

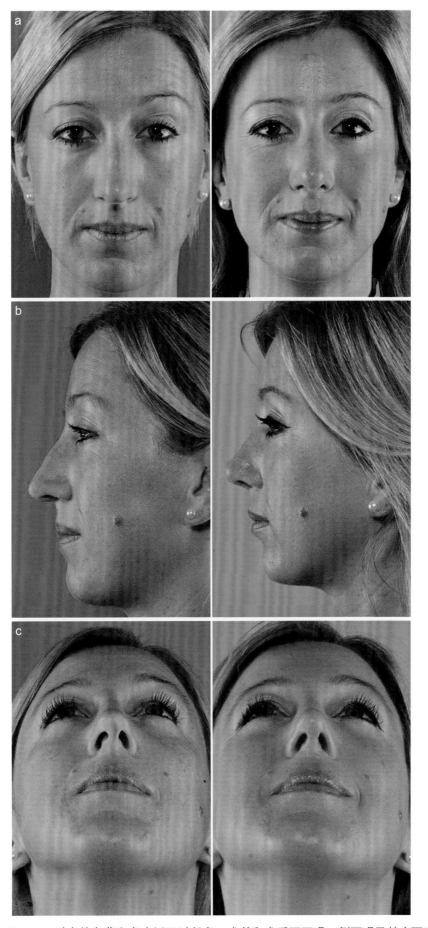

■ 图 5.26　过突的鼻背和鼻尖以及过长鼻。术前和术后正面观、侧面观及基底面观

5.2.13 病例 13：鼻背降低联合隆颏术

为了优化患者侧面轮廓的协调性，隆颏术有时是必要的。我们选择通过颏下的手术入路行隆颏术，手术切口的位置在颏下沟后方约 1.0 cm 处。对比口内的手术入路方法，采用口外的手术入路时，移植物定位的准确度和软组织的覆盖度都会增加。我们也更倾向于使用解剖形状的硅胶移植物。采用隐蔽的骨膜下剥离术形成囊腔，术中通过触摸剥离器的尖端来操控器械。囊腔的尺寸应该与移植物的尺寸大致相同，并通过下颌骨上的钻孔行双侧缝合法来固定。

患者是一名 21 岁女性，主诉其侧面轮廓没有吸引力。侧面检查发现，患者有一个突兀的鼻背驼峰，并且下颏的突出度过低加重了这一缺陷。患者咬合正常。正面观，患者的鼻背美学线狭窄且不平坦。基底面观显示其有鹦鹉嘴畸形。

应用开放式鼻整形术切除驼峰后，使用撑开移植物扩宽狭窄的内鼻阀并矫直弯曲的鼻背。为了消除鹦鹉嘴畸形，首先将下外侧软骨从深层的鼻前庭皮肤黏膜里剥离出来，同时保持其与软骨膜的连接。然后将头侧缘在外侧脚下折叠，以改善其支撑和轮廓，并加用跨越缝合以促进改善患者的轮廓。为了塑造一个更协调的侧面轮廓，需要行隆颏术。该手术是将一个大的、解剖形状的硅胶假体通过口外的颏下手术入路插入下颏内（图 5.27）。

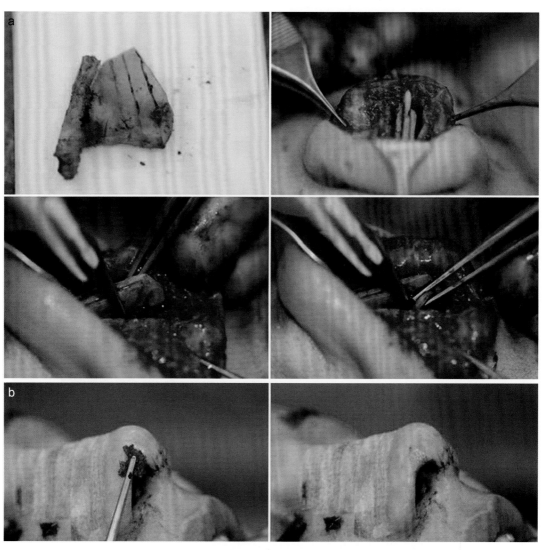

图 5.27　鼻背降低联合隆颏术。(a, b) 撑开移植物和压碎的软骨填充软三角。(c~e) 术前和术后正面观、侧面观及基底面观

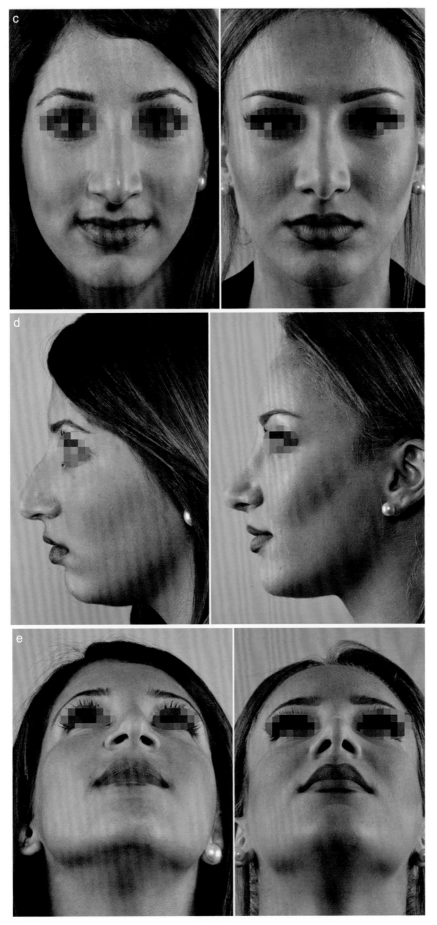

■ 图 5.27（续）

推荐阅读

Cakmak O. Crushed cartilge grafts: is overcorrection necessary? Arch Facial Plast Surg. 2008; 10(6): 428.

Cakmak O, Bircan S, Buyuklu F, Tuncer I, Dal T, Ozluoglu LN. Viability of crushed and diced cartilage grafts: a study in rabbits. Arch Facial Plast Surg. 2005; 7(1): 21-6.

Daniel RK. Mastering Rhinoplasty: a comprehensive Atlas of surgical techniques with integrated video clips. Heidelberg: Springer; 2010.

Gruber RP, Peck GC. Rhinoplasty: state of the art. St. Louis: Mosby-Year Book; 1993.

Gruber RP, Perkins SW. Humpectomy and spreader fl aps. Clin Plast Surg. 2010; 37(2): 285-91.

Gruber RP, Park E, Newman J, et al. The spreader fl ap in primary rhinoplasty. Plast Reconst Surg. 2007; 119(6): 1903-10.

Gunter JP, Rohrich RJ, Adams WP. Dallas rhinoplasty: nasal surgery by the masters. St. Louis: Quality Medical Publishing; 2002.

Guyuron B. Rhinoplasty. New York: Elsvier; 2012. p. 307-9.

Kovacevic M, Wurm J. Spreader fl aps for middle vault contour and stabilisation. Facial Plast Surg Clin North Am. 2015; 23(1): 1-9.

Pirsig W, Fischer P. Behaviour of growing septal cartilage after autogenous transplantation into the retroauricular region (author's transl). [Article in German]. Laryngol Rhinol Otol (Stuttg). 1982; 61: 115-9.

Rohrich RJ, Muzzafar AR, Janis JE. Component dorsal hump reduction: the importance of maintaining dorsal aesthetic lines in rhinoplasty. Plast Reconstr Surg. 2004; 114(5): 1298-308.

Sykes JM, Tapias V, Kim JE. Managment of the nasal dorsum. Facial Plast Surg. 2011; 27: 192-202.

第
5
章

第6章　鼻背的再修复矫正（包括鸟嘴畸形）

6.1　　手术原则　162

6.2　　对鼻尖缺少足够支撑的治疗　163

6.3　　病例研究　171

6.3.1　病例1：鸟嘴畸形伴鼻尖下垂和歪鼻的薄皮肤患者　171

6.3.2　病例2：驼峰不完全切除导致的复杂鸟嘴畸形　173

6.3.3　病例3：鼻中隔过度切除和瘢痕过度增生导致的鸟嘴畸形　175

6.3.4　病例4：倒"V"畸形合并未被充分切除的鼻背　179

6.3.5　病例5：倒"V"畸形合并鸟嘴畸形　182

6.3.6　病例6：鼻尖支撑不足合并鼻小柱退缩　184

6.3.7　病例7：背侧鼻中隔未被充分切除且突出度过高合并鼻尖突出度过低
　　　　（绵羊鼻畸形）　186

6.3.8　病例8：不规则且过突的鼻背合并被过度切除的鼻中隔　188

6.3.9　病例9：C形张力鼻畸形合并鼻中隔过长、移位　190

6.3.10 病例10：短鼻的鸟嘴畸形　192

6.3.11 病例11：厚皮肤患者下外侧软骨完全切除之后产生鸟嘴畸形并伴不
　　　　良的瘢痕增生　194

6.3.12 病例12：鼻背不规则且过突合并鼻尖下垂和严重的鼻中隔畸形　197

6.3.13 病例13：过度切除鼻背导致鞍鼻畸形合并倒"V"和鸟嘴畸形　200

6.3.14 病例14：过度切除的鼻背合并鸟嘴畸形　202

6.3.15 病例15：过度切除且偏曲的鼻背　204

推荐阅读　206

6.1 手术原则

鼻修复术中最常见的外形畸形是鼻背不规则。鼻背不规则可以是轻微的，也可以较严重，原因包括过度切除、切除不足或骨架修饰不充分。对于过度切除的鼻背部，需要用类似于矫正鞍鼻畸形的移植物进行修复。相反，切除不足的鼻背部仅仅需要去除过度突出的部分，在少数病例中，可以通过尖锐的锉或电钻来完成（图 6.1）。

另一种常见的术后鼻背不规则是鸟嘴畸形。在这种畸形中，软骨性鼻背是鼻轮廓的最高点，有各种潜在原因造成这种畸形。根据 Foda 的说法，术后鼻尖下垂是鸟嘴畸形最常见的原因，但这种畸形也可能是由于骨和软骨的过度切除、鼻背软骨切除不

充分，或在软组织相对较厚的上端皮肤瘢痕化增厚所致。由于许多手术医生不能充分修复在鼻尖软骨暴露时导致的韧带软组织支持带断裂，因此手术后鼻尖下垂在闭合术式鼻整形中更常发生。有多种技术可用来重建断裂的鼻尖支持，包括放置鼻小柱撑开移植物、舌槽沟技术，或应用鼻尖悬吊缝合术。

另一个导致尖端支撑受损和鼻尖突出度下降的原因是过度切除。同样，下外侧软骨的过度切除也可能减弱鼻尖支撑，而这通常是希望通过过度切除软骨来塑造一个更精细的鼻尖这种错误方法导致的。除了失去鼻尖支撑外，下外侧软骨的过度切除还会造成鼻翼和鼻尖的畸形。下外侧软骨和鼻中隔前部的过度切除也会导致多方面的畸形。

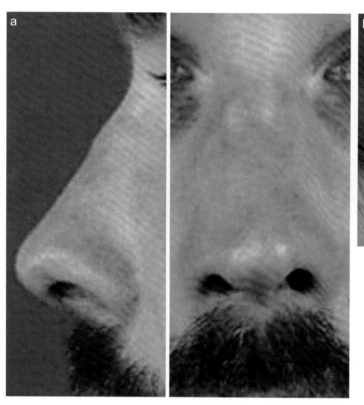
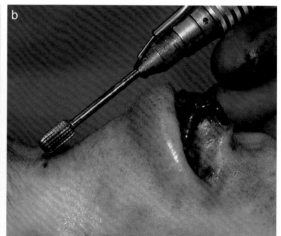

图 6.1 用于矫正鼻骨不平整的电钻

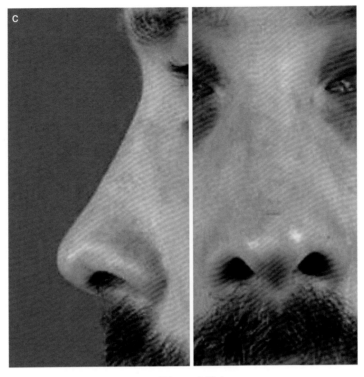

图 6.1（续）

6.2　对鼻尖缺少足够支撑的治疗

对于支撑力欠缺的鼻尖的治疗，取决于确定并消除其根本原因。因此，仔细的术前分析至关重要，在确定鼻尖下垂真正的病因之前，有必要切除瘢痕组织。总之，术后鼻尖下垂可能是多种原因造成的，包括韧带支持不足、内侧脚无力、尾部鼻中隔过度切除以及（或）下外侧软骨的过度切除。通常手术后鼻尖下垂也是由多种原因造成的。

内侧脚韧带支持不足的情况下，鼻小柱支撑移植物可以非常有效地恢复缺失的鼻尖支持和突出度。供体移植材料优先从鼻中隔中获得，因为它非常适合支撑移植且易于获得（图 6.2）。在鼻修复病例中，虽然大部分的矩形鼻中隔可能已经被切除，但通常矩形鼻中隔的长软骨"尾部"仍可用于移植物的供区。我们发现该矩形软骨部分是一个理想的鼻小柱支撑移植物。然而，如果不能获得多余的鼻中隔软骨，则可使用耳甲软骨来制作"三明治"样的鼻小柱支撑移植物（图 6.3）。耳甲移植物的优点在于将两个互相反向弯曲的部分对着缝合在一起，形成一个单

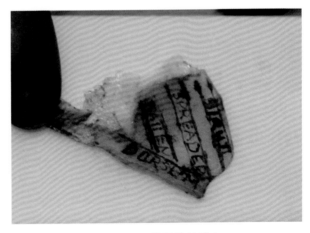

图 6.2　移植物的准备

一的、直的、稳定的、可长时间抗翘曲的支架移植物。通常耳甲骨膜提供了适当的移植长度，可以从前部到后部的软骨膜中获得。软骨可以沿着它的长轴切开（同时保持软骨膜的完整）并折叠起来。在缝合固定过程中，使用改良艾奇钳固定双瓣软骨，形成双层耳甲"三明治"移植物（图 6.4）。如果需要较长的移植物，可以通过获取耳甲窝的较大部分或将两

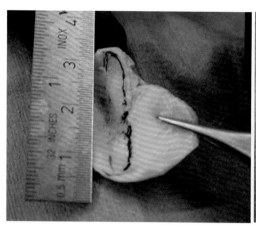
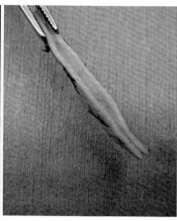
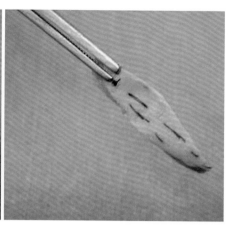

■ 图 6.3 取自耳甲软骨的"三明治"移植物

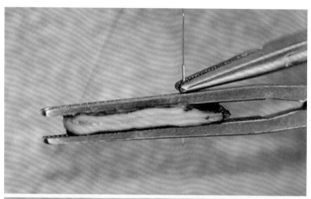

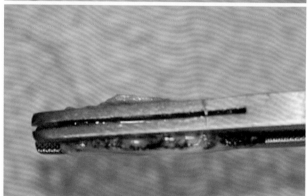

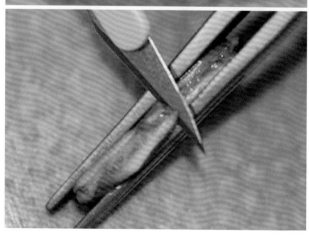

■ 图 6.4 用改良艾奇钳制备"三明治"移植物

个耳甲缝合在一起来制作（图 6.5）。在必要时，肋软骨也可用于鼻小柱支撑移植物。然而，过去我们很少使用肋软骨移植物，不仅是因为有翘曲的危险，而且因为缝线固定和跨中隔褥式缝合常常导致感染，而使用耳郭移植物时可以避免感染。容易感染的原因可能是由于切开的肋骨移植物中缺乏完整的软骨膜。最近，我们越来越多地使用易于获取肋软骨的器械（Rollin Daniel，Medicon 公司生产），使用第 9 或第 10 肋软骨，而不是第 6 肋软骨，这样可以更快地进行解剖，并且可以在已经切取过鼻中隔软骨和耳甲软骨修复的病例中使用更坚实的肋软骨。此外，我们目前的做法包括用游离颗粒软骨（FDC）进行最后的修补。

鼻尖支撑不足和鼻尖下垂也可能是由于内侧脚过度薄弱造成的。在鼻中隔过长的情况下发生鼻尖下垂时，可采用舌槽沟技术悬吊薄弱的内侧脚，矫正下垂的鼻尖（图 6.6）。通过将内侧脚与过度突出的尾部鼻中隔前缘缝合，采用舌槽沟技术可以恢复鼻尖突出度、旋转度和支撑，同时减少鼻小柱悬垂突出。

在鼻修复病例中，鼻尖下垂通常是由于下外侧软骨的过度切除造成的。治疗过度切除的鼻尖软骨不可避免地涉及软骨填充移植和各种重建方法的选择。一般来说，我们更推荐使用鼻中隔软骨，因为它具有良好的生物力学特性，但在没有多余鼻中隔软骨的情况下，也可以使用肋软骨或耳甲软骨。术前设计是最大限度地利用有限的鼻中隔移植材料的关键，特别是在需要多个移植物的情况下（见图 6.2）。最大数量的软骨是整块获得的，以便于保持其在治疗计划中最大的灵活性。如果可以，残余的鼻中隔软骨应放回鼻中隔，以尽量减少不必要的供区黏膜的移

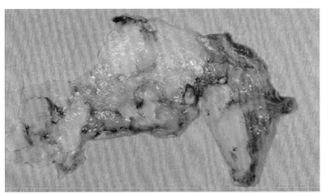

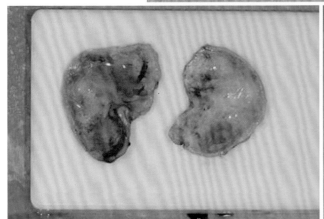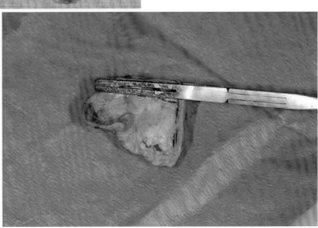

图 6.5　用双侧耳甲进行鼻中隔的重建

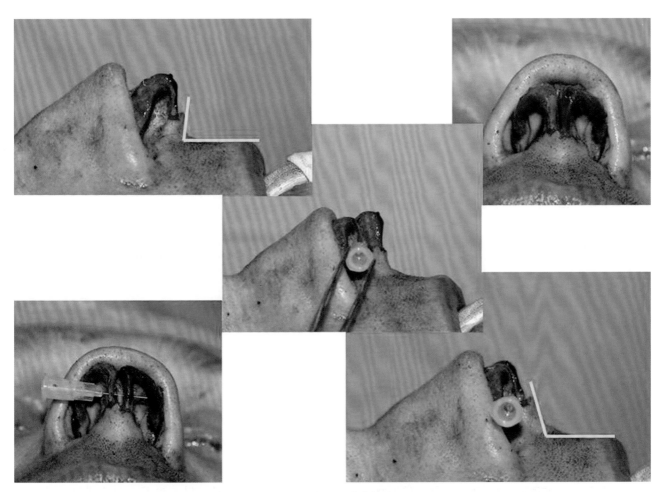

图 6.6　舌槽沟技术

动。如果供体鼻中隔软骨已经耗尽，我们的下一步选择是通过一个小的横切口从第9、10或第11肋的肋软骨取出软骨材料。尽管供区并发症与肋骨移植物的获取有关，但是我们主张使用肋软骨而不是耳甲软骨，因为它很容易用电钻雕刻出薄和精致的下外侧软骨移植物。

无论供体来源如何，都需要长、薄、有弹性的软骨条来修复受损或缺失的下外侧软骨。我们根据残存支架的情况，采用各种技术手段。在所有病例中，我们首先用小针头固定重建的框架，然后用6-0尼龙缝线固定移植物。

以前我们用尼龙缝线永久固定所有的组织移植物。然而，我们偶尔会观察到小的缝合处脓肿，可能是由于非可吸收性缝合材料异物排斥反应引起的。因此，我们后来改用可吸收的5-0或6-0 PDS缝合材料，并注意到缝合脓肿形成的发生率显著下降，而且移植物的稳定性没有明显的变化。

对于皮肤较薄的患者，我们用筋膜或软组织的盖板移植物覆盖重建的穹窿，以防止轮廓的不规则（见图6.13）。当残余的下外侧软骨框架在外侧和中间脚都缺失了大部分时，我们采用移植物弯曲技术（图6.7）。使用单一解剖形状的替代移植物同时重建整个外侧脚、穹窿部和中间脚。为了在鼻穹窿处获得足够的弯曲，必须使用一把圆柱形的电钻在鼻尖表现点处将自体鼻中隔或肋软骨小心地打薄（图6.8）。虽然也可以用手术刀进行削薄，但要达到防止移植软骨断裂所需的均匀和精确厚薄比较困难。在不能仅通过削薄实现充分弯曲的情况下，我们使用一种划开技术，其中穹窿也仔细地被划开，以获得额外的灵活性（图6.9）。然而，在某些情况下，如肋软

骨部分钙化，移植材料过于脆弱，贯穿鼻尖的骨折是无法避免的。在这种情况下，断裂的移植物类似垂直分裂的鼻翼软骨，其中外侧脚和中间脚是在鼻尖表现点处分开的。当出现这样的骨折时，我们采用穹顶分割技术，将对侧的穹顶分割成对称的形状，然后用水平褥式缝合重新拉近移植物边缘（图6.10）。或者，如果鼻小柱支撑移植物较厚时，我们使用劈开移植物技术，即在移植物的远端矢状劈开，以允许只需单根移植物即可同时重建鼻小柱和下端（图6.11）。最后，当组织置换局限于外侧脚时，我们使用板条移植技术来重建外侧脚的畸形或缺失部分（图6.12）。另外，当外侧脚严重畸形或缺失时，我们主张使用外侧脚支撑移植物，这种移植物比板条移植物向外侧延伸得更远，能更好地恢复鼻翼的支撑和外形。只有当患者拒绝使用肋软骨时，我们才考虑耳甲软骨。我们的经验表明，耳甲软骨是最不可取的移植材料，因为它的形状是已经确定的，通常很

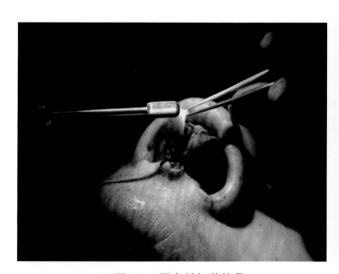

图6.8 用电钻打薄软骨

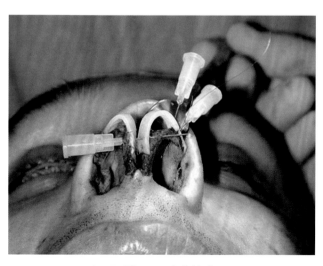

图6.7 弯曲技术

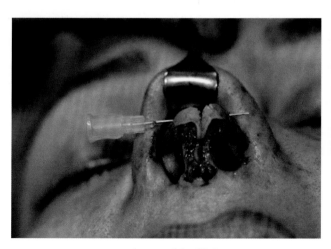

图6.9 划开技术

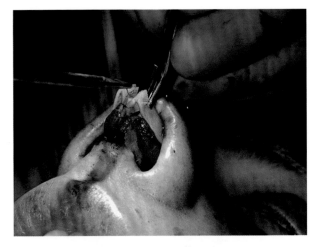

● 图 6.10　穹窿分离技术

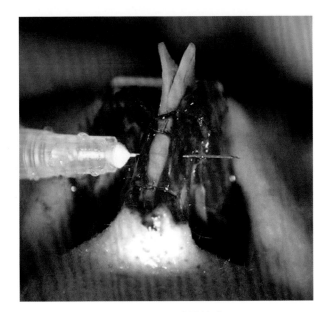

● 图 6.11　劈裂技术

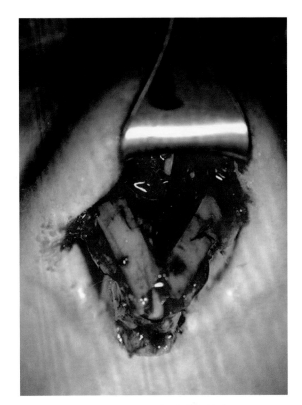

● 图 6.12　板条移植物技术

难通过缝合或前面描述的其他技术来修改。在重建软骨鼻尖结构后，我们可以用软组织移植物覆盖软骨以进行修饰（图 6.13），但最近这种技术大部分已被游离的颗粒软骨（FDC）所取代。

在所有的鼻尖重建病例中，必须使用 PDS 固定缝线等可吸收的永久缝合材料将新的重建框架与软骨鼻背结合起来。主要有两种类型的悬吊缝线用于此目的：一种是组合的跨越悬吊缝合（图 6.14），另一种是简单的吊索式悬吊缝合（图 6.15 和图 6.16）。尽管联合缝合可以同时消除外侧脚松弛和鼻尖悬垂，但这种方法对薄弱的软骨是禁忌的，因为通常会导致难看的外侧脚凹陷畸形。然而，当重建的外侧脚软骨具有足够的硬度时，最常做的是骨骼重建，而此时联合缝合技术是首选。联合缝合过程分两步，

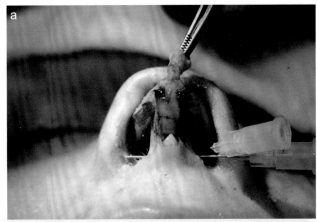

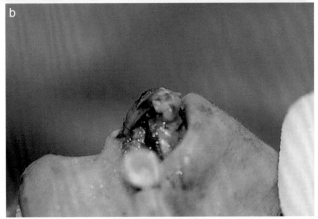

● 图 6.13　用软组织移植物覆盖重建的框架

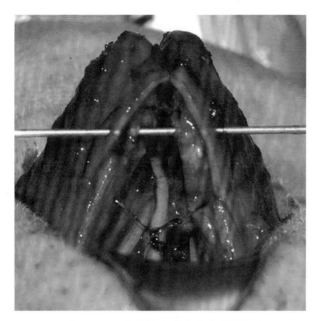

图 6.14　跨越缝合联合鼻尖悬吊缝合

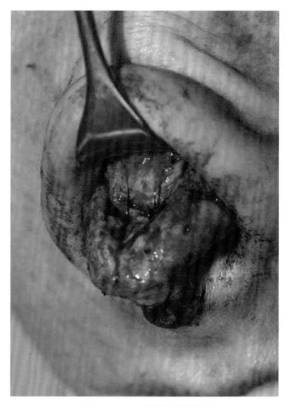

图 6.15　后吊带悬吊缝合

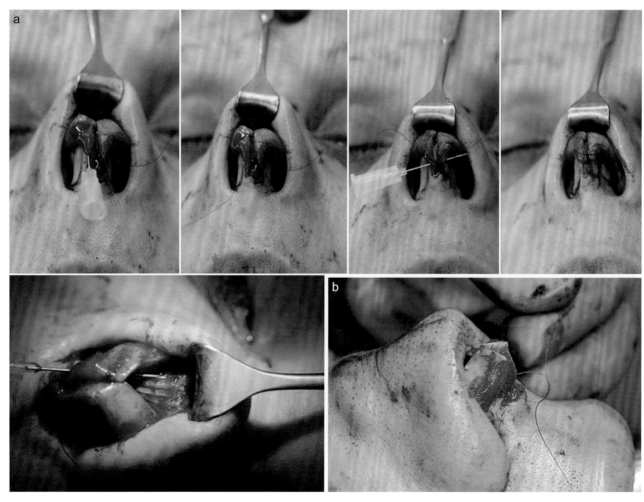

图 6.16　前吊带悬吊缝合

首先以标准（双侧脚）跨越缝合的方式将缝线穿过外侧脚以消除外侧脚松弛，然后打结以防止外侧脚进一步移动；随后将缝线穿过背侧鼻中隔，收紧至所需的鼻尖悬吊程度，再打结完成悬吊（图 6.14）。

当外侧脚不需要缝合修整时，首选简单（埋置）悬吊缝合。然而，与联合缝合不同的是，联合缝合使用两侧外侧脚作为悬吊点，简单缝合只使用鼻小柱作为悬吊点。为了防止不可吸收缝线材料的暴露，必须使用套管技术将缝线埋在覆盖的前庭皮肤和内侧脚之下。在第一步中，在指定的上悬吊点将一条永久缝线缝合到尾侧鼻中隔。接下来，沿着下小叶选择第 2 个悬掉点，使其定向产生所需的轮廓。然后在鼻小柱悬吊点插入一个小的空心针，并穿过前庭皮肤和内侧脚到指定的背侧鼻中隔固定点。随后从悬挂缝线的一端逆行穿针，直到它从另一端出现。接着将针头取出，重新插入鼻小柱对侧的等效点，使缝线顺行进入鼻中隔固定点，在此处将缝线打结并系住。用这种方式，线结埋在膜性鼻中隔囊腔内，在此处视诊和触诊时均不会被发现。我们称这种结构为一个简单的后悬吊缝合（图 6.15）。另外，悬吊缝合的两端可以向前通过，并系在鼻小柱上——即所谓的前悬吊缝合。尽管这种放置比较容易，但在薄皮肤患者中，打结可能会导致明显的和（或）可触及的鼻小柱不规则（图 6.16）。这种类型悬吊缝合的优点是在翻转皮瓣后可以精确地定位鼻尖。

当修正过度切除的鼻尖时，皮肤厚度在制订治疗计划时往往是一个重要的考量因素。在处理皮肤较厚的鼻子时，通常尽可能地扩大骨骼框架和增加容貌美观容忍度，从而拉长覆盖的软组织包膜，并最大限度地增加鼻尖的界线。然而，皮肤伸展过度有时是禁忌的，因为偶尔会导致一个令人无法接受的巨鼻。另外，试图建立一个较小的骨骼框架往往会导致软组织的鸟嘴畸形形成，因为鼻尖皮肤可能无法收缩并产生死腔、过度的皮下纤维化和皮肤增厚。在这种少见情况下，可采用直接的、垂直方向的梭形鼻尖皮肤切除来消除鸟嘴畸形。该方法切除了皮肤瘢痕并减少了整体皮肤体积，我们称之为"鼻尖上切除"（图 6.17）。为了防止明显的瘢痕形成，只需使用皮下缝合即可。在我们的 36 例患者中，只有 3 例出现了明显的瘢痕。

鼻部驼峰畸形治疗失败可能会导致鼻背过度切除或切除不足。对于过度切除的鼻背，需要采取填充治疗以恢复缺失的高度。鼻背填充材料的选择因畸形的位置和过度切除的程度而异。对于较小的畸形，采用耳屏软骨或筋膜移植物行自体或异体移植是比较适合的。下外侧软骨头侧切除后残余的软骨也很适合，但近年来我们采用的主要材料是游离的颗粒软骨，它非常细小，可以很容易地通过结核菌素注射器的尖端压入，像膏状物一样使用。然而，对于中等大小的缺损，则需要较大体积的材料，从鼻中隔

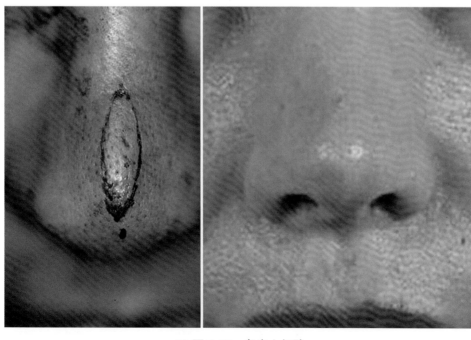

■ 图 6.17　鼻尖上切除

或耳郭获取的分层筋膜移植物或软骨可用于此目的（图 6.18）。当使用鼻中隔软骨时，最好使用带有斜面边缘的扁平移植物，或者使用细小的、颗粒状的移植物。由于软骨细胞的存活是不可预测的，所以不建议使用挤压的鼻中隔软骨。当使用耳甲软骨时，可以通过交叉切割软骨而对侧软骨膜完整的方法获得柔软的、有延展性的移植物。对于局限在软骨背

侧的鞍状畸形，分层的耳甲移植是首选的矫正方法。最后，涉及整个鼻背的较大缺陷最好用游离颗粒软骨移植物重建，以创建一个统一的、自然的鼻背修复。然而，在完全缺乏底层骨骼支持的情况下，首选使用实心肋软骨重建 L 形支架，而游离颗粒软骨移植仅仅是作为一个盖板移植物，用于掩饰底层实体的构建。

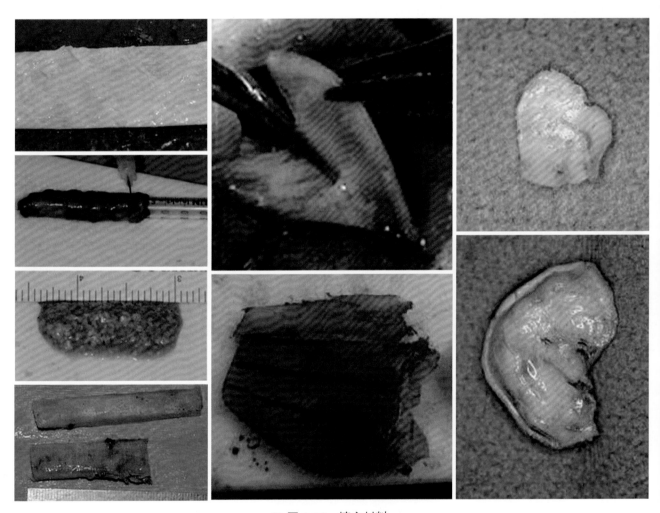

◘ 图 6.18　填充材料

6.3　病例研究

6.3.1　病例 1：鸟嘴畸形伴鼻尖下垂和歪鼻的薄皮肤患者

患者为一名 40 岁女性，鼻整形失败后计划行修复手术。检查发现，患者有鸟嘴畸形、鼻尖不对称及左侧鼻翼退缩；其鼻小柱倾斜，鼻孔也不对称。鼻背显示存在鼻轴的 S 形偏斜，鼻背美学线不规则，透过薄薄的鼻部皮肤可见多处形状不规则的结构。

外入路鼻整形术，暴露鼻尖软骨，可见皮下瘢痕附着在鼻尖框架上。切除瘢痕组织后，可见过度切除且畸形的下外侧软骨。前鼻中隔也被过度切除，只留下一个薄弱的 6 mm 宽的鼻中隔框架，且该框架

结构移位到了左侧的鼻前庭内。

获取第 9 肋，并将其切成 10 mm 宽的长条。然后，使用一个雕刻板将这些长条仔细地打薄成均一的 1.5 mm 厚度。随后，将两侧的板条作为延伸型撑开移植物缝合在背侧鼻中隔上。使用另外两个板条作为夹板移植物来重建尾侧鼻中隔。使用板条移植物和外侧脚支撑移植物来重建鼻尖框架，以重塑并加固患者薄弱并被过度切除的下外侧软骨。然后将下外侧软骨缝合到加固的双层肋骨移植物上，此处代表了新的鼻中隔前缘。使用穿窿内缝合和穿窿间缝合重塑鼻尖轮廓。在皮瓣部分闭合后，使用游离颗粒软骨做一个盖板移植物，以获得一个光滑且平坦的表面轮廓（图 6.19）。

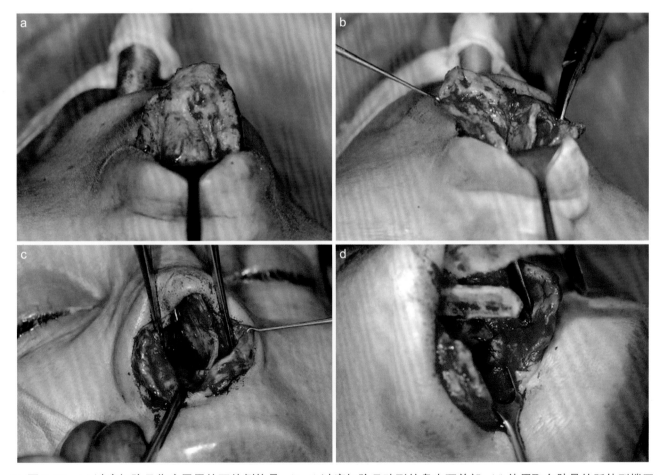

■ **图 6.19**　(a) 过度切除且伤痕累累的下外侧软骨；(b, c) 过度切除且畸形的鼻中隔前部；(d) 使用取自肋骨的延伸型撑开移植物进行鼻背重建；(e~g) 术前和术后正面观、侧面观及基底面观

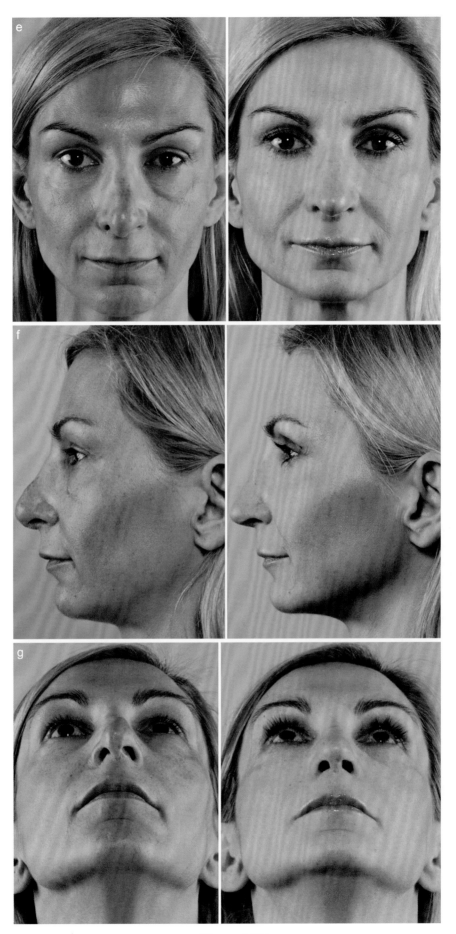

图 6.19（续）

6.3.2　病例 2：驼峰不完全切除导致的复杂鸟嘴畸形

患者为一名 37 岁男性，欲行鼻修复手术。检查发现其鼻尖下垂，鸟嘴畸形，鼻子呈 C 形向左侧偏斜，骨性鼻锥过宽，触诊示右侧鼻骨存在凹陷。结合患者还存在严重的前鼻中隔偏曲，我们认为有必要行体外鼻中隔重建术来矫正患者的鼻子。

采用外入路鼻整形术，通过手术对鼻框架进行皮肤脱套。游离上外侧软骨后，证实存在前鼻中隔 C 形弯曲。行旁矢状线的内侧截骨术，然后去除整个鼻中隔。由于后鼻中隔存在扁平段，为了将其再插入，可将鼻中隔旋转 90° 以形成一个平的鼻中隔 L 形支撑。在新 L 形支撑上添加撑开移植物以加固背段，并使用板条移植物矫直尾段。然后，将新建的

L 形支撑放回鼻中隔腔内进行缝合固定。钻孔之后，在头侧将新鼻中隔缝合到两侧鼻骨上，并将其缝合在上外侧软骨上以进行鼻背的固定。在尾侧，将鼻棘左侧隆起部分磨去，以恢复中线的对称，并制备一个横向的钻孔，以便将尾侧鼻中隔缝合固定到鼻棘上。

通过切除左侧外侧脚的头侧部重建患者的鼻尖，并使用该软骨来增大右侧的外侧脚。使用鼻小柱支撑移植物来增加鼻尖支撑，并同时使用贯穿穹窿缝合和跨越缝合进行鼻尖细化。此外，采用帽状移植物增加鼻尖突出度，帽状移植物用异体阔筋膜覆盖以掩饰延伸移植物。在双侧放置由（右侧）自体耳屏软骨制成的鼻翼缘移植物。使用一个带后吊带的悬吊缝合进一步加强鼻尖支撑，使用四层的同种异体阔筋膜扩增鼻背（图 6.20）。

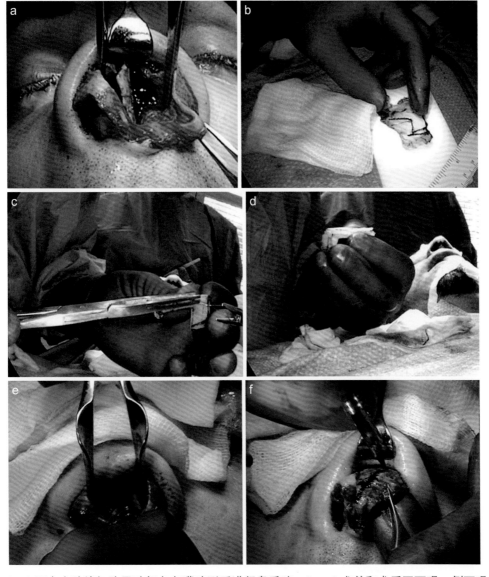

■ 图 6.20　(a~j) 不完全驼峰切除导致复杂鸟嘴畸形后进行鼻重建。(k~m) 术前和术后正面观、侧面观、基底面观

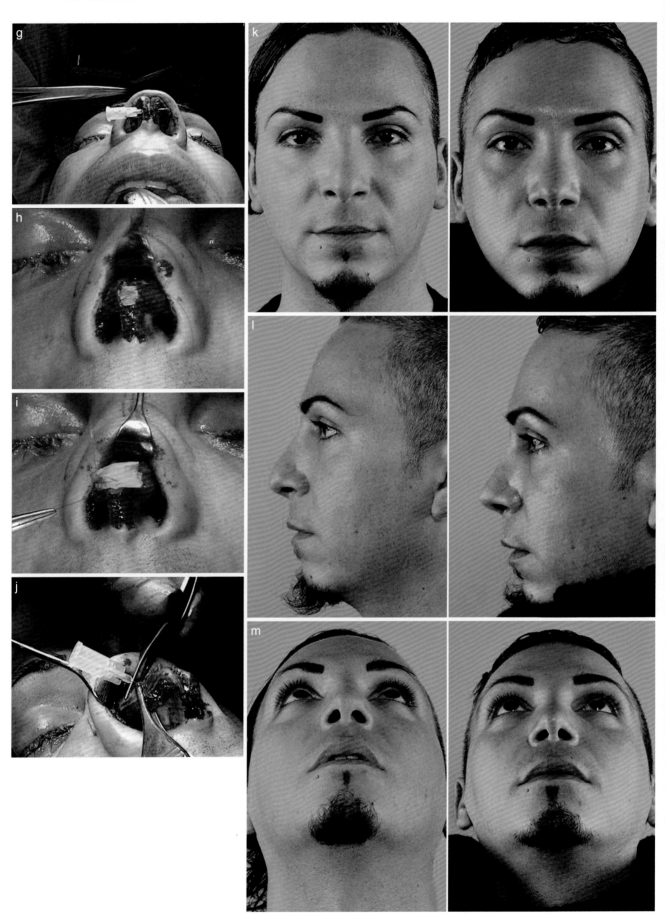

图 6.20（续）

6.3.3　病例 3：鼻中隔过度切除和瘢痕过度增生导致的鸟嘴畸形

患者为一名 52 岁女性，初次鼻整形术后 20 年欲行修复手术。检查发现，鼻不对称，鼻尖被过度切除且退缩，鼻尖软骨薄弱，鼻背被过度切除且凹陷，鼻中隔向左侧偏斜。

行外入路鼻整形术，术中发现大量软组织瘢痕覆盖在两侧的鼻尖软骨上。在移除瘢痕组织后，发现右侧的外侧脚严重受损，左侧的外侧脚虽然基本完好，但存在严重凹陷。中间脚和内侧脚脚架均从两边缺失。该患者在 20 年前接受了鼻整形手术，她鼻子的尾侧框架结构已经被破坏，鼻中隔向左侧偏斜，被过度切除的鼻背变得不规则，鼻子偏斜，鼻尖轮廓缺失，合并鼻翼凹陷。打开鼻子后，我们发现了广泛并且严重的瘢痕组织；去除瘢痕组织后，我们发现患者右侧的下外侧软骨几乎被完全破坏了。在左侧，下外侧软骨虽然大部分被保留下来，但形状是凹进去的。两侧的中间脚都缺失了。两侧的踏板也缺失了。

除了上述鼻翼软骨变形外，严重的鼻中隔残留畸形也需要行体外鼻中隔重建术来矫正。采用外入路术式，去除整个鼻中隔部分。将移除的鼻中隔旋转 90° 后，我们得到一个直的新 L 形支撑，并沿着鼻背缘使用双侧的撑开移植物，沿着尾侧鼻中隔使用一个板条移植物将其进行加固。然后应用旁矢状线内侧截骨术和低到高的外侧截骨术使骨性鼻锥松动。随后将该鼻中隔结构重新插入鼻中隔腔中，并缝合到上外侧软骨和鼻棘上。

使用软骨裂开技术替换缺失的中间脚，开始鼻尖的重建。通过切割鼻中隔软骨的一个粗段，打造薄的中间脚替代移植物，将其弯曲并整合入残留的下外侧软骨框架中，使用一个鼻小柱支撑移植物作为支撑。下一步，使用一个外侧脚支撑移植物使凹的左侧外侧脚变平，严重受损的右侧外侧脚则使用盖板（板条形）替代移植物进行重建。通过联合贯穿穹窿缝合、外侧脚跨越缝合以及鼻尖悬吊缝合进一步细化重建的鼻翼软骨。将额外的软骨填充移植物放置到鼻尖上以后，将软骨移植物同时放置到软三角区和双侧鼻翼缘移植物上，并将整个鼻尖框架用软组织盖板移植物进行掩盖。然后使用同种异体阔筋膜覆盖鼻背（图 6.21）。

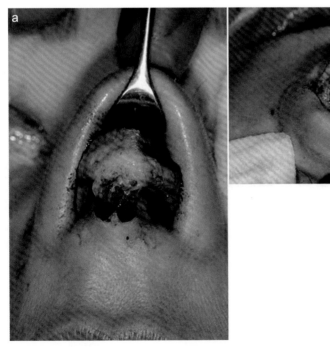

🔲 **图 6.21**　(a, b) 鼻中隔过度切除和瘢痕过度增生导致的鸟嘴畸形。(c, d) 体外鼻中隔重建。(e~i) 鼻尖重建。(j~l) 术前和术后正面观、侧面观、基底面观

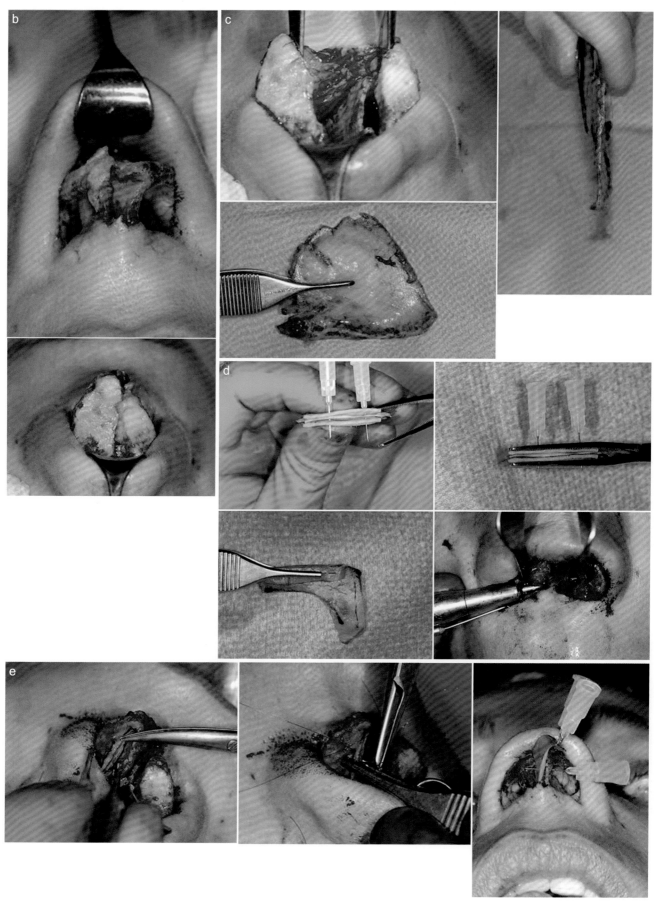

图 6.21（续）

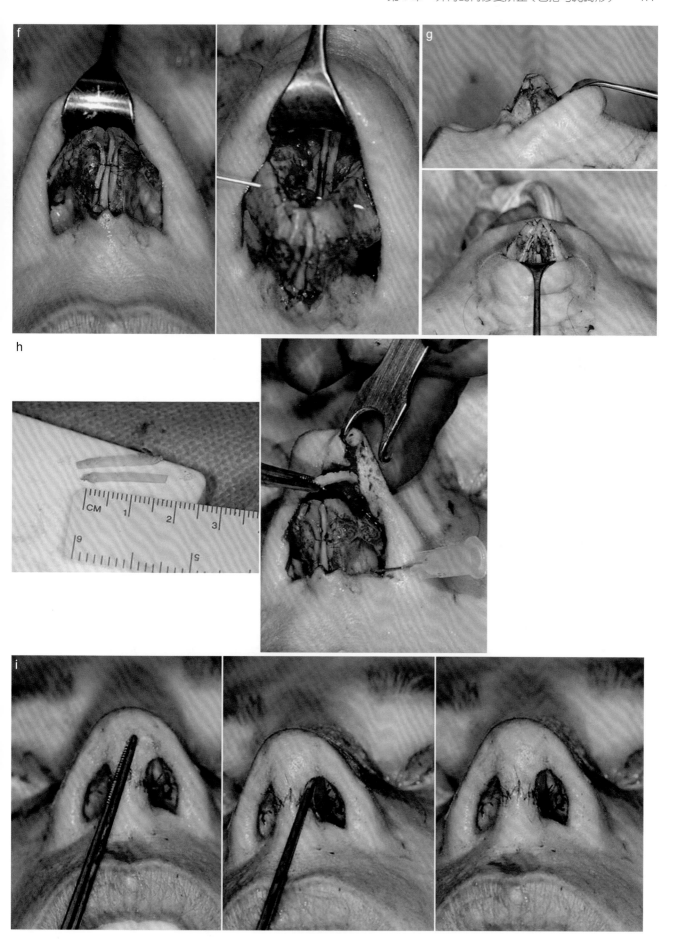

■ 图 6.21（续）

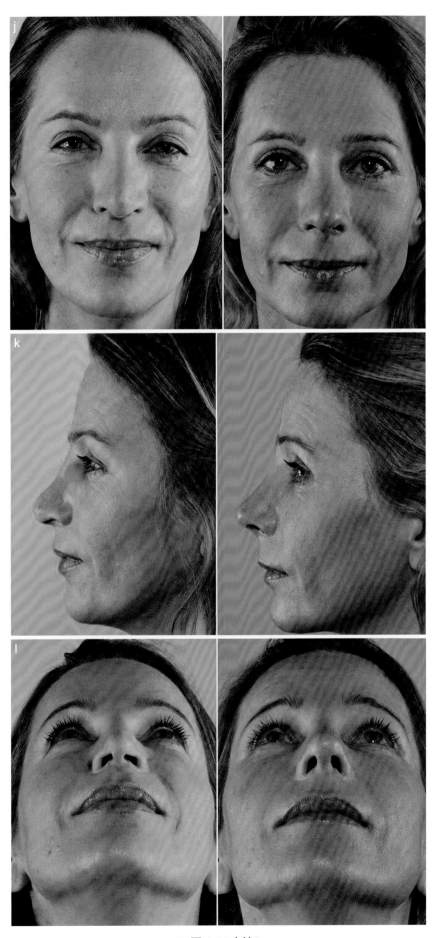

图 6.21（续）

6.3.4　病例 4：倒"V"畸形合并未被充分切除的鼻背

患者为一名 25 岁女性，鼻子过大合并残留的驼峰畸形，欲行鼻整形修复手术。其鼻尖过突且过度旋转，并由此产生了一个过钝的鼻唇角。正面观，其鼻子向右偏斜，呈倒"V"畸形，且中鼻拱夹捏畸形。侧面观，可以看到一个驼峰，整个鼻子看上去显得太大。这意味着鼻尖过突，但同时也是过度旋转的，导致鼻唇角过钝。正面观，鼻背的不对称和不规则变得明显，这与倒"V"畸形以及塌陷的软骨性鼻背有关。

采用外入路鼻整形术，应用复合技术降低残留的驼峰，并从矩形鼻中隔中分离出供体鼻中隔软骨。放置双侧的撑开移植物以加宽箍缩的上外侧软骨，消除倒"V"畸形，矫直鼻梁。使用内侧脚覆盖技术，并放置一个被小心切成斜边的盾牌移植物，来降低鼻尖突出度并反向旋转它。

使用跨越缝合行进一步的细化，使用鼻尖悬吊缝合稳固鼻尖的反向旋转，进行缝合时小心地用一种倒置的方式向下、向内牵拉鼻尖。最后，用覆盖有同种异体阔筋膜盖板移植物的标准长度的鼻中隔颗粒软骨移植物填充鼻背（图 6.22 ）。

■ 图 6.22　(a~d) 鼻背修复和在一个倒"V"畸形合并未被充分切除的鼻背上降低鼻尖突出度。(e~g) 术前和术后正面观、侧面观、基底面观

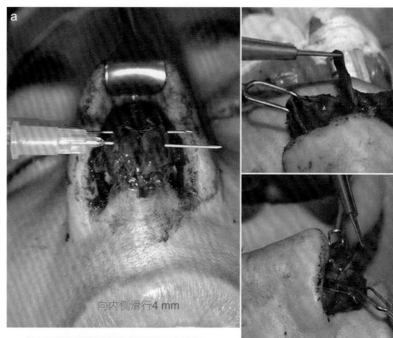

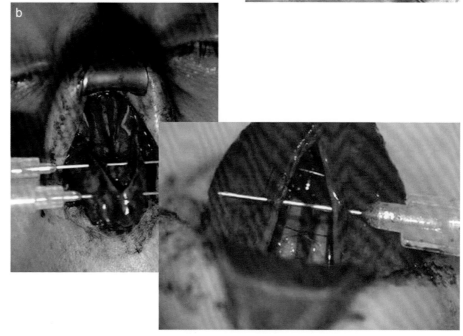

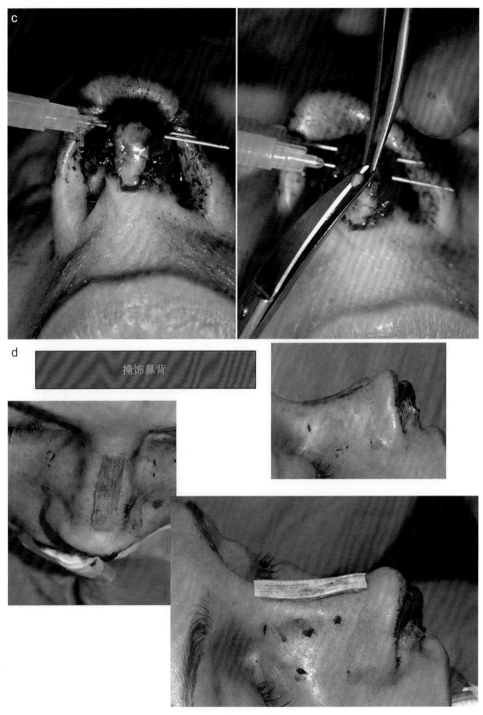

掩饰鼻背

图 6.22（续）

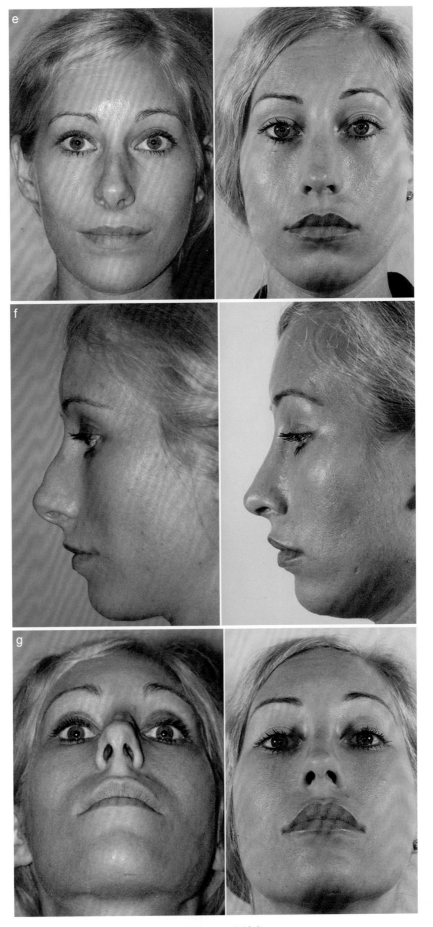

图 6.22（续）

6.3.5　病例 5：倒 "V" 畸形合并鸟嘴畸形

患者为一名 30 岁女性，在外院行初次鼻中隔整形术，术后 10 年出现鸟嘴畸形、鼻小柱悬吊、倒 "V" 畸形以及鼻骨不对称。采用外入路鼻整形术对鼻子进行脱套后，发现其右外侧脚被过度切除，而中间脚仍然过大，造成了下外侧软骨的不对称。为了着手重建，从矩形鼻中隔中取出软骨，用于制作延伸型撑开移植物和鼻小柱支撑移植物。然后修剪左侧的下外侧软骨，使用切割好的软骨段来扩充被过度切除的右侧下外侧软骨。采用跨越缝合法和鼻尖悬吊缝合法细化并旋转患者的鼻尖。将延伸型盾牌移植物缝合安置到适当的位置，并覆以同种异体阔筋膜。使用小的软骨移植物扩充软组织三角，鼻背也覆以同种异体阔筋膜（图 6.23）。

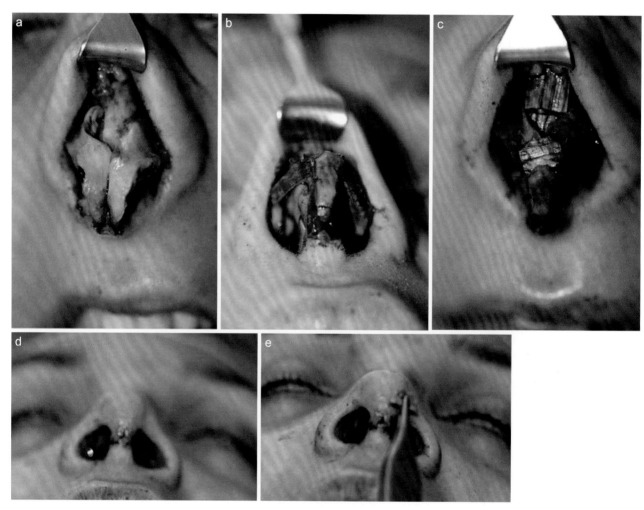

图 6.23　(a~c) 尾侧框架结构的重建。(d, e) 扩充软三角区。(f~h) 倒 "V" 畸形合并鸟嘴畸形。术前和术后正面观、侧面观、基底面观

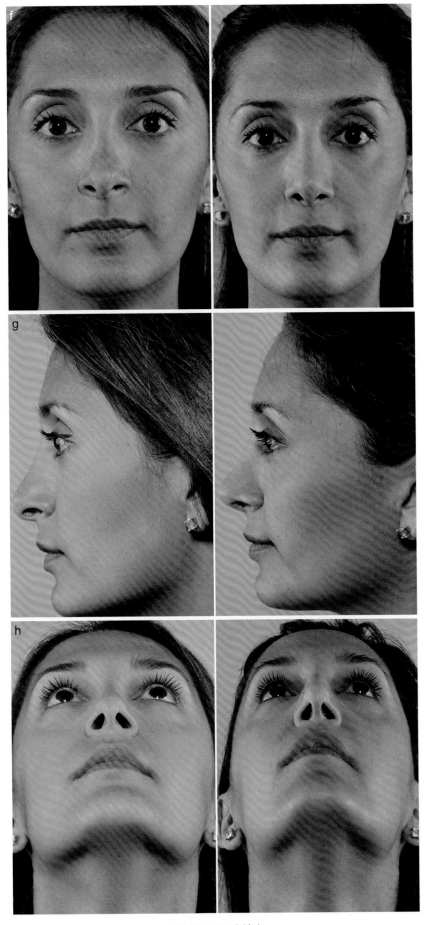

■ 图 6.23（续）

6.3.6　病例6：鼻尖支撑不足合并鼻小柱退缩

一个35岁的男性患者在外院接受了4次手术，以修复之前的鼻部外伤，手术失败后来我们医院提出要继续治疗以前的鼻部外伤。检查发现患者鼻子过宽，鼻尖畸形，鼻小柱退缩，鼻孔不对称。鼻腔内检查发现其尾侧鼻中隔缺失，残留的矩形鼻中隔严重畸形，还包含一个之前的非结构性残余的肋骨移植物。

采用外入路鼻整形术进行手术探查，发现了一个先前放置的来源于肋软骨的支撑移植物。然而，由于该移植物畸形、错位，并且无法支撑鼻尖，所以取出了该移植物。在鼻中隔更深处可见其他肋软骨畸形碎片，造成了气道阻塞，所以这些碎片也被取出。为了重建缺失的L形支撑，获取双侧耳甲移植物，再将它们的凹面背靠背放置后缝合在一起。使用一个改良艾奇软骨钳夹持软骨，同时采用（平行的）连续褥式缝合法进行固定。这就产生了一个平、直并且坚固的软骨结构。行截骨术缩窄骨性鼻拱后，将新建的L形支架置入鼻中隔囊腔内，并将其缝合固定到上外侧软骨和鼻棘上。通过将内侧脚缝合到L形支架的尾侧缘并施行鼻尖悬吊缝合，以获得额外的支撑。然后使用跨越缝合法完成鼻尖轮廓重塑。使用筋膜包裹颗粒软骨移植物完成鼻背填充。将移植的肋软骨残留的软骨丁填充在一个袖套状的同种异体阔筋膜中，由此制成该筋膜包裹颗粒软骨移植物。这种联合的方法创建了一个外观满意的鼻小柱、支撑良好的鼻尖以及一个鼻背美学线改善的直挺的鼻背（图6.24）。

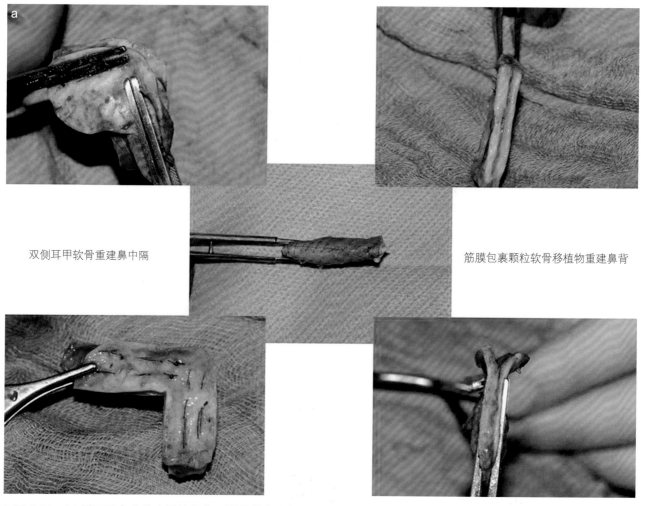

双侧耳甲软骨重建鼻中隔　　　　　　　　　　筋膜包裹颗粒软骨移植物重建鼻背

■ **图6.24**　(a)矫正没有充分支撑的鼻尖、退缩的鼻小柱以及过低的鼻背。(b~d)术前和术后正面观、侧面观、基底面观

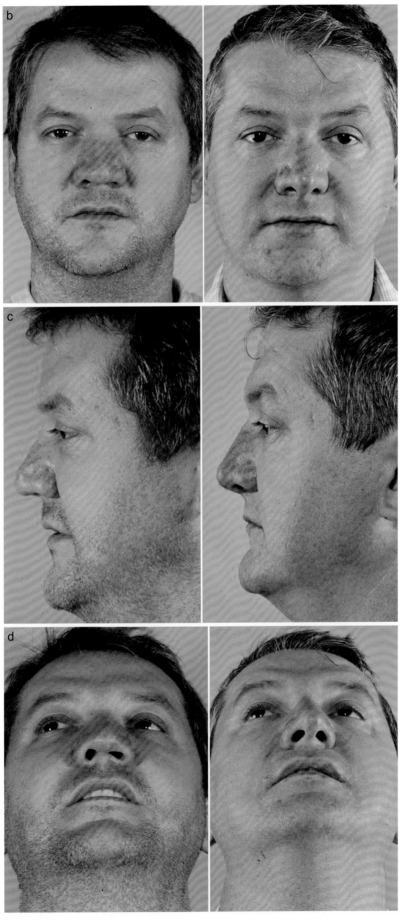

● 图 6.24（续）

6.3.7　病例 7：背侧鼻中隔未被充分切除且突出度过高合并鼻尖突出度过低（绵羊鼻畸形）

患者为一名 51 岁女性，在外院经历了两次失败的外科手术后要求行修复手术。检查发现，患者鼻子偏斜，鼻骨被过度切除，中央的筛骨复合体严重错位；鼻中隔软骨过突，两边的上外侧软骨均塌陷，导致内鼻阀阻塞；鼻中隔前角突出度过高合并鼻尖突出度过低，导致侧面观时绵羊鼻畸形。

行外入路鼻整形术，打开患者的鼻部，发现中央鼻中隔严重畸形合并尾侧鼻中隔从鼻棘上脱位，而 L 形支架是正常的。使用截骨术分离鼻棘并使用

微孔板和微螺钉将其固定在中线上后，将尾侧鼻中隔缝合回鼻棘上，以形成牢固的固定。然后采用组合方法降低鼻背，用一个圆柱形的钻对整个鼻中隔部分进行重塑。将双侧的延伸型撑开移植物固定在适当的位置，以扩宽箍缩的中鼻拱和塌陷的内鼻阀，并加固鼻小柱支撑以增加鼻子的长度。将改良的、稍微变小的复合驼峰重新插入，以塑造一个光滑并且直挺的鼻背轮廓。使用缝合技术增加下外侧软骨的突出度，并加用一个双层的帽状移植物来额外地增加鼻尖突出度。1 年后观察发现，鼻尖突出度显得有点太高了，我们取出了患者最外层的帽状移植物。最终，我们帮助患者获得了一个令人满意的侧面轮廓（图 6.25）。

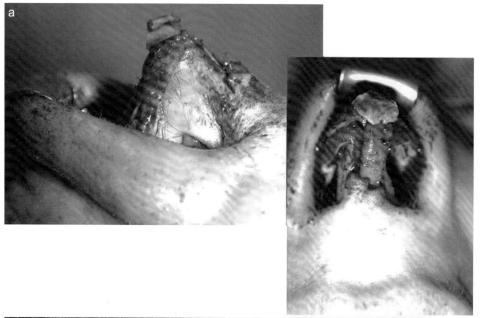

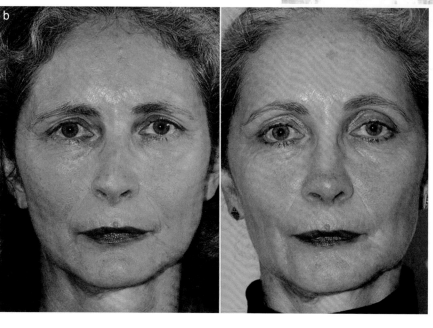

■ 图 6.25　(a) 矫正未被充分切除且过度突出的背侧鼻中隔与突出度过低的鼻尖（绵羊鼻畸形）。(b~d) 术前和术后正面观、侧面观、基底面观。(e) 修复手术后的侧面观

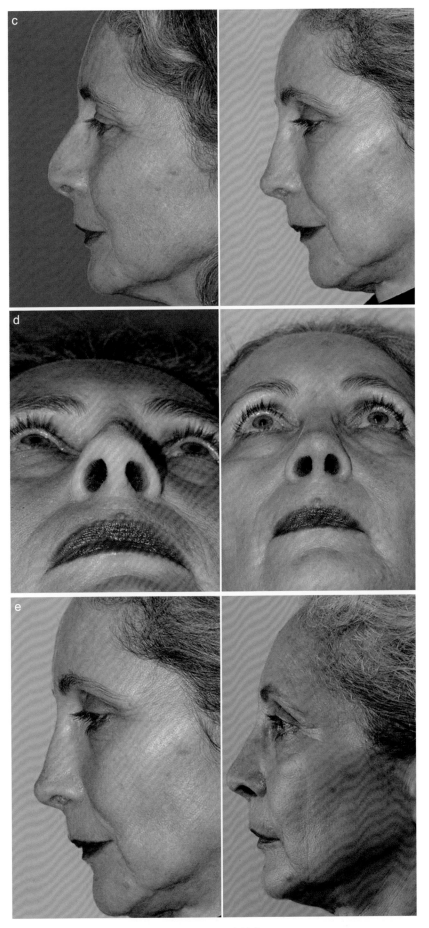

图 6.25（续）

6.3.8　病例 8：不规则且过突的鼻背合并被过度切除的鼻中隔

患者为一名 44 岁女性，两次鼻整形手术均失败。检查发现，患者有一个过高的鼻根、一个不规则且过突的鼻背和一个圆形且形状不佳的鼻尖；左侧鼻骨凹陷，两侧鼻翼退缩。

行开放入路鼻整形术，发现残存的鼻中隔被过度切除且畸形，并被埋入一团致密的瘢痕组织中。使用体外方法矫正，去除残存的鼻中隔并将其旋转90°，从而利用后段的骨性鼻中隔创建一个新的鼻背。然后将骨性新生组织打薄并穿孔，以便于缝合

固定由残存上外侧软骨制作的撑开皮瓣。将新塑形的 L 形框架的头侧固定在一个小的（背侧）筛骨剩余部分上，并将新的尾侧鼻中隔基底部缝合在钻孔的前鼻棘上。用一个圆柱形钻头将矩形鼻中隔的残留部分磨平，将其用于构建鼻小柱支撑，并用于夹板固定手术后薄弱的尾侧鼻中隔。右侧上外侧软骨的残余部分用一个由鼻中隔制作的薄软骨条加固，用一个鼻中隔板条移植物固定薄弱的右外侧脚。然后，使用耳甲软骨制作盾牌移植物，并联合使用跨越缝合法和复合的后吊带鼻尖悬吊缝合法来重塑并稳定鼻尖外形。使用由残存耳甲制作的游离颗粒软骨来消除不规则的鼻背轮廓（图 6.26）。

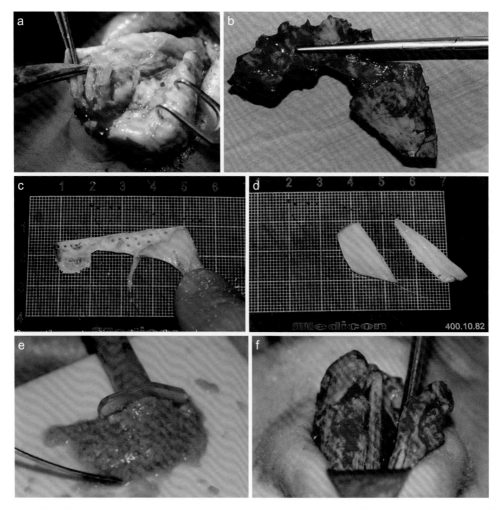

● **图 6.26**　(a~i) 鼻背不规则且过突，鼻中隔被过度切除，鼻尖形状不佳，行体外鼻中隔重建，重建鼻背，鼻中隔软骨重建鼻尖；(j~l) 术前和术后正面观、侧面观、基底面观

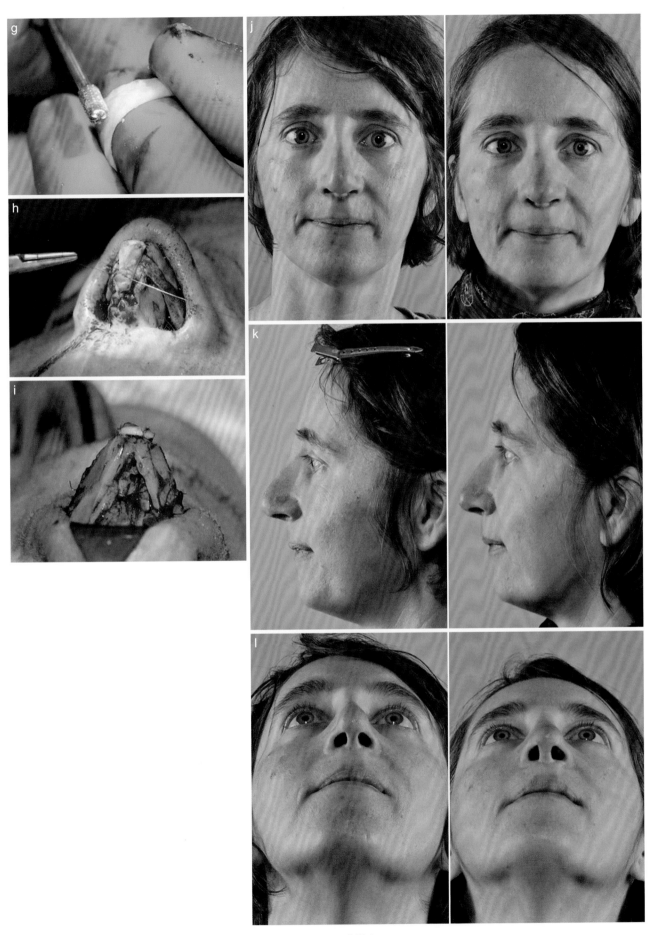

■ 图 6.26（续）

6.3.9 病例 9：C 形张力鼻畸形合并鼻中隔过长、移位

患者为一名 35 岁男性，之前的鼻整形术后出现张力鼻畸形，鼻背狭窄并呈 C 形，鼻子过长并残留鼻背驼峰。鼻腔内检查发现过长的鼻中隔移位到了前鼻棘的左边。

采用开放手术入路，在基底部修剪尾侧鼻中隔，并将其重新定位在中线上。在前鼻棘上制作横向的

钻孔后，使用不可吸收缝线将尾侧鼻中隔缝合固定。然后使用组合技术切除鼻背驼峰，并将过突的下外侧软骨用于制作撑开皮瓣。使用林德曼钻头行旁正中截骨术，使用经皮的横向和低到低的外侧截骨术来重新塑形患者的骨性鼻锥。在修剪异常粗大的下外侧软骨头侧缘后，联合使用外侧脚重叠技术和内侧脚后移技术来降低患者的鼻尖突出度。放置鼻翼缘移植物以改善患者的鼻翼缘外形（图 6.27）。

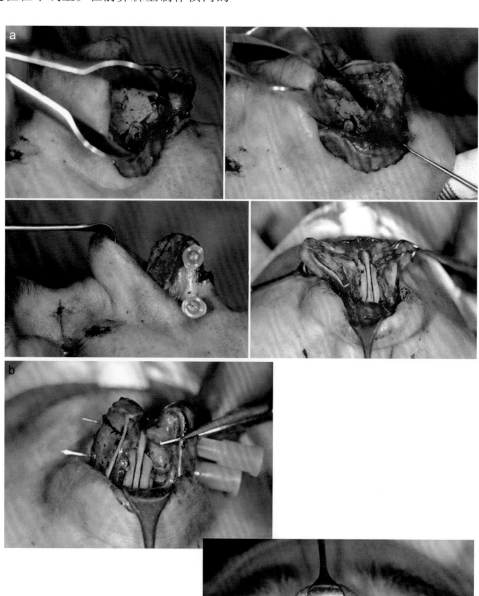

◘ 图 6.27　(a, b) 矫正一个 C 形张力鼻畸形合并过长且移位的鼻中隔。(c~e) 术前和术后正面观、侧面观、基底面观

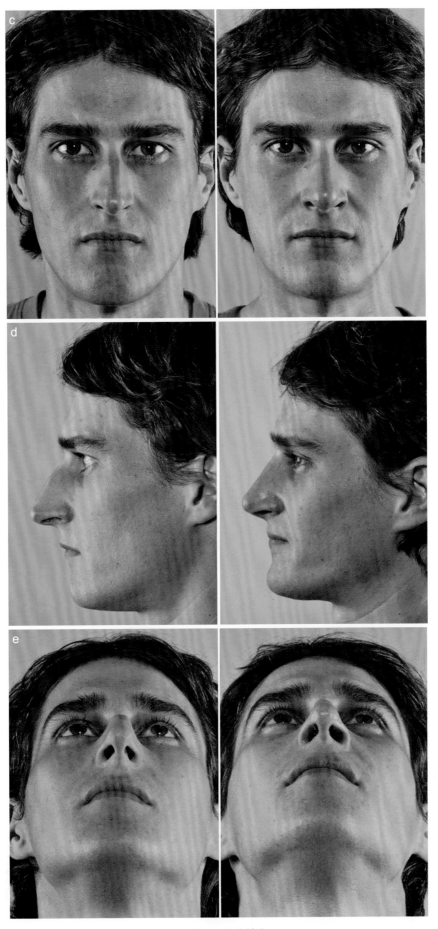

■ 图 6.27（续）

6.3.10 病例10：短鼻的鸟嘴畸形

患者为一名52岁女性，两次失败的鼻整形术后要求行修复手术。据患者自己描述，她在第一次手术中被植入了一个鼻背硅胶移植物，随后该移植物被取出并使用耳甲软骨替换。侧面检查时发现，患者鼻子过短，鼻唇角非常钝（130°），触诊时可及异常柔软的鼻背驼峰。正面观，鼻轴呈C形，并向患者的右侧偏斜，骨性鼻锥过宽。此外，鼻尖皮肤较厚且呈球状，左鼻翼缘退缩。基底面观时还发现了一个显眼的、直的、横向的鼻小柱瘢痕。

我们采用开放手术入路，改良了鼻小柱的手术切口，使其包含一个小的倒"V"形切口，以防止鼻小柱瘢痕的回缩和外显。探查鼻背时，我们发现鼻背

驼峰是由软组织的过度瘢痕增生造成的，没有发现耳甲软骨。从鼻中隔中获取作为供体的软骨，同时需要保留一个15 mm长的L形支架。然后，将坚固而直立的鼻中隔移植物再细分为三种不同的移植物：鼻小柱支撑移植物和双侧的下外侧软骨替代移植物以替换缺失的鼻尖软骨。为了重建穹窿，用一个圆柱形钻头将下外侧软骨替代移植物小心地磨薄，然后折叠并缝合，以模拟天然的穹窿软骨。然后，将该移植物缝合到鼻小柱支撑移植物的中间以及瘢痕化的鼻前庭皮肤的侧方。除了改善鼻尖轮廓外，下外侧软骨移植物也有助于矫正左侧鼻翼的退缩。最后切除引起鼻背驼峰的软组织团块后，使用（旁矢状线的）内侧截骨术联合经皮的横向截骨术和低到低的外侧截骨术来缩窄并矫直过宽的骨性鼻锥（图6.28）。

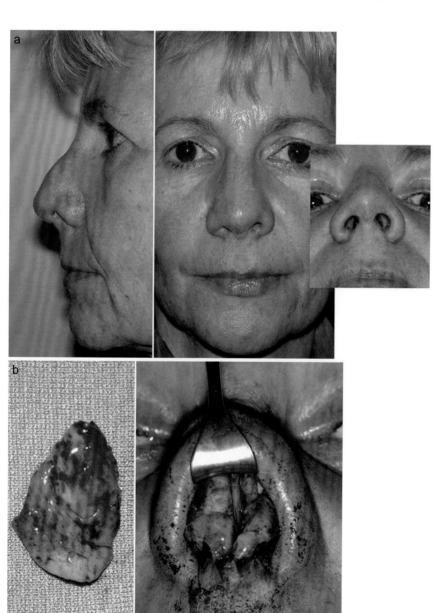

◘ **图6.28** （a~e）矫正短鼻上的鸟嘴畸形。(f~h) 术前和术后正面观、侧面观、基底面观

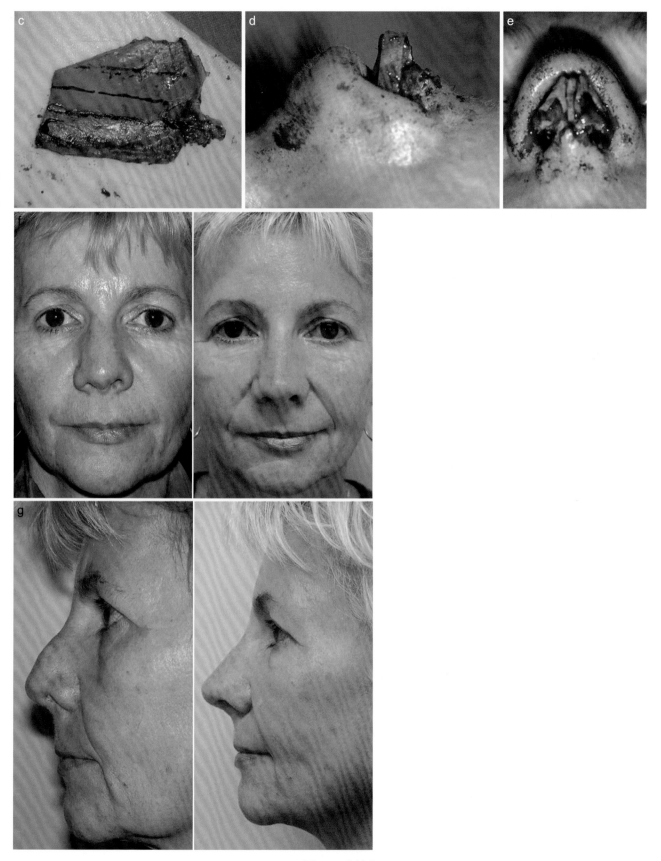

■ 图 6.28（续）

6.3.11 病例 11：厚皮肤患者下外侧软骨完全切除之后产生鸟嘴畸形并伴不良的瘢痕增生

我们采用的技术是鼻尖上切除。在罕见的情况下，当骨软骨框架和过大、过厚的皮肤罩之间有很大的差异时，中线梭形切除鼻尖皮肤有助于减少皮肤罩的体积。通过最小化鼻尖上的无效区，可以创建一个清晰的鼻尖上区转折点。为了避免鼻尖上区皮肤切口产生难看的瘢痕，只在表皮下层闭合切口，并使用有黏性的胶带拉拢切口边缘。

患者为一名 20 岁女性，15 岁时接受了一次鼻部美容手术，现在要求行鼻整形修复手术。检查发现，患者有严重的鼻尖下垂、突出的鸟嘴形结构，鼻轴向左侧偏斜。在鼻小柱的基底部还发现了一个显眼的横跨鼻小柱的瘢痕。

采用经错位的鼻小柱瘢痕的开放手术入路，手术探查显示，双侧的下外侧软骨几乎全部被切除，

取而代之的是纤维性的瘢痕组织。鼻尖支撑不足导致严重的鼻尖下垂。然而，矩形鼻中隔在之前的手术中未被触及，因此在保留一个 12 mm 宽的 L 形支架的同时，还可以获取鼻中隔软骨。然后使用鼻中隔软骨制作多种软骨移植物。第一个移植物被用于构建一个鼻小柱支撑移植物，并将两侧的内侧脚剩余部分缝合到该移植物上。然后，用一个圆柱形钻头将下外侧软骨替代移植物磨薄，以便于该软骨的折叠和缝合，从而构建出穹窿和外侧脚的替代物。随后，将该移植物缝合到鼻小柱支撑移植物的中间和前庭皮肤侧面。使用穹窿内缝合法进行进一步的鼻尖细化。最后，行内侧截骨术、横向截骨术以及外侧截骨术来缩窄并矫直患者的骨性鼻锥。

在关闭皮瓣之后，瘢痕化且变厚的鼻尖上区皮肤与其下的骨骼框架不相符。因此，椭圆形切除全层皮肤（包括皮下的软组织层）。由于有充足的多余皮肤，切口边缘很容易拉近，只需要对皮下层进行最小程度的缝合拉近即可（图 6.29 ）。

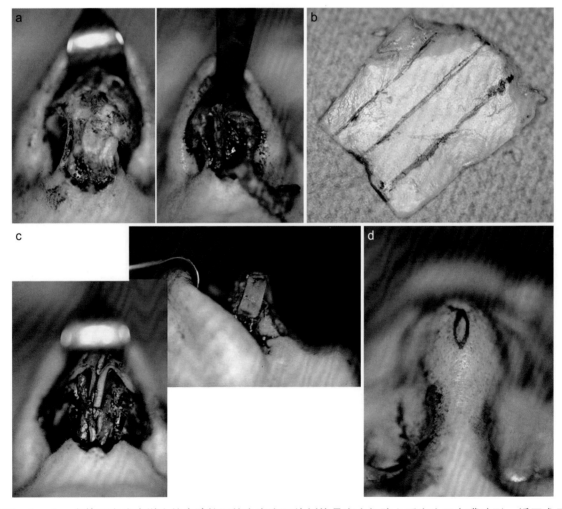

■ 图 6.29　(a~d) 一名伴不良瘢痕增生的皮肤较厚的患者在下外侧软骨完全切除之后产生了鸟嘴畸形，矫正术后进行了为期 10 年的随访；(e~g) 术前和术后 1 年正面观、侧面观、基底面观；(f~j) 术后 1 年和术后 10 年正面观、侧面观、基底面观

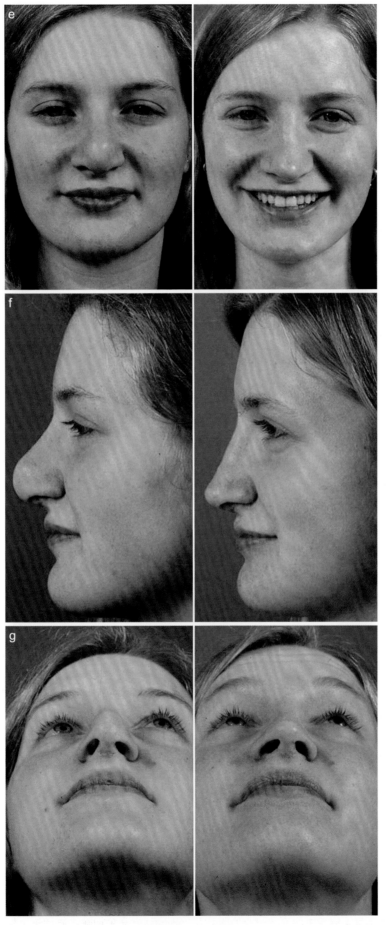

图 6.29（续）

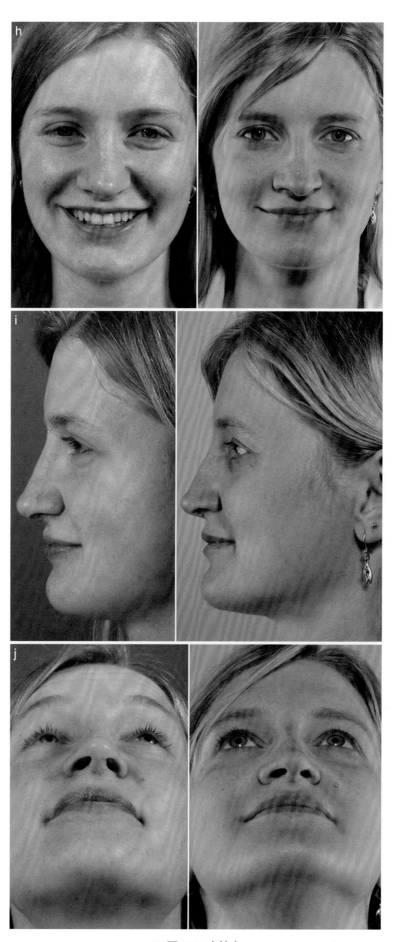

图 6.29（续）

6.3.12 病例 12：鼻背不规则且过突合并鼻尖下垂和严重的鼻中隔畸形

　　我们采用的手术技术由以下几项构成：使用由筛骨制作的夹板移植物行体外鼻中隔重建，使用筋膜包裹颗粒软骨移植物填充鼻背，使用水平褥式缝合重塑外侧脚的轮廓。

　　患者为一名 43 岁女性，要求行鼻整形修复手术。检查发现，其鼻背不规则且过度突出，鼻尖宽而下垂。鼻腔内检查发现，右侧鼻气道粘连，合并严重的鼻中隔畸形。

　　行外入路鼻整形术，探查发现一个不规则的双层耳甲移植物，从鼻背上取出。患者的鼻中隔前部被过度切除，残留的鼻中隔薄弱且畸形。行旁矢状线截骨术且筛骨板断裂后，将残留的鼻中隔作为一个整体取出。之前在骨侧壁施行的外侧截骨术做得

太高，有必要施行经皮的横向截骨术和低到低的外侧截骨术来缩小骨性鼻锥。在移除变形部分后，磨薄筛骨，在其上打孔，并把它当作夹板以固定薄弱的前鼻中隔。然后在对侧应用一个撑开移植物。新鼻中隔重新植入后，将其缝合在上外侧软骨上。随后将新的尾侧鼻中隔基底部修整到所需的高度，再将其缝合到前鼻棘的钻孔上。使用一个鼻小柱支撑杆加强鼻尖的支撑，并使用水平褥式缝合消除左外侧脚的凹面。使用颞深筋膜和残余的鼻中隔软骨来构建一个筋膜包裹颗粒软骨移植物。将该移植物的头侧末端缝合关闭，并使用成对的经皮引导的缝合将该填充移植物放置在鼻背上。缝合鼻小柱的切口后，使用手指捏压该移植物以塑造成我们所需的形状，并通过边缘的切口将该移植物多余的粒状软骨挤出。最后，用胶带固定鼻背轮廓，缝合关闭边缘的切口，并加增缝合以进一步加固新鼻中隔（图 6.30）。

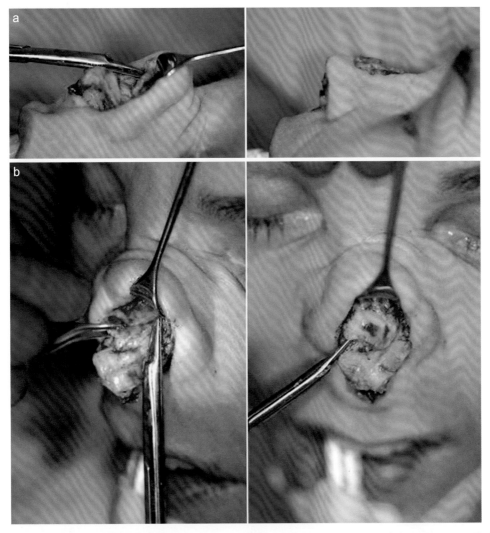

⊙ 图 6.30 （a，b）不规则且过突的鼻背合并鼻尖下垂，严重的鼻中隔畸形伴前缘被过度切除；(c~d) 体外鼻中隔重建；(e) 鼻尖重建，使用筋膜包裹颗粒软骨移植物填充鼻背；(f~h) 术前和术后正面观、侧面观、基底面观

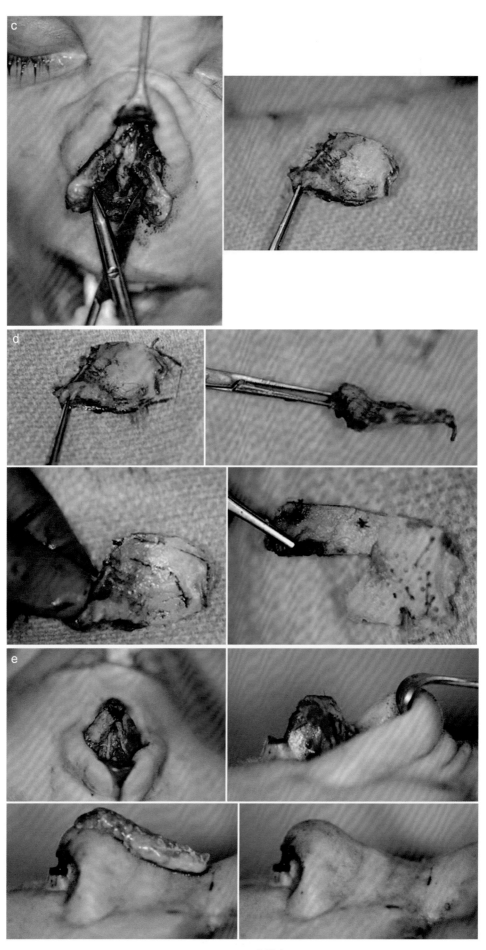

图 6.30（续）

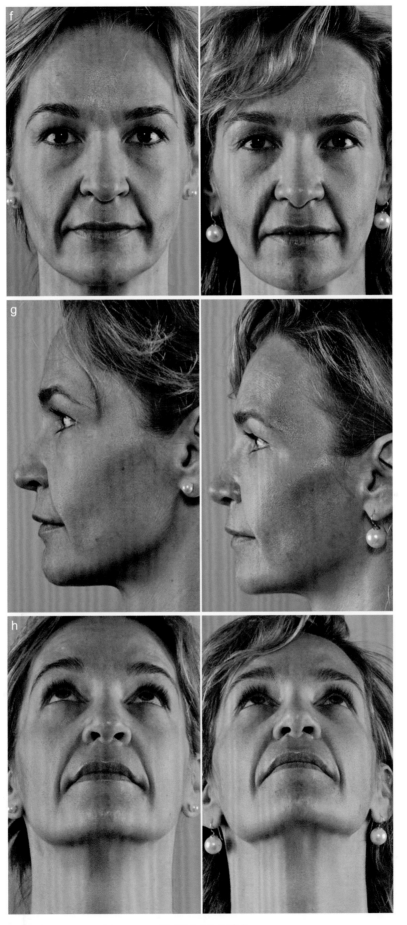

图 6.30（续）

6.3.13 病例13：过度切除鼻背导致鞍鼻畸形合并倒"V"和鸟嘴畸形

该技术包括使用肋软骨重建下鼻支架和使用筋膜包裹颗粒软骨移植物修复鞍鼻畸形。

患者为一名52岁女性，经历了两次失败的鼻整形手术后欲行修复手术。检查鼻背时发现患者有一个严重的鞍鼻畸形，鼻轴向右侧偏斜，且左侧鼻骨凹陷。患者鼻尖呈圆形，且两侧鼻翼退缩（海鸥畸形）。鼻腔内检查发现内鼻阀塌陷。

行外入路鼻整形术探查时发现，患者存在严重的瘢痕增生，两侧下外侧软骨被次全切除。患者的前中隔被垂直地切除，形成了一个尖锐的棱角。去除歪斜的组织并使用一个薄的筛骨夹板移植物固定残余的软骨，原位矫正鼻中隔畸形。由于鼻中隔移植组织的缺失，从第10肋中截取一个6 cm节段，并将其用于下外侧软骨和鼻背的重建。尽管有部分钙化，该移植物还是被垂直地切割成多个1.5 mm厚的板条。然后使用最宽的肋软骨条构建一个鼻小柱支撑移植物。在正中线上，将该移植物的后缘与前鼻棘缝合。使用两个额外的肋骨移植物作为撑开移植物，以矫直患者软骨性的鼻轴；使用旁矢状线的内侧截骨术以及经皮横向截骨术和低到低的外侧截骨术，来矫直患者的骨性鼻锥。然后使用一个圆柱形钻头将其他窄的肋软骨板条打薄。但是当我们试图折叠患者部分钙化的肋软骨时，在重建的穹窿部发生了折断。因此，将对侧的移植物在同一部位进行横断，然后以穹窿垂直分割的方式将对应的节段进行缝合拉近。加增一个盾牌移植物，以进一步地稳固和细化轮廓。最后构建同种异体阔筋膜包裹的颗粒软骨移植物，将剩余的软骨切成颗粒状。使用该移植物填充改善鞍鼻畸形后，在患者的鼻尖上放置一层额外的同种异体阔筋膜，以作为额外的填充并使其更加光滑（图6.31）。

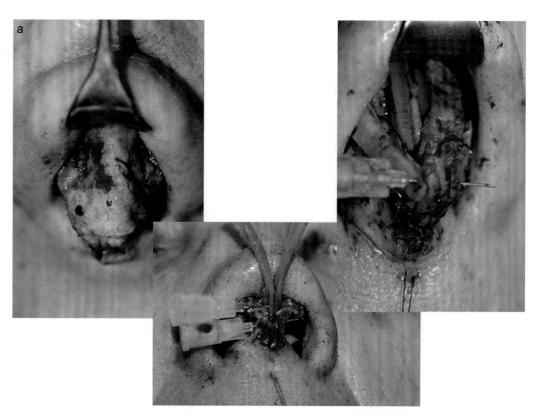

图 6.31 (a) 矫正过度突出的鼻背、鞍鼻畸形以及倒"V"和鸟嘴畸形；(b~d) 术前和术后正面观、侧面观、基底面观

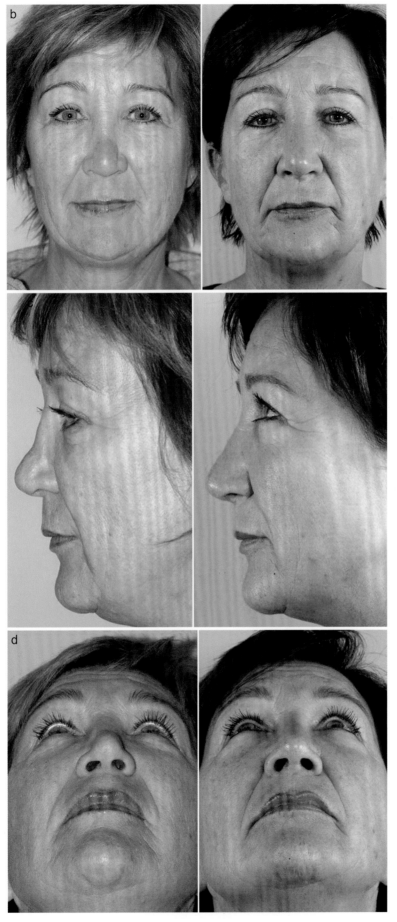

图 6.31（续）

6.3.14 病例14：过度切除的鼻背合并鸟嘴畸形

患者为一名27岁男性，先前鼻整形术后出现鼻背过度切除和鸟嘴畸形。从凹的下外侧软骨两侧可以看到鼻翼的凹陷。鼻腔内检查还发现残留的鼻中隔严重畸形，这导致了鼻气道的阻塞。

采用开放手术入路，由于存在严重的手术瘢痕增生再加上一个累及全部三个解剖平面的复合鼻中隔畸形，使手术分离鼻中隔的操作变得十分复杂。由于鼻中隔严重畸形，因此需要行体外鼻中隔重建术对其进行矫正。通过划开畸形的软骨并用取自肋软骨的撑开移植物来完成鼻背L形支架的矫正。使用同样取自肋软骨的板条移植物加固尾侧鼻中隔，旁矢状线内侧截骨术、经皮低到低的外侧截骨术和横向截骨术矫直患者的骨性鼻锥后，将新鼻中隔再植入并缝合在上外侧软骨及成对钻孔后的鼻骨上。同样，将尾侧鼻中隔缝合到前鼻棘的钻孔上，并使用舌槽沟式的固定法将内侧脚缝合到尾侧鼻中隔上。应用双侧的头侧下折瓣矫正外侧脚凹陷后，使用带前吊带的鼻尖悬吊缝合法使鼻尖下小叶保持在适当的位置，从而防止鼻尖下垂。使用筋膜包裹颗粒软骨移植物重建患者的鼻背，该移植物是用被精细切粒的残余肋软骨填满同种异体阔筋膜构建成的。还放置了鼻翼缘移植物以改善鼻翼的外形（图6.32）。

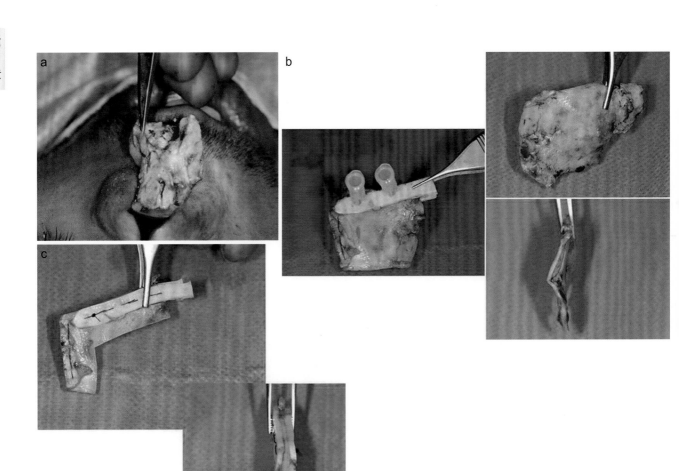

■ 图6.32　(a~c) 通过体外鼻中隔重建术矫正过突的鼻背和鸟嘴畸形；(d~f) 术前和术后正面观、侧面观、基底面观

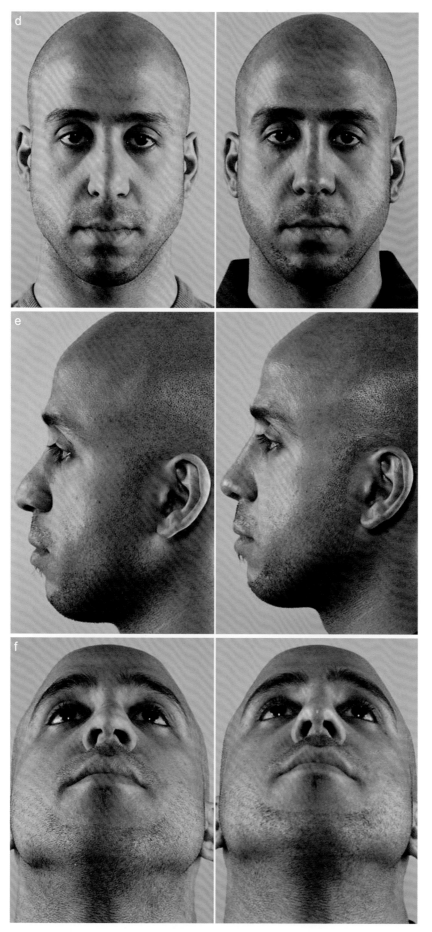

■ 图 6.32（续）

6.3.15 病例15：过度切除且偏曲的鼻背

患者为一名38岁女性，鼻子偏斜，之前的鼻整形术后形成了一个被过度切除的骨和软骨性鼻背。鼻孔不对称，这是由于单侧（右侧）鼻翼基底部切除后鼻翼不对称导致的。两侧的鼻翼缘退缩，鼻腔内检查发现了一个严重变形的鼻中隔。

经外入路打开鼻子后，发现畸形并错位的右外侧脚上覆盖着大量的瘢痕组织。鼻中隔剥离后可见一个薄弱的尾侧鼻中隔和偏曲的中央鼻中隔。获取畸形的鼻中隔节段，包括毗邻的垂直板。截取左侧第10肋的一个8.0 cm软骨段，并将其垂直地分割成

数个1.5 mm厚的板条。使用两个板条制作延伸型撑开移植物，并将其缝合到残留的背侧鼻中隔上，以矫直和扩宽患者的内鼻阀。将一片直的鼻中隔软骨用作鼻小柱支撑移植物，并将其缝合到延伸型撑开移植物和前鼻棘上。从前庭皮肤上分离外侧脚后，将其调整到一个与对侧对称的位置，并使用板条移植物重塑轮廓，以矫正右侧鼻翼的退缩。使用贯穿穹窿缝合，然后覆以软组织移植物，以重塑患者的鼻尖轮廓。在左侧，使用一个大的鼻翼缘移植物来矫正鼻翼的退缩。部分闭合皮瓣后，使用游离的颗粒软骨填充鼻背并使其变得光滑。在右侧，行V-Y成形术以进一步改善鼻孔的对称性（图6.33）。

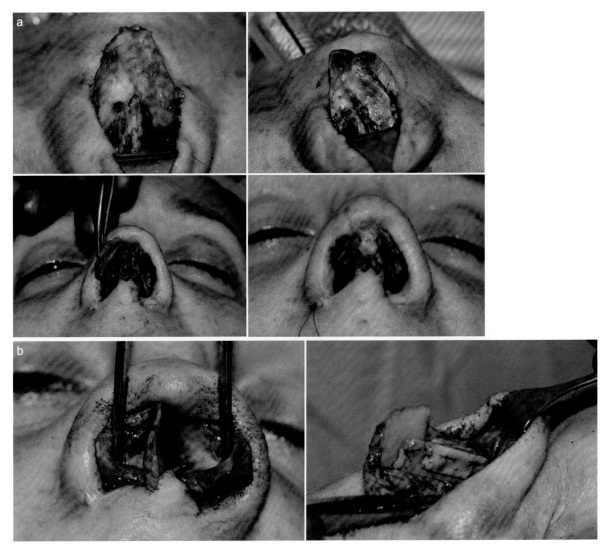

■ 图6.33　(a~d) 重建一个被过度切除且偏斜的鼻背；(e~g) 术前和术后正面观、侧面观、基底面观

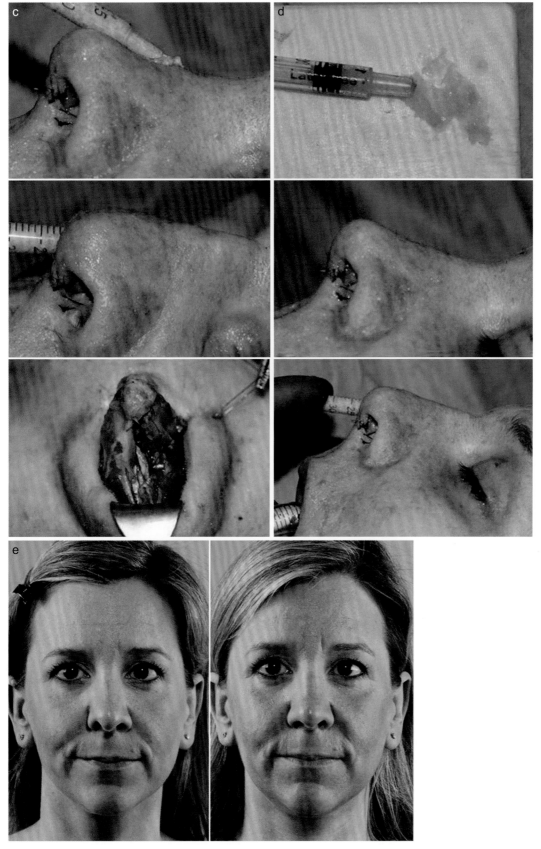

■ 图 6.33（续）

第
6
章

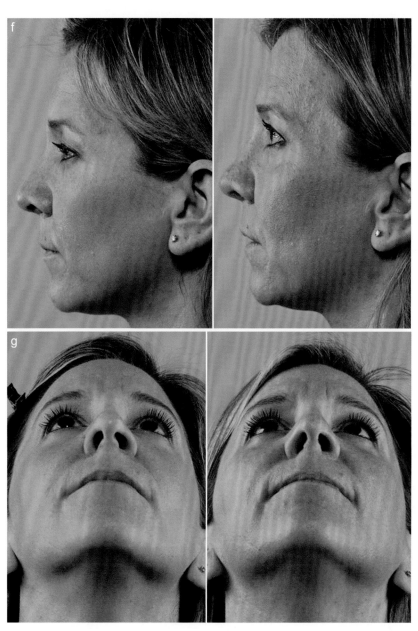

◪ 图 6.33（续）

推荐阅读

Aiach G. Atlas of rhinoplasty: open and endonasal approaches, vol. 2. St. Louis: Quality Medical Publishing; 2003.

Daniel RK. Secondary rhinoplasty following open rhinoplasty. Plast Reconstr Surg. 1995; 96: 1539-46.

Daniel RK, Sajadian A. Secondary rhinoplasty: management of the overresected dorsum. Facial Plast Surg. 2012; 28(4): 417-26.

Davis RE, Bublik M. Common technical causes of the failed rhinoplasty. Facial Plast Surg. 2012; 28(4): 380-8.

Foda HMT. Rhinoplasty for the multiply revised nose. Am J Otolaryngol. 2005; 26(1): 28-34.

Foda HMT. The caudal septum replacement graft. Arch Facial Plast Surg J. 2008; 10(3): 152-7.

Grotting JC. Secondary rhinoplasty and nasal reconstruction. St. Louis: Quality Medical Publishing; 1996.

Gunter JP, Rohrich R. External approach for secondary rhinoplasty. Plast Reconstr Surg. 1987; 80: 161-74.

Kim DW, Toriumi DM. Nasal analysis for secondary rhinoplasty. Facial Plast Surg Clin North Am. 2003; 11: 399.

Meyer R. Secondary and functional rhinoplasty: the diffi cult nose. Orlando: Grune & Stratton; 1988.

Rohrich RJ, Hoxworth RE, Kurkjian TJ. The role of the columellar strut in rhinoplasty: indications and rationale. Plast Reconstr Surg. 2011; 129(1): 118e-25.

Sheen JH. Spreader graft method of reconstructing the roof of the middle nasal vault following rhinoplasty. Plast Reconstr Surg. 1984; 73: 230-9.

Sheen JH, Sheen A. Aesthetic rhinoplasty. 2nd ed. St. Louis: Mosby; 1987.

Sykes JM. Management of the middle nasal third in revision rhinoplasty. Facial Plast Surg. 2008; 24: 339-47.

第 7 章　鼻背的初次填充

7.1　　　初次鞍鼻畸形矫正的手术原则　208

7.2　　　病例研究　212

7.2.1　病例 1：下外侧软骨头部作为填充物　212

7.2.2　病例 2：应用 PDS 托行体外鼻中隔重建及鞍鼻矫正　214

7.2.3　病例 3：体外鼻中隔重建矫正鞍鼻畸形　216

7.2.4　病例 4：耳甲软骨和同种异体筋膜作为填充物　218

7.2.5　病例 5：用双层耳甲腔移植物重建鼻中隔前部，同种异体筋膜和颗粒
　　　　　　软骨制作的筋膜包裹颗粒软骨移植物填充鼻背　220

7.2.6　病例 6：用整块移植物重建鼻背　222

7.2.7　病例 7：用筋膜包裹颗粒软骨移植物重建鼻背　224

7.2.8　病例 8：用筋膜包裹颗粒软骨移植物重建鼻背　226

7.2.9　病例 9：用筋膜包裹颗粒软骨移植物重建鼻背　227

7.2.10 病例 10：低鼻背种族的鼻背重建　229

7.2.11 病例 11：种族性鞍鼻的鼻背重建及鼻翼基底缩窄　231

7.2.12 病例 12：因幼年时期患鼻中隔脓肿采用筋膜包裹颗粒软骨移植物
　　　　　　重建鼻背　234

7.2.13 病例 13：Binder 综合征（先天性中面部凹陷）的复杂鼻背重建　236

7.2.14 病例 14：用填充物对严重的先天性鞍鼻进行隆鼻，同时矫正球形
　　　　　　鼻尖　238

7.2.15 病例 15：用填充物对严重的特发性鞍鼻进行隆鼻，同时矫正鼻尖　240

推荐阅读　241

7.1　初次鞍鼻畸形矫正的手术原则

　　虽然鞍鼻畸形仅占所有鼻畸形的 20%，但其塌陷程度差别甚大。因此，需要采用不同技术予以纠正。由于所有的鞍鼻缺损都是由骨骼缺陷引起的，所以隆鼻是外科治疗的主要手段。我们主张使用自体填充材料，但有一个例外：Tutogen 同种异体阔筋膜。其作为一种经过伽玛射线处理的人类异体移植物，在过去的 8 年中，我们已成功使用它治疗了 3000 多名患者（图 7.1）。使用前需要将其浸泡在抗生素溶液中水化并降低感染风险。Tutogen 阔筋膜的运用不但避免了供区瘢痕，还为隆鼻材料提供了理想的结构和硬度。相反，自体阔筋膜缺乏足够的硬度，往往需要使用经皮穿线缝合以引导移植物的定位和防止移植物移位。

　　作为异体阔筋膜的替代物，我们也使用自体颞肌筋膜进行鼻背填充（图 7.2）。然而，与同种异体阔筋膜相比，自体颞肌筋膜有不同的生物力学特性。由于颞肌筋膜较薄，所以轮廓遮盖效果降低，而其相对较弱的硬度使得需要使用固定缝线或皮下固定缝线来保持正确的位置。颞肌筋膜在应用于鼻根填充时，可以挤压并缝合成所需的形状，鼻根部较厚的皮肤可以掩盖此移植物放置在鼻根上时不规则的轮廓。除了软组织填充外，我们也常使用不同来源的自体软骨进行鼻背填充，如耳甲腔软骨（图 7.3）、鼻中隔（图 7.5）和肋软骨（图 7.6）。

　　有时，我们也会使用游离颗粒软骨进行鼻背部的修饰。它也可用于鼻背的填充，特别是在仅有轻微轮廓缺陷时。将软骨（耳软骨或肋软骨）切成极细小的颗粒，直至呈现糊状稠度，并能通过一个结核菌素注射器的针头注射到想要的位置。我们避免使用鼻中隔软骨，因为它独特的性质更适合其他用途。这种材料的主要优点是它具有良好的延展性且形态持久可靠（图 7.7）。

　　我们认为自体骨在鼻背填充中不是可选材料，我们也没有骨移植的临床经验。

　　手术前，必须确定鼻背全长填充是否优于鼻背局部填充。因为鼻背全长填充可以避免可见的背部及邻近移植物间存在的间断轮廓，所以我们通常更喜欢切除部分鼻骨，运用鼻背全长移植物达到更协调的背部修复效果。另外，鼻背全长移植物对于形成更统一自然的眉及鼻尖美学线条也有好处。

　　对于鼻背较大的缺损，尽管全长填充通常是可取的，但小范围的部分鼻背鞍状凹陷，最好选用针

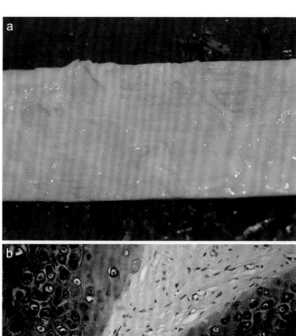

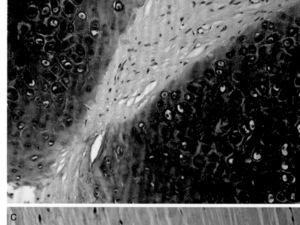

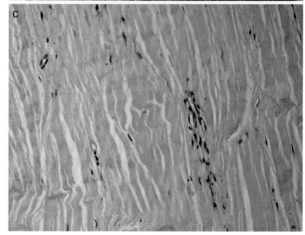

◘ 图 7.1　(a) 水化后的同种异体阔筋膜；(b) 移植 12 个月后的组织学表现；(c) 移植 14 个月后的组织学表现

对该缺损专门量身定制的、精密制作的小尺寸移植物进行处理。为此，我们主张采用 Tutoplast 阔筋膜、下外侧软骨头侧部分（图 7.8）、耳屏软骨移植物（图 7.3）或可用的鼻中隔软骨移植物（图 7.9）。耳屏软骨是一种非常适合小体积缺损的移植材料，因为其容易获取，体积可达 12~16 mm 宽，形态平整、厚度均匀，并且供区损伤小。采集耳屏软骨时，我们一般常规保留部分软骨外缘，以保持耳屏的轮廓。

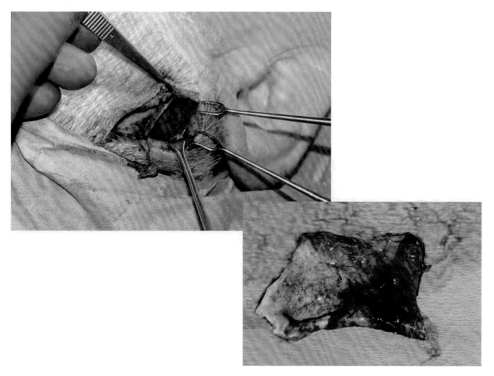

图 7.2　自体颞肌筋膜

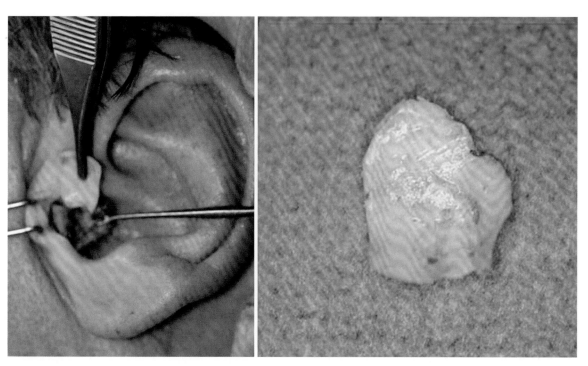

图 7.3　耳屏软骨

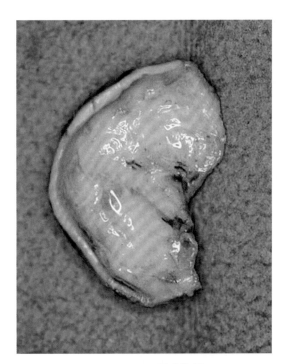

■ 图 7.4　耳甲腔软骨

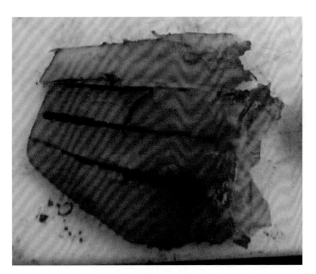

■ 图 7.5　鼻中隔软骨

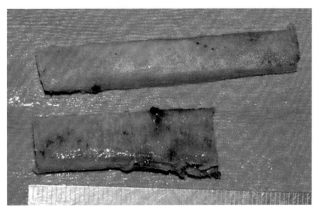

■ 图 7.6　块状肋软骨

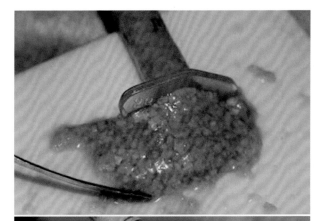

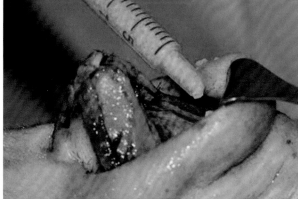

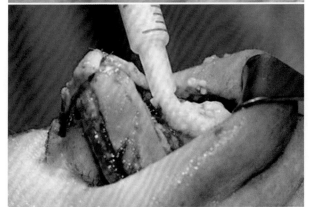

■ 图 7.7　细小颗粒软骨构建游离颗粒软骨移植物

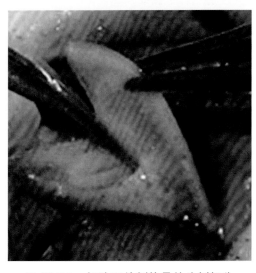

■ 图 7.8　切除下外侧软骨的头侧部分

Tutoplast 同种异体阔筋膜不受获取量的限制，适用于几乎所有大小的缺陷。它也可以作为单层或多层覆盖物使用。我们曾使用过多达 6 层的 Tutoplast，效果很好，而且该材料还可以用来覆盖自体软骨移植物表面以防止形态显露。另一个鼻背填充的有效材料是切除的下外侧软骨头侧残端或游离软骨块。过宽和过大的鼻尖通常在鼻头修剪后可提供足够的适用填充材料（图 7.8）。颗粒状的鼻中隔软骨是另一个潜在的填充材料来源（图 7.9）。然而，鼻中隔软骨的量有限，通常必须优先满足其他需求，同时必须注意避免鼻中隔软骨粉碎，因为意外的软骨形成和（或）软骨细胞死亡可能导致无法接受的远期结果。

如果鞍鼻畸形需要更大体积的移植物，我们经常使用耳甲腔软骨来修复此类缺损。为了使耳甲腔移植物形成合适的形状，我们将耳甲凹面切割成网格状，保留耳软骨膜以保持移植物的完整性（图 7.10）。在需要时，可以使用双层移植物来增加移植物的厚度。双层"三明治"移植物的稳定性可以通过反向缝合移植物来增强。

当需要更大的体积替换时，我们的主要技术是采用筋膜包裹颗粒软骨移植。Erol Onur 最先提出"土耳其软糖"法，采用氧化纤维素聚合物包裹颗粒软骨，但远期结果出现了大量软骨吸收。于是，Rollin K. Daniel 提出改进技术，即使用颞肌筋膜将不超过 $0.2\sim0.4 \text{ mm}^3$ 的自体软骨丁包裹起来，几乎消除了软骨吸收的问题。为了创建一个均匀的筋膜套，我们使用一个结核菌素注射器，其针头处被切掉作为组装支架。筋膜首先包裹在注射器周围，并暂时用短针头保持固定位置（图 7.11）。固定后，修剪筋膜并横向缝合形成单一的纵接缝。袖套的远端（头侧）缝合关闭后，将所需足量软骨颗粒注入注射器，然后通过注射器将软骨泥注射到筋膜袖套中（图 7.12）。将组装好的移植物置入皮下腔隙后，先关闭横贯鼻小柱的切口（开放入路的鼻整形术），以评估最终的鼻部轮廓。为了便于调整移植物的大小，我们将套管的近端打开，这样多余的软骨就可以从移植物中"像挤奶一样挤出"，并根据需要通过边缘切口去除。我们用自体颞肌筋膜和异体阔筋膜作为袖套材料，观察到了同样的长期疗效；而用鼻中隔软骨、耳甲

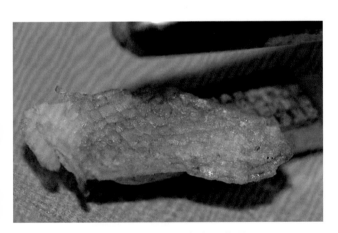

◘ 图 7.9　压碎的鼻中隔软骨

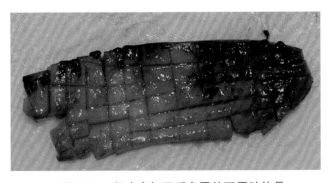

◘ 图 7.10　经十字切开后变平的耳甲腔软骨

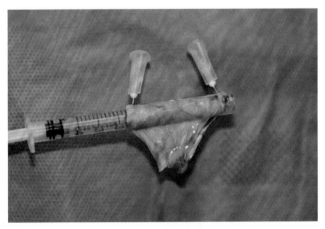

◘ 图 7.11　自体颞肌筋膜包裹结核菌素注射器

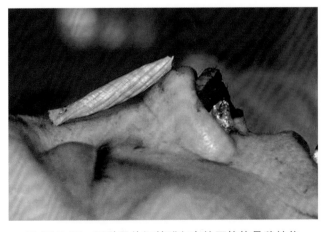

◘ 图 7.12　同种异体阔筋膜包裹的颗粒软骨移植物

软骨和肋软骨（或其中的组合）可以制作出具有同等可靠性的软骨泥。

对于严重的鼻背缺损患者，由于结构性的健全骨骼框架缺失，单独使用可延展性填充材料是不可取的。在这种情况下，必须首先搭建稳固的肋软骨结构框架，为表面轮廓移植提供必要的基础（图 7.13）。由于肋软骨移植物极易弯曲变形，因此在使用肋软骨时必须特别谨慎。最重要的预防措施可能就是"平衡雕刻"，即移植物从肋软骨的中心部位对称地雕刻。以这种方式，内、外软骨部分的内应力是平衡的。接下来，将移植物浸泡在生理盐水中尽可能长的时间，以发现该材料出现的任何通过同心雕

刻处理未能解决的内在翘曲倾向。在植入前，扭曲的移植物有时可以通过不对称的切割以平衡不对称的应力。尽管一些手术医生通过植入克氏针防止肋软骨弯曲，但我们对这项技术并无经验。相反，我们更喜欢一个厚的、结实的整块肋软骨片段，再加上一个筋膜包裹颗粒软骨移植物，用于整个背部的重建。我们有时使用由两到三层 2~3 mm 厚的、相互固定的肋软骨条组成的肋软骨束移植物，作为整块肋骨移植物的一种替代方法。

我们首先通过使用舌槽沟技术连接鼻小柱支撑移植物来达到结构固定，确保稳定性（图 7.13）。如果没有直段的肋软骨，也可以用双层耳甲软骨移植来制作鼻小柱支撑移植物。

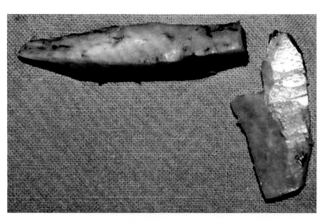

⬤ 图 7.13 两个整块肋软骨移植物，其中一个放在鼻背，另外一个用于鼻小柱支撑移植物

7.2 病例研究

7.2.1 病例 1：下外侧软骨头部作为填充物

患者为一名 21 岁男性，主诉鼻头肥大、鼻背低平，寻求鼻整形术。专科查体：患者鼻尖宽而肥大，局部皮肤较厚，鼻背相对过低。治疗方案：通过闭合式入路切除上外侧软骨头侧的鼻整形术。通过垂直分离穹窿部并缝合重塑外形，进一步强化鼻尖轮廓。然后使用被切除的下外侧软骨部分做鼻背的填充（图 7.14）。

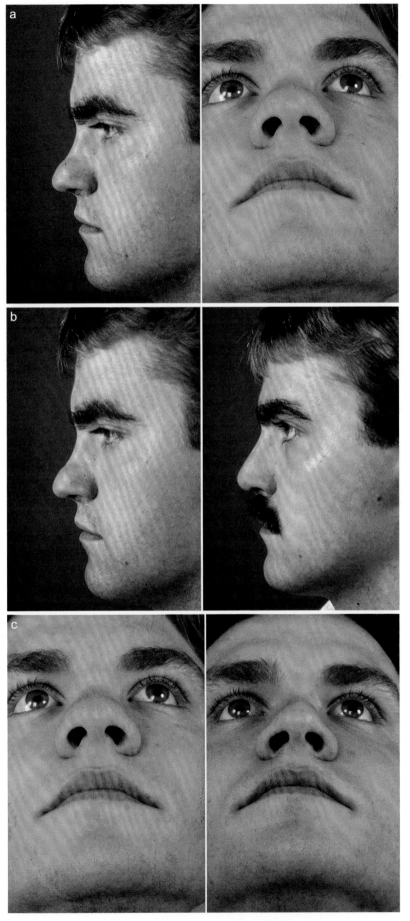

图 7.14　使用下外侧软骨的头部进行填充

7.2.2　病例 2：应用 PDS 托行体外鼻中隔重建及鞍鼻矫正

患者为一名 17 岁女性，因幼年严重鼻外伤致整个鼻背呈严重的鞍鼻畸形，合并两侧鼻塞。患者的骨性鼻锥非常宽。

我们采用半横贯切口的闭合式入路，先解剖两个上鼻道，发现瘢痕粘连严重。我们用阶梯式切口横断鼻小柱，转为开放式入路。在充分分离后，上外侧软骨已与鼻中隔上分离，用一个 5 mm 的凿子将垂直板折断，然后鼻中隔的残留部分就可以从大片的瘢痕组织中取出。因为没有足够的软骨来重建新鼻中隔，所以我们从耳后侧入路切取了耳甲备用。我们将较小的软骨平面缝合到一个 PDS 托上，并将这两者固定在一起折叠形成一个双层的"三明治"移植物。经唇下入路，行旁矢状线斜面截骨术和低到高的外侧截骨术后，将带软骨的 PDS 托回植并固定在上外侧软骨和钻孔的前鼻棘上。将一个鼻背全长的软骨移植物覆盖在鼻背上，该移植物由鼻中隔和同种异体阔筋膜移植物构成。将内侧脚固定在"三明治"移植物上，再使用贯穿穹窿缝合缩窄患者的穹窿部（图 7.15）。

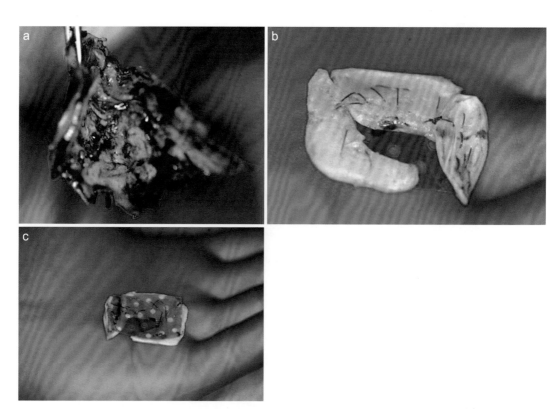

■ 图 7.15　(a~c) 应用 PDS 托行体外鼻中隔重建以实现鼻背重建；(d~f) 术前和术后正面观、侧面观、基底面观；(g~i)9 年随访

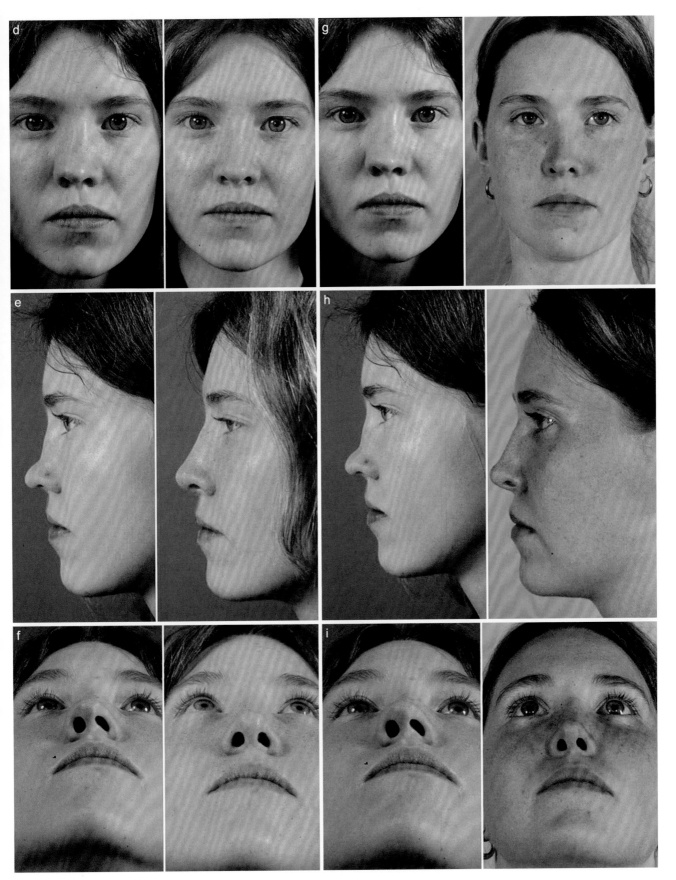

图 7.15（续）

7.2.3 病例 3：体外鼻中隔重建矫正鞍鼻畸形

患者为一名 27 岁男性，创伤后鼻中隔变形和鼻背塌陷导致鼻气道阻塞。治疗方案包括体外鼻中隔成形术，术中需切除尾侧鼻中隔并使用矩形软骨的后部构建一个新的 L 形支架。然后以变形的尾侧鼻中隔做撑开移植物，然后在鼻骨和鼻棘上钻孔，将该新构建的移植物重植并缝合固定。通过将其缝合固定到上外侧软骨以进一步确保其稳定性。对于这个案例，仅通过使用 L 形支柱体外技术即完成了鞍鼻畸形的矫正（图 7.16）。

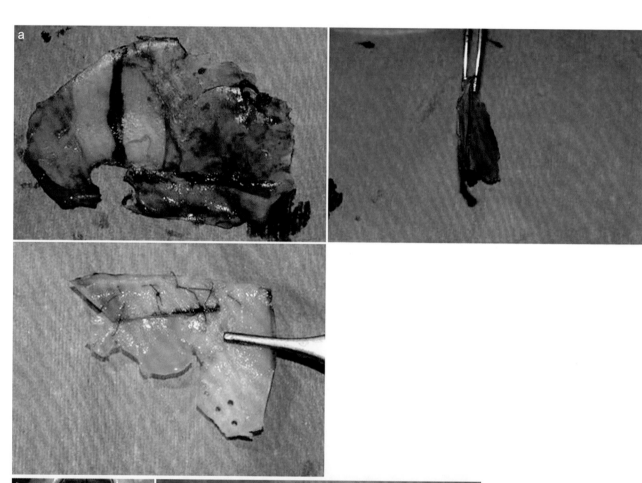

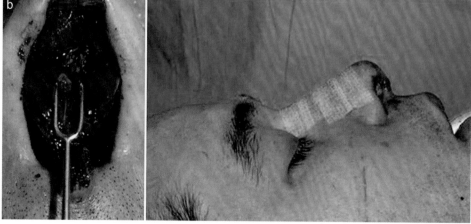

● 图 7.16 (a, b) 通过体外鼻中隔重建实现鼻背的重建；(c~e) 术前和术后正面观、侧面观、基底面观

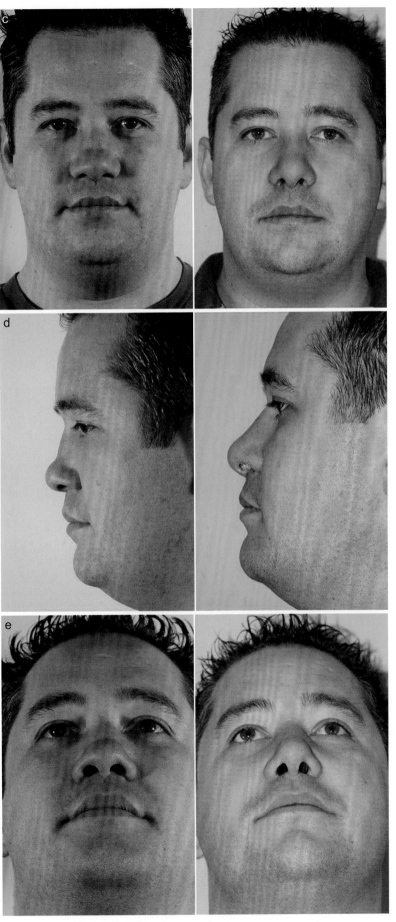

图 7.16（续）

7.2.4　病例 4：耳甲软骨和同种异体筋膜作为填充物

患者为一名 15 岁女性，因童年鼻外伤并发鼻中隔脓肿而寻求鼻部整形。专科查体：患者鼻短小、发育不良、重度鞍鼻畸形。鼻腔内检查发现矩形鼻中隔部分缺如。

治疗方案包括切除整个残留的鼻中隔，并将该结构旋转 180°，以使其下缘形成新的鼻背，然后再将该结构重植并缝合在鼻棘和上外侧软骨上。随后使用残余的鼻中隔碎片加固鼻中隔结构，并用同种异体阔筋膜掩盖的三层耳甲腔软骨移植物予以覆盖。覆盖有软组织的双层盾牌移植物增加鼻子的长度（图 7.17 ）。

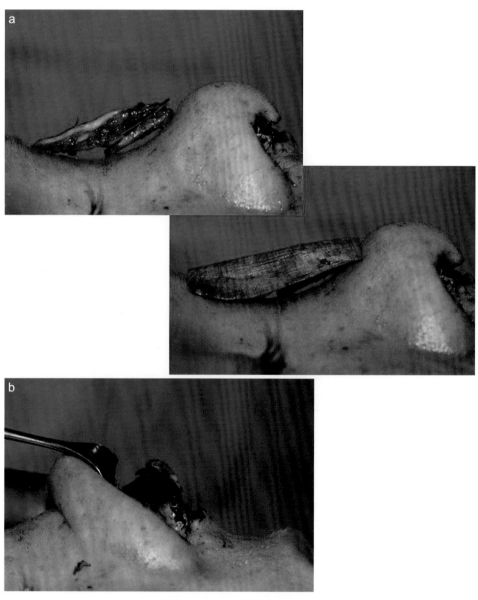

● 图 7.17　(a, b) 体外鼻中隔重建后，使用鼻中隔软骨的残余部分矫正残留的鞍鼻畸形，并以覆有同种异体阔筋膜的盾牌移植物增加鼻子长度；(c~e) 术前和术后正面观、侧面观、基底面观

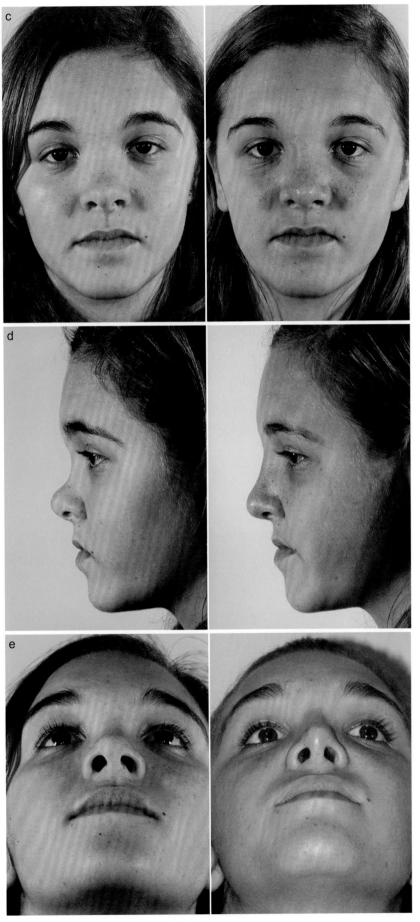

● 图 7.17（续）

7.2.5 病例 5：用双层耳甲腔移植物重建鼻中隔前部，同种异体筋膜和颗粒软骨制作的筋膜包裹颗粒软骨移植物填充鼻背

患者为一名 17 岁女性，由于童年创伤合并可能的鼻中隔脓肿导致鼻畸形。检查发现，尾侧鼻中隔大部缺失导致鼻小柱回缩，合并鞍鼻畸形，伴有一个增宽且呈"八"字形的鼻背。

鼻中隔前部 L 形支架的手术重建包括放置一个取自双耳的双层耳甲腔移植物，并将其缝合到上外侧软骨和鼻棘钻孔上。将严重变形的内侧脚缝合固定在新的尾侧鼻中隔前缘，以实现对其的矫正。应用头侧下折皮瓣（外侧脚下覆盖技术）完成鼻尖细化，并以由颗粒肋软骨和同种异体阔筋膜制作而成的筋膜包裹颗粒软骨移植物填充鼻背（图 7.18）。

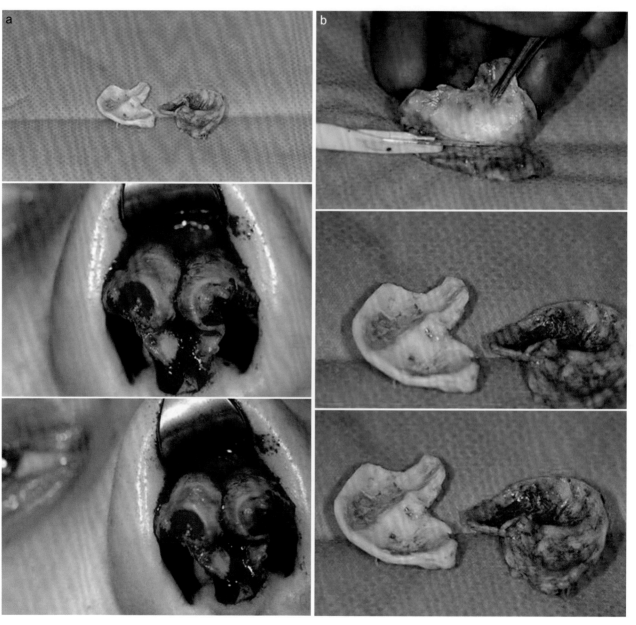

◘ 图 7.18 (a~c) 使用双层耳甲腔移植物重建鼻中隔前部，使用由同种异体阔筋膜和颗粒软骨制成的筋膜包裹颗粒软骨移植物进行填充；(d~f) 术前和术后正面观、侧面观、基底面观

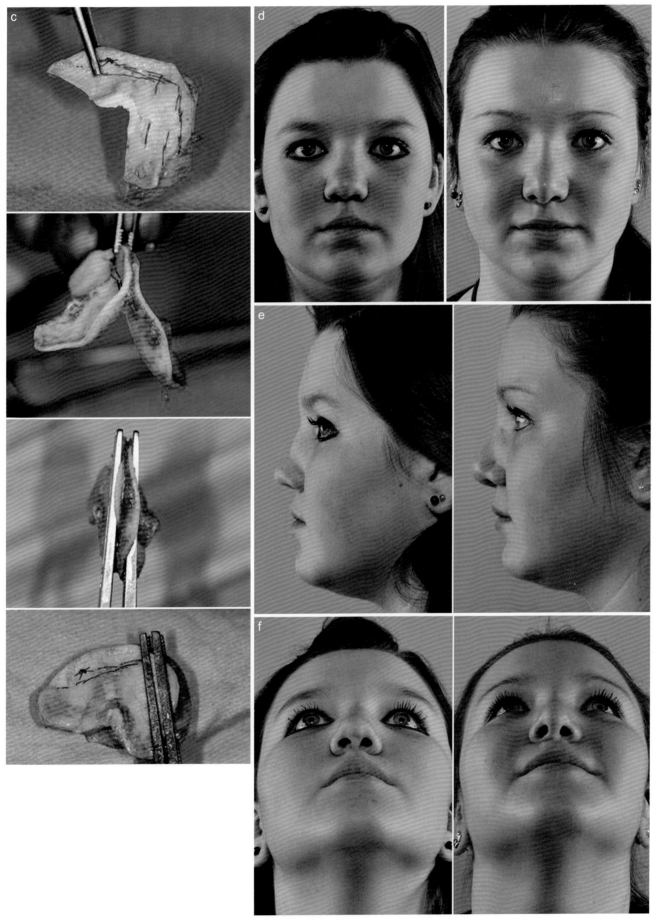

■ 图 7.18（续）

7.2.6　病例 6：用整块移植物重建鼻背

患者为一名 19 岁女性，因童年创伤和随后的鼻中隔手术导致严重的创伤后鞍鼻畸形。由于软组织瘢痕增生和挛缩，需使用坚固的肋软骨为支架重建。

支架分两部分：一个大块的鼻背填充移植物，其末端切出凹槽；一个大块的鼻中隔前部替换移植物，其头侧缘上端雕刻成舌状形成接合部。将两个肋软骨移植物的"舌和凹槽"接合并缝合固定。分层缝合以解决闭合时鼻小柱切口的高张力（图 7.19）。

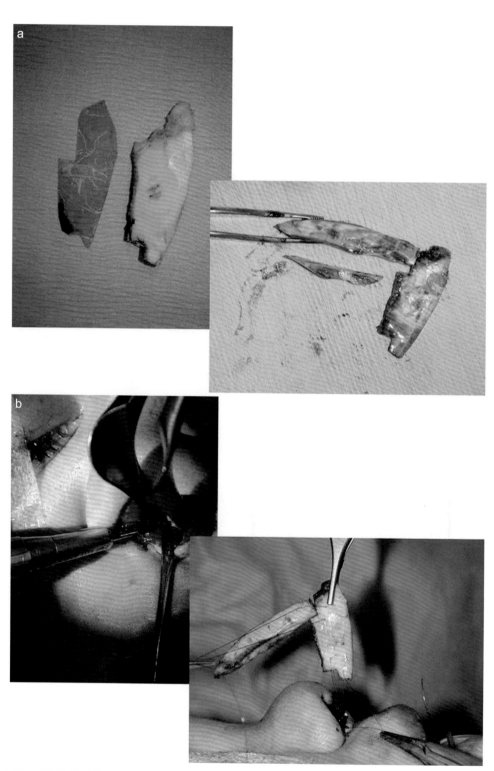

■ 图 7.19　(a, b) 采用整块的肋软骨移植物和整块的鼻中隔替换移植物进行鼻背重建。(c~e) 术前和术后正面观、侧面观、基底面观

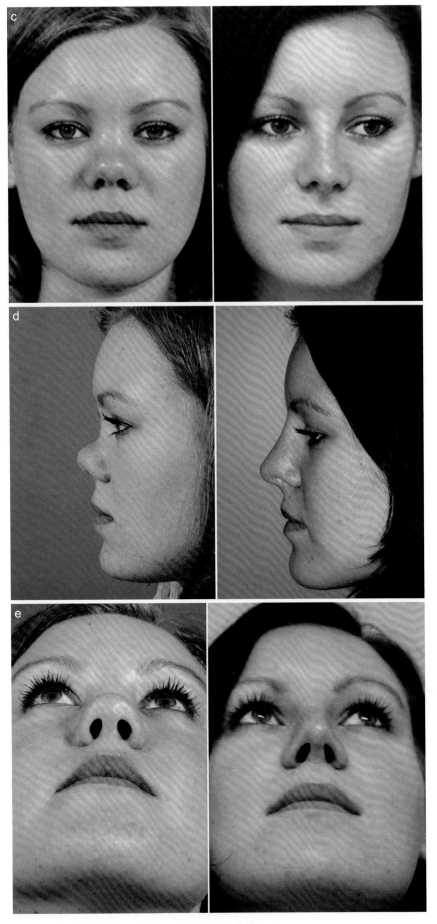

■ 图 7.19（续）

7.2.7　病例 7：用筋膜包裹颗粒软骨移植物重建鼻背

患者为一名 35 岁男性，由于多年的拳击比赛导致严重的鞍鼻畸形。手术探查发现，鼻中隔软骨的覆盖和骨性鼻中隔的增厚达 5 mm。治疗方案为体外鼻中隔重建及骨性部分削薄。移植物通过钻孔将其固定在鼻棘和鼻骨上并与上外侧软骨缝合固定。使用一个双层耳甲腔移植物增加鼻尖突出度，将左侧耳甲腔软骨切碎并与同种异体阔筋膜结合构建筋膜包裹颗粒软骨鼻背盖板移植物（图 7.20）。

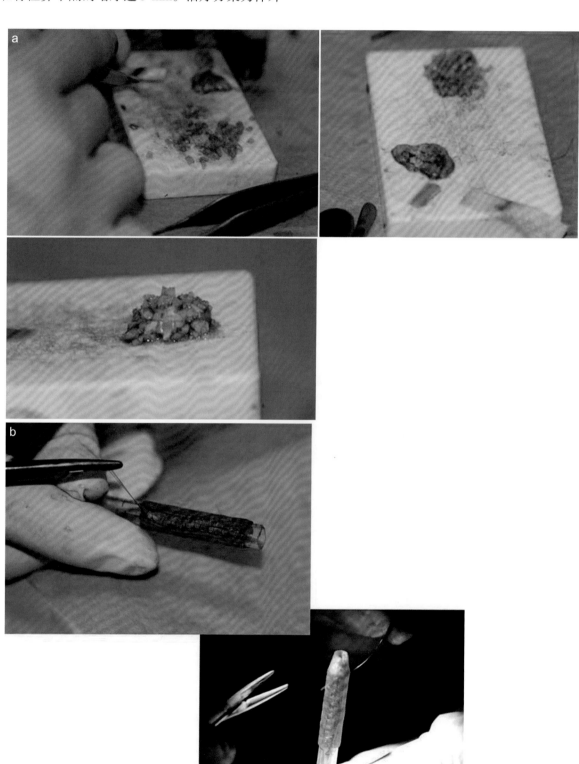

图 7.20　(a, b) 使用筋膜包裹颗粒软骨移植物重建鼻背；(c~e) 术前和术后正面观、侧面观、基底面观

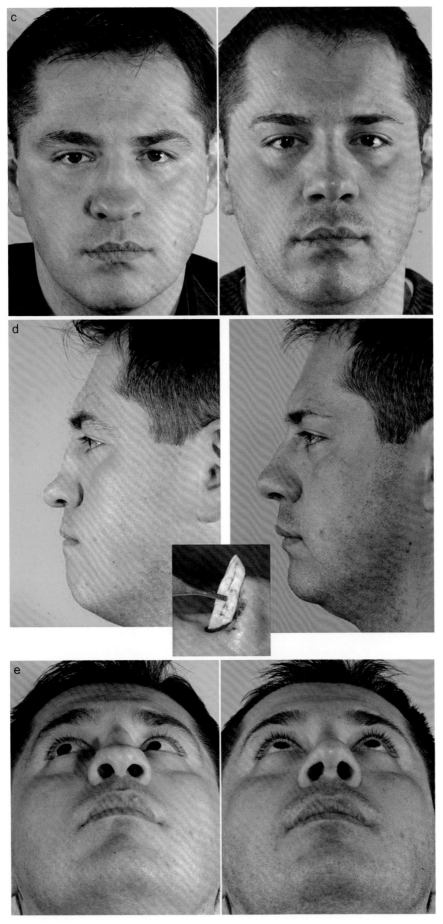

7.2.8　病例 8：用筋膜包裹颗粒软骨移植物重建鼻背

患者为一名 34 岁男性，在遭受罪犯袭击后出现严重的鞍鼻畸形。我们计划用一个由同种异体阔筋膜和碎自体肋软骨构建筋膜包裹颗粒软骨移植物进行鼻部重建。将阔筋膜在庆大霉素溶液中浸泡后，覆盖于结核菌素注射器上，缝合形成筋膜管。设计 4 cm 切口，于软骨膜下取第 10 肋备用。我们会放置一 10 cm 的导管，用 2% 罗哌卡因局部麻醉减少疼痛。30 min 后将其抽出。

将肋软骨平行切成厚 2 mm 的条状，一块用作鼻小柱支撑移植物，其余则被切成非常精细的软骨颗粒以构建筋膜包裹颗粒软骨移植物。

采用开放手术入路。由于严重的瘢痕增生，软骨及骨膜下的鼻背剥离非常困难。

下外侧软骨的头侧部分修剪后，放置肋软骨鼻小柱支撑移植物。将内侧脚固定在支架上，使用贯穿穹窿缝合重塑穹窿的轮廓。采用前悬式鼻尖悬吊缝合以避免远期鼻尖下旋。通过双引导线将筋膜包裹颗粒软骨移植物放置并固定于鼻背。筋膜管只在头端闭合。将皮瓣复位并用 6-0 尼龙线闭合鼻小柱切口，手指轻压过度填塞的移植物以塑形鼻背，吸出多余碎软骨粒，闭合软骨下切口。然后，使用弹性胶布、黏性石膏和熟石膏持续固定 2 周（图 7.21）。

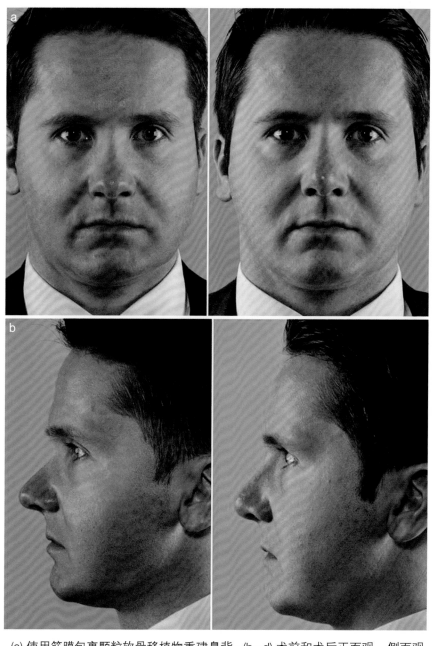

■ 图 7.21　(a) 使用筋膜包裹颗粒软骨移植物重建鼻背；(b~d) 术前和术后正面观、侧面观、基底面观

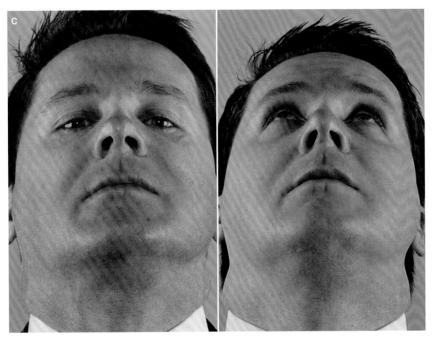

图 7.21（续）

7.2.9　病例 9：用筋膜包裹颗粒软骨移植物重建鼻背

患者为一名 19 岁男性，短鼻，鼻背过低，无鼻部外伤史。治疗方案为切取中央部的矩形软骨来构建鼻小柱支撑移植物，以下旋鼻尖和延长鼻部。为了固定支架，两侧放置延伸型撑开移植物。鼻背使用耳甲颗粒软骨和异体阔筋膜制成的筋膜包裹颗粒软骨移植物填充（图 7.22）。

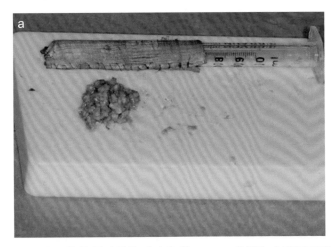

图 7.22　(a) 使用筋膜包裹颗粒软骨移植物重建鼻背；(b~d) 术前和术后正面观、侧面观、基底面观

第
7
章

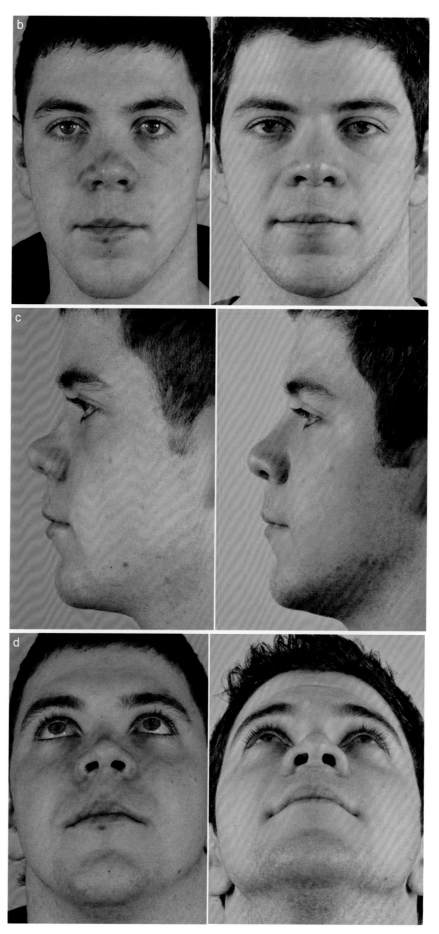

■ 图 7.22（续）

7.2.10 病例 10：低鼻背种族的鼻背重建

患者为一名 32 岁女性，鼻子过长，鼻背平坦，鼻根过低，鼻尖及鼻基底过宽。从右侧切取第 10 肋后，采用开放式入路技术。黏膜外剥离鼻背并将上外侧软骨从鼻中隔分离后，使用鼻中隔中央部的软骨用作鼻小柱支撑，但由于该软骨太过薄弱，因此只能作为一个盾牌移植物使用。肋移植物的尖端非常直且坚硬，将其作为鼻小柱支撑是十分合适的。行旁矢状线内侧截骨术、经皮低到低的外侧截骨术和横向截骨术以缩窄骨性鼻锥。使用林德曼刀行旁矢状线截骨术，不仅是为了能获得一个直的切口，而且也是为了能同时切除一些鼻骨。

通过皮瓣下折法加强外侧脚，然后以贯穿穹窿缝合缩窄鼻尖。这意味着切除前庭皮肤后，头侧部分已经翻转到外侧脚下。因此，可以避免出现医源性的外侧脚凹陷。为了将鼻尖上旋并保持在适当位置，需要行前吊带悬吊缝合加以固定。

之后，用纱布卷制作鼻背缺损的模型，并以此制作由异体阔筋膜与肋软骨颗粒组成的筋膜包裹颗粒软骨移植物。

双向缝线将它引到适当位置，但发现需要量较大。因此，我们在该移植物上加放一层异体筋膜。

我们原先计划行鼻槛和鼻翼基底部的部分切除，但是由于突出度增加，变得不再必要。1 年后，因移植物右移且形态较臃肿，我们需要二期修整。我们使用异体阔筋膜缝合新筋膜管，并将原来的移植物固体团块切成小粒状，从而构建成一个新的移植物。由于鼻小柱的缩短导致鼻尖突出度减低，鼻翼基底部和鼻槛的切除也变得有必要了。为了改善鼻尖复合体形态，采用耳甲移植物重建鼻尖下小叶（图 7.23）。

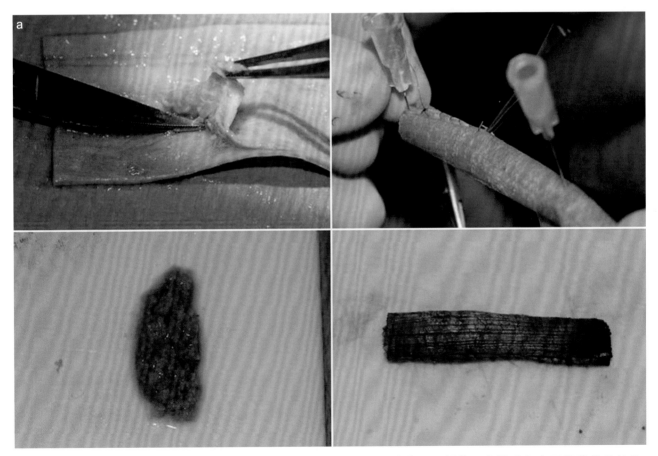

◘ **图 7.23** (a~d) 种族性鞍鼻的鼻背重建；(a) 剥去附着软组织的异体筋膜，制作一个筋膜包裹颗粒软骨移植物；(b~d) 术前和术后正面观、侧面观、基底面观

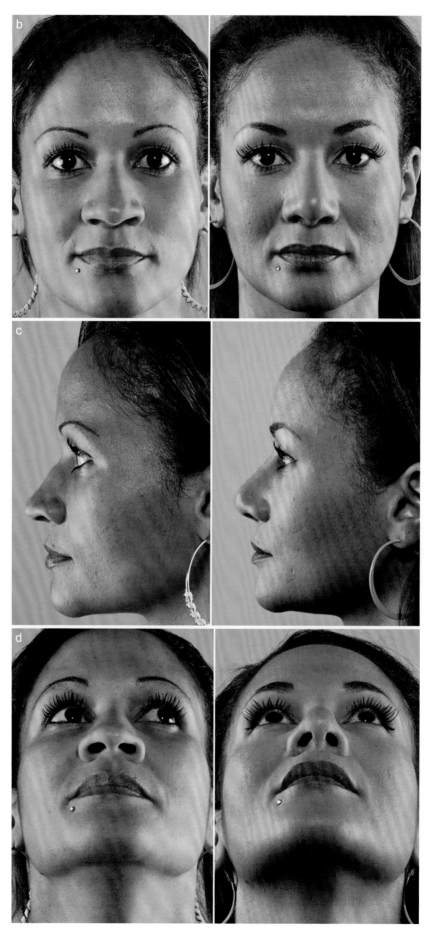

图 7.23（续）

技术：使用耳甲腔软骨制作双层的"三明治"移植物

当鼻中隔软骨不可用时，由双层耳甲软骨制成的鼻小柱支撑移植物是一个很好的选择。双层的"三明治"移植物既坚固，又可直立、不偏斜，是理想的鼻小柱支撑材料，可获取量充足，不易引起耳郭变形。获取耳甲艇时保留后侧软骨膜附着，制作"三明治"移植物。将梭形的耳甲艇纵向切开，同时保持软骨膜的完整性，以使两片耳软骨移植物通过软骨膜保持连接。将软骨厚度雕刻均匀后，使用改良艾奇钳和小号 Keith 缝针将 4-0 聚丙烯缝线"背靠背"缝合软骨，从而构建成一个坚固、直且扁平的"三明治"移植物。

7.2.11　病例 11：种族性鞍鼻的鼻背重建及鼻翼基底缩窄

患者为一名 25 岁女性，先天性鼻背过低，鼻尖支撑不良且突出度过低，鼻孔过宽。治疗方案包括双层的耳甲软骨支撑移植物抬高鼻小柱，两片鼻中隔软骨加长支撑鼻中隔移植物。将残余的耳甲软骨与取自对侧耳的耳甲软骨制成颗粒软骨，植入异体阔筋膜袖管形成筋膜包裹颗粒软骨移植物，以填充鼻背。然后再在该移植物上覆以两层额外的异体阔筋膜。切除鼻基底部并部分切除鼻槛，至此手术操作完成（图 7.24）。

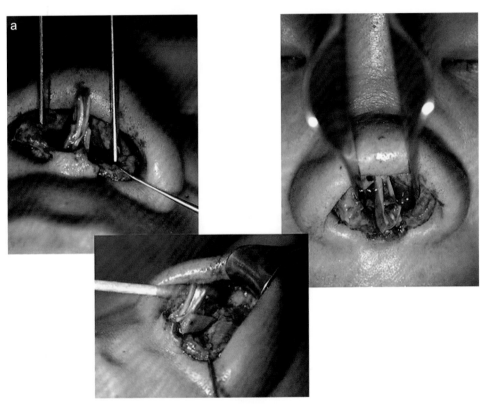

■ 图 7.24　(a~d) 种族性鞍鼻的鼻背重建，使用鼻小柱支撑增加鼻子的长度，使用两侧延伸型撑开移植物将其保持在适当的位置；(e~g) 术前和术后正面观、侧面观、基底面观

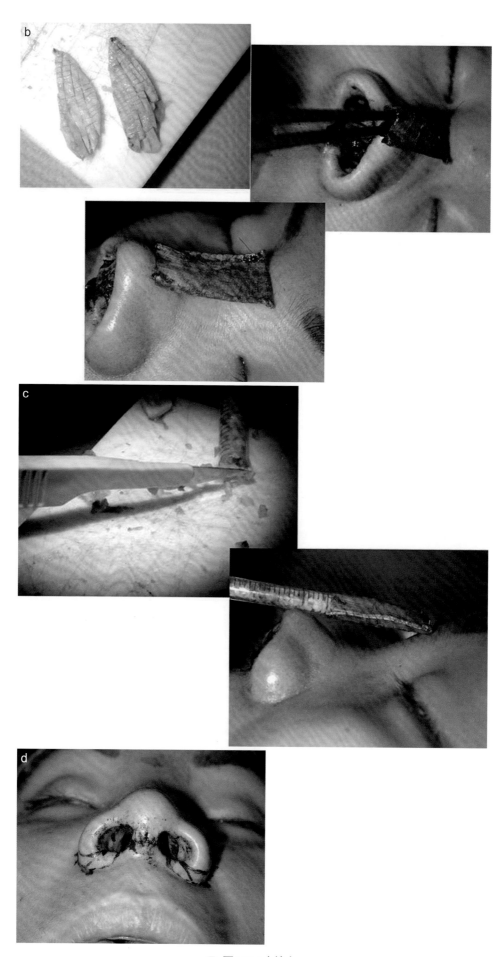

图 7.24（续）

第
7
章

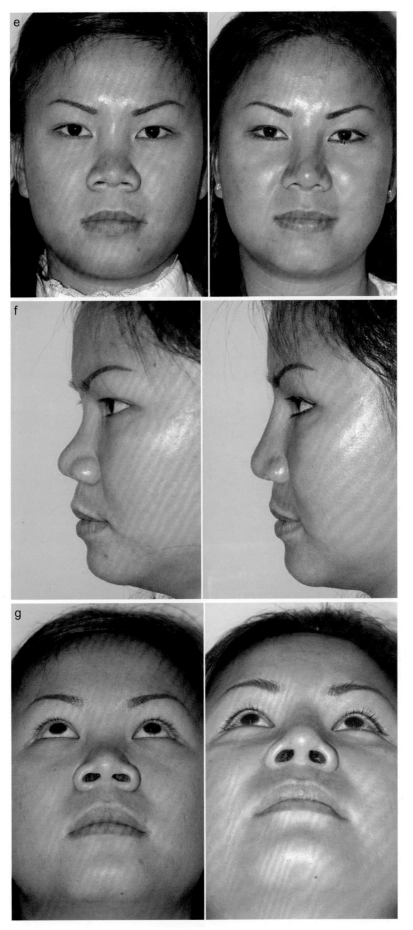

图 7.24（续）

7.2.12 病例12：因幼年时期患鼻中隔脓肿采用筋膜包裹颗粒软骨移植物重建鼻背

患者为一名19岁女性，鞍鼻畸形，鼻尖宽而圆钝，因幼年患鼻中隔脓肿导致鼻中隔毁损。

患者骨性鼻锥也较宽。切取8.0 cm第8肋软骨节段后，我们在肋骨的供区上放置了一个经皮导管，在需要时通过该导管注入10.0 ml罗哌卡因来控制疼痛。注射麻醉剂20 min后，将残余的麻醉剂从供区吸出。在接下来的48 h内，如果患者诉供区疼痛，可重复这个过程。

本例采用开放入路，探查发现下外侧软骨和鼻中隔存在严重的畸形。完全切除鼻中隔并在体外重建。使用一个圆柱形钻头将鼻中隔取出物削薄制成25.0 mm × 20.0 mm直片段，然后将其作为一个鼻中隔延伸移植物使用，并通过一个经骨的钻孔将其缝合到前鼻棘上。为了进一步加固该移植物，将两个

取自肋软骨的10 mm宽的延伸型撑开移植物，通过钻孔将其缝合到新鼻中隔和鼻骨上。然后将上外侧软骨缝合到新鼻中隔上，以获得进一步的支撑并扩宽内鼻阀。在放置鼻中隔结构之前，使用一个1.0 mm的林德曼（电钻）钻头行旁矢状线内侧截骨术以缩窄骨性鼻锥。这使得我们可以沿着截骨线行经皮低到低的外侧截骨术和横向截骨术，以更好地缩窄患者的骨性鼻拱。运用头侧下折皮瓣（外侧脚覆盖技术）使畸形的外侧脚变得平坦，并使用一个加长条状移植物矫正尖窄的左穹窿，该移植物的尖端支撑将穹窿呈现为圆形。然后将残留的肋软骨切成非常细的软骨颗粒，与异体阔筋膜管构建筋膜包裹颗粒软骨移植物。该移植物头端缝合关闭，远端开放。使用双牵引线穿过头端，于眉头下穿出皮肤，将移植物置入皮下鼻背腔隙中。于鼻小柱处缝合切口后，通过指压法塑造鼻背外形，将挤压出的（过量）软骨颗粒负压吸除，然后关闭切口（图7.25）。

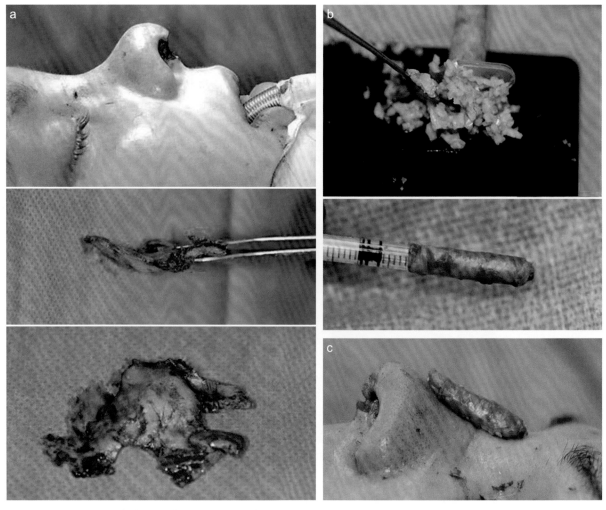

■ 图7.25 (a~c)幼年患鼻中隔脓肿后，采用体外鼻中隔重建和筋膜包裹颗粒软骨移植物行鼻背重建；(d~f)术前和术后正面观、侧面观、基底面观

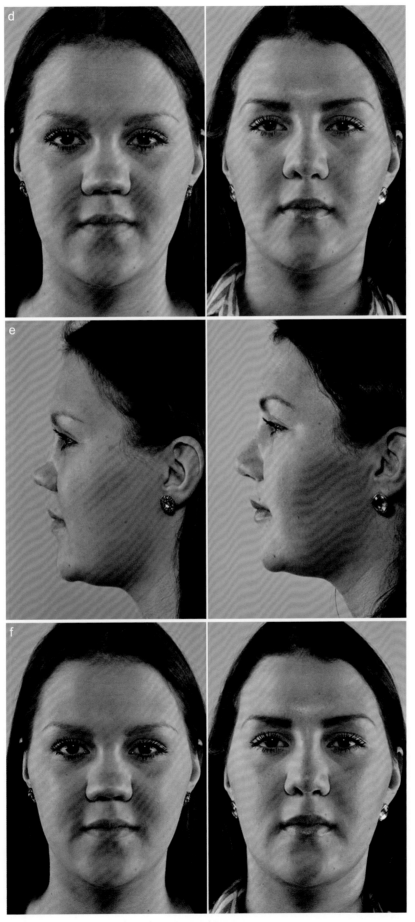

图 7.25（续）

7.2.13 病例 13：Binder 综合征（先天性中面部凹陷）的复杂鼻背重建

患者为一名 18 岁女性，因患 Binder 综合征要求鼻整形填充。检查发现，患者鼻部宽而扁平，伴前颌骨和鼻背部分萎缩。初步治疗包括使用块状肋软骨构建新的鼻中隔框架结构，以增加鼻基底部的突出度。将肋软骨构建成一个有凹槽的前颌骨填充移植物作为平台，以支撑另一个肋软骨制成的大片鼻小柱支撑移植物。鼻翼软骨也可以通过"移植物弯曲"技术，利用肋软骨重建（见第 4 章"鼻尖支撑不足的治疗"）。使用颗粒肋软骨和异体阔筋膜制作成一个大的筋膜包裹颗粒软骨移植物填充鼻背。由于鼻尖突出度的急剧增加，异常高的闭合张力导致鼻尖皮肤局灶性、暂时性的灌注不足。然而，仅仅过了 2 周，这个问题就完全解决了（图 7.26）。

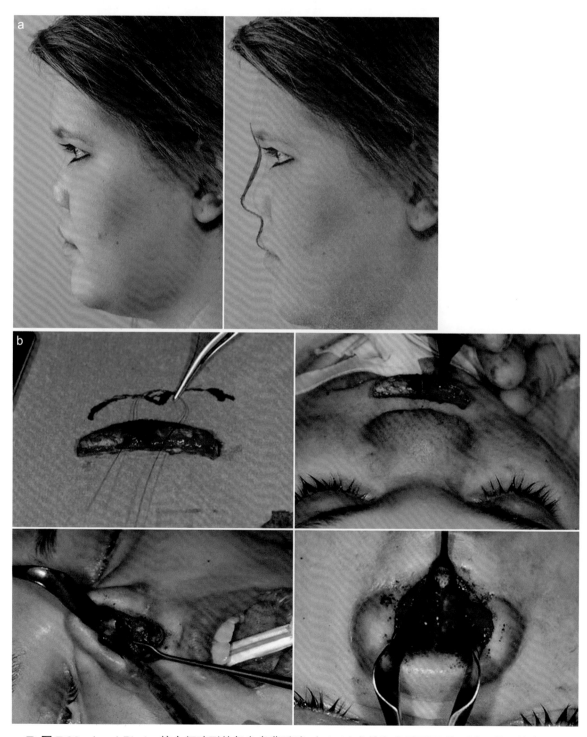

🔲 图 7.26 （a~c）Binder 综合征畸形的复杂鼻背重建；（d~f）术前和术后正面观、侧面观、基底面观

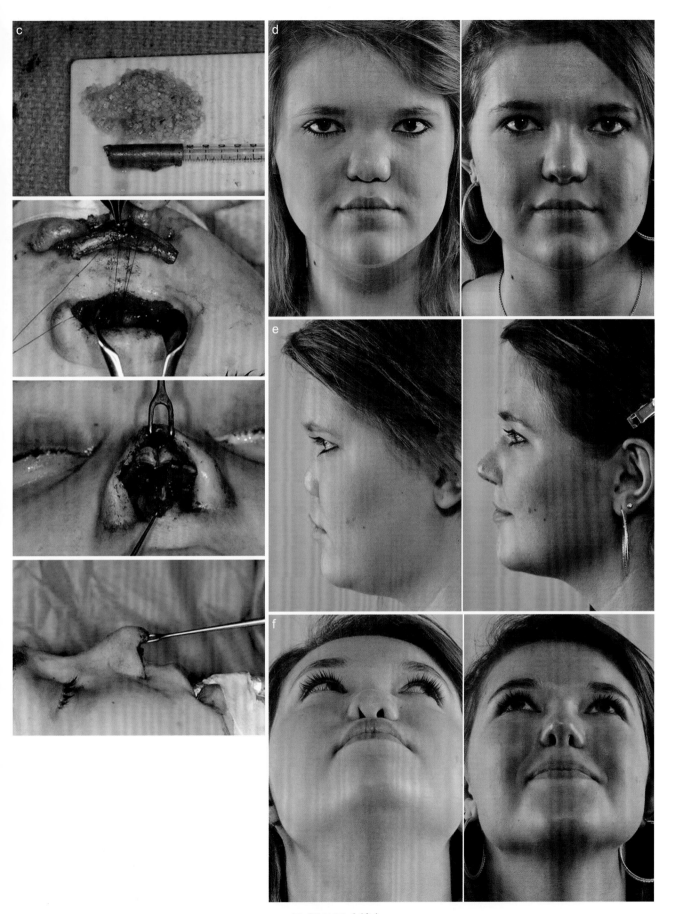

■ 图 7.26（续）

7.2.14 病例14：用填充物对严重的先天性鞍鼻进行隆鼻，同时矫正球形鼻尖

患者为一名22岁女性，先天性鼻背发育不良，鼻侧面轮廓呈"滑雪斜坡"。此外，鼻尖过度旋转，轻微过突，呈球状。

采用开放入路行鼻整形术，术中可见呈球状的畸形下外侧软骨、异常狭窄的中间脚，以及屈曲的外侧脚连接处。治疗方案从切除穹窿间的软组织开始。鼻中隔前角脱套后，在背侧鼻中隔的两侧黏膜下通道分离，然后锐性分离出上外侧软骨。接下来，取一大块矩形鼻中隔软骨用作鼻中隔延伸移植物。用边对边的固定技术将该移植物缝合固定于左侧鼻中隔尾端。行旁矢状线内侧截骨术，随后行双侧经皮的横向截骨术和低到低的外侧截骨术，以缩窄过宽

但突出度不足的骨性鼻锥。采用内侧脚滑行覆盖技术，在反向旋转鼻尖软骨的同时降低其突出度。然后通过使用双侧的头侧下折皮瓣，以及随后的穹窿单元的放置和贯穿穹窿缝合，来缩窄鼻尖。通过放置盾牌移植物，以额外增加鼻子长度。最后，使用筋膜包裹颗粒软骨移植物行鼻背填充的修复，该移植物是由自体肋软骨和异体阔筋膜制作而成的。制作好筋膜鞘后，将其近端缝合关闭，并过度填塞颗粒软骨。然后在头端放置成对的经皮引导缝线，并将其用于移植物的定位和第1周里保持移植物的稳定。为确定移植物最终的外形，将经鼻小柱的切口缝合关闭，轻压过度填充的移植物塑形鼻背。然后经边缘切口吸出多余颗粒软骨。使用一个无针头的结核菌素注射器，沿鼻背侧壁注射超细颗粒软骨，最终获得一个平滑的鼻背侧面轮廓（图7.27）。

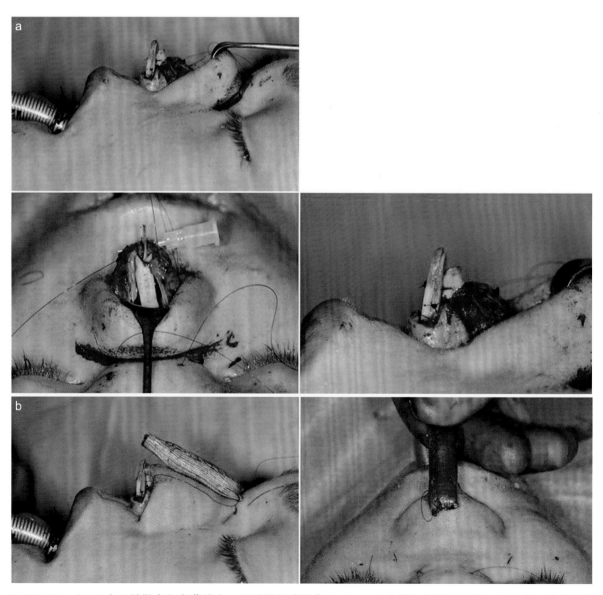

● 图7.27　(a, b) 先天性鞍鼻行鼻背填充，同时矫正球形鼻尖；(c~e) 术前和术后正面观、侧面观、基底面观

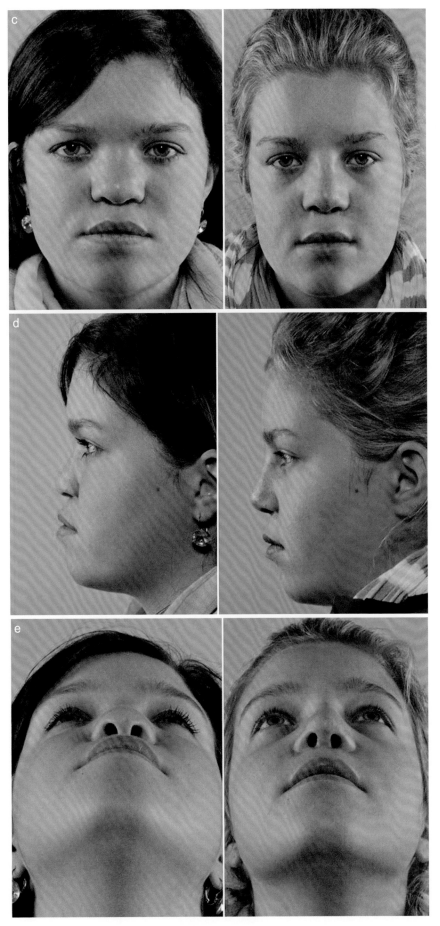

■ 图 7.27（续）

7.2.15 病例15：用填充物对严重的特发性鞍鼻进行隆鼻，同时矫正鼻尖

患者为一名22岁女性，有严重的特发性的鞍鼻畸形，合并鼻锥过宽。专科查体：患者短鼻畸形，鼻尖呈球状且过度突出，所以导致侧面观时呈现出一个"滑雪坡样"鼻子。术中发现下外侧软骨严重畸形，呈多种不规则形态（图7.28）。

采用开放手术入路，去除穹窿间大块脂肪垫。我们获取了一大片直的鼻中隔软骨，进行边对边固定作为鼻中隔延伸移植物备用，以增加鼻子长度。上外侧软骨过长，也造成鼻尖呈球状。使用内侧滑行技术（即内侧覆盖技术）纠正这种软骨过多，这种技术的负面作用是导致鼻尖下旋，会进一步延长鼻子。第三种延长鼻子的技术是固定一个坚固的盾牌移植物。在此之前，必须先将头侧部分向下折叠以加固外侧脚。这使得我们可以使用跨越缝合来重塑鼻尖轮廓。将残余的肋软骨切成细颗粒软骨，并将其与异体阔筋膜制作一个筋膜包裹颗粒软骨移植物。

由于它是过度填塞的，所以仅将其头端闭合。采用两根缝线将其固定在适当的位置上后，将鼻部皮肤缝回原位，通过手法按摩将其塑造成一个理想的外形。

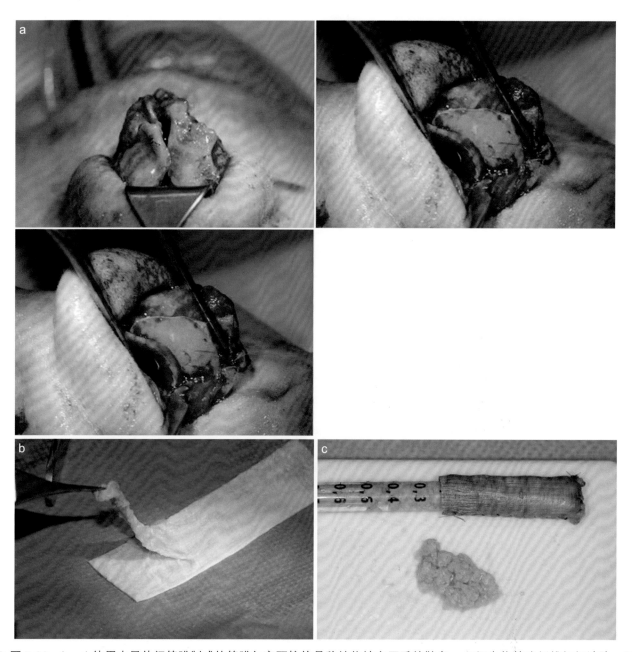

🔲 图7.28　(a~c) 使用由异体阔筋膜制成的筋膜包裹颗粒软骨移植物填充严重的鞍鼻，必须先将粘连纤维组织清除，同时矫正球形鼻尖；(d~f) 术前和术后正面观、侧面观、基底面观

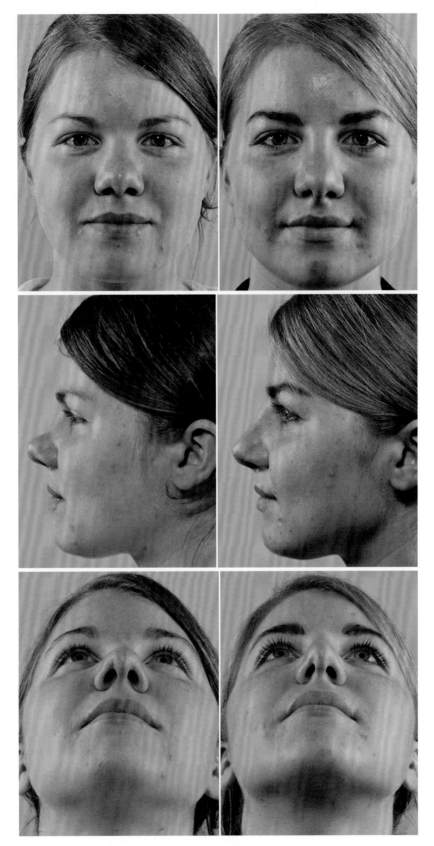

■ 图 7.28（续）

推荐阅读

Aiach G. Atlas of rhinoplasty: open and endonasal approaches. 2nd ed. St.
　　Louis: Quality Medical Publishing; 2003.

第 8 章 鼻背的再次填充

8.1 继发性鞍鼻畸形的手术原则 243

8.2 病例研究 245

8.2.1 病例 1：用多层的同种异体阔筋膜填充过度切除的鼻背 245

8.2.2 病例 2：用游离的颗粒软骨填充 247

8.2.3 病例 3：用游离的颗粒软骨填充 248

8.2.4 病例 4：用耳甲软骨填充同时重建外侧脚 250

8.2.5 病例 5：用耳甲软骨填充 252

8.2.6 病例 6：用耳甲软骨填充 252

8.2.7 病例 7：用耳甲软骨填充 254

8.2.8 病例 8：用耳甲软骨制作的筋膜包裹颗粒软骨移植物进行填充和复杂的鼻尖重建 255

8.2.9 病例 9：用耳甲软骨制作的筋膜包裹颗粒软骨移植物填充，同时降低鼻尖突出度 258

8.2.10 病例 10：用肋软骨制作的筋膜包裹颗粒软骨移植物填充，鼻中隔延伸移植物延长鼻背 260

8.2.11 病例 11：用筋膜包裹颗粒软骨移植物替换 Medpore^R 移植物 262

8.2.12 病例 12：用肋软骨制作的筋膜包裹颗粒软骨移植物填充 264

8.2.13 病例 13：用肋软骨制作的筋膜包裹颗粒软骨移植物填充 266

8.2.14 病例 14：用肋软骨制作的筋膜包裹颗粒软骨移植物填充 267

8.2.15 病例 15：用覆盖有筋膜包裹颗粒软骨的整块肋骨移植物重建鼻背 270

8.2.16 病例 16：用先前的肋软骨移植物制作的颗粒软骨填充 273

8.2.17 病例 17：用先前的肋软骨移植物制作的颗粒软骨填充 275

8.2.18 病例 18：用先前的肋软骨移植物制作的颗粒软骨填充 279

8.2.19 病例 19：用耳甲联合肋软骨制作的筋膜包裹颗粒软骨移植物行全鼻中隔重建 281

8.2.20 病例 20：去除硅胶植入物，并用筋膜包裹颗粒软骨移植物替代 283

8.2.21 病例 21：去除硅胶植入物，并用筋膜包裹颗粒软骨移植物替代 285

8.2.22 病例 22：去除合成植入物，并用筋膜包裹颗粒软骨移植物替代 287

8.2.23 病例 23：使用连续手动拉伸的方法来扩大挛缩的皮肤罩是顺利填充实性肋移植物的先决条件 290

推荐阅读 292

8.1　继发性鞍鼻畸形的手术原则

　　鼻背再次填充的原则与初次鼻整形的原则基本相同。然而，由于先前手术对鼻部软组织的破坏，瘢痕挛缩和（或）纤维化可能使鼻背再次填充复杂化或受限。通常情况下，为了达到鼻背部的充分填充，广泛松解软组织皮肤罩是必要的。对于严重病例，术前很有必要对皮肤做拉伸运动和（或）反复按摩，以逐渐拉松顽固性软组织皮肤罩。遗憾的是，鼻子并不适合使用传统的组织扩张器。虽然自动扩张的扩张器可能提供有效的替代方法，但是我们没有使用这些设备的经验。

　　如果有轻微的、全长的鞍鼻畸形，我们用异体阔筋膜移植物来填充缺损（图 8.1 和图 8.2）。必要时，异体阔筋膜可叠用达 4 层。如果鞍部畸形局限于一个小的范围，我们主张使用切碎成糊状的游离颗粒软骨进行精确的凹陷填充（图 8.3）。在游离颗粒软骨出现之前，我们使用一层异体阔筋膜覆盖以平滑粗糙的颗粒软骨（图 8.4）。

　　原始的鼻背填充移植物材料变形（图 8.5a）最为常见，此时，我们用整块肋软骨对其进行翻修。矫正该问题有两种可能的选择。首先是去除原来的移植物，然后进行重新成形和再次植入。然而，由于变形的风险随着移植物厚度的减少而增加，该方法并不总是成功。另外，可以将整块肋软骨移植物用作筋膜包裹颗粒软骨移植物的供体材料（图 8.5b~d）。该方法完全消除了翘曲的风险，因为移植物不再是整块植入物。移植物为可延展性的填充材料，可以再精细塑型，以达到想要的鼻背轮廓。其尾侧保持开放状态，当移植物太大时，颗粒软骨可以从开口处挤压出来，然后用吸引器吸出。在对移植物的大小尺寸做出最终判断之前，最好先关闭横贯鼻小柱的皮肤切口。必要时，也可以通过边缘切口进入并抽出多余的移植材料。一旦确定了想要的形状，就用胶带（EthiconInc., Somerville, New Jersey）对其加固，这是一种可灵活伸缩的胶带，可以向两个方向延伸，以更好地保持想要的轮廓。无论移植物来源如何（如肋软骨或耳甲软骨），所有已发生变形的背侧植入物都可以采用筋膜包裹颗粒软骨移植物转换技术。

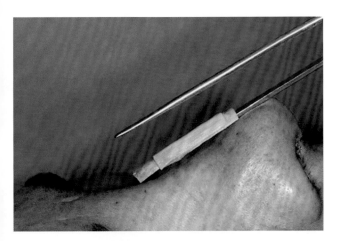

● 图 8.1　多层筋膜移植物

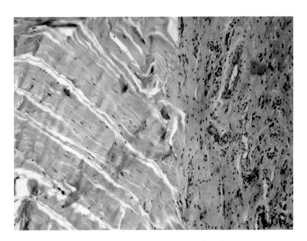

● 图 8.2　异体筋膜移植物样本

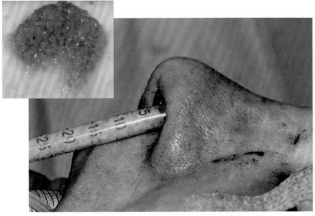

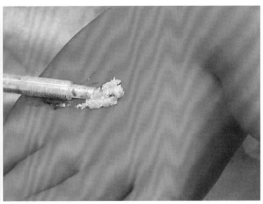

● 图 8.3　均匀糊状的游离颗粒软骨

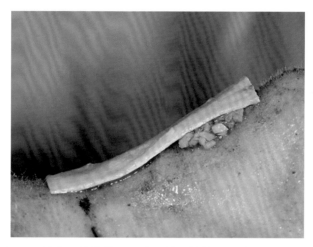

● 图 8.4 游离颗粒软骨上覆盖同种异体筋膜移植物（Tutoplast）

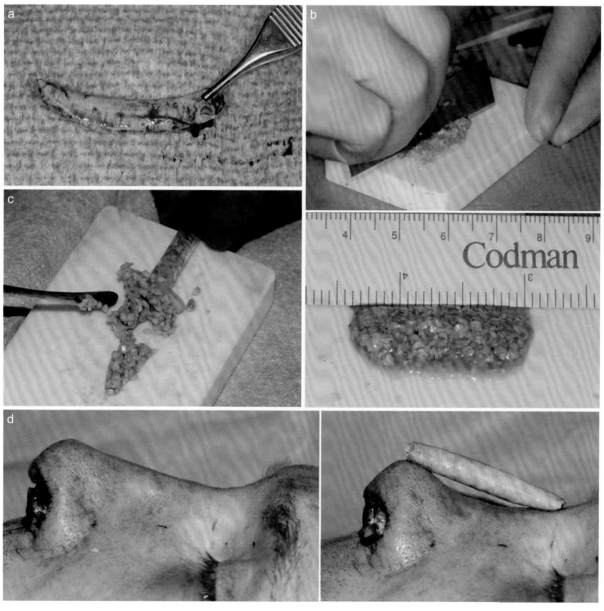

● 图 8.5 用肋软骨和同种异体阔筋膜制作的筋膜包裹颗粒软骨移植物

8.2　病例研究

8.2.1　病例 1：用多层的同种异体阔筋膜填充过度切除的鼻背

患者为一名 25 岁女性，因鼻背过度切除寻求鼻修复手术。采用闭合入路，使用 6 层异体阔筋膜填充被过度切除的鼻背（图 8.6）。

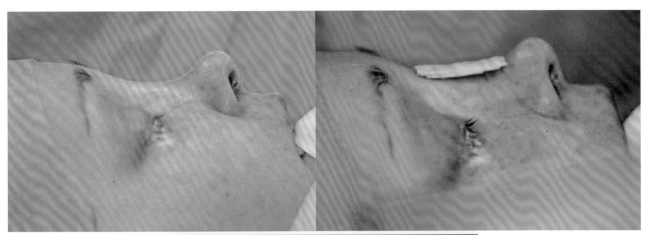

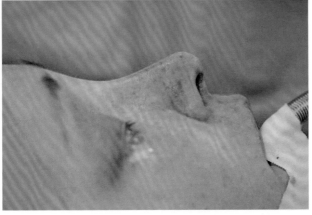

■ **图 8.6**　使用异体阔筋膜（Tutoplast[R]）进行填充。(a) 术中手术步骤和结果。(b~d) 术前和术后正面观、侧面观、基底面观

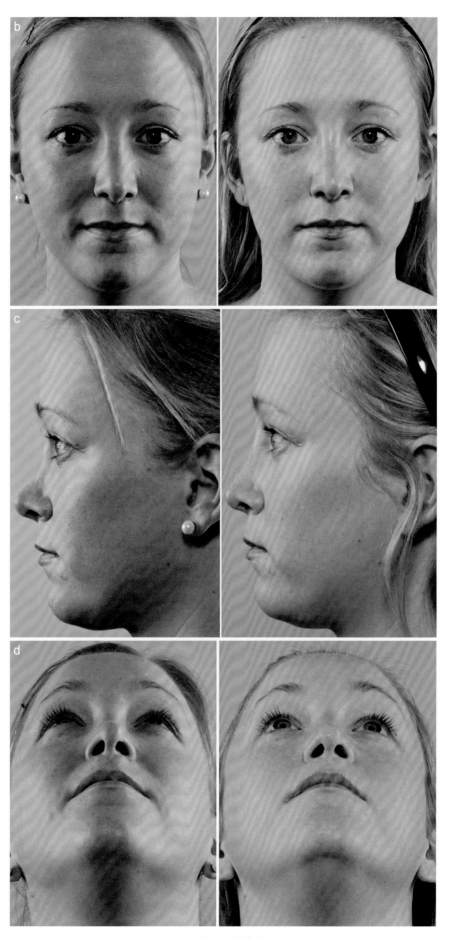

图 8.6（续）

8.2.2　病例 2：用游离的颗粒软骨填充

患者为一名 36 岁女性，鼻整形切除术后鼻背不规则畸形，表现为轻度的鼻背凹陷和一个小的残存驼峰，鼻尖下垂。行开放式鼻整形术，术中探查发现鼻背小的驼峰由 3 层异体阔筋膜造成，故移除外层阔筋膜，形成一个小的鼻背凹陷。获取右耳的耳甲软骨，

将其切成极细小的颗粒，并装进一个结核菌素注射器里。然后用前悬吊缝合方法旋转下垂的鼻尖，部分闭合伤口后，通过边缘切口将耳软骨颗粒注射到鼻背凹陷处。采用轻柔按摩，并将鼻背光滑塑形，以形成一个令人满意的鼻背轮廓；闭合边缘切口后，应用一个弹力绷带（3M）敷料以便于在初期的伤口愈合过程中维持所需的鼻背轮廓（图 8.7）。

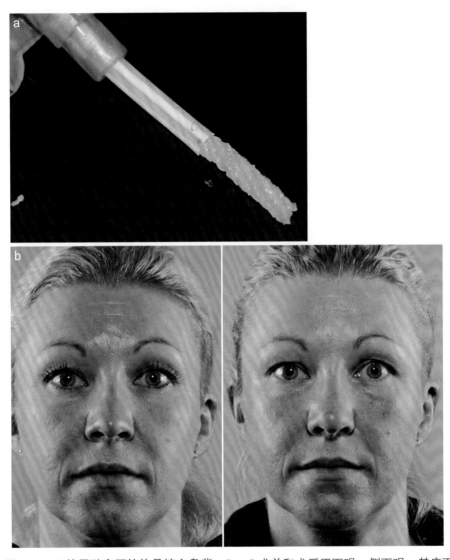

■ 图 8.7　(a) 使用游离颗粒软骨填充鼻背。(b~d) 术前和术后正面观、侧面观、基底面观

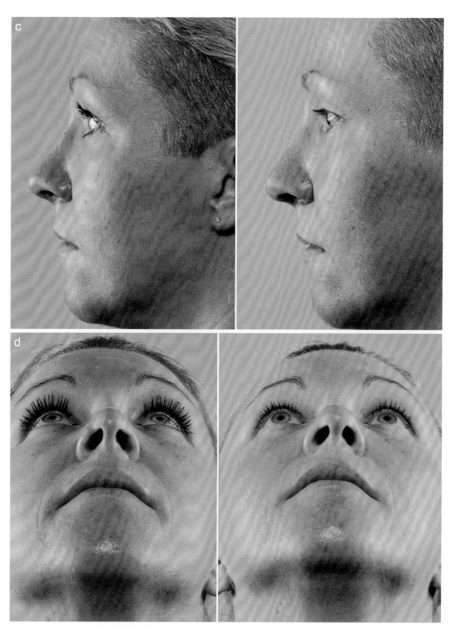

图 8.7（续）

8.2.3　病例 3：用游离的颗粒软骨填充

　　患者为一名 36 岁女性，两次鼻整形术后出现软骨性鼻背鞍鼻畸形。专科查体还发现存在 C 形鼻偏曲，合并鼻小柱歪斜和鼻孔不对称。侧面轮廓除了鞍鼻凹陷外，还发现一个过度突出的骨拱。采用开放式鼻整形术，术中探查发现先前放置的右侧撑开移植物强度不足以防止背侧鼻中隔弯曲。因此，用第 9 肋软骨制成的延伸撑开移植物替代。将 8.0 cm 长肋软骨切割成若干 2 mm 厚的长条状，使用额外的移植物替代弯曲且薄弱的鼻小柱支撑移植物。插入新支撑移植物，为稳固固定，将其缝合到延伸撑开移植物上。使用一个圆柱形的钻头将过度突出的骨性鼻背降低后，行（内部的）旁矢状线内侧截骨术以及随后的经皮低到低的外侧截骨术和横向截骨术缩窄鼻锥。将剩余的肋软骨精细切粒，并用一个结核菌素注射器（闭合鼻小柱切口后）将其注射到鼻背部皮瓣下，最后塑造鼻部轮廓（图 8.8）。

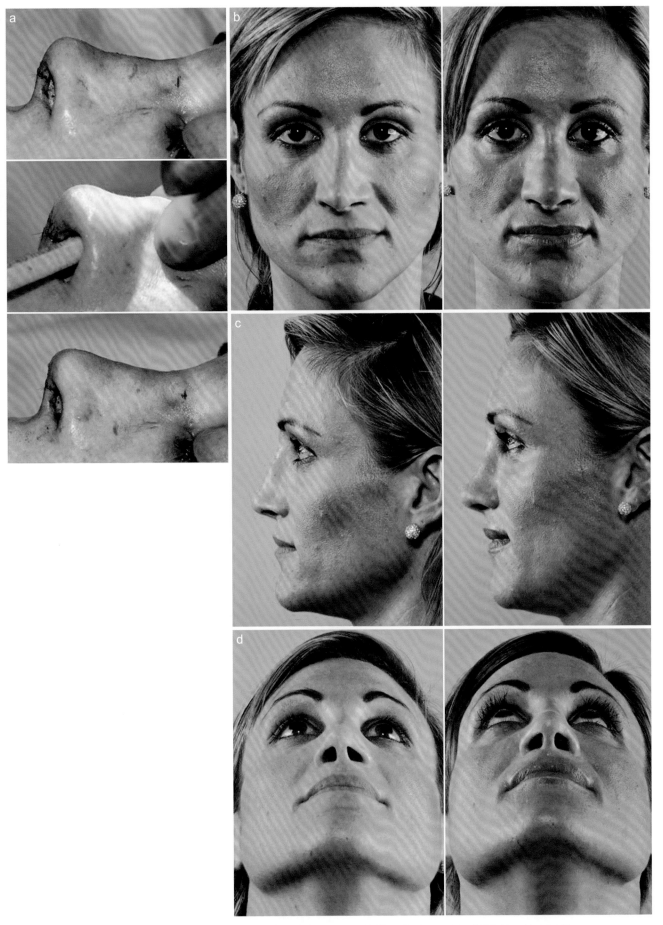

● 图 8.8　(a) 使用游离颗粒软骨进行填充。(b~d) 术前和术后正面观、侧面观、基底面观

8.2.4　病例 4：用耳甲软骨填充同时重建外侧脚

患者为一名 35 岁女性，经历了两次鼻部手术后寻求鼻修复。检查发现一个严重过度切除的骨性鼻背造成一个异常低的鼻"起点"，倒"V"畸形，背侧鼻中隔左偏，鼻尖不对称。术中发现左外侧脚畸形，伴右侧鼻翼穹窿缺失。治疗方案包括放置双侧（耳甲）撑开移植物，以矫正中鼻拱箍缩并矫直背侧鼻中隔。鼻中隔软骨制成鼻小柱支撑移植物作为鼻尖支撑，并使用鼻中隔软骨的板条移植物重建外侧脚。使用覆盖两层异体阔筋膜的耳甲软骨对折缝合（软骨膜仍完整）移植物来进行骨性鼻背的填充（图 8.9）。

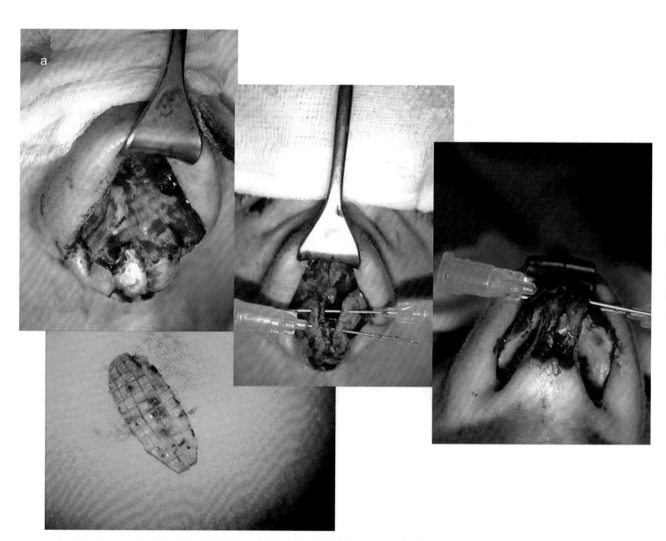

■ 图 8.9　(a) 使用耳甲软骨进行填充并同时重建外侧脚。(b~d) 术前和术后正面观、侧面观、基底面观

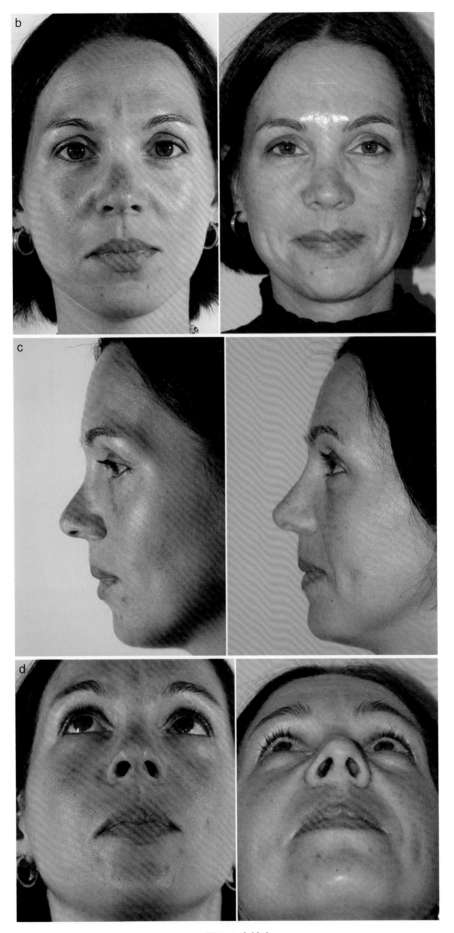

图 8.9（续）

8.2.5　病例 5：用耳甲软骨填充

患者为一名 24 岁男性，经历了 4 次鼻部手术后寻求鼻修复。专科检查发现鼻背过度切除。治疗方案为使用多层的耳甲软骨移植物填充鼻背，其中多个较小的片段被缝合成平坦且足够长的片段，以制作一个量身定做的盖板移植物（图 8.10）。

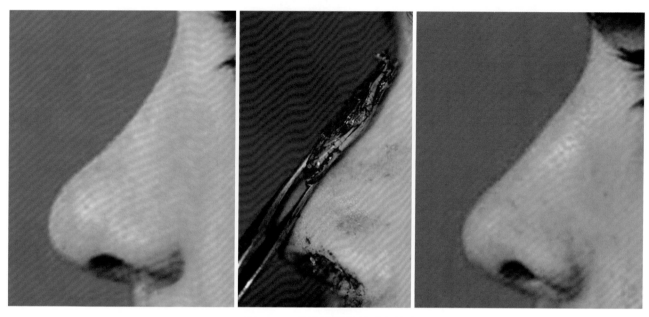

⊙ **图 8.10**　使用耳甲软骨进行填充

8.2.6　病例 6：用耳甲软骨填充

我们遇到一位通过用双层耳甲移植物重建鼻中隔前部从而矫正鞍鼻并随访 18 年的患者。该患者 35 岁，男性，多次鼻整形术后，存在宽的鞍鼻、鼻尖肥大下垂。由于鼻中隔前部缺失，导致鼻唇角锐利。

通过闭合入路技术，手术探查显示鼻中隔前部被过度切除。通过下唇入路的低到低外侧截骨和通过眉弓的横向截骨缩窄宽的鼻锥。为了重建鼻中隔前部和鼻背，从耳后部获取双侧耳甲。折叠双层"三明治"移植物，用作鼻小柱支撑。通过一个钻孔固定在前鼻棘上。另一侧的耳甲制成双层移植物，用于鼻背填充。残留的耳软骨部分被切成小块以掩盖鼻背侧的不规则结构。该患者在 18 年后因皮肤肿瘤就诊并进行随访。鼻部功能和形状良好且稳定（图 8.11）。

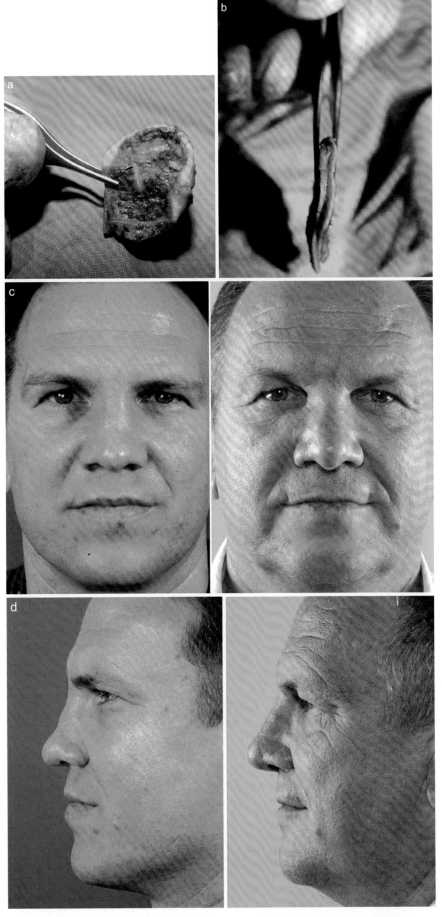

■ **图 8.11** (a, b) 双层耳甲移植物；(c, d) 术前和术后正面观、侧面观

8.2.7 病例 7：用耳甲软骨填充

患者为一名 40 岁女性，由于先前的鼻中隔成形术导致鞍鼻畸形，要求修复。检查发现鼻中隔前部被切除及鼻背 L 形支架薄弱且严重塌陷。未改变的骨性鼻背给人大驼峰的错觉，即所谓的假性驼峰畸形。采用双耳耳甲软骨行鼻背重建。一部分软骨用于制作双层鼻小柱支撑移植物，重建缺损的鼻中隔尾侧；剩余软骨构建足够长的（交叉缝合的）鼻背盖板移植物。在使用粗锉刀将一个小的骨性驼峰去除后，将 5 层异体阔筋膜覆盖这个耳甲移植物（图 8.12）。

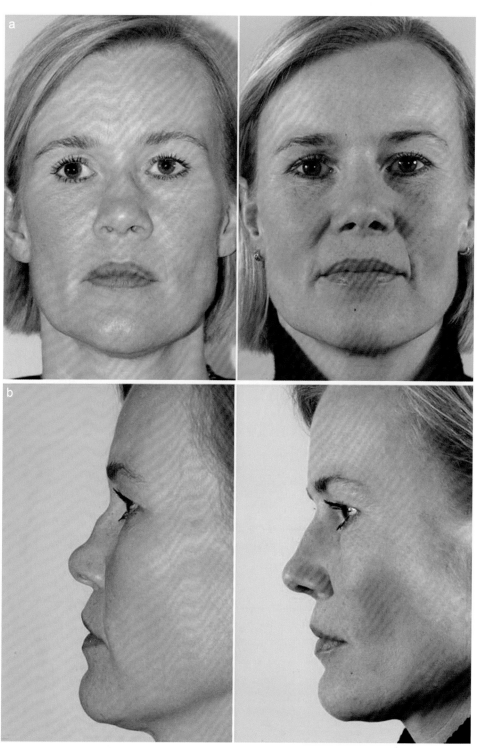

■ 图 8.12　使用耳甲软骨进行填充。术前和术后正面观、侧面观、基底面观

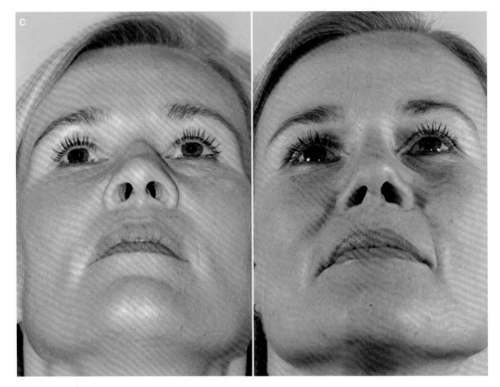

图 8.12（续）

8.2.8　病例 8：用耳甲软骨制作的筋膜包裹颗粒软骨移植物进行填充和复杂的鼻尖重建

患者为一名 41 岁女性，在国外经历了两次失败的鼻整形术后，要求修复。检查发现过度突出的鼻尖和过度切除的鼻背。此外，还存在鼻小柱退缩和鼻尖上区过度突出。术中发现右鼻翼软骨外侧脚部分缺失，内侧脚错位且被部分切除。手术方法包括左侧行外侧脚滑行技术（外侧脚覆盖技术）以降低鼻尖突出度，并放置一个（鼻中隔）盖板移植物以代替缺失的右外侧脚。使用由耳甲软骨和异体阔筋膜制成的筋膜包裹颗粒软骨移植物填充鼻背（图 8.13）。

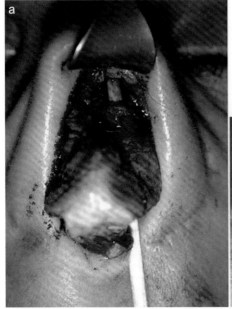
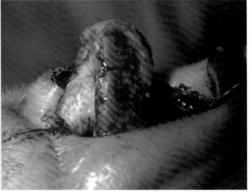

图 8.13　（a~d) 使用耳甲软骨制成的筋膜包裹颗粒软骨移植物进行填充；(e~g) 术前和术后正面观、侧面观、基底面观

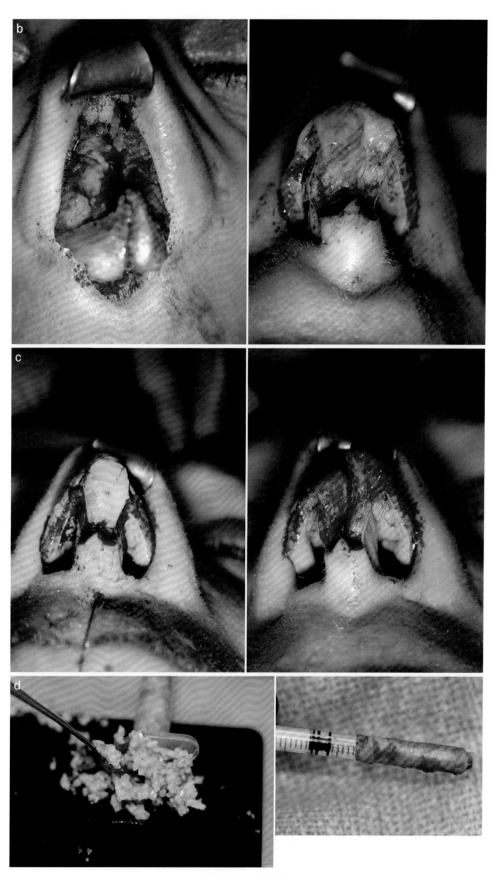

图 8.13（续）

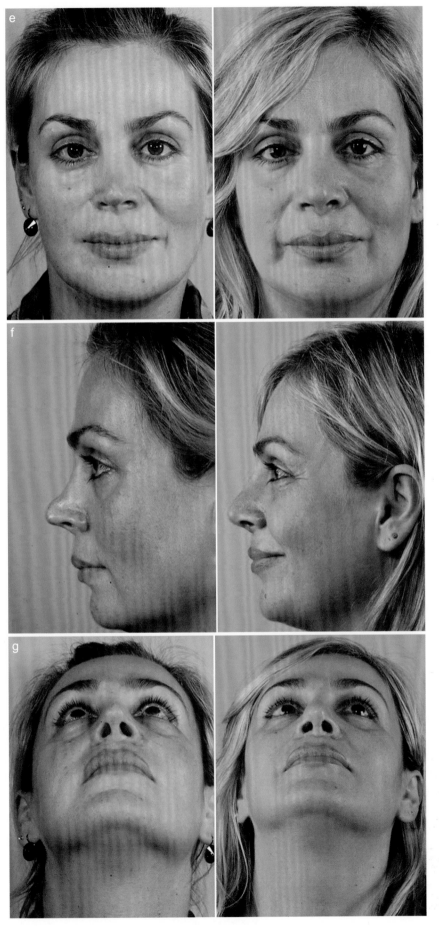

图 8.13（续）

8.2.9　病例 9：用耳甲软骨制作的筋膜包裹颗粒软骨移植物填充，同时降低鼻尖突出度

患者为一名 33 岁女性，在外院行鼻整形术后寻求修复。检查发现错位的肋软骨移植物部分掩盖被过度切除的鼻背；鼻锥过宽，且鼻子显得太长；还观察到中鼻拱呈马鞍状，鼻尖不对称且过度突出，鼻唇角尖锐。

治疗包括将外侧脚覆盖 5 mm，并将鼻小柱缩短 2 mm，纠正过度突出且下旋的鼻尖。在移除鼻背肋软骨移植物后，将骨性鼻背打磨光滑，并使用耳甲软骨、再利用的肋软骨以及异体阔筋膜制作而成的筋膜包裹颗粒软骨移植物来填充鼻背（图 8.14）。

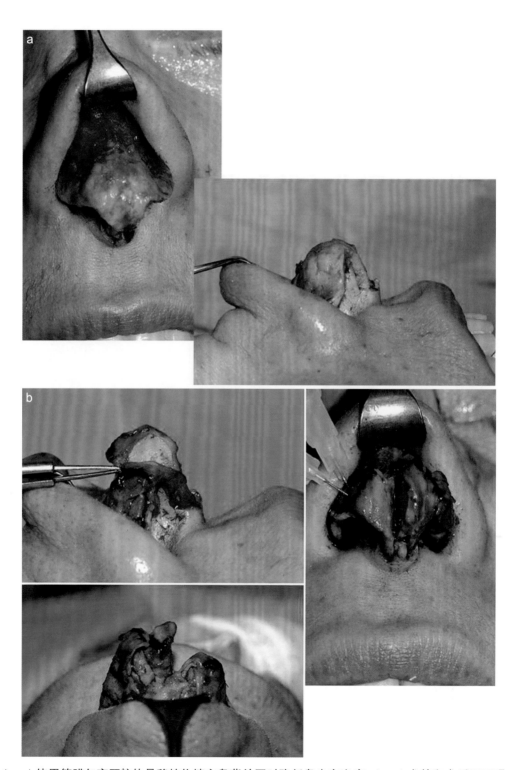

■ 图 8.14　(a~g) 使用筋膜包裹颗粒软骨移植物填充鼻背并同时降低鼻尖突出度；(e~g) 术前和术后正面观、侧面观、基底面观

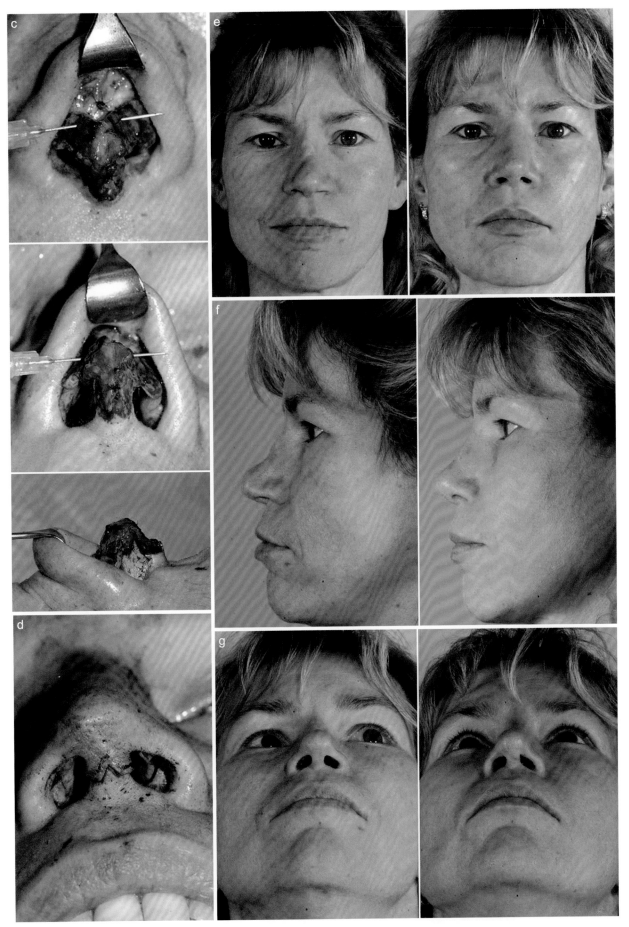

图 8.14（续）

8.2.10 病例10：用肋软骨制作的筋膜包裹颗粒软骨移植物填充，鼻中隔延伸移植物延长鼻背

患者为一名31岁女性，在之前的手术中因鼻背被过度切除致"滑雪坡样鼻"；鼻唇角为125°；骨性鼻锥向左偏斜；两侧鼻翼上均可见深压痕，且左侧鼻翼有额外的凹陷。采用开放入路技术，手术探查发现鼻背和鼻中隔前部均被过度切除。两边均有巨大的顶盖开放。我们切取软骨和薄的骨片制成大片鼻中隔移植物，并将其作为鼻中隔延伸移植物使用。用一个穿有多个钻孔的骨片作为夹板，以便于将鼻中隔延伸移植物固定到鼻中隔前部的残余部分。

在通过经皮低到低的外侧截骨术和横向截骨术

矫直骨性鼻锥后（由于巨大的开放顶盖，不需要行旁矢状线的内侧截骨术），将上外侧软骨的上缘作为撑开移植物缝合到背侧鼻中隔上。该操作可增高鞍鼻鼻背至可以接受的水平。

切取第9肋，并将其切成小的条带。制作两个外侧脚支撑移植物，以支撑患者薄弱的鼻翼软骨外侧脚。然后纠正下外侧软骨外侧部分的位置，以矫正回缩畸形。

其余的软骨精细切粒，并将其通过结核菌素注射器放入缝合好的颞深筋膜管内。将该移植物头端闭合，留置两根导引缝线。将鼻部皮肤缝合，塑形鼻子最终的外形，将多余软骨吸出，利用游离颗粒软骨将移植物到鼻背的过渡区填充光滑（图8.15）。

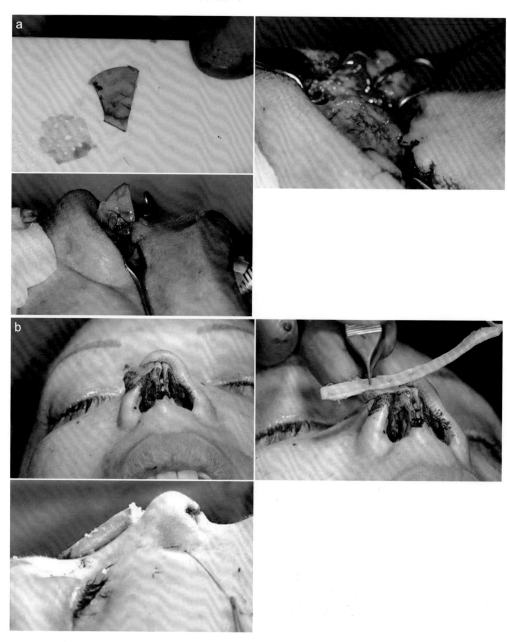

■ 图8.15　(a~c) 使用肋软骨制作的筋膜包裹颗粒软骨移植物进行填充并使用鼻中隔延伸移植物增加鼻长度。使用肋软骨板条移植物（外侧脚支撑移植物）加固下外侧脚。(c~e) 术前和术后正面观、侧面观、基底面观

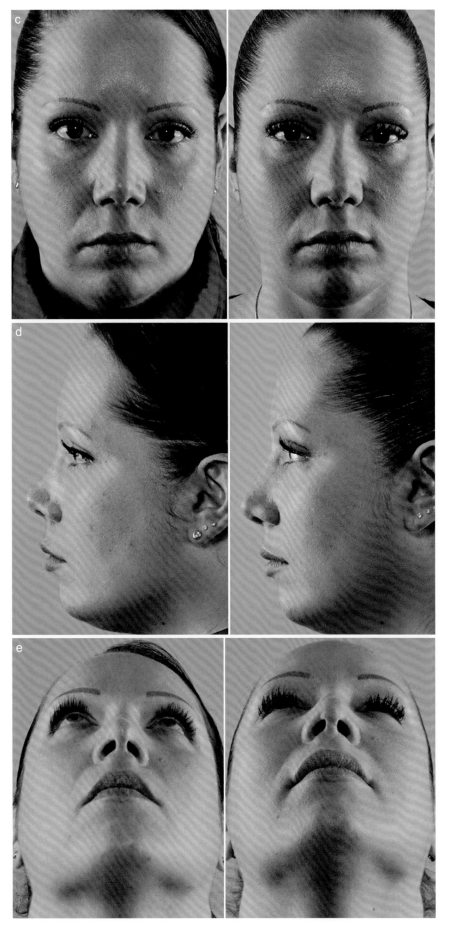

■ 图 8.15（续）

8.2.11　病例 11：用筋膜包裹颗粒软骨移植物替换 Medpore^R 移植物

患者为一名 29 岁女性，短鼻畸形，在外院接受鼻缩小成形术后 5 年，寻求诊治。检查发现其鼻背急性红肿。回顾手术报告显示，首次治疗时不慎将鼻背切除过度，通过 Medpore^R 移植物矫正。眉间区覆盖皮肤因穿出导致变薄且有红肿。

为了避免其穿出，我们选择以急诊手术通过开放入路切除了 Medpore^R 植入物。虽然没有急性化脓性感染的迹象，我们还是发现存在慢性异物反应伴弥漫性的肉芽组织增生。取出植入物后，鼻背非常不规则，探查鼻中隔显示中央部分被移除，鼻尖的框架结构也遭到严重破坏。

考虑到严重的骨架毁损，我们选择立即进行手术重建。获取自体肋软骨，并将其切成 1.5 mm 厚的条状。然后将这些条状软骨作为延伸型撑开移植物使用，并将其固定于之前放置的鼻小柱支撑移植物上。该支撑移植物因瘢痕挛缩而过度上旋，因此我们使用延伸移植物控制其旋转。将内侧脚的残余部分缝合在复位的鼻小柱支撑移植物上，以加强支撑。用肋软骨制成的外侧脚板条移植物来替代外侧脚的缺如部分，并通过放置一个盾牌移植物来进一步重塑鼻尖轮廓。

使用筋膜包裹颗粒软骨移植物行鼻背重建。然而，由于已有的炎症，筋膜袖管是由带血管的自体颞肌筋膜制成，而非异体的阔筋膜。以 Medpore^R 植入物为模板，使用颞肌筋膜为原料构建移植物的袖管，并在其中填充精细切取的残余肋软骨颗粒。使用放置在两眉间内侧的经皮引导缝线将移植物固定在适当的位置，并采用间断缝合法将其固定在下方的上外侧软骨上。通过应用游离颗粒软骨进行最终的鼻背细化（图 8.16）。

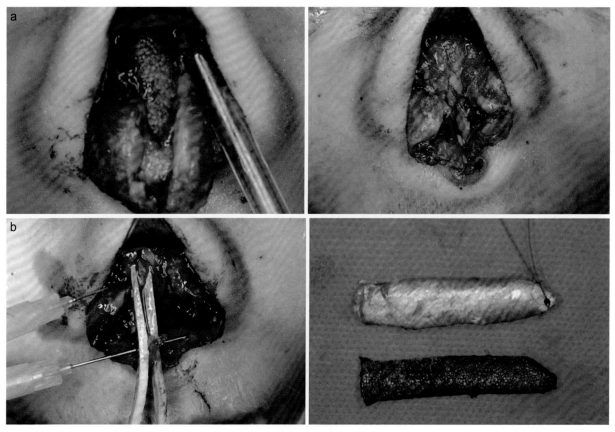

图 8.16　(a) 被毁损的鼻尖框架结构，在原位的（左侧的）Medpore^R 植入物。(b) 由肋软骨制成延伸型撑开移植物，以 Medpore^R 植入物为模板行筋膜包裹颗粒软骨移植。(c) 异体成形的鼻背移植物导致急性红肿并可能穿出，覆盖在眉间上的皮肤变薄。(d~f) 术前和术后 8 个月正面观、侧面观、基底面观

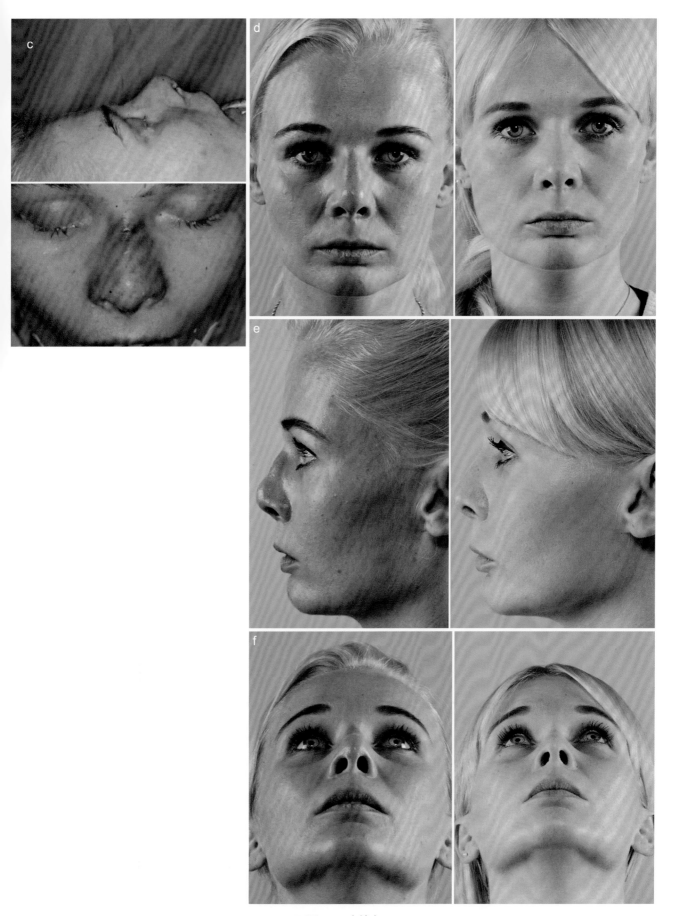

图 8.16（续）

8.2.12 病例 12：用肋软骨制作的筋膜包裹颗粒软骨移植物填充

患者为一名 31 岁女性，两次手术导致鼻背被过度切除且鼻背宽大、偏斜。鼻小柱偏斜且不对称，以致鼻孔不对称。前鼻棘向右侧移位。鼻腔内镜检查发现了一个直径 23 mm 的鼻中隔穿孔，一直延伸到鼻子的顶盖。

施行开放式入路，由于原切口在基底部，此次选择从鼻小柱最狭窄的部分切开。手术探查显示下外侧软骨毁损，被一个弯曲的肋软骨移植物掩盖。只残留一小部分鼻中隔前部和背侧鼻中隔。使用耳甲

软骨"三明治"移植物来加强尾侧鼻中隔。在该移植物底部塑造成不对称形状以平衡患者偏位的前鼻棘。患者的内侧脚缺失。将该肋软骨移植物移除，但它不能用于下外侧软骨的重建。因此，切取第 9 肋并制成 1.5 mm 厚的长条形。将它们固定到耳甲软骨制成的鼻小柱支撑移植物上，并在穹窿区将其修薄，以便于更好地弯曲和缝合成形，再将其固定在外侧脚上。

行旁矢状线正中截骨术和经皮低到低的外侧截骨术及横向截骨术缩窄并矫直鼻锥。用残余的精细切粒的肋软骨和异体筋膜制作筋膜包裹颗粒软骨移植物重建患者的鼻背（图 8.17）。

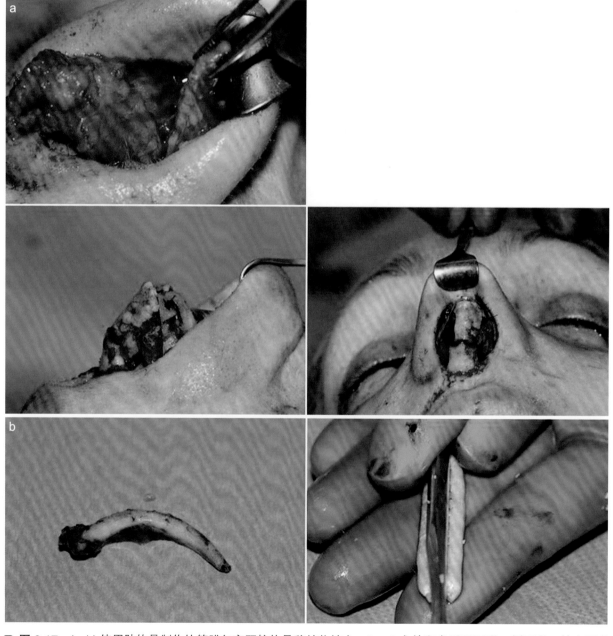

● 图 8.17　(a, b) 使用肋软骨制作的筋膜包裹颗粒软骨移植物填充。(c~e) 术前和术后正面观、侧面观、基底面观

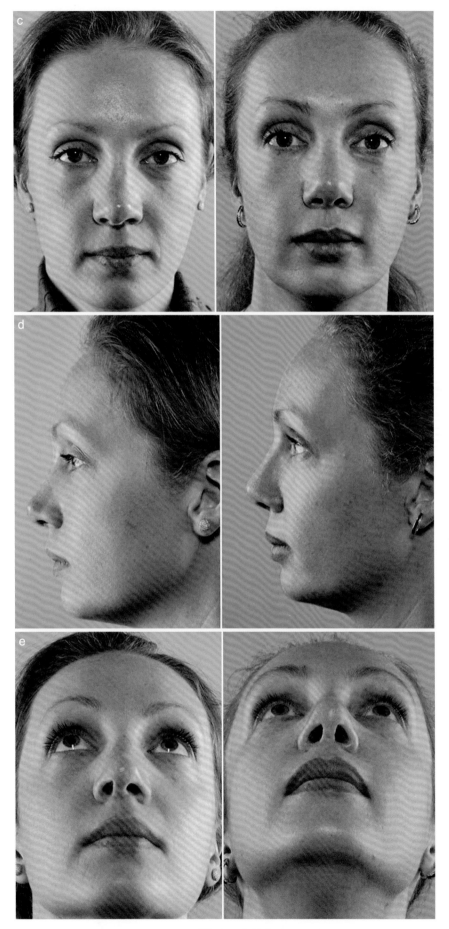

图 8.17（续）

8.2.13 病例 13：用肋软骨制作的筋膜包裹 颗粒软骨移植物填充

患者为一名 24 岁男性，两次鼻整形术导致鼻背被切除过度且过宽。鼻尖粗大、圆钝，且鼻尖表现点之间距离过宽。鼻尖上区显得很饱满。

采用开放手术入路，术中探查并切除穹窿顶部多个移植物。残留的鼻中隔向左侧偏，并阻塞鼻气道。将鼻中隔畸形部分切除，然后在其基底部将其缩短并固定在打孔的前鼻棘上。利用切除的软骨制作两个延伸型撑开移植物，并将其固定在适当的位

置上以稳定框架。行经皮低到低的外侧截骨术和横向截骨术，以矫直并缩窄患者过宽且偏位的鼻锥。

从被切除的鼻中隔部分切取一个坚实的鼻小柱支撑物，将其放置在一个适当的位置。采用倒置的悬吊缝合将整个鼻尖-鼻小柱复合体向下移位。再将之前切下的内侧脚缝合固定在该支架结构上。

为了重建鼻背，我们切取第 10、11 肋，并制作成颗粒软骨，然后合并使用异体阔筋膜来构建筋膜包裹颗粒软骨移植物。最后将异体筋膜的双层盖板移植物置于鼻尖上，以获得一个良好的轮廓（图 8.18）。

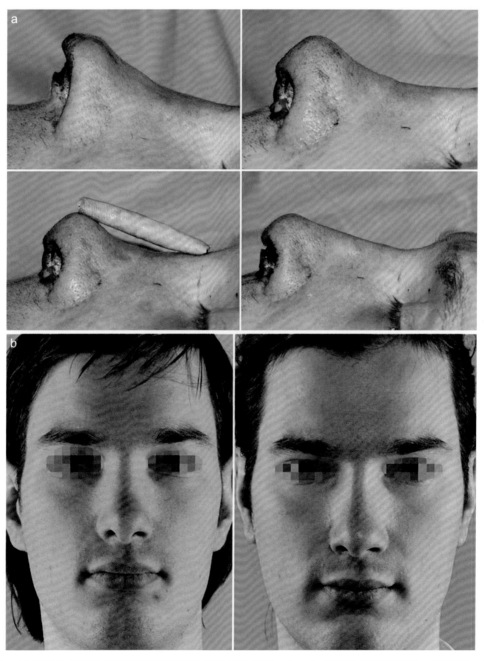

图 8.18 （a）用肋软骨制作的筋膜包裹颗粒软骨移植物填充。（b~d）术前和术后正面观、侧面观、基底面观

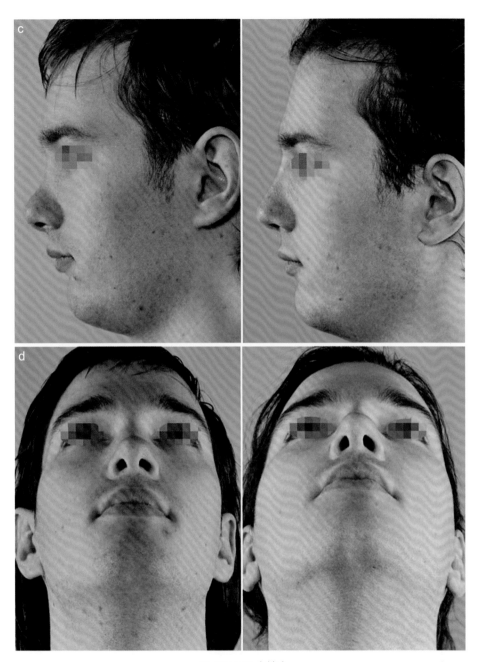

◘ 图 8.18（续）

8.2.14　病例 14：用肋软骨制作的筋膜包裹颗粒软骨移植物填充

　　手术技术：移除已经被感染并用来行鼻背填充的 Mersilene 补片，并使用自体筋膜包裹颗粒软骨移植物行鼻背的二次重建。

　　一位 50 岁女性经历了 6 次鼻部手术之后，鼻背发生化脓性感染。之前所有的手术都是在国外不同的国家进行的。早在 10 年前，患者的鼻背就使用了 Mersilene 补片来填充。9 年后，另一位医生在不知道 Mersilene 补片已经被植入的情况下接受了患者希望修复的请求。术后，Mersilene 补片被感染了；然而第 2 位外科医生拒绝移除被感染的植入物，因为他不认为自己应该为这个问题负责。最初植入 Mersilene 补片的医生也拒绝治疗该患者，因为他认为感染是在另一位医生做了另外的手术后才发生的。

　　在手术探查过程中，我们清晰地观察到整个鼻框架结构都使用了 Mersilene 补片进行填充。随后所有的补片都被移除，导致形成鼻尖和鼻背突出度均不足的扁平鼻。对植入的 Mersilene 补片进行细菌培养显示，患者感染了一种多重耐药菌（耐超广谱 β-内酰胺酶的大肠埃希菌）。根据当前的抗菌谱，我们决定静脉给予哌拉西林、他唑巴坦联合局部伤口护理来对患者进行治疗。

　　3 个月后（经 3 次连续鼻拭子检测阴性证实），患者的感染得到了缓解，我们开始着手对其进行鼻重建手术。切取来自右胸壁的第 10 肋以及右侧的耳甲盖。另外，从右侧颞骨头皮下切取一片 5 cm×3 cm 的颞深筋膜。应用该颞肌筋膜制作一个筋膜"袖套"来包裹颗粒软骨，以构建一个筋膜包裹颗粒软骨填充移植物。分离膜性鼻中隔，采用开放入路鼻整形术，移除先前放置的鼻小柱支撑移植物，并使用一个由耳甲软骨制成的双层"三明治"移植物来替代。

采用经人中的定向缝合将耳甲移植物植入鼻小柱中，并将先前的支撑移植物回收并用于制作非整块的盾牌移植物，以伸展患者瘢痕化且变厚的鼻部皮肤。

　　首先行经皮低到低的外侧截骨术和横向截骨术，以缩小患者过宽的鼻锥。将过度充填的筋膜包裹颗粒软骨移植物的头侧末端缝合关闭，但在远端开口。在头侧末端放置两条引导缝线，以引导移植物到达鼻背适当的位置。在部分皮肤皮瓣闭合后，在外部手指的压力下从皮瓣下方抽吸多余的颗粒软骨，直到达到预期的外形，从而塑造最终的移植物形状（图 8.19）。

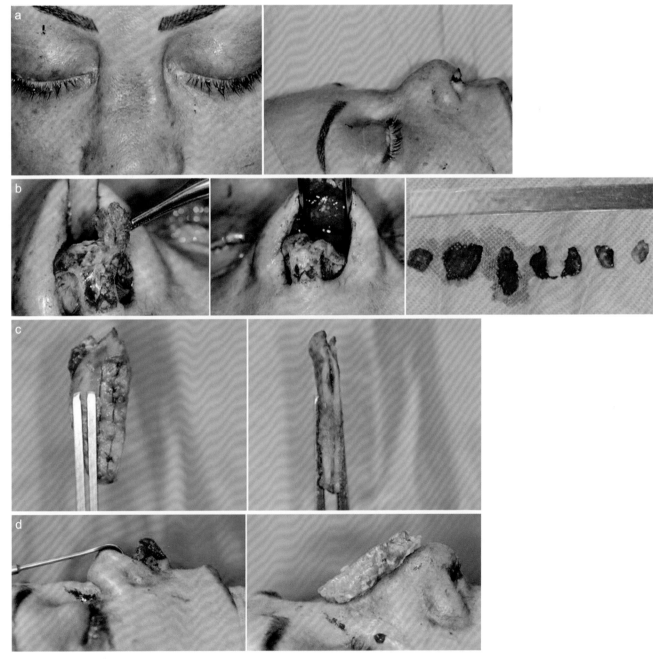

🔲 图 8.19 　(a~d) 在移除被感染的 Mersilene 补片后使用肋软骨制作的筋膜包裹颗粒软骨移植物行鼻背重建。(e~g) 术前和术后正面观、侧面观、基底面观

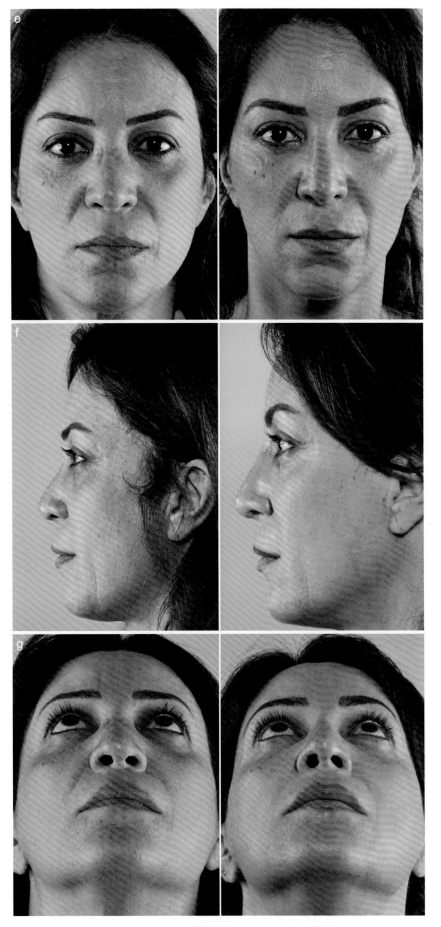

图 8.19（续）

8.2.15 病例 15：用覆盖有筋膜包裹颗粒软骨移植物的整块肋骨移植物重建鼻背

　　患者为一名 18 岁男性，有严重的鞍鼻畸形，伴有一个大的鼻中隔穿孔，面积约 20 mm × 30 mm，位于鼻顶盖附近。根据先前的手术记录，术者在使用双瓣技术尝试关闭中央鼻中隔穿孔时失败。从双侧获取上外侧软骨下方的黏膜，该裸露的软骨除了使原鼻中隔穿孔复发并扩大外，还导致鼻背部鞍状塌陷。此外，在鼻背软组织内没有足够的残余空间来进行

鞍状畸形的填充。因此，我们首先进行了鼻中隔穿孔的闭合。

　　将上外侧软骨从黏膜剥离，并前移黏膜瓣以部分消除穿孔，从而完成穿孔的修复。这样转而创造了一个囊腔，以容纳鼻背填充移植物。首先使用自体的颞深筋膜制作黏膜囊腔，该囊腔被用来固定一个整块肋软骨移植物。然后将一个由切粒的肋软骨和其他颞深筋膜制作成的筋膜包裹颗粒软骨移植物覆盖在该实体肋软骨结构上。1 年后随访显示，患者获得了一个良好的鼻背轮廓且鼻中隔穿孔呈持续闭合状态（图 8.20）。

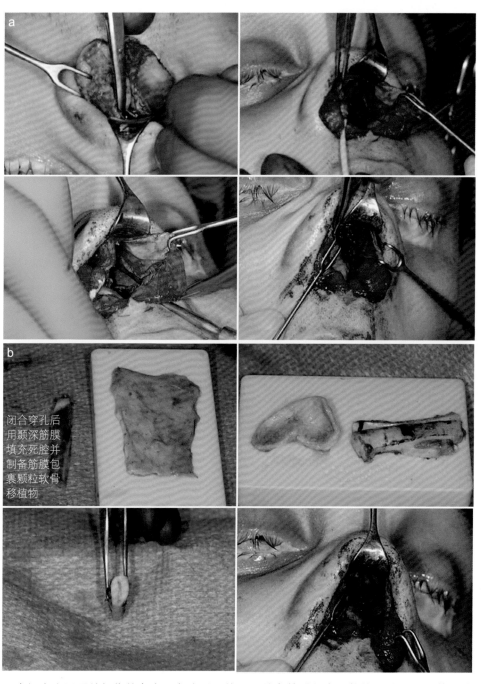

闭合穿孔后用颞深筋膜填充死腔并制备筋膜包裹颗粒软骨移植物

● 图 8.20　(a~e) 在闭合靠近顶盖部位的鼻中隔穿孔后，使用覆盖有筋膜包裹颗粒软骨移植物的整块肋骨移植物重建鼻背。(f~h) 术前和术后正面观、侧面观、基底面观

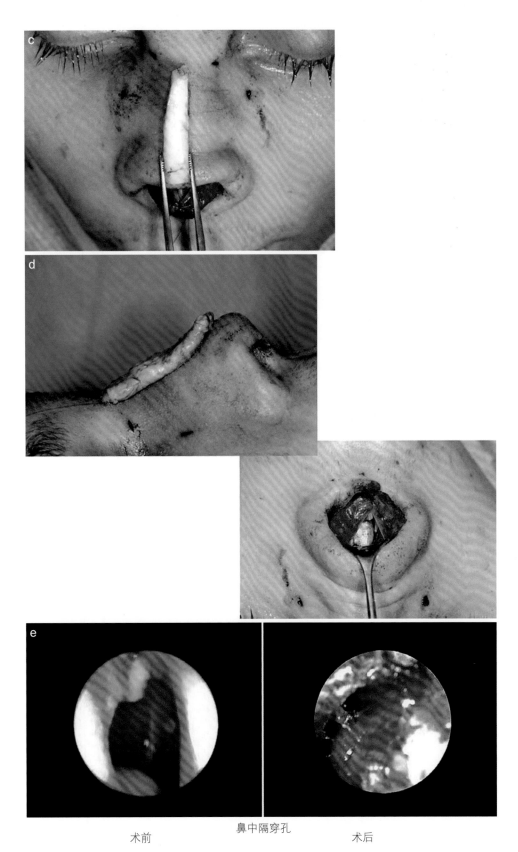

术前　　　　　　　鼻中隔穿孔　　　　　　　术后

图 8.20（续）

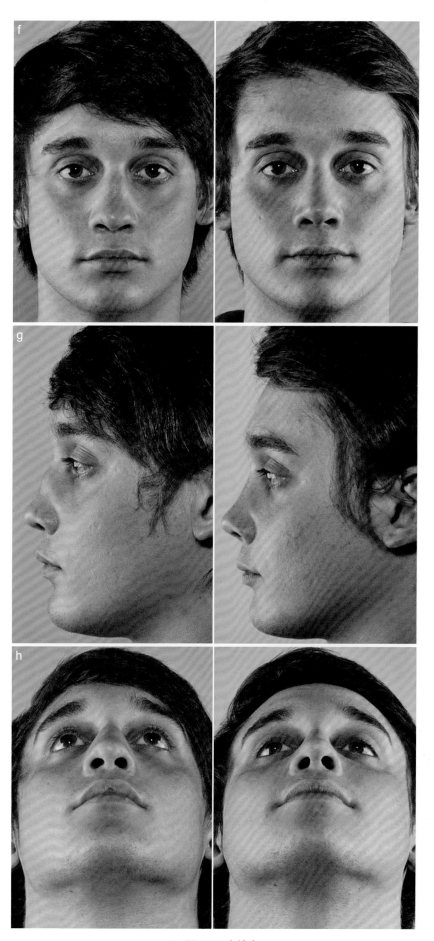

图 8.20（续）

8.2.16 病例16：用先前的肋软骨移植物制作的颗粒软骨填充

患者为一名55岁男性，经历了5次失败的鼻整形术。最近的一次失败手术试图使用一个整块肋软骨移植物矫正严重的鞍鼻畸形，但由于严重翘曲和移植物变形而使该手术变得复杂。检查还发现了一个瘢痕化且不规则的鼻部皮肤罩。手术探查显示，外侧脚缺失，合并中间脚部分缺如。现存的肋软骨移植物出现严重畸形且不能被再次使用，迫使我们必须切取一个新的肋软骨移植物。使用新鲜的肋软骨制作板条移植物，并用这些板条移植物重建被过度切除的鼻尖三脚架，然后将剩余的软骨切粒并填入一个自体颞肌筋膜袖中。使用一个大的筋膜包裹颗粒软骨移植物行鼻背填充，以恢复鼻背轮廓，并尽量减少鼻部皮肤罩的不规则。术后3年随访显示，患者鼻子直挺，令人满意，并获得一个良好的鼻背侧面轮廓（图8.21）。

◘ **图8.21** (a,b) 用取自先前肋软骨移植物的颗粒软骨进行填充。使用板条移植物重建被过度切除的下外侧软骨。(c~e) 术前和术后正面观、侧面观、基底面观

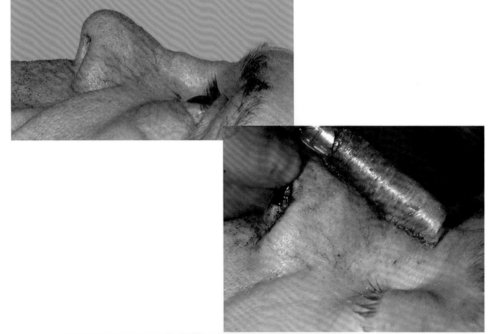

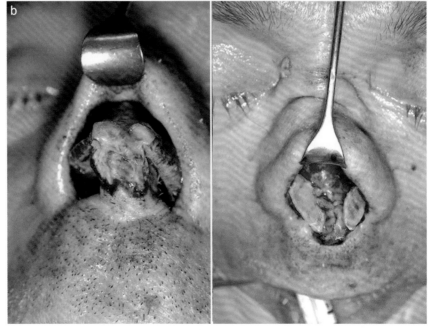

第
8
章

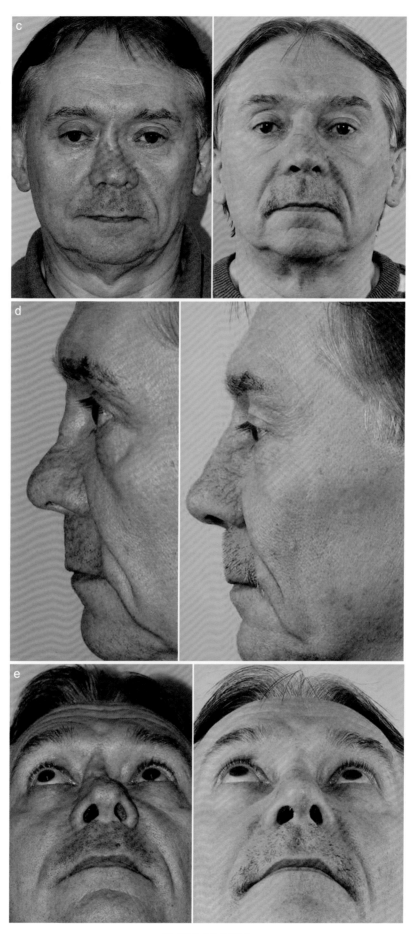

● 图 8.21（续）

8.2.17　病例 17：用先前的肋软骨移植物制作的颗粒软骨填充

患者为一名 58 岁男性，使用一个整块肋软骨移植物进行鞍鼻矫正，但失败了。检查发现，肋软骨移植物的严重弯曲以及鼻尖的扭曲和轻微的过凸导致了一个侧弯的鼻背，且伴有严重的鼻孔不对称。

重建从去除扭曲的 L 形软骨移植物开始。然后将一个双层的耳甲"三明治"移植物用作鼻小柱支撑。将畸形的下外侧软骨从该坚固的鼻中柱上悬吊下来，并在左侧行外侧脚覆盖技术，这样在降低鼻尖突出度的同时也进行了鼻部整形。在右侧，需要行倒置技术并使用一个额外的板条移植物以重建一个对称的框架结构。然后，使用一个筋膜包裹颗粒软骨移植物来填充鼻背，该移植物是由回收再利用的肋软骨包裹在自体颞肌筋膜制作而成。在术后 1 年的随访中，患者鼻子直挺且轮廓美观（图 8.22）。

◘ 图 8.22　(a~f) 使用取自先前肋软骨移植物的颗粒软骨进行填充。(g, h) 术前和术后正面观、侧面观。(i, j) 左侧行外侧脚覆盖技术，右侧行倒置技术联合盖板板条移植，以矫正鼻尖。术前和术后基底面观

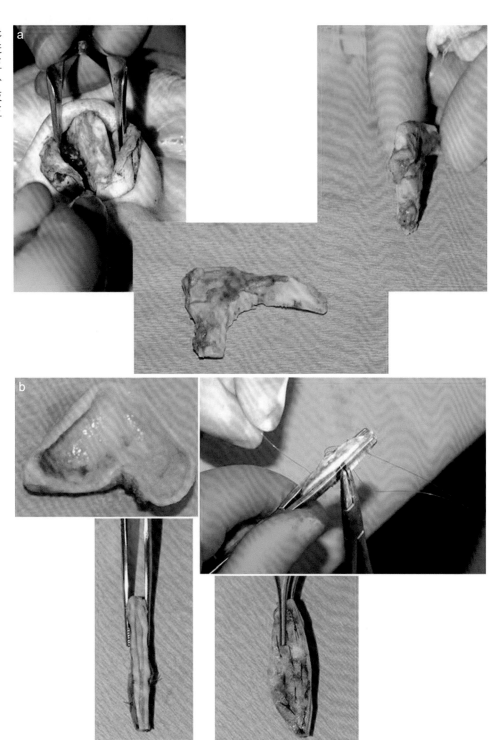

第
8
章

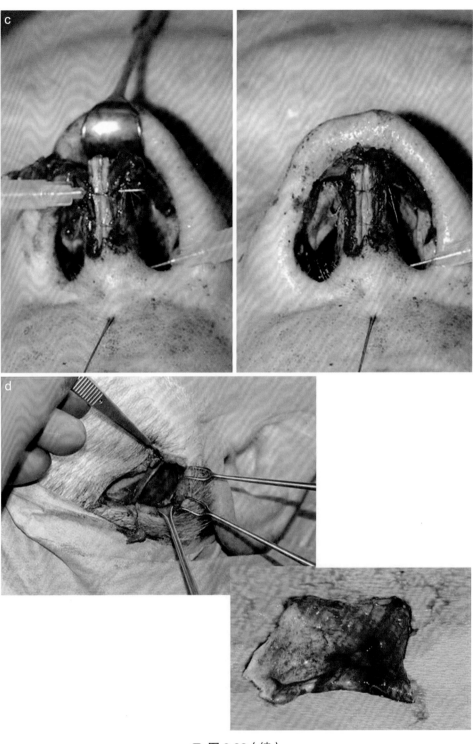

图 8.22（续）

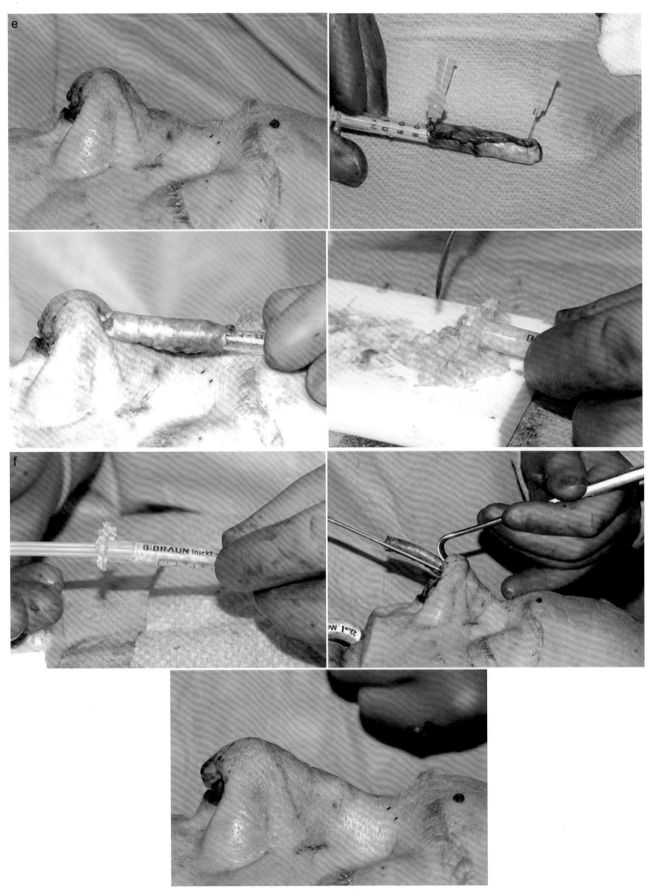

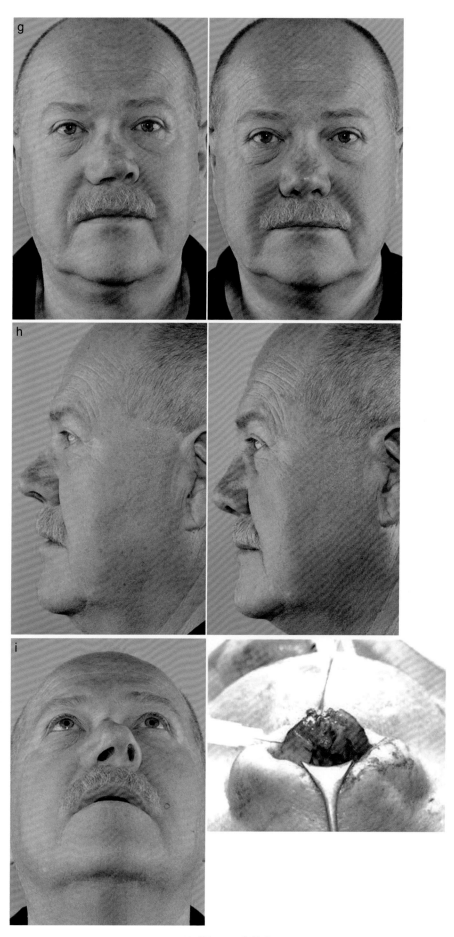

图 8.22（续）

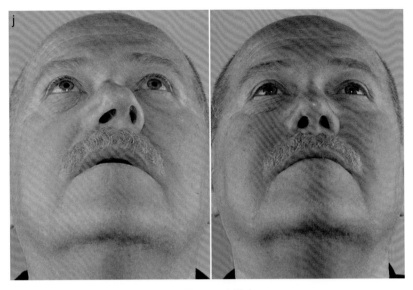

◘ 图 8.22（续）

8.2.18　病例 18：用先前的肋软骨移植物制作的颗粒软骨填充

患者为一名 47 岁男性，经历了多次失败的鼻修复整形，包括植入肋软骨移植物。移植物的头侧末端已经扭曲，几乎要穿透皮肤。采用开放式切口进行手术探查。在切除大量的皮下瘢痕组织后，就暴露了患者双侧的外侧脚凹陷畸形。在外植的肋软骨也发现了大量的吸收灶。使用一个双层的耳甲"三明治"移植物再造鼻尖支撑，随后采用缝合技术使外侧脚再成形。然后使用一个由回收再利用的肋软骨构建的筋膜包裹颗粒软骨移植物进行鼻背重建。施行包括旁矢状线的内侧截骨术、横向截骨术以及低到低的外侧截骨术在内的多种截骨术，以矫直弯曲的骨性鼻锥（图 8.23）。

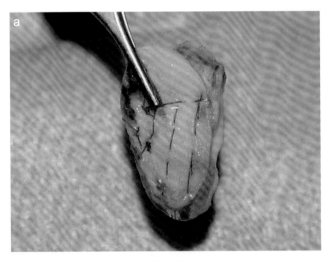

◘ 图 8.23　(a~d) 用取自先前肋软骨移植物的颗粒软骨进行填充，采用一个双层的耳甲移植物重建一个直的鼻小柱。
(b~d) 术前和术后正面观、侧面观、基底面观

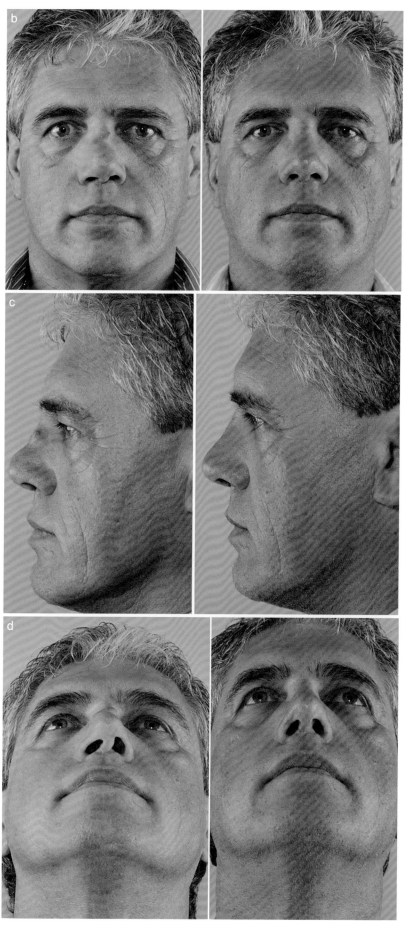

图 8.23（续）

8.2.19 病例 19：用耳甲联合肋软骨制作的筋膜包裹颗粒软骨移植物行全鼻中隔重建

患者为一名 18 岁男性，鼻中隔成形术后出现鼻小柱回缩及鞍鼻畸形。检查还发现患者鼻子过宽，合并一个鼻缝点骨性驼峰。手术探查示鼻中隔前部完全缺如，没有鼻中隔脓肿或炎症的迹象。我们认为手术中的过度切除是导致鼻背和鼻小柱畸形最可能的原因。因为该患者拒绝切取肋软骨移植物，故只使用取自于双耳的耳甲软骨进行鼻重建。首先使用一个双层的耳甲"三明治"移植物来构建一个新鼻中隔，并支撑鼻中拱和鼻小柱。将其余的软骨切粒制作一个筋膜包裹颗粒软骨移植物以填充鼻背。

尽管已经取得了显著的改善，患者在术后 2 年时仍然寻求使用肋软骨行进一步的鼻背填充。因此，用切粒的肋软骨及自体颞肌筋膜制作了第 2 个筋膜包裹颗粒软骨移植物。然后，将新的移植物放置在先前的移植物之上，从而改善了侧面的美学外形（图 8.24）。

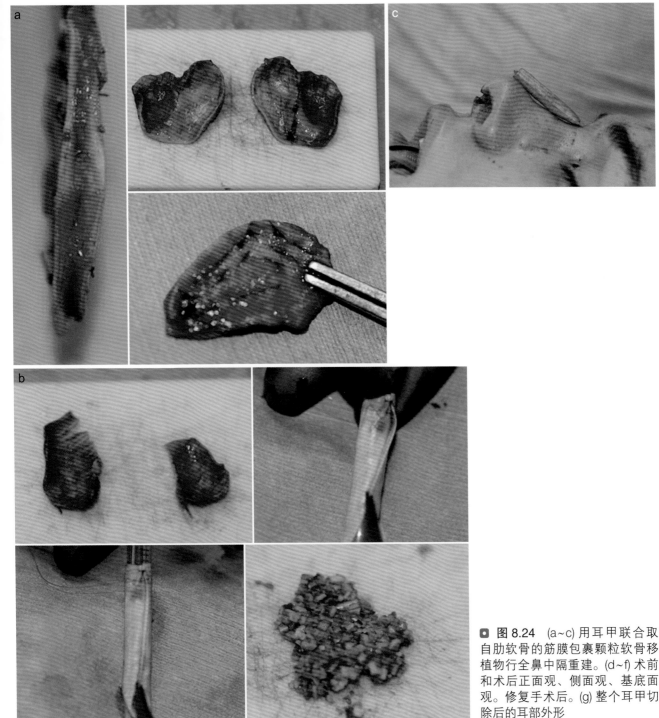

■ 图 8.24 (a~c) 用耳甲联合取自肋软骨的筋膜包裹颗粒软骨移植物行全鼻中隔重建。(d~f) 术前和术后正面观、侧面观、基底面观。修复手术后。(g) 整个耳甲切除后的耳部外形

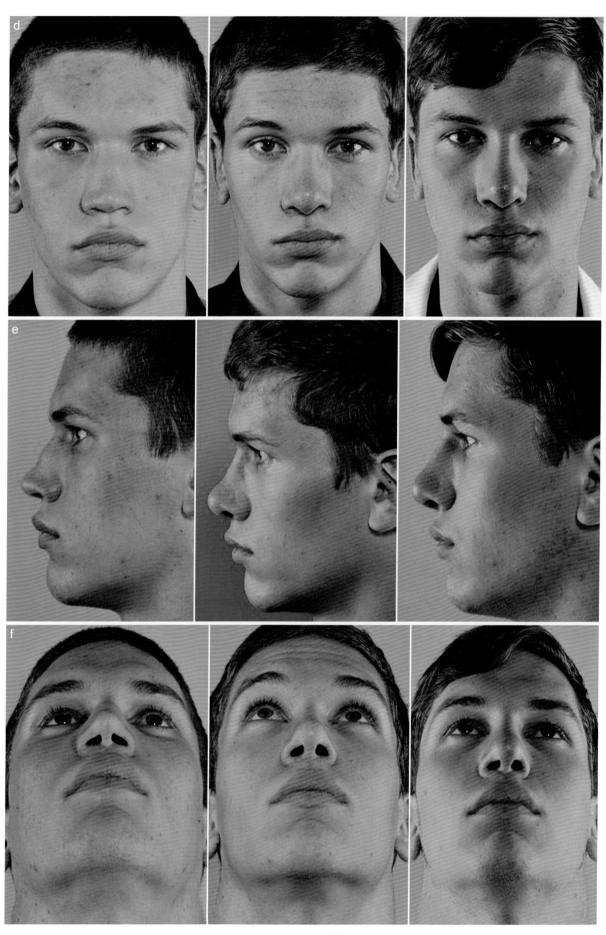

图 8.24（续）

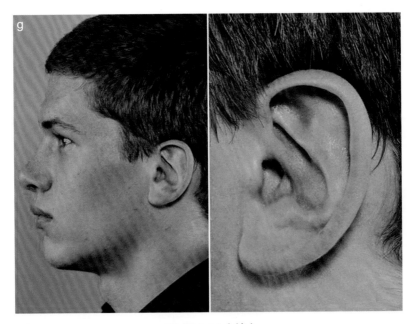

图 8.24（续）

8.2.20 病例 20：去除硅胶植入物，并用筋膜包裹颗粒软骨移植物替代

患者为一名 35 岁女性，主诉一个大的鼻硅胶植入物即将挤出鼻尖。我们建议患者立即去除该植入物，并同时使用自体组织进行重建。

在提起鼻部皮瓣后，辨认并移除该植入物，然后切开并扩大被膜。使用一个双层的耳甲"三明治"

移植物作为鼻小柱支架，从而重建鼻尖支撑。在对外侧脚施行"抄截"操作后，畸形的下外侧软骨就从该支撑移植物上悬吊起来，从而增加鼻尖突出度。放置盾牌移植物和帽状移植物，以进一步细化鼻尖并增加鼻尖突出度。将其余的耳甲软骨切成细粒，并使用自体颞肌筋膜包裹，以构建一个筋膜包裹颗粒软骨移植物，然后用该移植物行鼻背填充。该患者拒绝切取肋软骨行鼻背填充（图 8.25）。

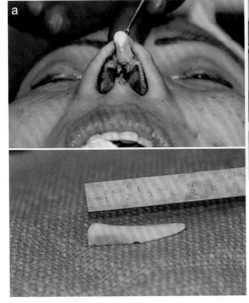

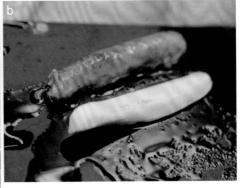

图 8.25　(a, b) 去除硅胶植入物，并用筋膜包裹颗粒软骨移植物替代。(c~e) 术前和术后正面观、侧面观、基底面观

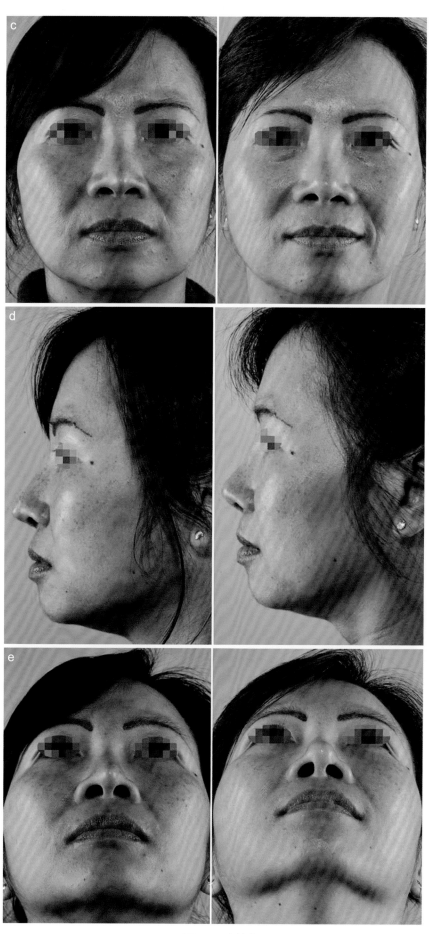

图 8.25（续）

8.2.21　病例 21：去除硅胶植入物，并用筋膜包裹颗粒软骨移植物替代

患者为一名 35 岁女性，在外院做过 6 次鼻整形手术后寻求鼻修复整形。检查发现一个错位的鼻背硅胶植入物，该植入物是在最近的一次手术中放置的。还观察到鼻尖上区大而宽，且软三角区向左回缩。由于鼻中隔严重偏曲，患者还合并有双侧鼻气道阻塞。

手术探查时发现，先前手术的过度切除导致双侧下外侧软骨术后畸形。还观察到之前的手术对中间脚的治疗不充分。尽管患者以前做过多次手术，也有鼻部功能障碍的病史，但之前的医生并没有尝试矫正严重的鼻中隔畸形。

切除畸形的中央鼻中隔，缩短尾侧的 L 形支架，并通过一个横向的钻孔将尾侧鼻中隔缝合到前鼻棘上，以此开始鼻中隔的重建。为了增加鼻子长度，取右侧的耳甲软骨构建一个双层的"三明治"移植物，并将其插入内侧脚之间。使用外侧脚覆盖技术消除中间脚的畸形。这使得该畸形的节段可以缝合到外侧脚上。然后使用板条移植物进一步加固并矫直手术中被过度切除的外侧脚。从第 10 肋上切取另外的软骨。使用肋软骨制作 2 个板条移植物、2 个鼻翼缘移植物及 2 个撑开移植物；再使用残余的足够多的软骨与自体颞深筋膜一起构建一个大的筋膜包裹颗粒软骨移植物，以进行鼻背的填充（图 8.26）。

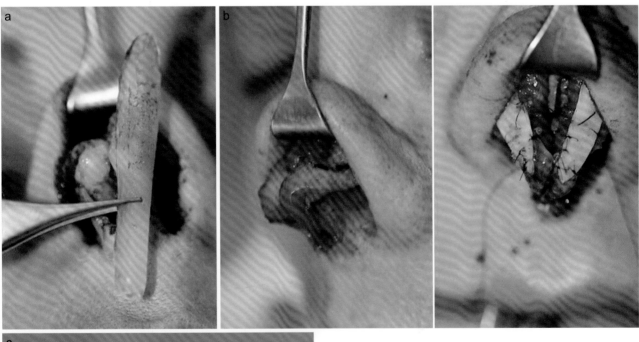

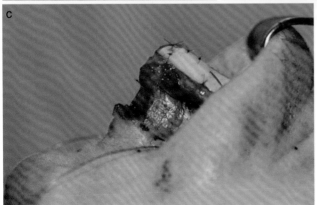

◘ 图 8.26　(a~c) 去除硅胶植入物，并用筋膜包裹颗粒软骨移植物替代，重建患者被过度切除的外侧脚。(d~f) 术前和术后正面观、侧面观、基底面观

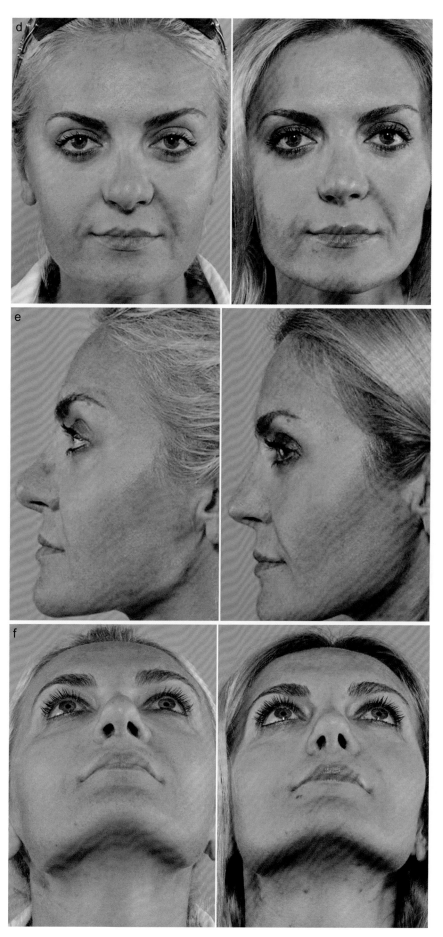

图 8.26（续）

8.2.22 病例 22：去除合成植入物，并用筋膜包裹颗粒软骨移植物替代

患者为一名 38 岁女性，20 年前的一次鼻整形术后出现严重的鸟嘴畸形。采用开放手术入路，手术探查时发现，之前手术使用了一个无法辨认的合成移植物填充被过度切除的鼻背。鼻尖瘢痕增生严重，而且采用了粗大的、不可吸收的缝合材料来修整鼻尖外形。右侧的下外侧软骨错位，且头侧边缘被过度切除。移除鼻背植入体后，鼻背突出度变得过低，并且鼻背的轮廓有多处呈不规则形。尾侧鼻中隔薄弱、变形，但却过度突出。在降低鼻中隔前角后，通过一个横向的钻孔将尾侧鼻中隔缝合到前鼻棘上。

然后切取耳甲腔和耳甲艇，并使用获取的耳甲艇构建一个双层的"三明治"移植物。应用艾奇钳使软骨片段稳定住，将它们缝合在一起。使用获取的耳甲腔扩充尾侧鼻中隔，然后将该"三明治"移植物放置在尾侧鼻中隔的前方，并将内侧脚缝合在该移植物上。将右侧错位的下外侧软骨向尾端移位，并固定在一个左右对称的位置上。然后使用跨越缝合、鼻尖悬吊缝合以及后悬吊技术重塑下外侧软骨的轮廓。通过旁矢状线的内侧截骨术（使用林德曼钻刀完成）、经皮低到低的外侧截骨术和横向截骨术缩窄骨性鼻锥后，使用一个由异体阔筋膜和精细切粒肋软骨构建而成的筋膜包裹颗粒软骨移植物进行鼻背重建（图8.27）。

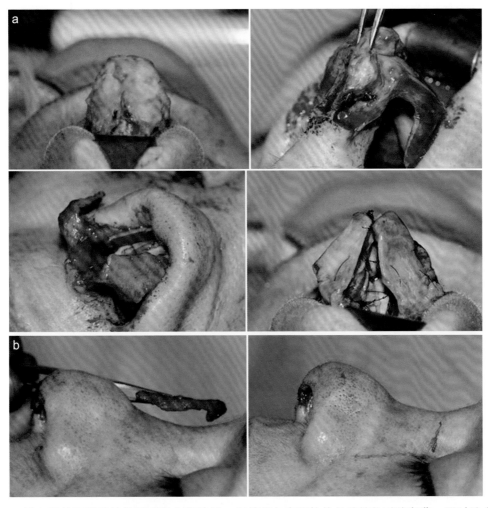

■ **图 8.27**　(a～e) 用双层的耳甲移植物重建鼻中隔前部，用筋膜包裹颗粒软骨移植物重建鼻背，通过缝合技术重塑鼻尖轮廓。(f～h) 术前和术后正面观、侧面观、基底面观

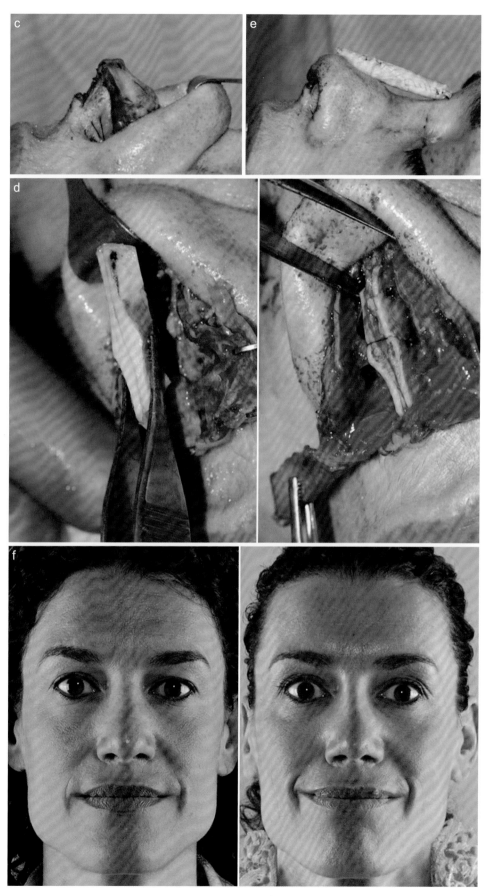

图 8.27（续）

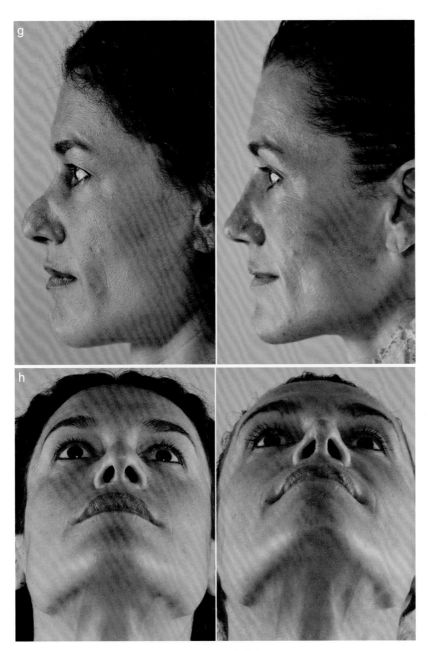

图 8.27（续）

8.2.23 病例 23：使用连续手动拉伸的方法来扩大挛缩的皮肤罩是顺利填充实性肋移植物的先决条件

患者为一名 51 岁男性，因儿童期外伤和鼻中隔脓肿导致形成一个过短的鞍鼻。该患者也经历了几次手术修复，但这些尝试都失败了。

先前的手术失败是因为过度紧绷的皮肤罩妨碍了骨的顺利扩张。根据我们以往的经验，使用组织扩张器的效果是令人失望的；因此，我们寻求另一种方法来扩大该软组织罩。一种选择是使用旁正中前额皮瓣，但该缺损还不够大，不足以采用这样一个有伤害性的手术操作。因此，我们要求患者每天进行至少 30 min 的皮肤伸展运动，将鼻背皮肤和鼻小柱向尾端拉紧。经过 6 个月的治疗，软组织弹性有了显著的改善，使得一个套装的（实性的）L 形肋移植物的放置成为可能。为了得到一个直挺的鼻轮廓，考虑到皮肤厚度的各种不均匀性，必须重塑鼻背的肋移植物轮廓。1 年的随访显示，患者鼻子长度适当且鼻背突出度也得到改善（图 8.28）。

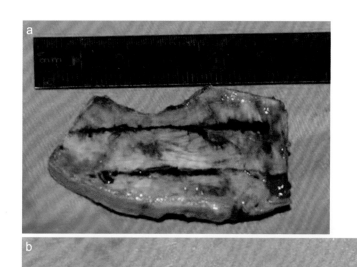

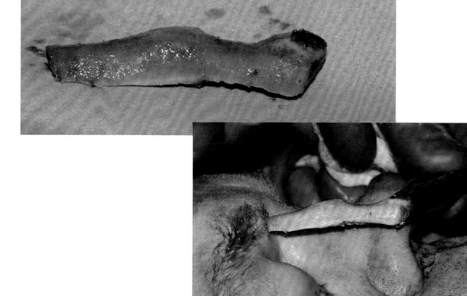

■ 图 8.28 （a~e）使用实性的肋移植物进行重建。1 年的随访显示，患者鼻子长度适当且鼻背突出度也得到改善

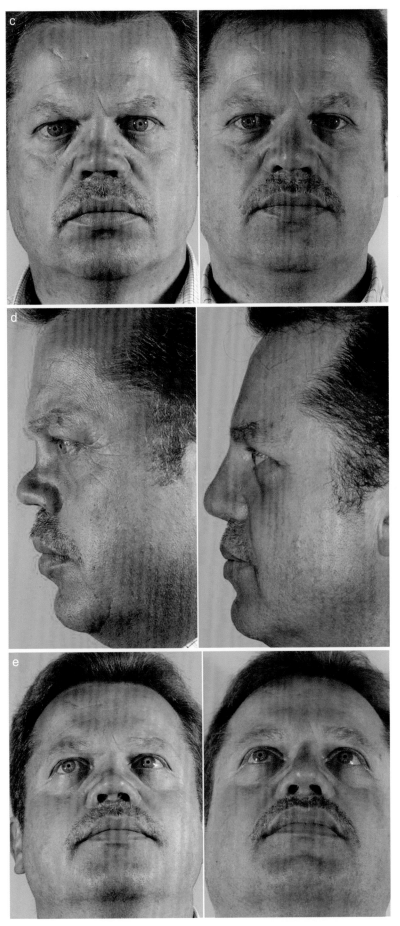

图 8.28（续）

推荐阅读

Calvert JW, Kwon E. Techniques for diced cartilage with deep temporalis fascia graft. Facial Plast Surg Clin N Am. 2015; 23(1): 73-80.

Calvert JW, Brenner K, Da Costa-Iyer M, Evans GR, Daniel RK. Histological analysis of human diced cartilage grafts. Plast Reconstr Surg. 2006; 118(1): 230-6.

Calvert JW, Patel AC, Daniel RK. Reconstructive rhinoplasty: operative revision of patients with previous autologeous costal cartilage grafts. Plast Reconstr Surg. 2014; 133(5): 1087-96.

Daniel RK. Diced cartilage grafts in rhinoplasty surgery: current techniques and applications. Plast Reconstr Surg. 2008; 122: 1883.

Daniel RK, Calvert JW. Diced cartilage grafts in rhinoplasty surgery. Plast Reconstr Surg. 2004; 7(113): 2156-71.

Daniel RK, Sajadian A. Secondary rhinoplasty: management of the overresected dorsum. Facial Plast Surg. 2012; 28(4): 417-26.

Davis RE, Wayne I. Rhinoplasty and the nasal SMAS. Arch Facial Plast Surg. 2004; 6(2): 124-32.

Eitschberger E. Histological fi ndings following cartilage transposition in experimental animal septoplasties (author's transl). HNO. 1980; 28: 158-60. Article in German.

第 3 篇：鼻锥

第 9 章　初鼻截骨整形术　294

第 10 章　二次鼻整形截骨术　311

第 9 章　初鼻截骨整形术

9.1　　　手术原则　295

9.2　　　病例研究：初鼻的鼻锥矫正　298

9.2.1　病例 1：宽鼻梁　298

9.2.2　病例 2：宽鼻梁　299

9.2.3　病例 3：宽鼻梁伴复杂鼻中隔骨折　301

9.2.4　病例 4：宽鼻梁伴功能问题　302

9.2.5　病例 5：窄鼻梁　303

9.2.6　病例 6：窄鼻梁伴鼻背过突　304

9.2.7　病例 7：鼻梁偏曲、过宽　304

9.2.8　病例 8：鼻梁偏曲　307

9.2.9　病例 9：鼻梁不对称伴严重的鼻中隔偏曲　307

9.2.10　病例 10：倒 "V" 畸形　308

推荐阅读　310

9.1 手术原则

对骨性鼻锥的矫形手术往往会造成患者术前焦虑。仅仅提到将面部中间骨头"破坏"就会引起患者的恐惧和忧虑。然而，现代技术结合精密的切割工具、术中的冰水冷却及术后的机械冷却装置极大地改善了骨性鼻拱手术，可将肿胀和挫伤减到最少。尽管有技术上的进步，精心构思和个性化的治疗计划，以细致的精度和极为谨慎的方式施行手术，仍然是最重要的。

我们的治疗理念是试图形成尽可能大的骨片，并充分使其松动，以便更容易地塑造一个新的骨性鼻锥。通常是通过旁矢状线内侧截骨术、经皮横向截骨术和经皮低到低的外侧截骨术来实现（图 9.1）。通过使用 2 mm 或 3 mm 的截骨、皮下横断和侧切截骨技术，钝性力能更好地与骨骼成角而达到更精确的截骨位置，Teflon 制作的锤子使钝性力能像减震器一样释放以减少组织损伤。使用该方法，我们认为可以避免许多由于不必要的碎骨质或错位骨头的切割而引起的并发症。我们采用单一切口行经皮截骨术（图 9.2）。侧切截骨时，皮肤切口位于尾部和内侧 1/3 的交界处。横向截骨时，切口位于中部和中 1/3 的交界处（图 9.3）。插入骨刀后，我们沿骨折线划开骨膜，推开血管，减少出血并达到剥离切开器的效果（图 9.4）。在临床中，我们采用低到低的外侧截骨术未观察到下鼻甲头内侧移位，因此术者没有使用高到低到低的技术来保护 Webster 三角。

当进行旁矢状线内侧截骨时（通常先进行），我们偶尔会遇到这样的挑战：当骨性鼻拱不对称时，如何获得直且对称的截骨线（图 9.5）。首先去除一个大的驼峰，一个大的、开放的穹窿顶就会出现，此时内侧截骨术是不必要的。但是，对于小的鼻背

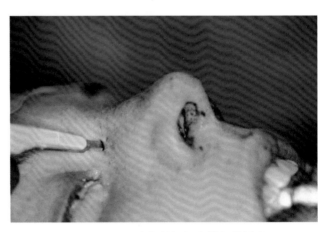

图 9.2 通过穿刺行经皮横向截骨术

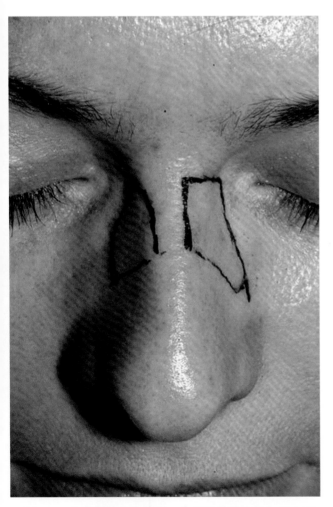

图 9.1 各种截骨术的选择。直行截骨线有旁矢状内侧、横向、经皮低到低的外侧截骨术。弯曲截骨线有传统的高到低到高的外侧和内侧斜行截骨术

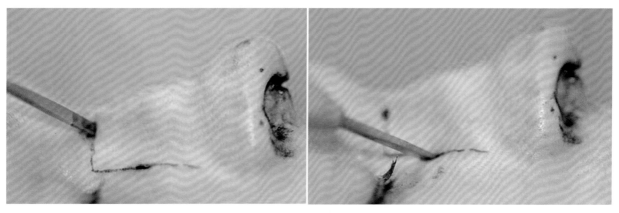

● 图 9.3   经皮横向和低到低的外侧截骨术。林德曼钻在旁矢状内侧截骨术中的应用。经皮穿刺切口在横向、外侧截骨术中的应用

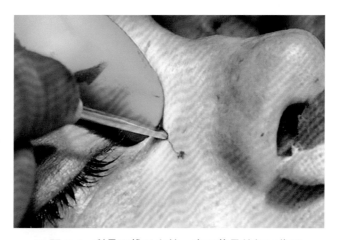

● 图 9.4   刮骨面推开血管。皮下截骨的切口位置

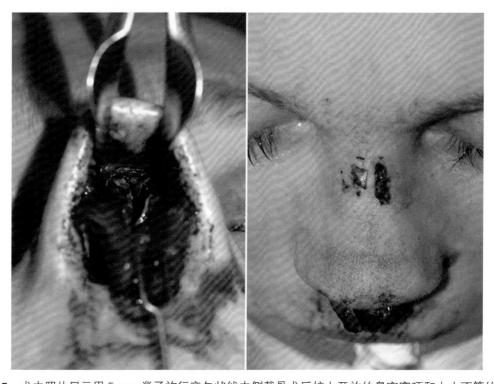

● 图 9.5   术中照片显示用 5 mm 凿子施行旁矢状线内侧截骨术后扩大开放的鼻穹窿顶和大小不等的骨碎片

驼峰和鼻骨较厚的患者，或者其他没有驼峰的患者，使用林德曼钻是施行对称的内侧截骨术的最佳选择（图 9.6）。使用电动的林德曼钻，可以从内向外产生旁矢状线切面，并在内眦线附近向前延伸。除了能平行地直行截骨外，林德曼截骨还可以切除多余骨碎片（图 9.5），防止骨拱的过度狭窄。接下来施行低到低的外侧截骨术，最后完成横向截骨术，以实现骨片的充分移动。我们仅在少数情况下进行斜行截骨，也可以用林德曼钻完成（图 9.7）。然后用冰水冲洗以防止出血并减轻肿胀。

骨性穹窿的完全松动是矫正和（或）缩小畸形骨性鼻锥的先决条件。然而，松动的骨骼也需要长时间的外部夹板支持，以获得一个良好的手术效果。对于大多数鼻子来说，术后 2 周的夹板支持固定就足够了，但对于非常宽的骨性鼻拱，我们主张固定 3 周，使用延伸至前额的熟石膏固定，并用环形绷带加固，以减少类似的肌肉活动。如 2 周就将夹板移除可能会导致这类患者宽鼻的复发（图 9.8）。

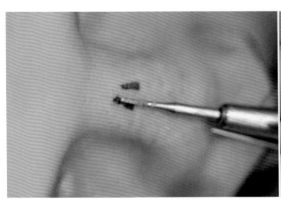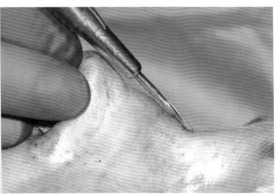

■ 图 9.6　用林德曼钻施行旁正中截骨术

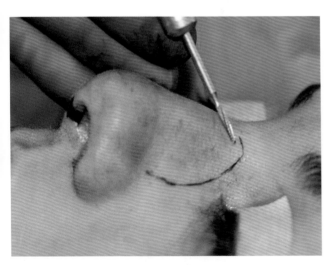

■ 图 9.7　用林德曼钻施行斜行截骨术

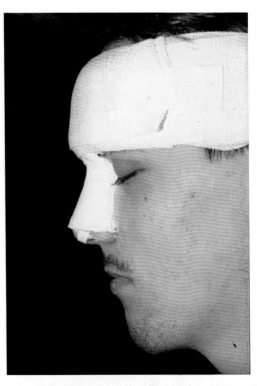

■ 图 9.8　用熟石膏夹板延伸至额头固定，并用环形绷带加固

9.2　病例研究：初鼻的鼻锥矫正

9.2.1　病例 1：宽鼻梁

患者为一名 20 岁女性，鼻背低平且过宽，鼻尖肥大、圆钝。鼻腔内检查显示其鼻中隔前部存在严重畸形。

行体外鼻中隔成形术削薄变宽的骨性鼻中隔并重建鼻中隔前部。骨性鼻中隔削薄后，使用一块大的矩形软骨加强补充鼻中隔尾侧，并加入撑开移植物以增强支撑。然后采用林德曼骨钻完成旁矢状线

内侧截骨术来缩窄骨拱并取下一个小骨片，接着行经皮低到低的外侧截骨术和横向截骨术。低到低的外侧截骨术也有助于增加鼻背高度。

切除过度僵硬的下外侧软骨的头侧边缘，并联合使用贯穿穹窿缝合及跨越缝合，来重塑过宽鼻尖的轮廓。切除部分降鼻中隔肌，以便通过贯穿缝合缩窄鼻小柱基架。通过放置鼻翼缘移植物以及使用颗粒软骨移植物填充软组织，来达到进一步修整鼻外形的目的。同时使用鼻尖悬吊缝合以维持鼻尖的位置（图 9.9）。

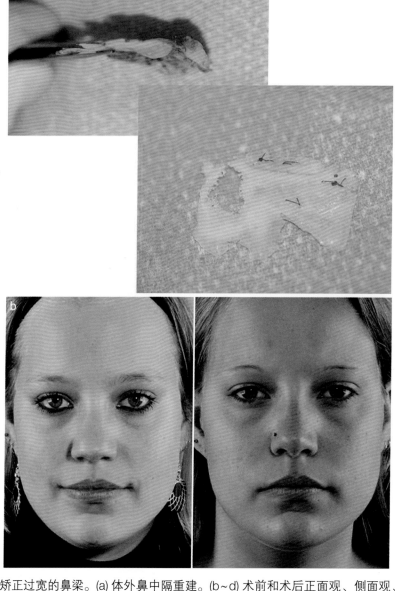

▶ 图 9.9　矫正过宽的鼻梁。(a) 体外鼻中隔重建。(b~d) 术前和术后正面观、侧面观、基底面观

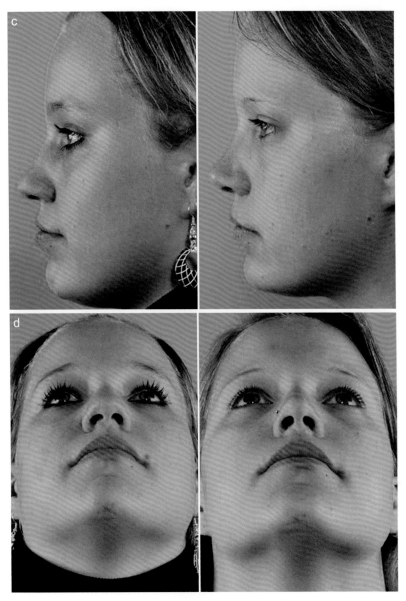

■ 图 9.9（续）

9.2.2　病例 2：宽鼻梁

患者为一名 19 岁女性，鼻背过宽且轻度凸出，鼻根过低，鼻小柱基底部过宽，鼻尖肥大且圆钝。

术中切除了内侧脚之间的大块脂肪垫。从鼻中隔内侧分离上外侧软骨，并切除软骨性驼峰。利用硬质合金锉刀降低骨性驼峰，并使用一个超宽的林德曼骨钻行旁矢状线内侧截骨术，形成一条非常宽的截骨线。然后采用经皮低到低的截骨术和横向截骨术缩窄骨性鼻拱。将过度突出的上外侧软骨制作成撑开移植物。

部分切除降鼻中隔肌，并将切除的软骨性驼峰用作鼻小柱支撑移植物。切除两侧的下外侧软骨头侧边缘，联合使用贯穿穹窿缝合、跨越缝合以及悬吊缝合，重塑鼻尖轮廓。切除的头侧边缘用作鼻翼缘移植物。由于鼻尖突出度会因上述变化而增加，所以我们采用下推技术以抵消突出度的增加。使用三层厚的异体阔筋膜来垫高鼻根，仅用一层异体阔筋膜来填充鼻背。外置的鼻管放置 3 周塑形（图 9.10）。

第
9
章

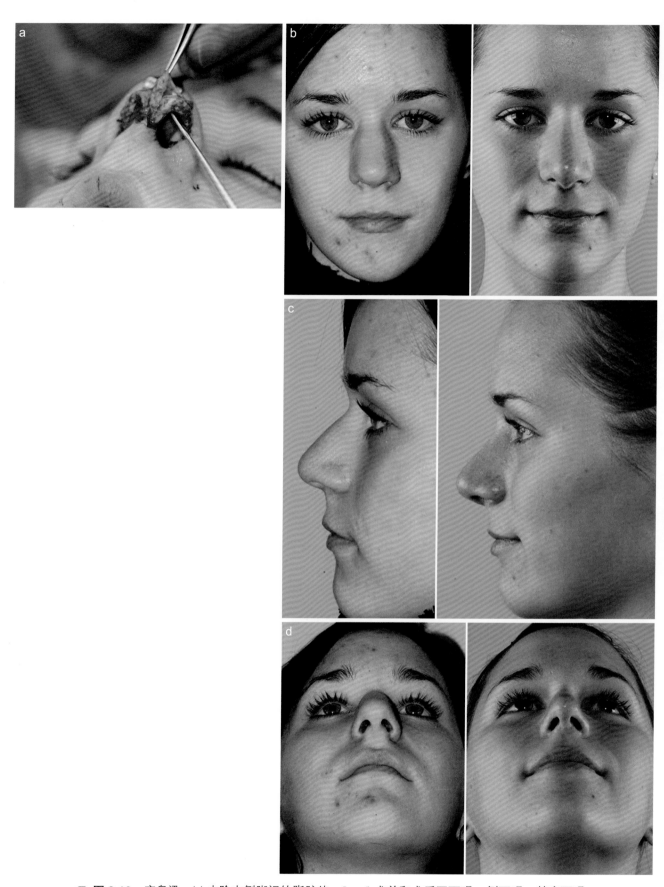

■ **图 9.10**   宽鼻梁。(a) 去除内侧脚间的脂肪垫。(b~d) 术前和术后正面观、侧面观、基底面观

9.2.3　病例 3：宽鼻梁伴复杂鼻中隔骨折

患者为一名 25 岁女性，鼻背过宽且过度突出，鼻尖过宽且突出度不足。透过覆盖其上较薄的皮肤可见多处鼻骨不平整，鼻腔内检查发现鼻中隔前部畸形。

采用开放入路暴露鼻中隔前部，术者原本试图通过分离偏曲软骨并用筛骨夹板固定原位矫直偏曲的鼻中隔前部，但在截取筛骨过程中，并发鼻中隔区骨折分离。由于无意间松动了鼻中隔，该情况等同体外鼻中隔成形，因此便将其直接移除，并夹入修薄的鼻中隔软骨再置入并固定。然后，行经皮横向截骨和外侧截骨以缩窄患者极宽的骨拱。为了能充分缩窄骨拱，还需先用一个大号林德曼骨钻行旁矢状线的内侧截骨术，以形成一个非常宽的开放骨性穿窿。在固定新鼻中隔后，将上外侧软骨嵌入形成撑开瓣以增加其稳定性，并以鼻小柱支架增加鼻尖支撑。然后通过贯穿穿窿缝合和跨越缝合缩窄鼻尖。使用颗粒软骨和单层异体阔筋膜来覆盖鼻背。连续 3 周佩戴熟石膏固定鼻骨位置，以防止愈合过程中移位（图 9.11）。

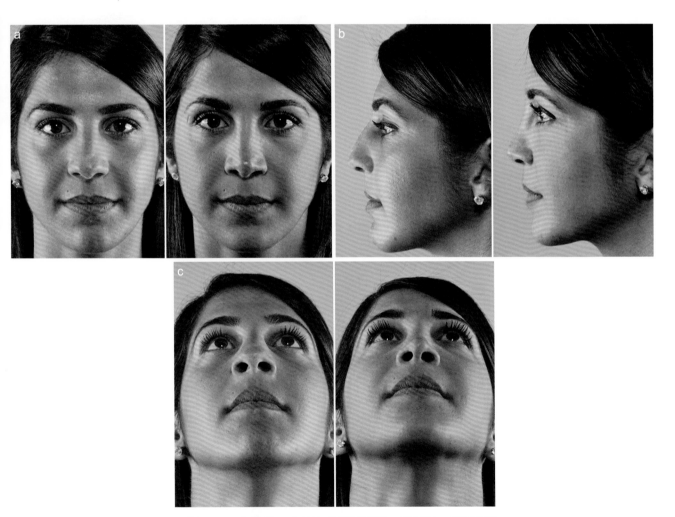

◉ 图 9.11　宽鼻梁。术前和术后正面观、侧面观、基底面观

9.2.4　病例 4：宽鼻梁伴功能问题

患者为一名 26 岁女性，鼻梁过宽，使她佩戴眼镜时不舒适。侧面检查发现鼻尖和软骨性鼻背过度突出。

采用开放入路，外侧脚折叠 5 mm（外侧滑行技术），以降低鼻尖突出度。在从上外侧软骨 / 鼻中隔交界处的下方将黏膜剥离，并将上外侧软骨从鼻中隔上分离，然后用大号林德曼骨钻行旁矢状线内侧

截骨术以形成一个宽的开放顶盖，从而大幅度地缩窄鼻骨，调整截骨切口至准确且对称的外形。行经皮低到低的（连续的）外侧截骨术和横向截骨术，以缩小骨性鼻锥。软骨性驼峰及大幅度的鼻骨缩窄可造成上外侧软骨的过度突出。将过突的上外侧软骨折叠并用作撑开瓣，以稳固鼻中拱。使用 3 层异体阔筋膜和鼻中隔颗粒软骨填充覆盖过低的骨性鼻背（图9.12）。

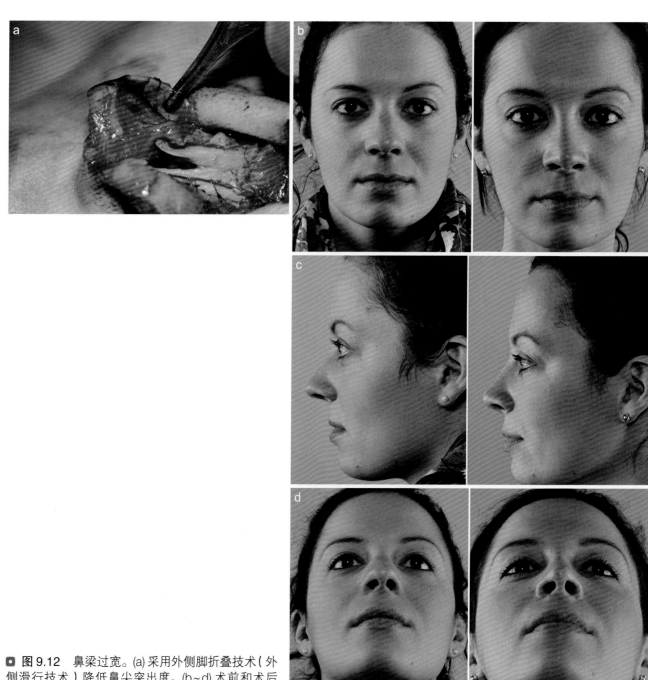

■ 图 9.12　鼻梁过宽。(a) 采用外侧脚折叠技术（外侧滑行技术）降低鼻尖突出度。(b~d) 术前和术后正面观、侧面观、基底面观

9.2.5 病例 5：窄鼻梁

患者为一名 24 岁女性，为求治疗鼻背驼峰来院。正面观，鼻背非常窄，与鼻背的宽度相比，鼻尖显得过宽。

采用外入路，通过皮瓣折叠技术强化两外侧脚。再使用跨越缝合法将其调整细化。从背侧鼻中隔上分离出上外侧软骨，切除软骨性驼峰，并用粗锉刀降低骨性驼峰。将上外侧软骨从鼻骨下释放出来，从过突的上外侧软骨中成形延伸到键石区的撑开皮瓣，以使过窄的鼻背变宽。然后采用低到高的外侧截骨术来缩窄骨拱的基底部。通过切除部分降鼻中隔肌及贯穿缝合，缩窄鼻小柱基底（图 9.13）。

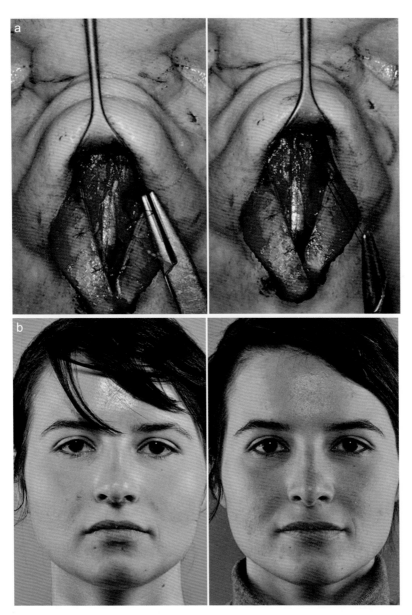

■ 图 9.13 使用撑开皮瓣扩宽狭窄的鼻背。(a) 将折叠的上外侧软骨固定到背侧鼻中隔（撑开皮瓣）上，下折皮瓣以稳固下外侧软骨。(b~d) 术前和术后正面观、侧面观、基底面观

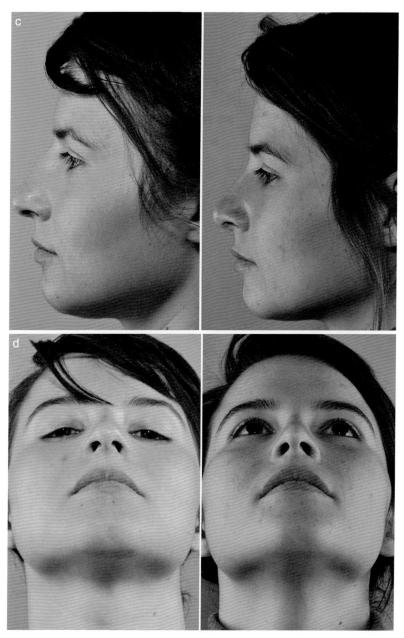

■ 图 9.13（续）

9.2.6　病例 6：窄鼻梁伴鼻背过突

　　患者为一名 26 岁女性，鼻背狭窄伴明显的鼻背驼峰。此外，左侧鼻骨凹陷致眉 - 鼻尖的美学线不对称。在分别切除软骨性和骨性驼峰后，应用撑开皮瓣扩宽内鼻阀。然而，由于截骨使键石区支撑减弱，我们采用延伸型撑开移植物支撑骨拱。为平滑鼻背，将之前掀起的骨膜瓣向上折叠，并于中线处缝合。切除部分降鼻中隔肌，并在旋转鼻尖后，通过舌槽沟技术将内侧脚缝合到尾侧鼻中隔上。在鼻尖放置一间隔移植物以防止鼻尖过度狭窄（图 9.14）。

9.2.7　病例 7：鼻梁偏曲、过宽

　　患者为一名 17 岁男性，鼻背呈 S 形偏曲，骨性鼻锥过宽。患者存在严重鼻中隔畸形，需行体外鼻中隔成形术，以充分矫直鼻子。再次植入之前，将撑开移植物固定在新鼻中隔上。行贯穿穹窿缝合及跨越缝合以重塑鼻尖轮廓，随后使用舌槽沟技术并联合悬吊缝合法旋转鼻尖。行旁矢状线内侧截骨术、经皮低到低的外侧截骨术以及横向截骨术，将骨拱矫直缩窄，成形固定（图 9.15）。

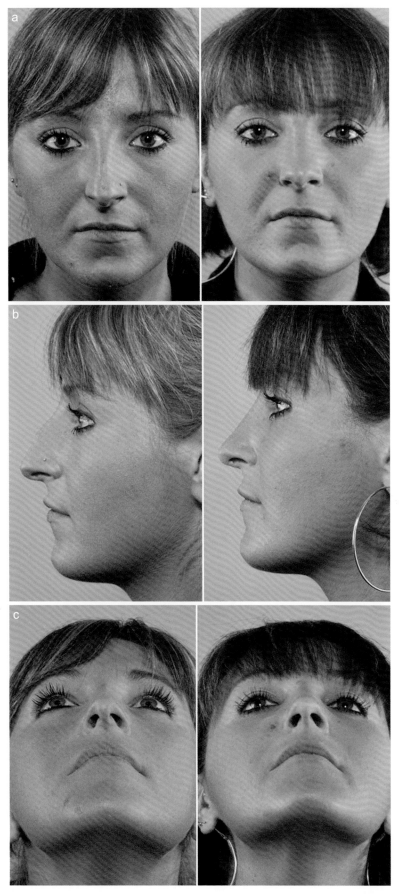

⬛ 图 9.14　矫正偏斜且狭窄的鼻梁。术前和术后正面观、侧面观、基底面观

第
9
章

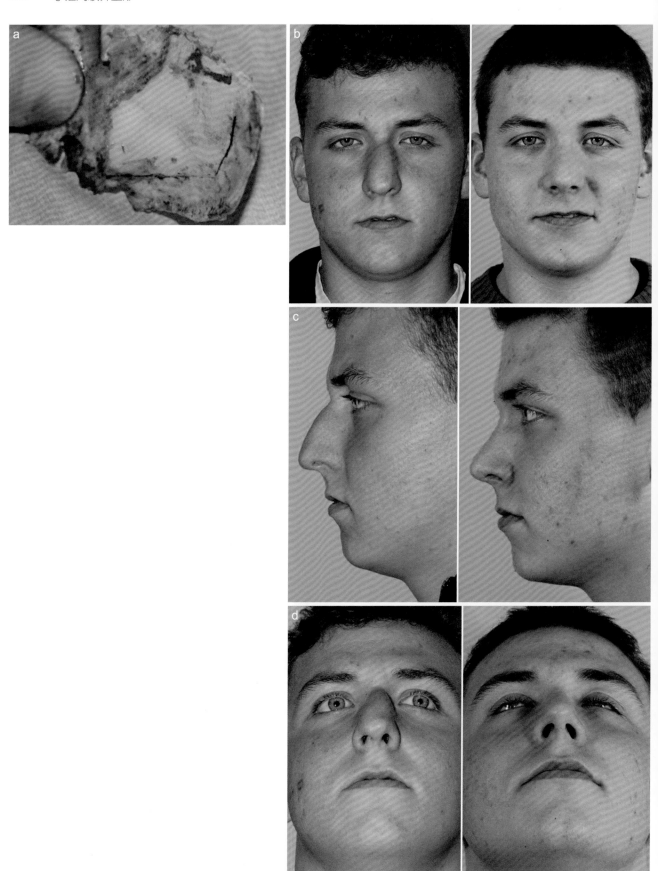

■ **图9.15**　体外重建鼻中隔矫正过宽且偏曲的鼻背。(a) 导致鼻梁偏曲的畸形鼻中隔。(b~d) 术前和术后正面观、侧面观、基底面观

9.2.8 病例 8：鼻梁偏曲

患者为一名 52 岁男性，鼻部呈严重的 S 形偏斜，且鼻背过度突出。基底面观，鼻尖不对称，鼻中隔前端向右侧移位。

采用一个贯穿鼻小柱的倒"V"形切口开放入路，将上外侧软骨（在黏膜外）从鼻中隔上分离，用林德曼骨钻行旁矢状线内侧截骨术以使垂直板上缘松动。切开上、下侧黏膜隧道后，暴露严重畸形的鼻中隔，需行体外鼻中隔重建。将垂直板后侧截断，鼻中隔从上颌嵴下方游离后，将该鼻中隔区整块切除。结果却只有骨软骨连接处的长度足够重建直的鼻背，因此将鼻中隔旋转 90°，并将该软骨划开且用一个薄的、垂直的筛骨夹板固定。然后切取鼻中隔骨刺，并将其用于制作撑开移植物，该移植物将被缝合到新的背侧缘。在重新植入新鼻中隔之前，通过经皮低到低的外侧截骨和横向截骨，矫正畸形的骨性鼻锥。将新鼻中隔缝合到鼻骨、上外侧软骨以及已钻孔的前鼻棘上。

剪除下外侧软骨头侧，植入由鼻中隔软骨制成的鼻小柱支撑结构，使用跨越缝合联合鼻尖悬吊缝合进一步修整鼻尖轮廓。双侧放置鼻翼缘移植物，并以 3 层异体阔筋膜填充塑形鼻背（图 9.16）。

9.2.9 病例 9：鼻梁不对称伴严重的鼻中隔偏曲

患者为一名 18 岁女性，幼年严重鼻外伤后出现双侧气道阻塞。检查发现，鼻部向右侧偏斜，驼峰鼻，陈旧骨折致鼻中隔移位。

采用开放入路，将整个鼻中隔切开，并整块移除。直的软骨段足够大，可重建整个尾侧 L 形支撑，但不够重建整个鼻背的 L 形支撑。因此，我们将两块变形的软骨缝合在一起，以重建鼻背的 L 形支撑。

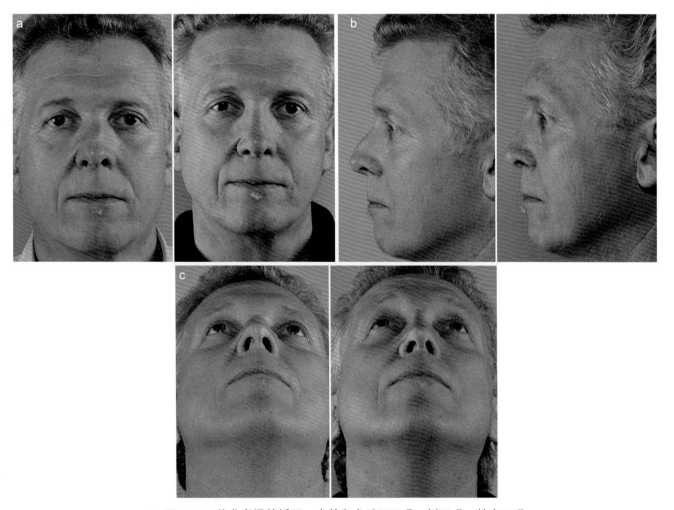

● 图 9.16 偏曲鼻梁的矫正。术前和术后正面观、侧面观、基底面观

然后将该鼻背支撑结构缝合到双层扁平软骨片上。使用软骨剉制作双侧的撑开移植物，并将其缝合到新鼻中隔上。新鼻中隔复位前，行旁矢状线内侧截骨、经皮低到低的外侧截骨以及横向截骨，以调整患者骨性鼻锥。然后将新鼻中隔重新植入到一个靠前的位置，并缝合固定在上外侧软骨和骨钻孔的前鼻棘上。随后将内侧脚缝合到尾侧鼻中隔的前缘。行贯穿穹窿缝合并使用双层鼻尖移植物修整鼻尖轮廓。最后应用小软骨片平滑鼻背（图 9.17 ）。

9.2.10 病例 10：倒 "V" 畸形

患者为一名 30 岁男性，严重鼻外伤后出现右侧倒 "V" 畸形。在打开鼻子后，我们发现畸形是由上外侧软骨从骨性鼻锥上断裂下移导致的。

行截骨术以缩窄鼻骨，调整对称后，在右边放置单侧的撑开移植物以矫正倒 "V" 畸形。为了掩盖鼻背不规则，将从鼻中隔获取的移植物当作鼻背盖板移植物使用（图 9.18 ）。

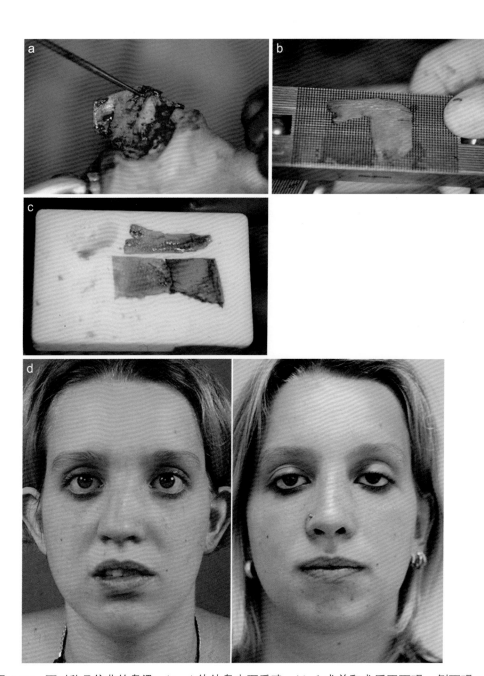

■ 图 9.17 不对称且偏曲的鼻梁。(a~c) 体外鼻中隔重建。(d~f) 术前和术后正面观、侧面观、基底面观

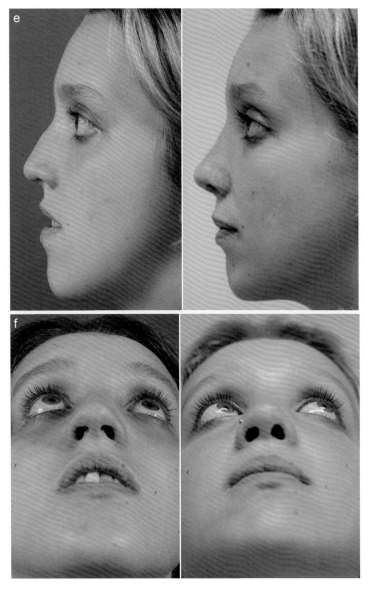

■ 图 9.17（续）

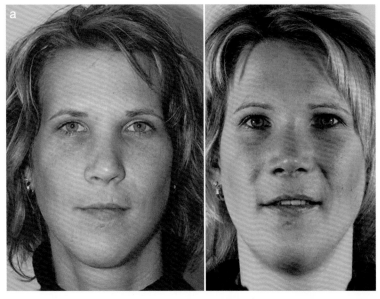

■ 图 9.18　倒"V"畸形的矫正。术前和术后正面观、侧面观、基底面观

第
9
章

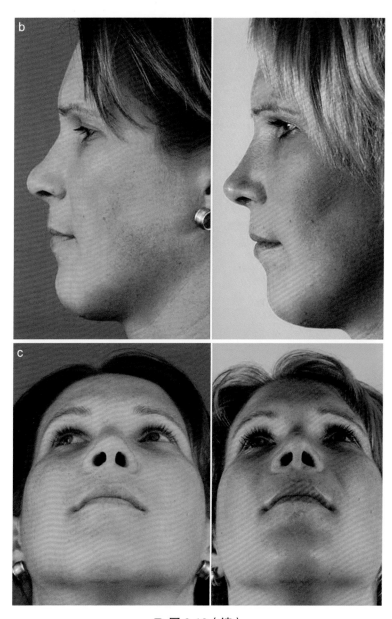

● 图 9.18（续）

推荐阅读

Bloom JD, Immermann SB, Constantinidis M. Osteotomies in the crooked nose. Facial Plast Surg. 2011; 27(5): 456-66.

Daniel RK. Mastering rhinoplasty. Heidelberg: Springer; 2010.

Davis RE, Raval J. Powered instrumentation for nasal bone reduction: advantages and indications. Arch Facial Plast Surg. 2003; 5(5): 384-91.

Guyuron B. Rhinoplasty. New York: Elsevier; 2012.

Harris MO, Baker SR. Management of the wide nasal dorsum. Arch Plast Surg. 2004; 6: 41-8.

Sullivan PK, Harshbarger RJ, Oneal RM. Osteotomies. In: Gunter JP, Rohrich RJ, Adams WP, editors. Dallas rhinoplasty, vol. 1. St. Louis: Quality Medical Publishing; 2002. p. 595-614.

第 10 章　二次鼻整形截骨术

10.1　二次鼻整形截骨术的手术原则　312

10.2　病例研究：二次鼻锥矫正　312

10.2.1 病例 1：宽鼻梁　312

10.2.2 病例 2：宽鼻梁　312

10.2.3 病例 3：不对称的宽鼻梁　312

10.2.4 病例 4：鼻锥偏曲合并倒"V"畸形　312

10.2.5 病例 5：鼻锥偏曲　318

10.2.6 病例 6：骨性鼻锥过宽　320

10.2.7 病例 7：鼻扭曲、不对称和鼻锥偏曲　321

10.2.8 病例 8：窄鼻锥和倒"V"畸形　323

推荐阅读　324

10.1　二次鼻整形截骨术的手术原则

二次鼻整形术中鼻锥矫正的原则与初次鼻整形术相同。

最常见的修复原因是初次鼻整形术后残存的鼻锥偏曲或不对称。这通常是不完全性截骨或术后固定不当造成的。我们认为，任何一种夹板术后只固定1周往往是不够的。

因此，我们通常会在1周后更换患者的夹板，并在这段时间内经常找机会纠正微小的偏差。如果患者本来鼻锥体非常宽，那么使用夹板2周以后，我们会将时间延长到3周，以保持骨性鼻锥变窄。

对于不完全性截骨的修复，必须解决在首次整形术中没有解决的问题。采用外入路截骨，效果良好。

另一类手术失败患者的主诉常常是鼻外侧壁有明显的阶梯畸形。这主要是由于截骨的移位导致的。如果这仅仅发生在鼻骨到上颌骨的交界处，那么骨横断处通常会太高。这更是经常发生在低到高的外侧截骨术中，而不是低到低的截骨术；而我们更喜欢后者。

忽视撑开皮瓣或撑开移植物的使用可能导致初次手术的不良结果。因此，在所有降低鼻背的鼻整形术中，使用这两种技术中的一种是很有必要的。这也有助于防止倒"V"畸形的发生。

10.2　病例研究：二次鼻锥矫正

10.2.1　病例1：宽鼻梁

患者，25岁，之前经历了3次整形手术，在移植耳甲软骨后出现鼻锥过宽和鼻背不规则。

术中，我们打开患者鼻子后发现，鼻中隔前部被过度切除。因此，我们先从鼻中隔中取出了一个大的鼻小柱支撑物，再将其放置在鼻中隔前部的一个囊腔里，并将内侧脚固定在其上。在使鼻背变平滑之后，用林德曼刀行旁正中截骨术，然后行经皮低到低的外侧截骨术和横向截骨术。由于这一调整，使患者获得一个宽度令人满意的鼻锥变得可能。将两层异体阔筋膜（Tutogen）覆盖在鼻背上。使用贯穿穹窿缝合缩窄鼻尖，并在鼻尖上放置一个帽状移植物。通过使用筋膜，在体外看不到移植物的任何痕迹（图10.1）。

10.2.2　病例2：宽鼻梁

患者，29岁，之前经历了两次鼻整形手术。除了鼻中隔过度切除和鼻背不完全下降造成的支撑丧失外，还有鼻锥过宽。造成鼻锥畸形的原因是骨性驼峰特别厚，以至于我们用了4把凿刀才切除了这个结实的驼峰。在降低鼻背后，首先用林德曼刀行旁矢状线的内侧截骨术，然后进行经皮低到低的外侧截骨术和横向截骨术，以松动并缩窄患者的鼻锥。使用夹板固定3周，以确保鼻锥变窄。通过一个取自耳甲的结实的"三明治"移植物来治疗支撑的缺失。通过贯穿穹窿缝合缩窄鼻尖，并通过跨越缝合调整其轮廓（图10.2）。

10.2.3　病例3：不对称的宽鼻梁

患者，51岁，鼻外伤后经历了两次鼻整形手术。患者主诉鼻子偏斜、鼻尖过宽且鼻孔不对称。我们发现该患者的面部骨骼是不对称的。

行旁矢状线的内侧截骨术、低到低的外侧截骨术联合一个经皮的横向截骨术，以矫直并缩窄鼻锥。使用两层异体筋膜掩饰患者的鼻背。由于软骨较厚，使用贯穿穹窿缝合缩窄鼻尖效果不佳。因此，先将穹窿的两侧分离，然后再缝合在一起。使用一块取自于耳屏的盾牌移植物。将耳屏的残余部分移植到鼻尖上区（图10.3）。

10.2.4　病例4：鼻锥偏曲合并倒"V"畸形

患者，20岁，在上一次鼻整形术后出现严重鼻中隔偏曲，导致鼻子严重歪斜。鼻中隔前缘向右侧半脱位，并堵塞右侧鼻孔。之前手术效果欠佳的主要原因就是鼻中隔前缘畸形且完全不稳定。

为此，我们进行了体外鼻中隔重建，切除畸形的前部，并重新构建了一个具有直的前缘和背侧的新鼻中隔，再使用两个撑开移植物进行加固和提供支撑。该撑开移植物也有助于解决倒"V"畸形的问题。行旁正中截骨术、低到低的外侧截骨术以及横向截骨术，将鼻锥缩窄并矫直；然而塑造一个直挺鼻子的先决条件是构建一个直的新鼻中隔；在彻底松动鼻锥后将该新鼻中隔重植并固定在上外侧软骨和钻孔后的鼻骨上。同样通过骨钻孔将该鼻中隔固定在患者的前鼻棘上。鼻棘非常宽，但向右侧移位；所

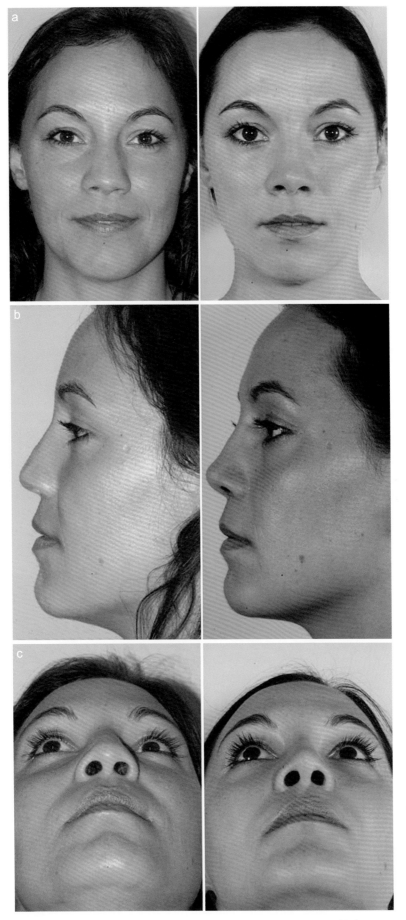

■ 图 10.1　宽鼻梁的矫正。术前和术后正面观、侧面观、基底面观

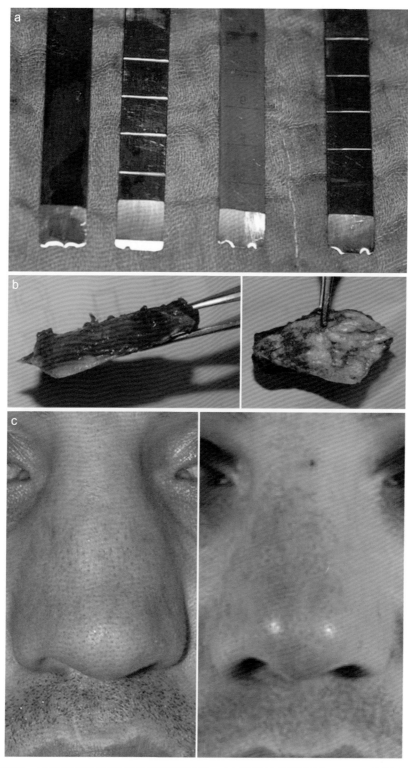

■ 图 10.2 宽鼻梁的矫正。(a) 凿刀被坚固的骨性驼峰损坏了。(b) 坚固的骨性驼峰。(c~e) 术前和术后正面观、侧面观、基底面观

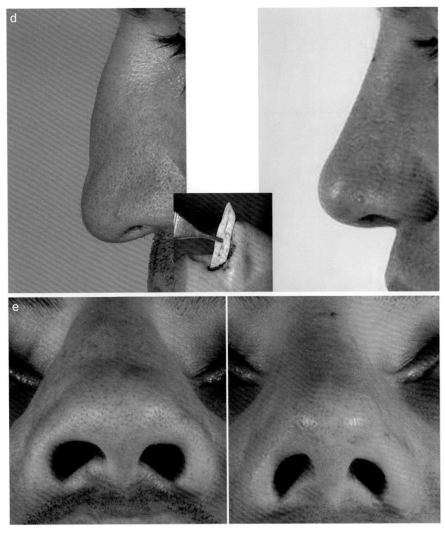

■ 图 10.2（续）

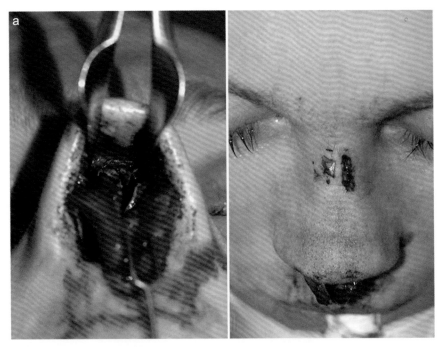

■ **图 10.3**　矫正不对称的宽鼻梁。(a) 用凿刀移除骨片。(b) 用侧切的骨钻切除骨片。(c~e) 术前和术后正面观、侧面观、基底面观

第
10
章

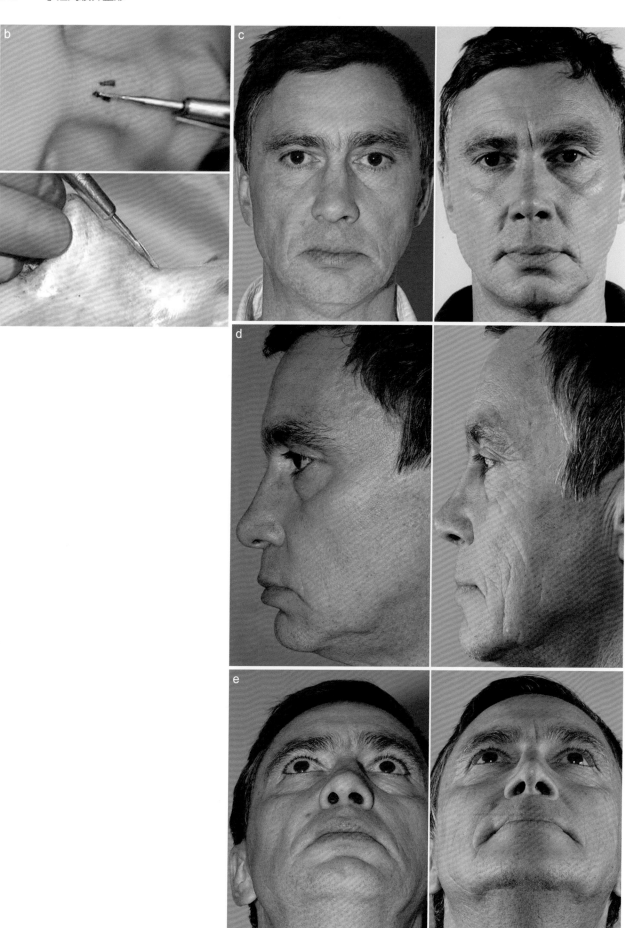

图 10.3（续）

以我们将其部分切除，以使残留的鼻棘位于中线上。通过贯穿穹窿缝合和跨越缝合调整鼻尖轮廓，并使用带后吊带的鼻尖悬吊缝合固定其位置。

术后 1 年，前庭皮肤没有完全展平，并且可观察到右侧鼻前庭皮肤过剩，遗留有少量的不规则。这是由于鼻中隔的极度半脱位造成的。患者没有意愿进一步修复，因为她觉得这个结果对她而言已经很完美了（图 10.4）。

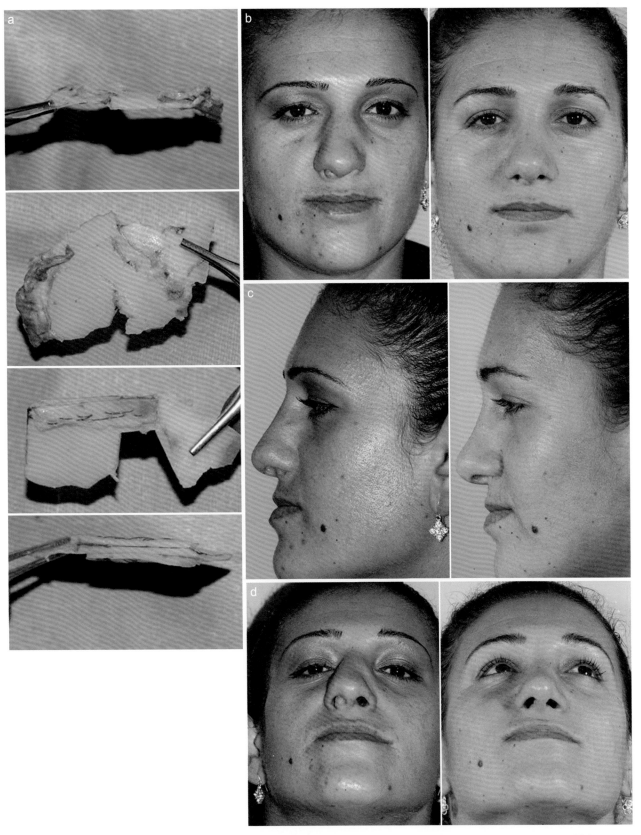

图 10.4　矫正偏曲的鼻锥和倒 "V" 畸形。(a) 体外鼻中隔重建。(b~d) 术前和术后正面观、侧面观、基底面观

10.2.5   病例 5：鼻锥偏曲

患者，女，28 岁，3 次鼻整形手术后。患者主诉骨性鼻锥偏曲，鼻小柱基底部不对称，鼻中隔前部向左侧半脱位，外鼻阀呈连续性的不对称。她不能正常地呼吸，且 Cottle 试验结果阳性。在插入一个玻璃撑开器并开放内鼻阀后，她的呼吸变得正常。从外部来看，她右侧的下外侧软骨也存在畸形。

采用一个倒 "V" 形切口的开放入路，发现前鼻棘存在轻微的偏位，但其损害很小，以至于没有理由将其折断并置于中线上。为了将鼻中隔前缘恰当地固定在中线上，我们需要一个用两个微螺钉固定的四孔的微孔板；修整后，我们将鼻中隔前缘固定在其上。这样，患者的鼻中隔就置于中线上了。我们放入一个鼻小柱支撑，并将内侧脚固定于其上。通过在两侧放置撑开移植物来拓宽患者狭窄的内鼻阀。行旁正中线截骨术、外入路的低到低的外侧截骨术以及横向截骨术来矫直偏曲的骨性鼻锥。为了矫正右侧下外侧脚严重的凹陷畸形，我们运用了下折叠瓣技术。在左侧，由于只存在一个很小的凹口，因此可以通过水平褥式缝合将其矫正。为了加强其稳定性，我们在左外侧脚下面放置了一个板条移植物。为了获得一个更好的鼻翼轮廓，我们植入一个鼻翼缘移植物，并用两层异体筋膜覆盖整个鼻背（图 10.5）。

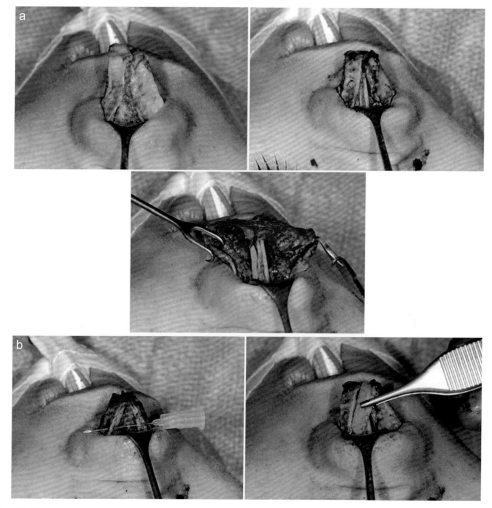

📷 **图 10.5**　矫正偏斜的鼻锥和凹陷的下外侧软骨。(a, b) 右侧行下折叠瓣技术，左侧行水平褥式缝合并植入板条移植物，在鼻中隔两侧放置撑开移植物。(c~e) 术前和术后正面观、侧面观、基底面观

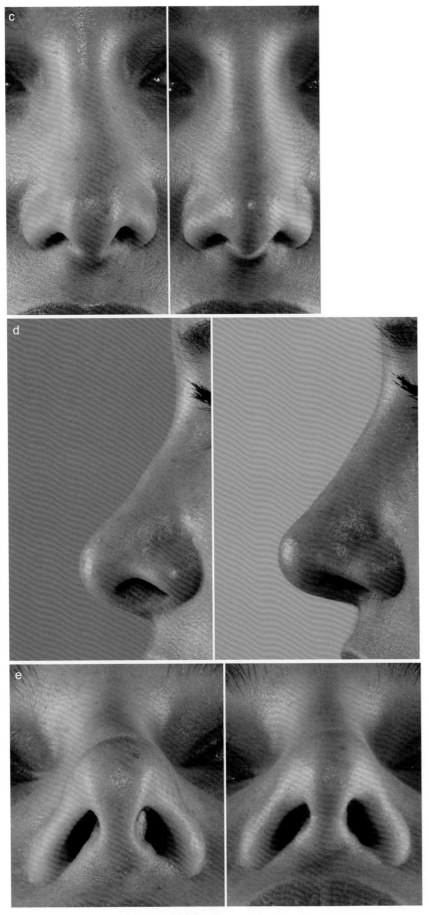

图 10.5（续）

10.2.6 病例 6：骨性鼻锥过宽

患者，男，23 岁，因儿童时期严重的鼻外伤寻求修复手术。这位患者的主诉是鼻梁畸形导致他不能舒服地佩戴眼镜。检查发现，患者的鼻锥非常大，伴鼻背过度突出及鼻小柱回缩。鼻腔内检查发现残存的鼻中隔严重畸形。

采用开放入路鼻整形术，首先将上外侧软骨从背侧鼻中隔上分离出来。然而，由于严重的瘢痕增生以及残存鼻中隔的骨和软骨段存在部分覆盖，因此抬高鼻中隔瓣是具有挑战性的。由于患者的鼻骨特别脆弱，很容易断裂，因而使我们无法用凿刀来降低鼻背。因此，我们使用一个圆柱形的动力钻来切除骨性驼峰，并成功构建了一个平滑的鼻骨轮廓。然后使用林德曼钻行旁矢状线内侧截骨术，接着使

用一个 5 mm 的凿刀将垂直板向后折断，并沿着所需的骨折线施加坚固的（横向的）手指压力。然后移除鼻中隔的残余部分，并将其固定在一个 PDS 托上。使用经皮低到低的外侧截骨术和横向截骨术松动并缩窄鼻骨后，将新鼻中隔重新植入。将新鼻中隔缝合到上外侧软骨以及已经构建了骨钻孔的鼻骨和前鼻棘上。使用林德曼钻修整患者的前鼻棘，以创建一个垂直方向的凹槽，从而更好地稳固新鼻中隔的尾端。为了重建患者回缩的鼻小柱并矫正过锐的鼻唇角，我们还将一个双层的耳甲软骨"三明治"移植物固定在了新鼻中隔的尾端。行贯穿穹窿缝合、跨越缝合以及一个带后吊带的鼻尖悬吊缝合，以缩窄患者过宽且臃肿的鼻尖。置入 4 层异体阔筋膜（Tutoplast）作为一个全长的鼻背盖板移植物，完成重建（图 10.6）。

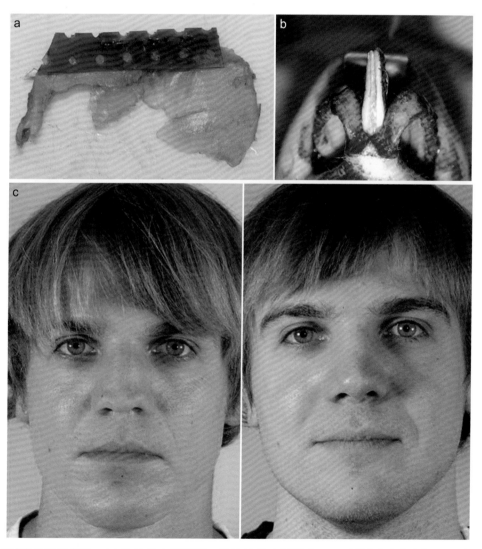

图 10.6 矫正过宽的骨性鼻锥。(a) 体外鼻中隔重建：外植的鼻中隔联合 PDS 托以重建内鼻阀。(b) 将取自耳甲的"三明治"移植物当作鼻中隔延伸移植物使用。(c~e) 术前和术后正面观、侧面观、基底面观

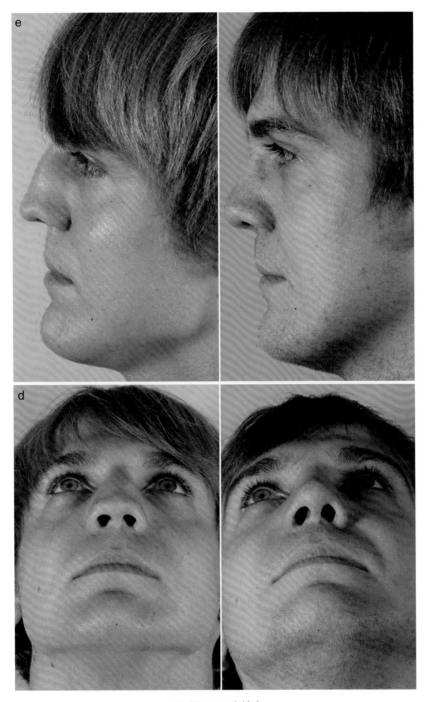

图 10.6（续）

10.2.7　病例 7：鼻扭曲、不对称和鼻锥偏曲

患者，男，38 岁，之前经历了 3 次鼻部手术，鼻锥过宽且偏斜，并伴倒 "V" 畸形。侧面观，鼻尖过度突出，软骨性鼻背呈鞍状，合并鼻背骨性驼峰。基底面观，鼻尖尖锐且显得非常不自然，合并鼻孔不对称。

行开放入路鼻整形术，在分离鼻尖后发现下外侧软骨严重不对称。尽管之前的手术也采用了开放

式入路，但术者并未认识和（或）治疗该畸形。接下来，切开鼻中隔，并将残留的部分移除。使用圆柱形动力钻头将骨性鼻中隔削薄后，通过把打薄的筛骨板当作一个夹板移植物使用，并用它来夹板固定鼻中隔的软骨段，这样一个直的新鼻中隔就制成了。然后，使用该圆柱形动力钻头将骨性鼻背打磨平滑，从而构建出一个平滑且更有立体感的鼻背轮廓。通过行旁矢状线的内侧截骨术、经皮低到低的外侧截骨术和横向截骨术，我们成功矫直并缩窄了患者的

鼻锥。然后将新鼻中隔重新植入到一个更靠前的位置上，以便通过舌槽沟技术将内侧脚固定在鼻中隔的前缘上。使用林德曼钻在鼻骨和前鼻棘上钻孔后，将新鼻中隔固定在上外侧软骨、鼻骨和前鼻棘上。在右侧采用单侧的外侧脚覆盖技术（外侧滑行技术），

重塑鼻尖并矫正鼻尖的不对称。行贯穿穹窿缝合和跨越缝合来缩小鼻尖软骨。重塑皮瓣后，通过再植异体筋膜片来矫正中鼻拱的鞍状畸形，该筋膜是在分离鼻背时取出的（图 10.7）。

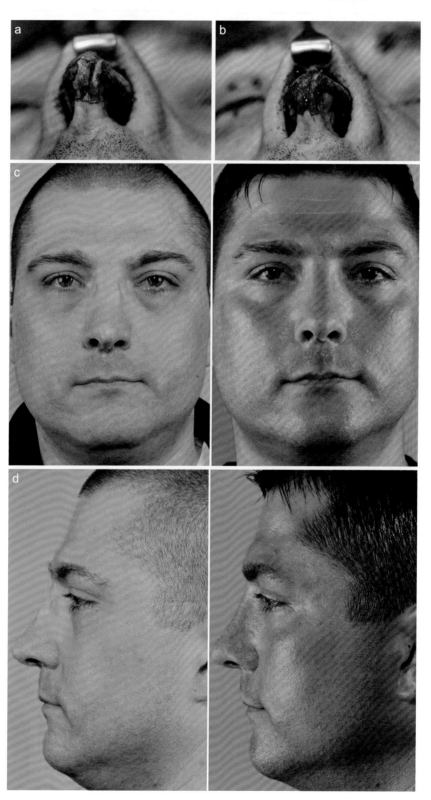

■ 图 10.7　矫正一个扭曲、不对称且鼻锥偏斜的鼻子。(a) 严重不对称的下外侧软骨。(b) 通过缝合技术塑造一个具有对称外形的下外侧软骨。(c～e) 术前和术后正面观、侧面观、基底面观

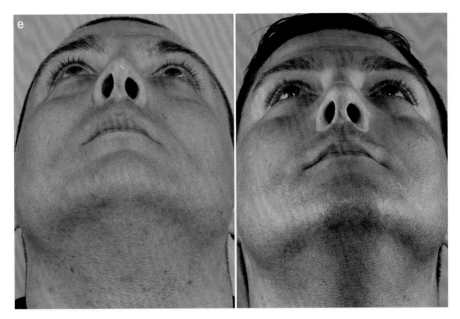

● 图 10.7（续）

10.2.8 病例 8：窄鼻锥和倒"V"畸形

患者，女，39 岁，在上一次鼻整形术后，对鼻子在功能和美观上的手术效果不满意。过于狭窄的鼻背和塌陷的内鼻阀导致她双侧的鼻气道阻塞。一个呈 C 形的鼻背弯曲和一个伴倒"V"畸形的被过度切除的鼻背导致了鼻梁美学方面的缺陷。此外，我们还观察到了一个过度旋转的、偏位的、盒状的鼻尖，且伴有回缩的软组织切面，还发现了一个歪斜的鼻小柱。

行开放入路鼻整形术，手术探查证实了上述临床发现：鼻背极其狭窄，双侧内鼻阀塌陷，双侧的下外侧软骨在内侧脚和中间脚过渡时均表现出弯曲的状态。在从背侧鼻中隔中分离出上外侧软骨后，使用电动的林德曼钻进行旁矢状线的内侧截骨术。然

后，通过行经皮低到低的外侧截骨术和横向截骨术松动患者的骨性鼻锥。随后切取肋软骨并将其制作成 2.0 mm 宽的软骨板条，将这些软骨板条当作延伸型撑开移植物使用。将延伸型撑开移植物同时用于矫直鼻背、扩宽内鼻阀并消除倒"V"畸形。然后用内侧脚覆盖技术降低过突的鼻尖并反向旋转过度旋转的鼻尖。这也同时使患者弯曲的内侧脚得以矫正。通过使用一个取自肋软骨的外侧脚支撑移植物加固患者被过度切除的外侧脚，并用贯穿穹窿缝合调整鼻尖的外形。由于覆盖在鼻尖上的皮肤很薄，将一个由异体阔筋膜制成的盾牌移植物覆盖在鼻尖框架上。然后使用 6-0 永久缝线闭合鼻小柱切口，而所有其他缝线均采用可吸收材质。将残留的肋软骨精细切粒，将其当作游离的颗粒软骨使用，以填充并打磨光滑患者的鼻背和软组织三角（图 10.8）。

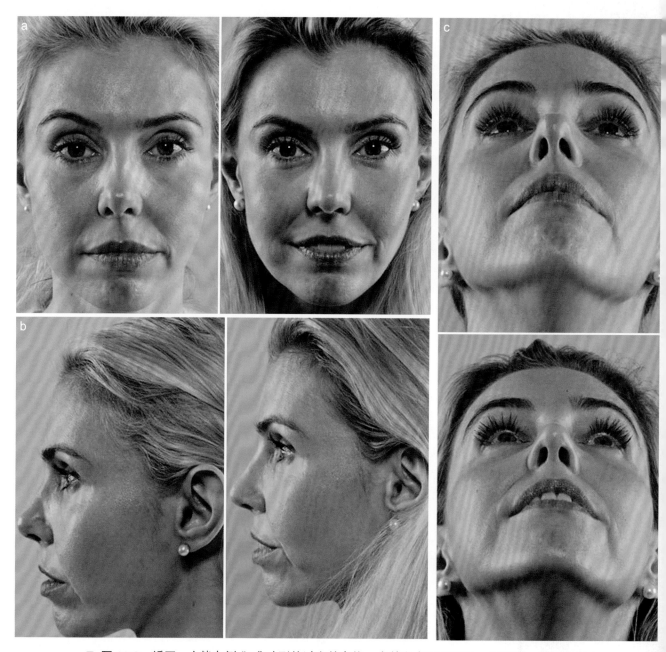

■ 图 10.8　矫正一个伴有倒"V"畸形的过窄的鼻锥。术前和术后正面观、侧面观、基底面观

推荐阅读

Ballert JA, Park SS. Functional rhinoplasty: treatment of the dysfunctional nasal sidewall. Facial Plast Surg. 2006; 22(1): 49-54.

Becker DG, Bloom J. Five techniques that I cannot live without in revision rhinoplasty. Facial Plast Surg. 2008; 24(3): 358-64.

Sheen JH. Spreader graft: a method of reconstructing the roof of the middle nasal vault following rhinoplasty. Plast Reconstr Surg. 1984; 73(2): 230-9.

第 4 篇：鼻尖

第 11 章　初次鼻整形中的鼻尖精细化　325

第 12 章　鼻修复手术中的鼻尖精细化　393

第 11 章　初次鼻整形中的鼻尖精细化

11.1　　　手术原则　328

11.1.1　鼻尖轮廓　328

11.1.2　鼻尖突出度　332

11.1.3　鼻尖旋转度　337

11.2　　　病例研究：轮廓　341

11.2.1　病例 1：鼻尖缩小　341

11.2.2　病例 2：鼻尖缩小　342

11.2.3　病例 3：软三角填充　345

11.2.4　病例 4：通过缝合技术精细化　346

11.2.5　病例 5：外侧脚覆盖后通过缝合技术精细化　349

11.2.6　病例 6：外侧脚窃取和转位后精细化　351

11.2.7　病例 7：通过穹窿分离技术对厚的下外侧软骨精细化　353

11.2.8　病例 8：通过穹窿分离技术对厚的下外侧软骨精细化　355

11.2.9　病例 9：薄皮肤患者通过缝合技术及附加同种异体阔筋膜掩饰和踏板切除后精细化　356

11.3　　　病例研究：鼻尖突出度　358

11.3.1　病例 10：通过改良的外侧滑行（覆盖）技术降低鼻尖突出度并增加鼻长度　358

11.3.2　病例 11：通过内侧滑行技术降低鼻尖突出度　360

11.3.3　病例 12：通过内侧和外侧滑行技术降低鼻尖突出度　362

11.3.4　病例 13：降低鼻尖突出度　365

11.3.5　病例 14：通过外侧脚（滑行）覆盖技术降低鼻尖突出度和矫正凹形外侧脚的鼻缩小整形术　367

11.3.6　病例 15：通过移植物增加鼻尖突出度　370

11.3.7　病例 16：增加鼻尖突出度　371

11.3.8　病例 17：通过移植物增加鼻尖突出度　373

11.4　　　病例研究：鼻尖旋转度　374

11.4.1　病例 18：通过使用鼻小柱支撑移植物并联合使用延伸型撑开移植物反向旋转以延长鼻　374

11.4.2   病例 19：通过鼻中隔延伸移植物反向旋转以延长鼻　375

11.4.3   病例 20：通过舌槽沟技术使头侧旋转以缩短鼻　377

11.4.4   病例 21：通过改良的舌槽沟技术使头侧旋转以缩短鼻　379

11.4.5   病例 22：通过前吊带悬吊成形术使头侧旋转以缩短鼻　380

11.4.6   病例 23：通过前吊带悬吊成形术使头侧旋转以缩短鼻　382

11.4.7   病例 24：通过后吊带悬吊成形术使头侧旋转以缩短鼻　384

11.4.8   病例 25：与病例 2 有同样的原始鼻背，通过下折瓣技术、经穹窿缝合、跨越缝合和后吊带鼻尖悬吊术矫正鼻尖　384

11.4.9   病例 26：通过提升外鼻使头侧旋转以缩短鼻　387

11.4.10   病例 27：通过穹顶分离和提升内鼻使头侧旋转以缩短鼻　388

11.4.11   病例 28：通过鼻小柱支撑（"三明治"移植物）、外侧脚窃取技术、褥式缝合加双层盖板移植物联合前颌骨填充进行鼻尖矫正　389

推荐阅读　392

11.1　手术原则

鼻尖轮廓的改变可能是美容鼻整形手术中最具挑战性的项目。而且，由于鼻尖轮廓必须以一种自然而令人满意的方式与周围的面部特征相协调，所以一定程度的鼻尖手术修饰几乎是每一个美容鼻整形手术的目标。此外，除了构成面部美学的主要决定因素外，鼻尖也是鼻气道的重要组成部分。因此，为了防止鼻气道功能受损，对鼻尖结构进行手术操作时必须小心谨慎。天生薄弱的鼻尖软骨在手术操作时塌陷的风险较高，而且软骨大小不一定与软骨强度相符。

除了手术技术外，各种结构和生物力学特性决定了鼻尖整形术的效果。Daniel 将体积、表现点和宽度这 3 个内在因素与位置、旋转度和突出度这 3 个外在因素区别开来，这些因素都是鼻尖美学的决定因素。然而，从分析和实用的角度来看，轮廓、旋转度和突出度的特征可能是最有用的。

虽然手术改变鼻尖支架的轮廓、旋转度和突出度是一个令人满意的美容转变的先决条件，但是结构的变化可以相当程度地被覆盖皮肤或软组织罩的特征所改变。鼻尖皮肤极厚的鼻子臃肿，体积和重量都较大（图 11.1）。一方面，其皮肤会遮蔽鼻支架的清晰度，产生不理想的鼻尖下垂，并会抵抗鼻尖缩小。另一方面，鼻尖支架下轻度到中度的畸形可以减轻甚至完全被厚的鼻部皮肤所掩盖。相反，极薄的鼻部皮肤的表面清晰度更好，体积更小，而且更容易缩小鼻尖，但薄薄的皮肤很少或根本不能掩饰潜在的支架缺陷，而且挛缩通常在较薄皮肤的鼻部更为严重。尽管手术对支架结构的改变仍然是最重要的，但谨慎起见，手术医生应认识到不利于（手术的）皮肤类型的局限性，并相应地为患者提供咨询。

除了覆盖的皮肤或软组织罩对鼻尖美学的影响

外，鼻部周围解剖结构的变化也可能对鼻尖美学产生影响。由于鼻是一个复杂的三维结构，一个部位的手术改变可能会对另一个部位产生继发的解剖和（或）视觉影响。例如，降低鼻背高度后，感觉上鼻子会延长，这时可能需要略微增加鼻尖旋转度，以抵消这种现象。相反，由于鼻起始点的头侧重新定位，鼻根部进行填充可能会造成鼻尖反旋的错觉。由于最终的美容效果是由直接的支架改变、皮肤罩改变和感觉改变决定的，所以这些因素的综合影响必须在术前设计和分析中予以仔细考虑。

11.1.1　鼻尖轮廓

鼻尖轮廓主要由体积、表现点和宽度这 3 个内在因素决定。可改变鼻尖轮廓的手术方法包括切除技术、缝合技术或联合技术。由于切除技术是不可逆转的且具有破坏性，所以它们已变得越来越不受欢迎。而缝合技术可能是可逆的，可以保留内在的支架支撑，正迅速成为当代鼻整形术的主要方法。

鼻尖精细化手术的目标是塑造一个纤细、有吸引力的小叶，同时避免过于尖锐的畸形。为实现这个目标，大多数鼻子需要两个不同的软骨性穹窿，两个穹窿前面由少量的软组织隔开，这样可以使最突出的顶端逐渐变圆，就像从基底部看的那样。穹窿宽度可以通过"穹窿内"或"穹窿 - 单位"的褥式缝合来缩小进而缩窄穹窿角。但是，必须注意避免缝合过紧，否则会导致外侧脚塌陷和小叶夹捏。类似的，"跨穹窿"褥式缝合可使两个穹窿更加接近，并改善穹窿的对称性，但必须注意将缝线向后放置，以使穹窿前部略微发散（图 11.2），从而防止鼻尖小叶出现难看的收缩。穹窿的分散也可以用盾牌移植物来实现，以维持中间脚轻微的扩开（图 11.3）。在许多情况下，使用跨穹窿缝合可以省去穹窿内鼻尖

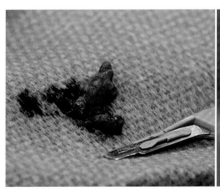
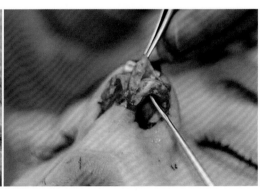

▣ 图 11.1　鼻尖体积缩小

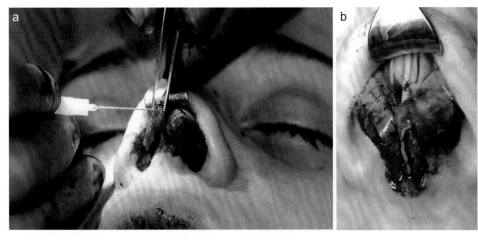

图 11.2 缝合技术，准备行跨穹窿缝合

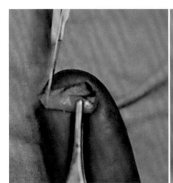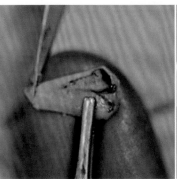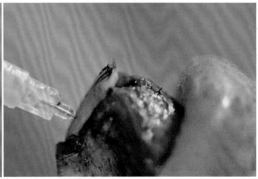

图 11.3 盾牌移植物

缝合，因为穹窿缝合靠近后，穹窿通常会缩窄。在某些情况下，过多的皮下软组织会遮蔽鼻尖的轮廓，以至于手术切除皮下软组织是达到最佳鼻尖表面轮廓的必要条件（图 11.1）。虽然头侧边缘的修整可以减少体积，但是由于外侧脚的过度切除是导致术后鼻尖畸形的最常见原因之一，所以必须慎重地进行头侧切除。头侧部切除应在中间脚和外侧脚交界处的中间进行，以防止外侧脚部分的塌陷和（或）退缩。建议在所有患者中使用保守性切除，特别是在鼻尖软骨较弱的患者。术后，较弱的外侧脚应使用辅助技术稳定，如盖板板条移植物、外侧脚支撑移植物或下折瓣。最后一个是我们首选的技术（图 11.4）。然而，特别厚和硬的软骨需要结合切除和缝合技术（图 11.5），因为单独使用缝合技术是不够的。

Daniel 将鼻尖的表现点定义为除了穹窿表现点和鼻翼的其他部分之外可见或独特的部位。可以通过使用鼻尖缝合技术来塑造鼻尖软骨或者通过放置一个盾牌移植物来增加鼻尖的突出度以增强鼻尖的立体感（图 11.3）。良好的鼻尖立体感一直是鼻尖整形的

目标。然而，审美偏好是不同的，我们努力创建一个在鼻尖小叶和外侧鼻翼之间较直的鼻翼缘，正如从基底看到的那样（图 11.6）。通过边缘切口沿鼻孔边缘切开，将鼻翼缘移植物置入皮肤腔穴（图 11.7），可广泛用于防止鼻孔边缘的凹陷（所谓的海鸥畸形）和（或）鼻翼缘的退缩。皮肤关闭后，当需要使用鼻翼缘移植物时，我们通过外部皮肤切口在鼻翼皱褶内插入一个移植物（图 11.6）。移植物长度是可变的，但必要时，移植物可一直延伸到软组织三角，以防止整个鼻翼缘的变形（图 11.7）。

为了去除多余的鼻尖体积和球形畸形，保守性切除外侧脚头侧缘是我们精细化技术的一个标准部分。然而，我们只在较厚的外侧脚软骨进行传统的头侧切除术。对于薄或中厚的软骨，我们保留头侧缘作为下折瓣以使外侧脚变平并加强（图 11.4）。操作过程是：首先将前庭皮肤从外侧脚深面分离开，然后从上方切开头侧部分。接着将切开的部分折叠成一个衬底移植物，这样凹面就可以面对面放置。再用 6-0 PDS 缝线缝合移植片。另外，为了纠正外侧

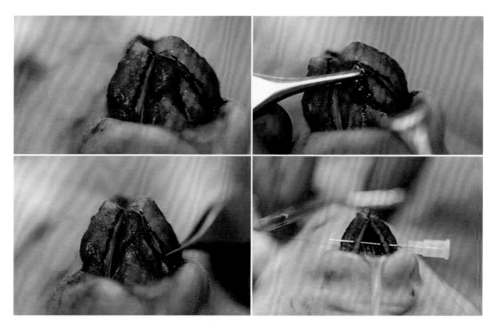

图 11.4 联合下折瓣（外侧脚衬底）技术、缝合技术/切割技术

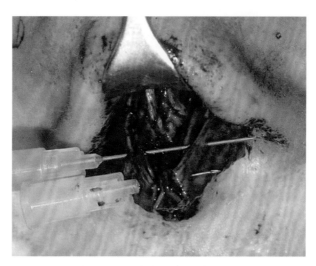

图 11.5 准备行鼻翼跨越缝合

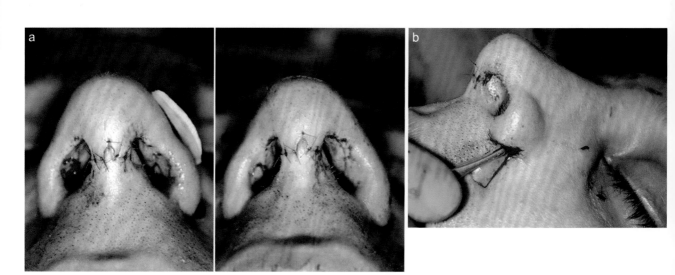

图 11.6 鼻翼缘移植物

脚的凹陷，我们把头侧缘缝合成一个折叠瓣，将外侧脚向相反的方向弯曲（图 11.8）。在这两种情况下，保留的头侧缘有助于矫正轮廓畸形，同时增强外侧脚以防止塌陷。在这种方式下，我们可以应用跨越缝合来控制松紧度，而不用担心外侧脚畸形。

另一种加固外侧脚的方法是水平褥式缝合（图 11.9）。使用水平褥式缝合使外侧脚变平也有助于增加外侧脚的硬度，使得跨越缝合更加方便，并减少外侧脚畸形的风险（图 11.10）。

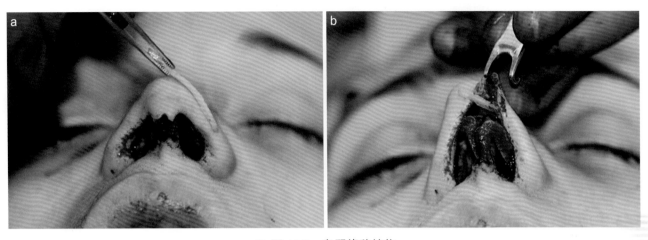

■ 图 11.7　鼻翼缘移植物

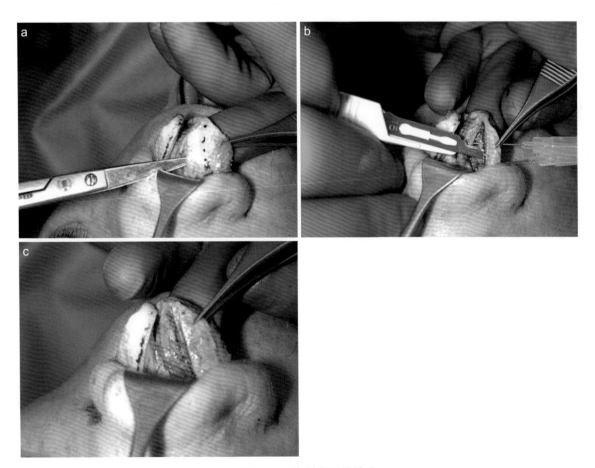

■ 图 11.8　外侧脚覆盖技术

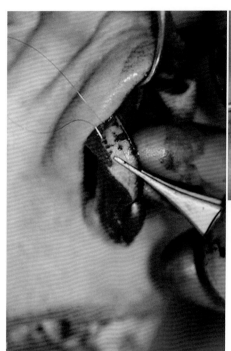

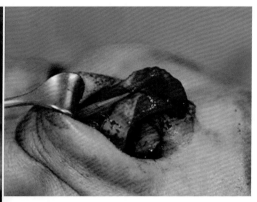

■ 图 11.9　水平褥式缝合

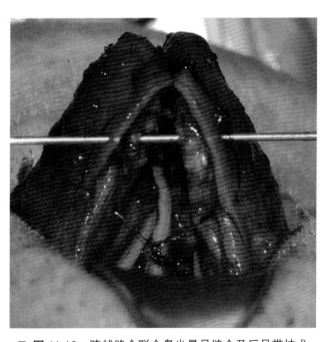

■ 图 11.10　跨越缝合联合鼻尖悬吊缝合及后吊带技术

11.1.2　鼻尖突出度

　　鼻尖突出度是一个重要的参数，指的是鼻尖突出面部的距离。鼻尖突出度异常包括过度突出和突出度不足。通常情况下，对于过度突出的鼻尖，患者会主诉鼻子较大。然而，在分析一个较大的鼻子时，必须区分是鼻背过度突出（鼻部驼峰）还是鼻尖过度

突出（"皮诺曹鼻"），或者两者兼有。在大鼻子的情况下，过度突出的鼻尖没有得到适当的识别和处理，即使在鼻背成功塑形后，由于持续的、更明显的鼻尖过度突出，鼻子也会有非常突兀的感觉。虽然一个孤立的过度突出的鼻尖很容易被识别，但是一个正常突出度与一个相邻的鞍鼻塌陷也可能给人一种（错误的）鼻尖过度突出的印象。因此，还必须注意区分这两种相似但明显不同的轮廓畸形。

　　早期治疗鼻尖过度突出的技术是在不需要重新缝合鼻翼软骨的情况下，对鼻尖进行部分切除，以恢复支架的连续性。结果往往是鼻尖下垂和鸟嘴样畸形形成和（或）夹捏鼻尖。然而，现在已经有了更安全和更有效的替代办法，例如滑行技术。已经有学者描述过各种滑行技术，包括鼻翼穹窿减小（Hamra）、鼻翼软骨覆盖（Adamson）、外侧脚覆盖（Kridel/Foda），或鼻翼软骨回退（Foda）。所有这些技术都依赖于改变内侧脚和外侧脚的相对长度。滑行技术可以在内侧脚（图 11.11）和外侧脚（图 11.12）同时使用。内侧滑行技术降低了鼻尖突出度，同时也减少了鼻尖旋转度。相反，外侧滑行技术降低了鼻尖突出度，同时增加了鼻尖旋转度。如有必要，可通过同时施行内侧和外侧滑动技术，抵消鼻尖旋转的相反变化，以防止改变鼻尖旋转度。或者，还可以平衡操作，以在必要时实现鼻尖旋转和（或）鼻尖校准的细微变化。调整内侧脚或外侧脚长度的总体影

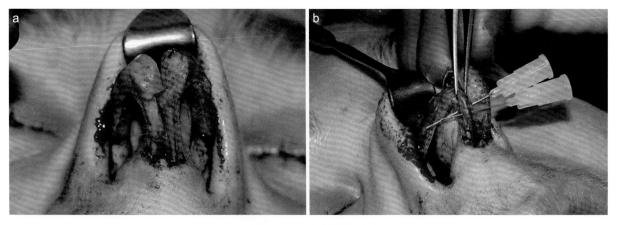

■ 图 11.11　内侧滑行技术

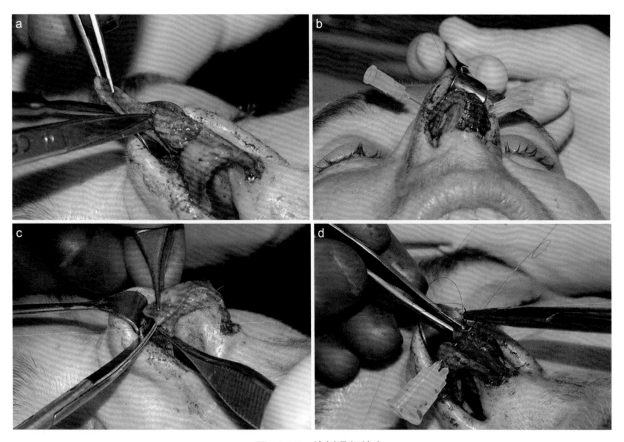

■ 图 11.12　外侧滑行技术

响，用 Anderson 最初描述的鼻尖动力模型"三脚架"可以很容易地理解。

内侧滑动技术也可用于矫正涉及内侧脚和中间脚连接处的畸形。对于中间脚、内侧脚交界处的不对称翘曲，通常采用内侧滑动技术，但禁止使用反向旋转。在这种情况下，分离屈曲的软骨，并将软骨覆盖以消除屈曲。然而，为了消除反向旋转，我们将上段头侧旋转，形成部分覆盖和必须切除的突出的上段（图 11.13）。

另一种降低鼻尖突出度的方法是下推技术（图 11.14）。下推技术涉及将内侧脚向下重新定位到靠近前颌骨的位置。此方法最适用于尾侧鼻中隔突出的鼻子，因为内侧脚可与尾侧鼻中隔缝合固定。根据内侧脚的自然长度，下推技术可以在不横断鼻尖软骨的情况下显著降低鼻尖突出度。作为鼻尖降低的附加步骤，多余的皮肤可以从鼻小柱上切除（图 11.15）。为了避免额外的瘢痕，通常在横贯鼻小柱的切口处进行这个手术。

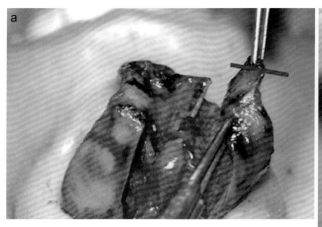
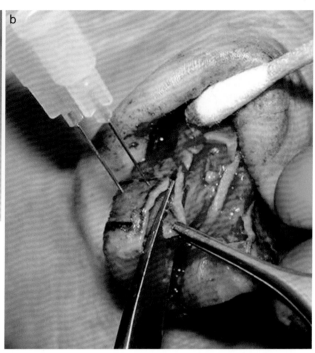

图 11.13　内侧滑行伴头侧旋转

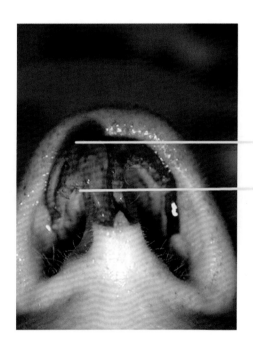
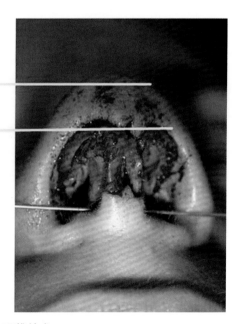

图 11.14　下推技术

还有多种技术可用于增加鼻尖突出度。对于宽鼻尖，通过贯穿穹窿缝合的方法（图 11.16）很容易实现鼻尖突出度的略微增加。置入鼻小柱支撑物本身只会最小程度地增加鼻尖突出度，但它确实有助于稳定薄弱和突出度不足的鼻尖软骨。对于许多增加鼻尖突出度的技术，鼻小柱支撑是必不可少的。其

中一项技术就是外侧脚窃取技术。这项技术是从外侧脚获取软骨以延长内侧脚，从而增加鼻尖突出度。该操作是在原穹窿外侧的某一点上折叠外侧脚以创建一个新的、更突出的鼻穹窿来完成的（图 11.17）。然而，需要用鼻小柱支撑移植物或者等效移植物来增强内侧脚并支撑新的、突出的穹窿。

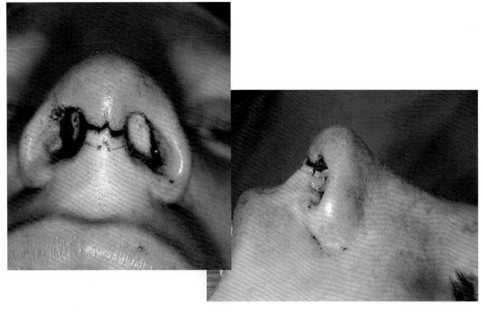

■ 图 11.15　缩短鼻小柱

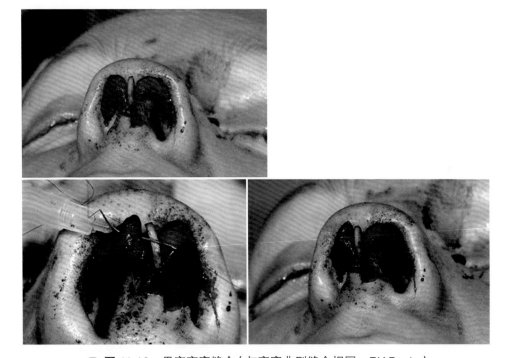

■ 图 11.16　贯穿穹窿缝合（与穹窿典型缝合相同，RK Danie）

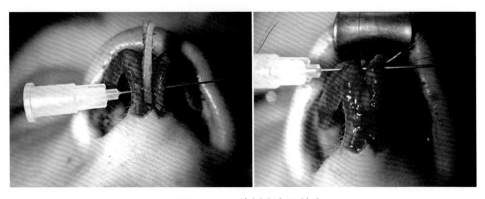

■ 图 11.17　外侧脚窃取技术

其他增加鼻尖突出度的方法有应用填充移植物比如帽状移植（图 11.18)、盖板移植物（图 11.19 ）甚至是一个非一体化的盾牌移植物（图 11.3)。然而，这些移植物都有轮廓显形的潜在风险，是因为覆盖皮肤的逐渐挛缩、变薄导致。此外，放置移植物后，移植物轻微突出可发展许多年。因此，在薄的或中

等厚度皮肤的鼻子，有可能出现移植物过于显形的风险，我们使用软组织覆盖移植物，如异体阔筋膜或软骨膜，以覆盖软骨支架，防止移植物过度突出（图 11.19)。最后，在鼻尖突出度极差的情况下，如一些种族的鼻子，可能需要对鼻尖支架进行全面重建，以获得适当的鼻尖突出度（图 11.20 ）。

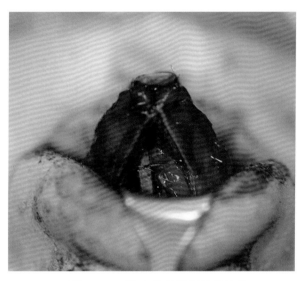

图 11.18　取自软骨的帽状移植物

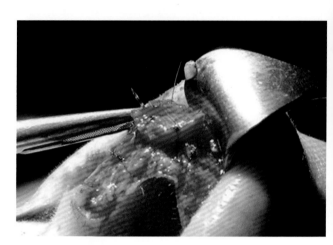

图 11.19　取自筋膜的帽状移植物

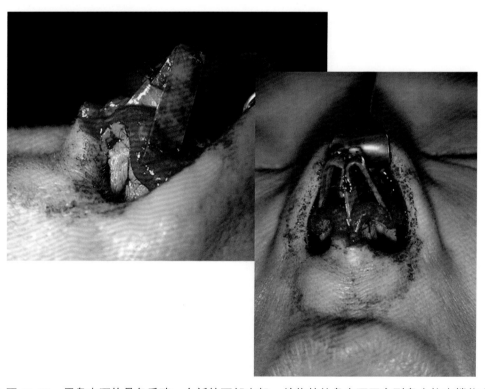

图 11.20　用鼻中隔软骨条重建一个新的下部支架，并将其从鼻中隔固定到鼻小柱支撑物上

第 11 章

11.1.3 鼻尖旋转度

鼻尖旋转的程度决定鼻的绝对长度。根据 Jack Gunter 所说的，鼻的长度是指鼻起始点与鼻尖表现点之间的距离。鼻起始点的位置可以通过增加或降低鼻根高度来改变。通过填充使鼻根高度增加会导致鼻起始点向头侧移位；而鼻根下降则会使鼻根突出度下降，鼻起始点向尾侧移动。虽然重新定位鼻起始点在外观上是有意义的，但是这些变化主要是视觉上的，因为从鼻尖到眉骨的绝对距离并没有改变。然而，与不改变绝对鼻长度的鼻根高度变化不同，鼻尖旋转在物理上改变了鼻的绝对长度。例如，当鼻尖旋转度增加时，小叶在头侧重新定位，鼻的绝对长度减小。相反，当鼻尖被反向旋转时（即鼻尖旋转度减少），小叶远离鼻起始点，鼻的绝对长度增加。由于这个原因，可以使用改变鼻尖旋转度来矫正超长鼻或短鼻。过度短而向上翘的"猪"鼻是非常令人讨厌的，因为它导致过度的鼻孔外露，而超长鼻往往表现出下垂和老化的特征。由于鼻尖旋转主要由鼻尖支撑决定，所以下垂的鼻尖也可能与鼻唇角锐利有关，这通常是鼻尖支撑不足的迹象。

鼻整形最困难的挑战之一是鼻延长。即使在初次鼻整形术中，由于软组织罩和瘢痕挛缩往往会阻碍鼻延伸，延长鼻通常比缩短鼻困难得多。以前我们使用闭合式鼻整形术联合完全贯通切口延长鼻。然而，这种方法通常会切断所有的鼻尖支撑结构，不仅导致鼻尖反向旋转，而且会使鼻尖突出度降低，并最终导致鼻尖下垂。虽然这种方法可用于适度的鼻延长，但是该术式并不精确并且不可控。此外，用手指按压鼻唇角来预测鼻尖下垂和鼻延长的程度同样是不可靠的，仅仅能提供一个粗略的反向旋转的估计值。最后，鼻中隔支撑的减弱也可能导致一定程度的鼻尖反向旋转。然而，修整鼻中隔前部是破坏性的、不精确的且不明智的。另外，采用内侧脚滑行覆盖技术会产生明显的反向旋转，但代价是鼻尖突出度降低。因此，这种鼻延长的方法其适应证为短的、过度突出的鼻子（图 11.21）。

目前，我们主张采用外入路鼻整形术来延长鼻子，而对于精确地增加鼻长度，我们更倾向于采用软骨移植物填充的方法。对于适度增加鼻长度，可以用一个盾牌移植物或者几层盾牌移植物来抵消鼻尖的反向旋转，从而使鼻长度适度增加（图 11.22）。如果需要显著增加鼻长度，我们目前掌握的有效方法是延长整个软骨支架。一种激进的延长方法是放置

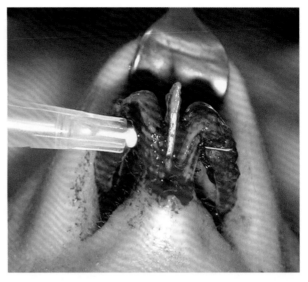

◨ 图 11.21 内侧滑行技术

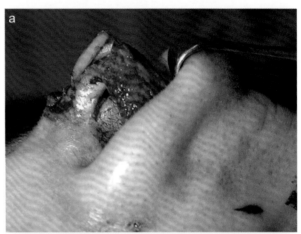

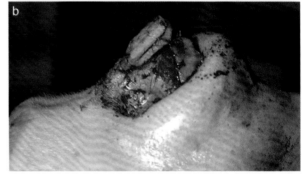

◨ 图 11.22 盾牌移植物

一个超宽的鼻小柱支撑移植物，该移植物上半部比经典的鼻小柱支撑移植物更宽。最佳的移植物为双层耳甲软骨"三明治"移植物（图 11.23）。由于移植物额外的宽度和双层移植物的构建，耳甲软骨"三明治"移植物可以通过舌槽沟法固定在尾侧鼻中隔上。除了提供一个牢固和稳定的连接，舌槽沟法固定尾侧鼻中隔还有助于支撑延长的鼻尖，防止因为收紧

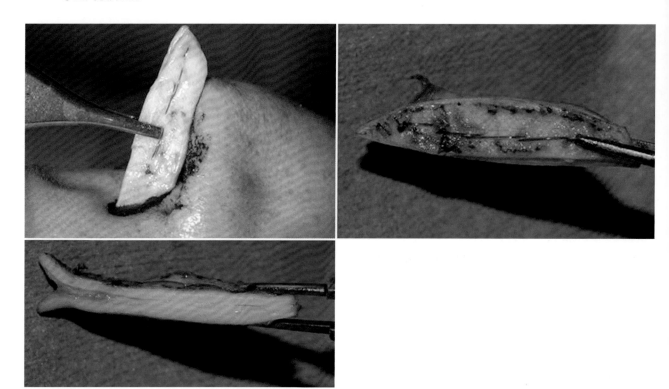

■ 图 11.23　取自耳甲的"三明治"移植物

或无弹性的皮肤罩导致向上移位。对于需要更长鼻子的患者，我们使用延伸型撑开移植物保持鼻小柱撑开移植物的位置（图 11.24）。另外，鼻中隔软骨也可用于创建鼻中隔延伸移植物，用来对鼻子进行积极的延长（图 11.25）。有两种不同的方法来固定这种移植物：端对端或侧对侧。使用端对端固定时，必须仔细修整鼻中隔延伸移植物轮廓，使其与鼻中隔前缘完全吻合。为了给鼻中隔提供牢固的固定，我们主张使用垂直筛骨的夹板移植或者使用延伸型撑开移植物来稳定鼻尖。另外，也可以进行侧对侧固定。该方法会使结构更牢固，但是覆盖软骨可能会导致轻微的不对称。

相比鼻延长，鼻缩短不受软组织弹性的限制。适当减少鼻长度可以通过增加鼻尖旋转来实现。以往是通过切除外侧脚的头侧边缘——所谓的"头侧修剪"操作来完成的。虽然这种技术同时减少了鼻尖的体积，并有可能使头侧鼻尖旋转变容易，但也经常导致鼻翼缘向上凹陷的视觉不良结果。由于这种可能的并发症，头侧修剪是一种不可靠和不可预测的鼻尖旋转技术。切除垂直条状的前庭皮肤或鼻黏膜并修整尾侧鼻中隔以缩短鼻子是另外一些破坏性的操作，该操作适合严重的组织过多并允许潜在的不可逆的组织切除这类极端的情况。

对于适度减少鼻长度，我们更倾向于使用悬吊缝合使鼻尖旋转。在鼻部有足够硬度软骨的情况下，我们经常将悬吊缝合和跨越缝合结合起来，以防止由于过度鼻尖旋转导致的外侧脚扩张（图 11.10）。然而，由于鼻尖软骨薄弱，联合缝合可能导致外侧脚凹陷塌陷。因此，在鼻尖软骨薄弱的情况下，必须先用头侧下折瓣（图 11.4）或上折瓣（图 11.8）加强外侧脚，或者使用填充移植物如外侧脚板条移植物。

■ 图 11.24　带鼻小柱支撑的延伸型撑开移植物

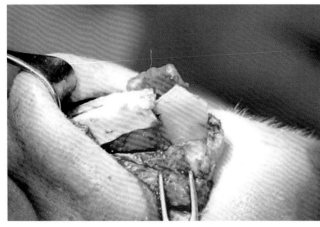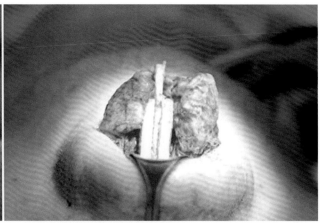

图 11.25　鼻中隔延伸移植物，用延伸型撑开移植物端对端固定

当使用联合缝合时，先跨越缝合，然后打结，以保持所需的鼻尖轮廓线。然后将同一缝线缝合到鼻中隔背侧，收紧以达到适当程度的鼻尖旋转度，并再次打结悬吊鼻尖（图 11.10）。

当不需要改变外侧脚轮廓的情况下实现所需的鼻尖旋转度时，我们使用不可吸收的 4-0 单丝缝线悬吊缝合，而不采用联合缝合的方法。有两种悬吊方案可供选择：后悬吊（图 11.26）或前悬吊（图 11.27）。后悬吊利用了一个深埋的、完全隐藏的结，而前悬吊则提供更容易的插入且精确度更高，但是可见皮下结的风险增加了。

为此目的，R.K. Daniel 使用一种缝合方法可以将内侧脚的后部固定在鼻中隔前缘（称为鼻尖安置缝合）。

采用舌槽沟技术将内侧脚固定在鼻中隔前缘上也是控制鼻尖旋转度非常有效的方法。该技术需要一个长的鼻中隔。因此，我们总是尽量避免缩短鼻中隔前部，以防万一我们想要应用这个技术进行精确的鼻尖旋转。舌槽沟技术的缺点是失去了自然的移动性。因此，一些患者会抱怨鼻子异常僵硬，这个代价较大但可接受，目的是为了确保鼻尖不下垂（图 11.28）。

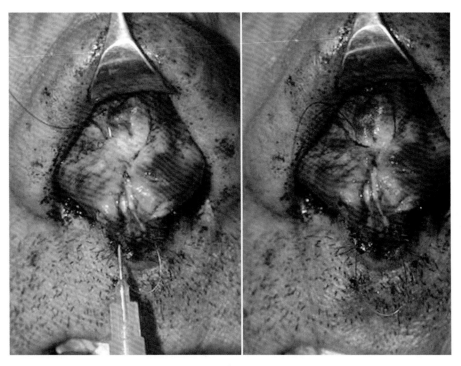

图 11.26　鼻尖后悬吊缝合

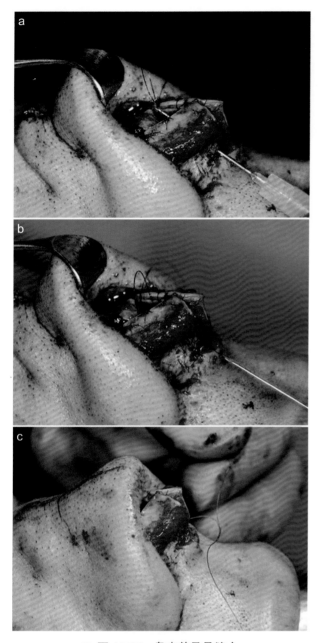

■ 图 11.27　鼻尖前悬吊缝合

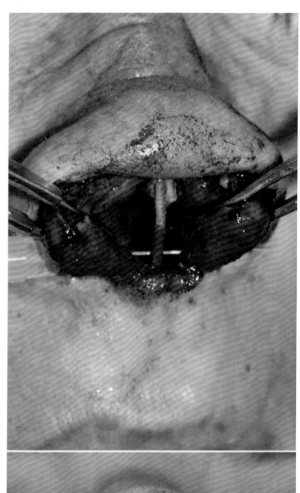

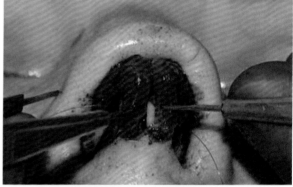

■ 图 11.28　舌槽沟技术

如果鼻中隔前缘太偏后，以至于舌槽沟技术会导致过度的鼻尖旋转，那么可以尝试 Tim Marten 建议的方法：切开鼻中隔前缘，但是带蒂将之固定在下颌骨骨膜上。然后向下旋转这条软骨条直到内侧脚能够按计划固定于其上。为了固定这个旋转量，该鼻中隔前缘的新位置由延伸型撑开移植物固定。或者，也可以用一个取自垂直板的薄夹板来固定。

特别是对于老年患者，他们有过多的皮肤，在头侧旋转后不会收缩，并且还有可能导致额外的皱纹，鼻根部皮肤提升（图 11.29）。这类患者不仅要除去多余的皮肤，还可以作为鼻尖旋转的附加技术，尤其是如果鼻部皮肤罩潜行剥离后固定在额骨

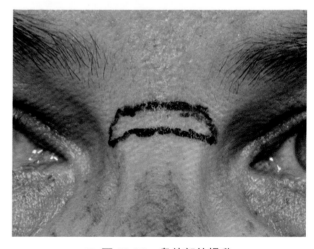

■ 图 11.29　鼻外部的提升

骨膜上。

采用舌槽沟技术和鼻尖悬吊技术，特别是在采用前悬吊技术进行修整时，我们能够通过不可吸收缝线定位鼻尖并锚定它，使之没机会下垂。在使用闭合术式的老式技术中，破坏掉的支撑结构不能被正确地重构是一个常见的问题。采用这些新的悬吊技术，通过一种开放的术式，可以避免由于鼻尖下垂而导致的鸟嘴畸形。

11.2　病例研究：轮廓

11.2.1　病例 1：鼻尖缩小

患者，女，19 岁，计划接受首次鼻整形。检查时，侧面观显示患者鼻子过短，鼻背过低。正面观可见一个宽且粗大的鼻尖。

行开放入路鼻整形术，从两侧下外侧软骨间去除一个大的脂肪垫。使用一个鼻小柱支撑移植物增加鼻子长度，并通过双侧的延伸型撑开移植物加固。行跨越缝合进一步精细化鼻尖。使用 3 层异体阔筋膜填充患者的鼻背（图 11.30）。

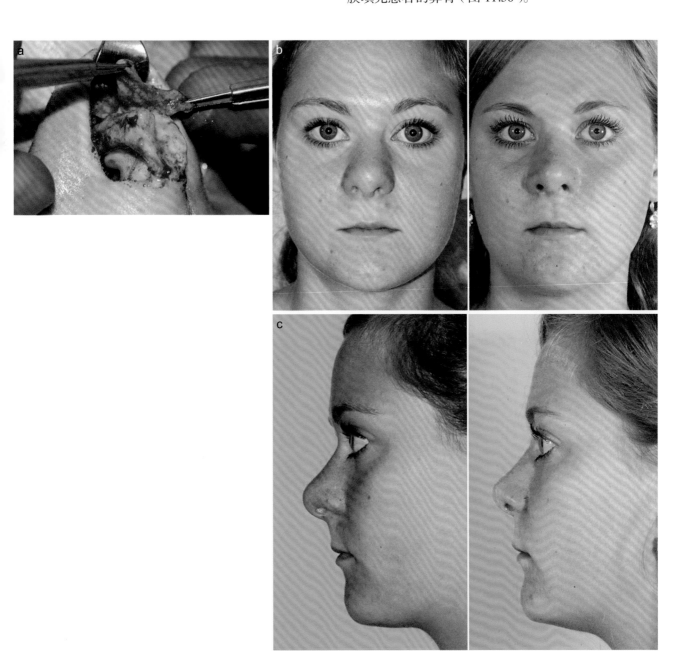

◘ 图 11.30　鼻尖缩小。(a) 移除脚间的脂肪垫。(b~d) 术前和术后正面观、侧面观、基底面观

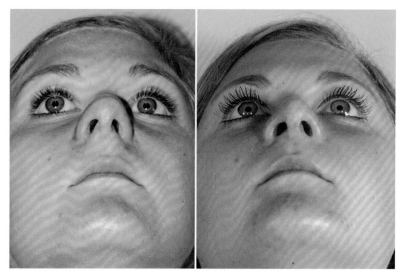

图 11.30（续）

11.2.2 病例 2：鼻尖缩小

患者，女，18 岁，鼻背过度突出且鼻锥过宽，这导致她无法舒适地佩戴眼镜。她的鼻尖也非常粗大。

采用开放入路鼻整形术。我们首先切除了一个较大的位于穹窿间的脂肪垫。将上外侧软骨从背侧鼻中隔上分离后，切取鼻中隔软骨，将其制作成一个鼻小柱支撑移植物。然后用硬质合金的锉刀将骨性鼻背降低，并用直剪来修剪背侧鼻中隔。用一个厚的林德曼钻行旁矢状线（内侧）截骨术，并将双侧的骨切口扩宽 1.5 mm，以更进一步地缩窄鼻骨。然后行低到低的外侧截骨术和横向截骨术，以顺利地缩窄患者的骨性鼻锥。再将过度突出的上外侧软骨

内折，并与软骨性鼻背水平地缝合，当作一个撑开瓣使用。将鼻小柱支撑移植物置于一个构建于内侧脚之间的小囊腔中。同样在外侧脚的下方将前庭皮肤囊腔分离，使皮肤沿着一个 2.0 mm 的条带附着在尾侧边缘。然后在外侧脚的头侧缘进行标记、剪切，并在外侧脚下方进行翻转，在此处将它们缝合固定。为了在缩窄穹窿宽度的同时保持其两边分开的状态，在两侧穹窿的头侧缘附近行贯穿穹窿缝合。行跨越缝合控制患者外侧脚的外扩。放置一个鼻翼缘移植物塑造患者的鼻翼缘；并在闭合贯穿鼻小柱的切口后，使用游离颗粒软骨填充鼻根。这些游离颗粒软骨是通过一个结核菌素注射器注入鼻根的（图 11.31）。

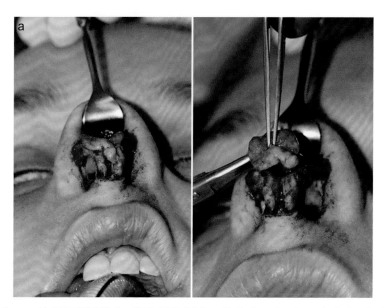

图 11.31 (a) 减容手术。(b) 施行下折瓣技术（相当于外侧脚下垫技术）后，行贯穿穹窿（相当于穹窿间）缝合。(c) 鼻翼缘移植物。(d) 固定于背侧鼻中隔上的跨越缝合（带后吊带的鼻尖悬吊缝合）。(e~g) 缩窄鼻尖：术前和术后正面观、侧面观、基底面观

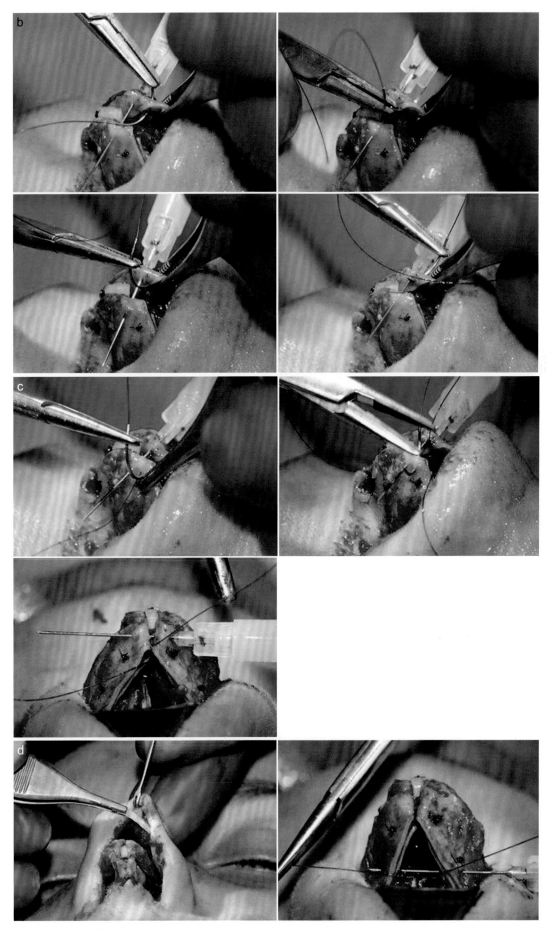

■ 图 11.31（续）

第
11
章

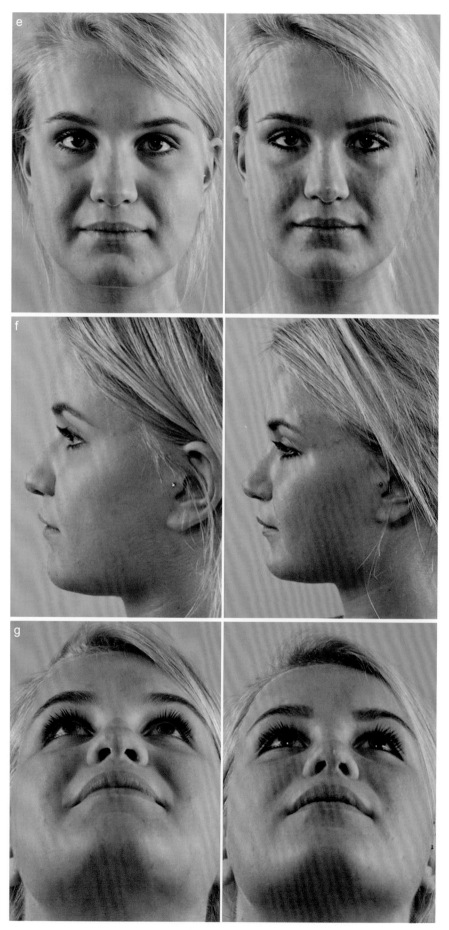

■ 图 11.31（续）

11.2.3 病例 3：软三角填充

患者，女，28 岁，因为面部不对称寻求初次鼻整形术。检查发现患者鼻子偏斜，并伴有一个明显的驼峰。鼻孔检查发现，患者左侧鼻翼缘退缩，伴软三角凹陷和明显的鼻孔不对称。

采用开放入路鼻整形术，通过中线重置和与前鼻棘缝合固定的方法矫正向右侧半脱位的尾侧鼻中隔。切除驼峰后，行旁矢状线截骨术和低到低的外侧截骨术，以缩窄并矫直鼻背。行头侧修剪、贯穿穹窿缝合和跨越缝合，以及一个带后吊带的鼻尖悬吊缝合，以精细化患者的鼻尖。使用头侧切除下来的残余物填充患者的软三角区（图 11.32）。

◘ 图 11.32 填充软三角区，并降低退缩的鼻翼。术前和术后正面观、侧面观、基底面观

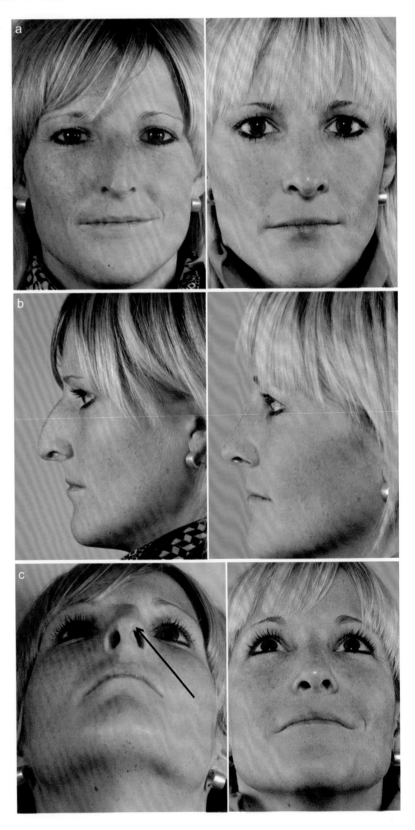

11.2.4   病例 4: 通过缝合技术精细化

患者，女，36 岁，因为鼻尖分叉及鼻小柱基底部过宽寻求初次鼻整形术。

通过行双侧的贯穿穹窿缝合和跨越缝合来实现

鼻尖重塑。切除降鼻中隔肌的中间脚部分，在与脚踏板最接近的区域将双侧的内侧脚分离，然后使用穿鼻中隔的褥式缝合缩窄鼻小柱的基底部，从而矫正患者过宽的鼻小柱（图 11.33）。

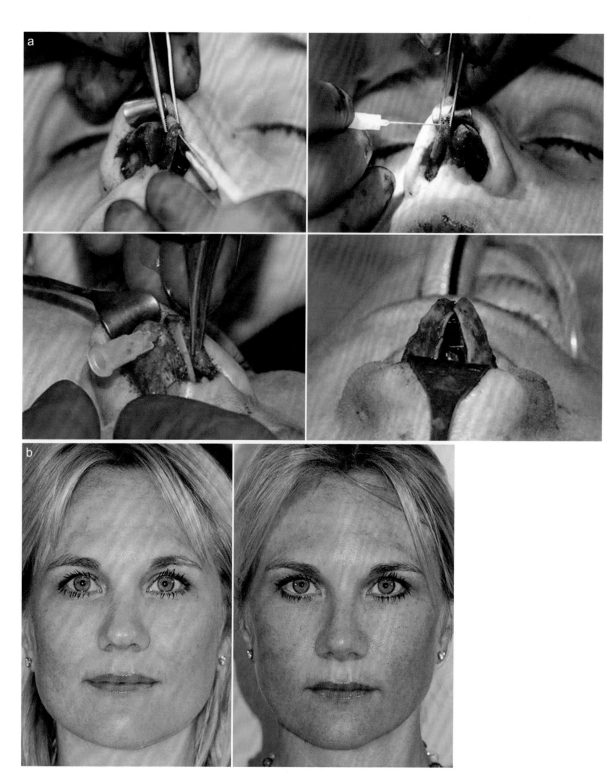

🔲 图 11.33　对缝合技术进行为期 10 年的随访：带鼻小柱支撑的贯穿穹窿缝合

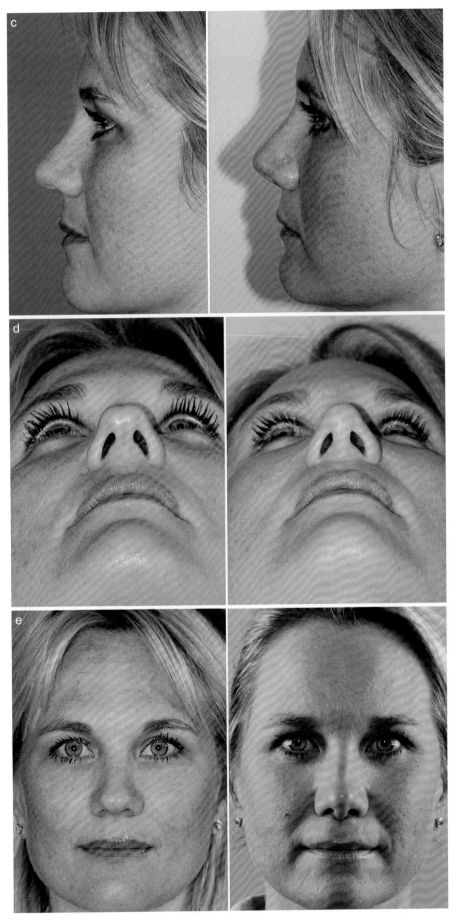

■ 图 11.33（续）

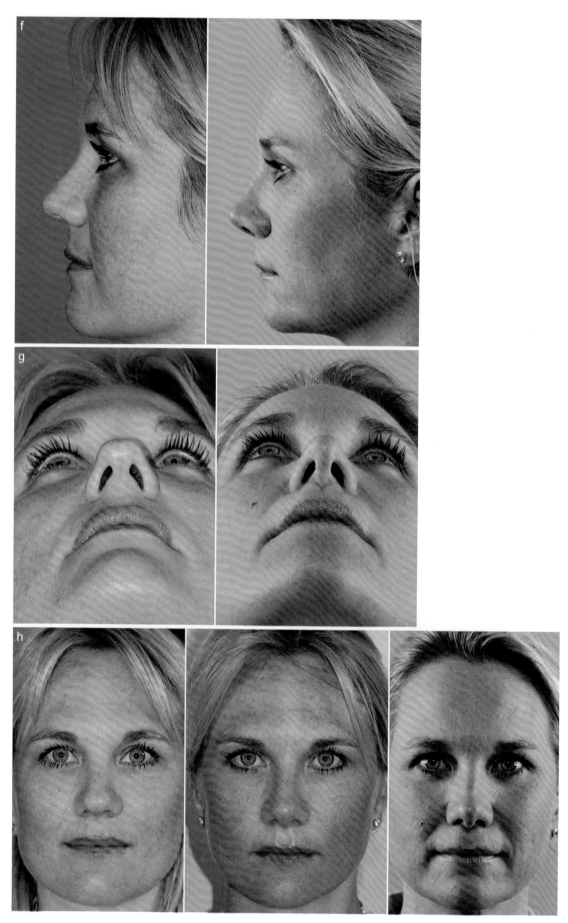

第
11
章

图 11.33（续）

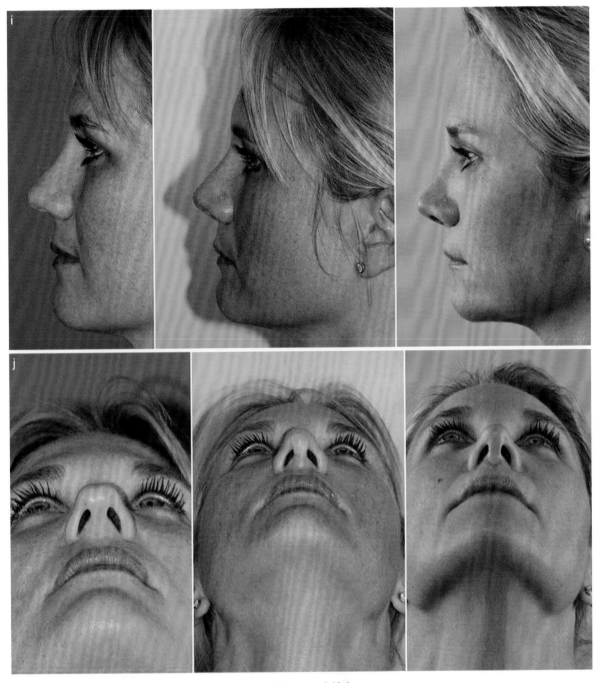

● 图 11.33（续）

11.2.5　病例 5：外侧脚覆盖后通过缝合技术精细化

患者，女，25 岁，主诉外鼻巨大症，整个鼻子都非常大。我们还注意到患者鼻部的皮肤特别薄。治疗包括降低鼻背高度和鼻尖突出度、精细化鼻尖，以及缩窄鼻小柱的基底部。

采用开放入路，使用组件（拆分）技术来降低鼻背，即把各种组件分别切除。在这种情况下，保留上外侧软骨，并将其用作中鼻拱重建的撑开瓣。由于下外侧软骨薄弱且双侧脚凹陷，把头侧缘（和软骨膜）作为下折瓣使用，以加强下外侧软骨，并同时消除双侧脚的凹陷。使用舌槽沟回退（或"下推"）技术来降低鼻尖突出度，并使用打碎的鼻中隔软骨移植物来填充患者的软三角。行后吊带的鼻尖悬吊缝合以稳固鼻尖旋转。由于鼻部皮肤特别薄，使用一个单层的异体阔筋膜以确保患者鼻背轮廓是平滑的（图 11.34）。

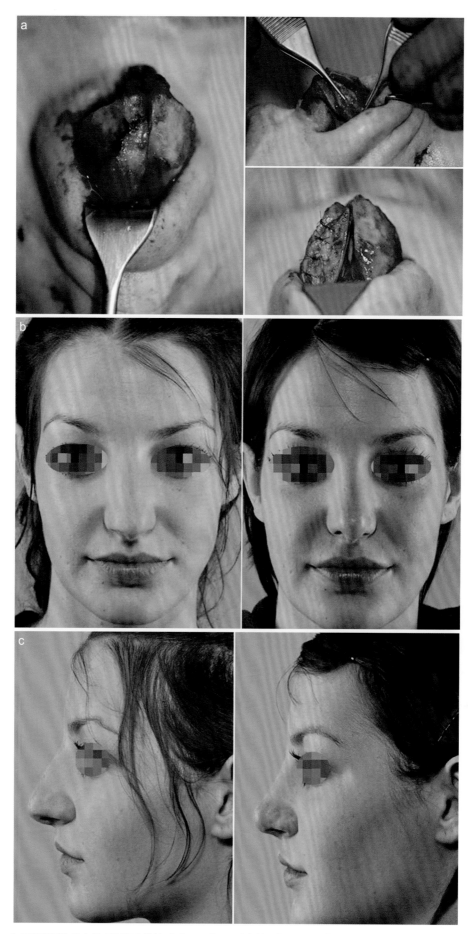

■ 图 11.34   (a~d) 下折瓣技术 (外侧脚覆盖技术)。(a) 标记头侧部分，从下方切开软骨，翻转并固定下外侧软骨的头侧部分

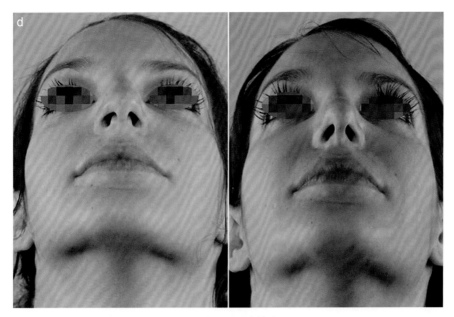

■ 图 11.34（续）

11.2.6　病例 6：外侧脚窃取和转位后精细化

　　患者，女，29 岁，鼻尖过于圆钝，呈球根状。我们观察到鼻翼夹捏是由双侧的外侧脚头侧错位导致的。正面观，一个沙漏状的畸形导致鼻背美学线的毁损。

　　采用开放入路鼻整形术，将前庭皮肤从双侧外侧脚的下面分离开。切开外侧脚的头侧部，在残留的外侧脚下折叠并缝合定位。将双侧的上外侧软骨从背侧鼻中隔上锐性分离并将偏位的中央鼻中隔移除后，用一个硬质合金锉刀将骨性鼻背降低，并使用直剪修整患者的软骨性鼻背。使用一个电动的林

德曼钻行旁矢状线的（内侧）截骨术，然后再行经皮低到低的外侧截骨术和横向截骨术，以缩窄患者的骨性鼻拱。随后，我们使用过度突出的上外侧软骨来制作撑开瓣，并将其缝在背侧鼻中隔线上，以矫正沙漏形的鼻背畸形。

　　在放置好一个取自鼻中隔软骨的鼻小柱支撑移植物后，将两边的内侧脚都缝合到该移植物上。行外侧脚窃取技术以增加鼻尖突出度并缩小鼻尖小叶。向下转置外侧脚，并将头侧部向下翻转，然后再将它们缝合定位，以消除鼻翼的夹捏畸形（即海鸥畸形）。此外，还放置了鼻翼缘移植物（图11.35）。

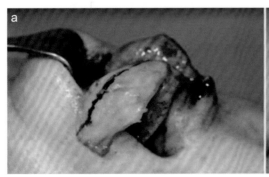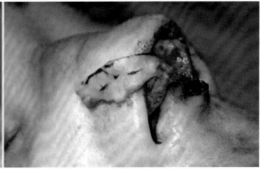

■ 图 11.35　(a) 使用下折瓣技术并联合外侧脚窃取与转置技术矫正患者的鼻尖。(b~d) 术前和术后正面观、侧面观、基底面观

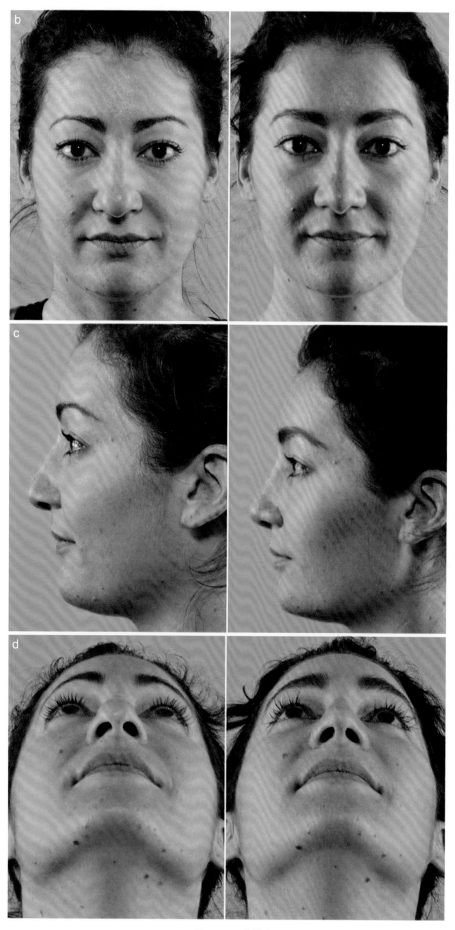

图 11.35（续）

11.2.7　病例 7：通过穹窿分离技术对厚的下外侧软骨精细化

患者，女，57 岁，鼻尖过宽，并伴有一个超厚的下外侧软骨。由于软骨的厚度过大，只采用鼻尖缝合技术是不够的。因此，先修剪头侧，并将顶上的穹窿分离，随后立即缝合拉近刚刚分离的穹窿，以此完成鼻尖的细化。分离患者超厚的鼻尖软骨，并充分缩窄鼻尖小叶，以构建一个更加精巧、更具有吸引力且看上去很自然的鼻尖（图 11.36）。

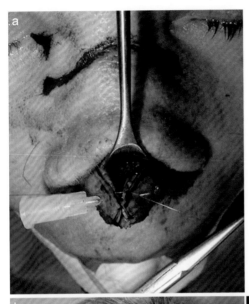

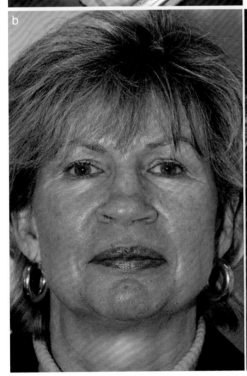
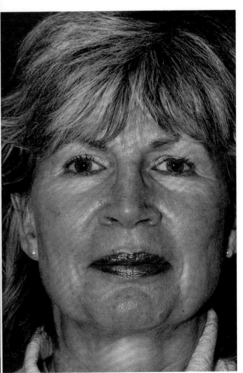

图 11.36　(a) 采用穹窿分离技术进行鼻尖矫正。(b, c) 术前和术后正面观、侧面观、基底面观

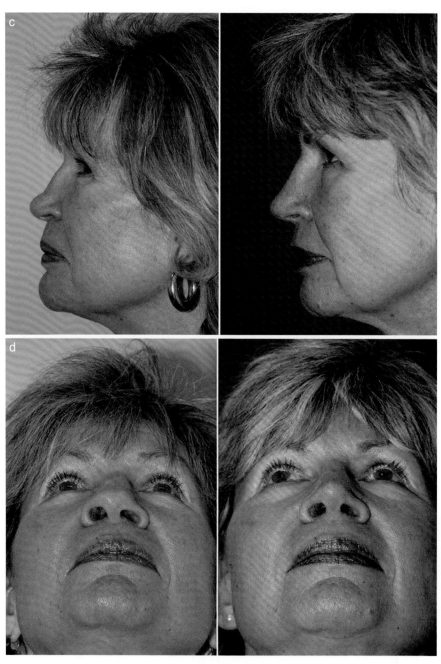

图 11.36（续）

11.2.8 病例 8：通过穹窿分离技术对厚的下外侧软骨精细化

患者，女，19 岁，鼻尖过宽且粗大，鼻尖软骨过厚。鼻尖整形术包括行头侧部修剪以减小软骨体积，放置鼻小柱支撑移植物以维持鼻尖支撑，行垂直穹窿分离与再吻合术以缩窄鼻尖小叶，并放置鼻翼缘移植物以确保其轮廓的稳定（图 11.37）。

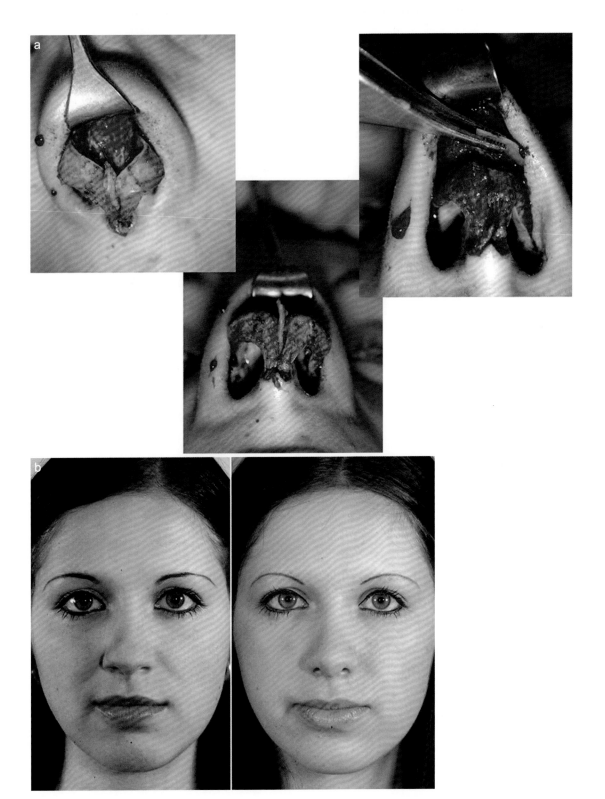

◘ 图 11.37 使用穹窿分离技术矫正鼻尖。(a) 在分离穹窿之前界定其轮廓，放置一个鼻小柱支撑物，并插入一个鼻翼缘移植物。(b~d) 术前和术后正面观、侧面观、基底面观

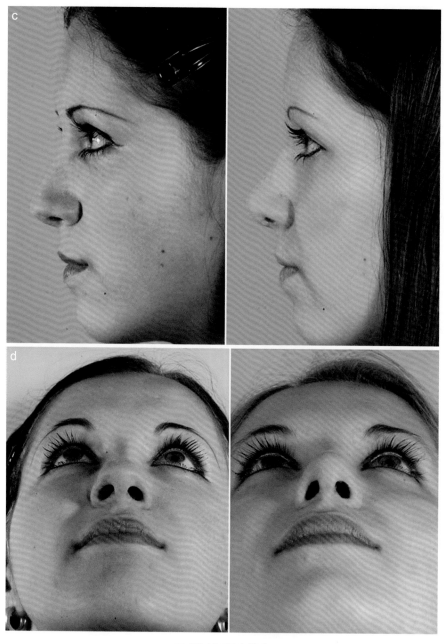

❏ 图 11.37（续）

11.2.9　病例 9：薄皮肤患者通过缝合技术及附加同种异体阔筋膜掩饰和踏板切除后精细化

对于鼻部皮肤薄的患者，鼻子支架的不规则更易透过覆盖在其上的皮肤显现出来。该问题可以通过避免软骨支架中的缺陷加以预防。然而，当轻微的支架不规则不可避免时，通过覆盖一个异体阔筋膜来掩饰支架的缺陷，常常能使患者获得一个平滑甚至美观的鼻子轮廓。

在最终厚度被确定之前，该筋膜移植物需要先在抗生素溶液中再水合。它拥有良好的平行胶原纤维的结构，可以将其当作一个多层的盖板移植物使用。

患者，女，22 岁，因为鼻部皮肤极薄且鼻尖软骨薄弱，寻求初次鼻整形手术。行鼻尖成形术，开始时使用外侧脚下折瓣技术来增强患者天生薄弱的外侧脚，并防止其塌陷。患者外侧脚变得坚实，并允许使用外侧脚跨越缝合来控制外扩。然而，鼻尖的缩窄导致了不需要的鼻尖突出度增高，这时我们使用舌槽沟回退技术将其消除。为了稳固鼻翼缘并防止鼻翼退缩，我们还使用了鼻翼缘移植物。最后，由于鼻尖皮肤过薄，在整个鼻尖复合体上覆盖异体阔筋膜作为掩饰（图 11.38）。

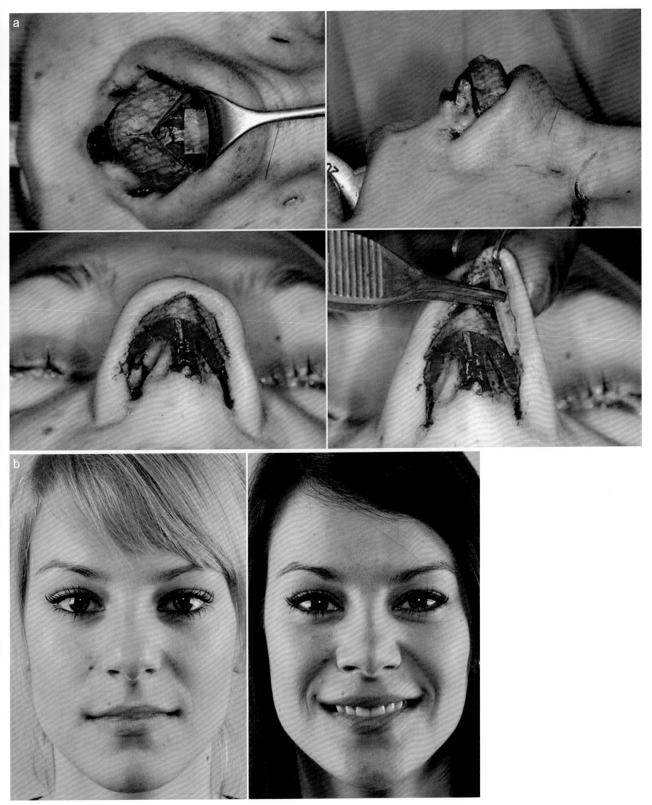

图 11.38　(a) 使用异体阔筋膜掩饰鼻尖和鼻背。(b~d) 术前和术后正面观、侧面观、基底面观

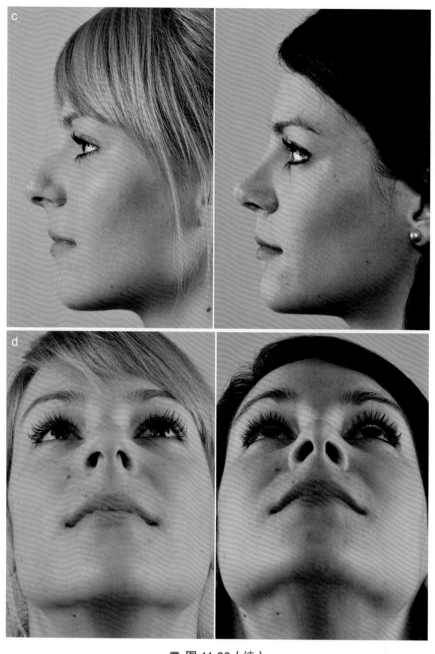

图 11.38（续）

11.3　病例研究：鼻尖突出度

11.3.1　病例 10：通过改良的外侧滑行（覆盖）技术降低鼻尖突出度并增加鼻长度

患者，女，23 岁，鼻尖和鼻背过度突出，合并鼻唇角过钝。因此，需要降低鼻尖突出度并将其反向旋转。

通过使用改良的外侧脚覆盖技术完成鼻尖成形术。施行经典的外侧脚覆盖技术时，分离的外侧脚节段需保持完美地纵向排列成直线；与之不同，在行改良的外侧脚覆盖技术时，则要将内侧段向尾侧倾斜成 40° 角，以方便鼻尖进行反向旋转（图 11.39）。

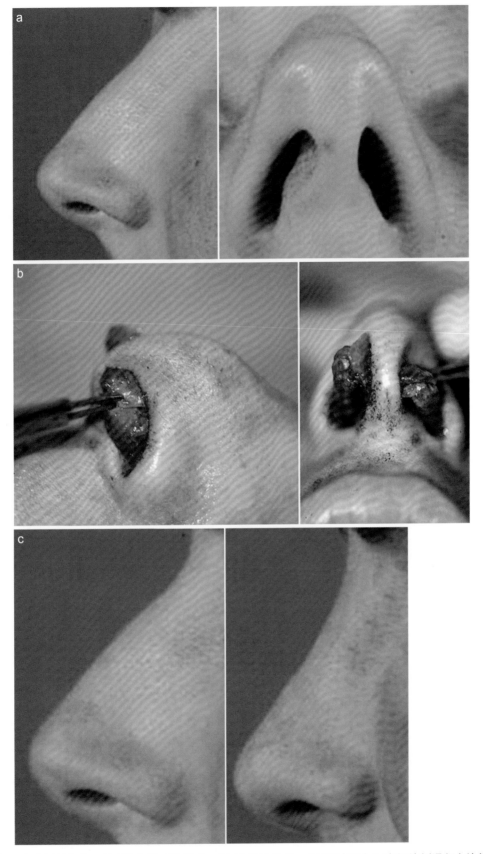

■ 图 11.39　改良的外侧滑行（覆盖）技术及下旋鼻尖。(a) 过突的鼻尖。(b) 通过闭合入路行外侧滑行（外侧脚覆盖）技术。(c, d) 术前和术后正面观、侧面观、基底面观

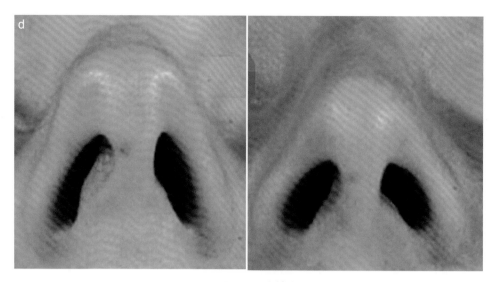

图 11.39（续）

11.3.2　病例 11：通过内侧滑行技术降低鼻尖突出度

患者，女，49 岁，鼻尖和鼻背过度突出。我们制订了降低鼻尖和鼻背突出度的手术方案，但不希望改变鼻尖的旋转度。由于传统的内侧脚覆盖技术会导致鼻尖反旋转，因此我们采用了一种改良的技术来降低鼻尖突出度，术中将降低的片段向头侧旋转，以防止鼻尖下旋。在缝合固定的内侧脚后将一个突起的三角形软骨切除，以恢复鼻小柱的侧面轮廓（图11.40）。

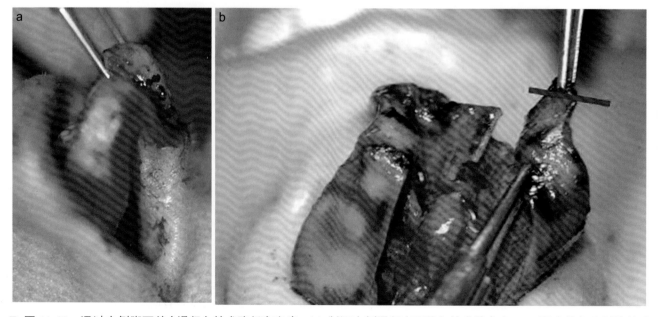

图 11.40　通过内侧脚覆盖（滑行）技术降低突出度。(a) 制订内侧滑行（覆盖）技术的方案。(b) 同步的向头侧旋转造成前缘过剩。(c~e) 术前和术后正面观、侧面观、基底面观

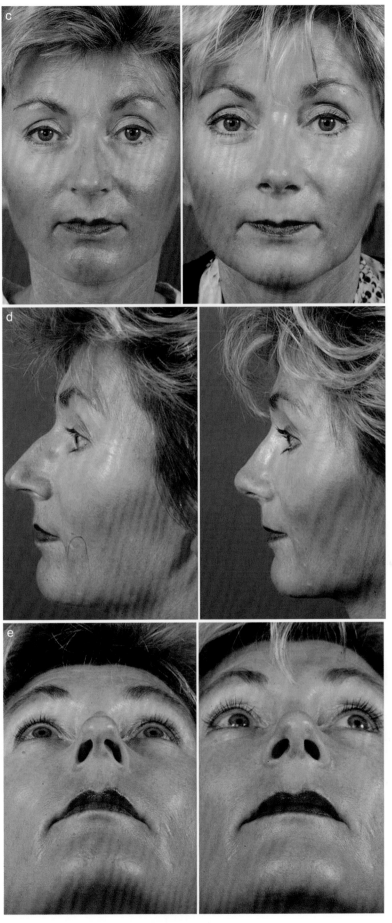

■ 图 11.40（续）

11.3.3　病例 12：通过内侧和外侧滑行技术降低鼻尖突出度

患者，女，41 岁，鼻尖、鼻背过度突出，鼻尖

旋转度良好。行内侧脚和外侧脚联合的覆盖技术，以在降低鼻尖突出度的同时不改变鼻尖旋转度。随访 10 年（图 11.41）。

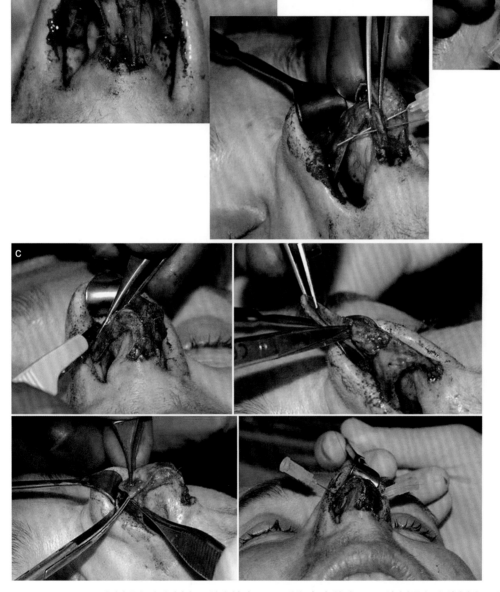

■ **图 11.41**　(a) 内侧滑行（内侧脚覆盖）技术。(b) 重塑鼻尖轮廓。(c) 外侧滑行（外侧脚覆盖）技术。(d~f) 术前和术后正面观、侧面观、基底面观。(g~i)10 年的随访

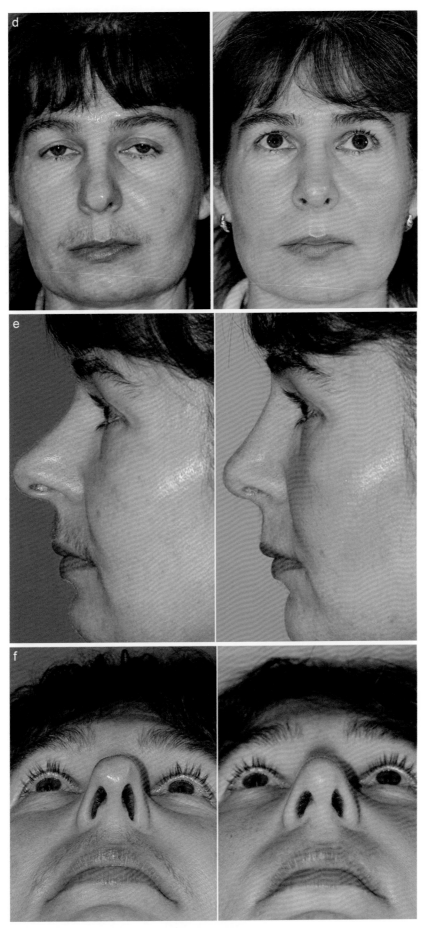

图 11.41（续）

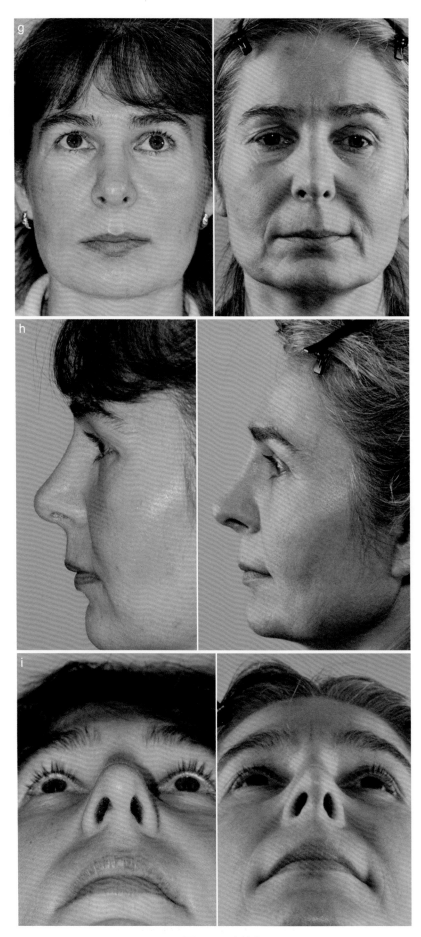

图 11.41（续）

11.3.4　病例 13：降低鼻尖突出度

患者，女，30 岁，鼻尖过突且呈球根状，合并双侧软三角退缩。双侧鼻翼夹捏，左侧鼻骨向外侧错位致骨性鼻锥不对称。

采用开放入路鼻整形术，暴露鼻中隔角，将双侧上外侧软骨从背侧鼻中隔上分离。在矩形鼻中隔旁剥离黏膜隧道后，切取一片鼻中隔软骨，将其当作一个鼻小柱支撑移植物使用，并用它制作颗粒软骨。切除部分降鼻中隔肌，从下外侧软骨分离前庭皮肤

后，行外侧脚覆盖技术。参考标记放在穹窿以及穹窿外侧 10.0 mm 和 15 mm 处。然后在 10.0 mm 的参考标记处垂直分离外侧脚，并在 15.0 mm 的参考标记处进行覆盖和缝合。插入一个鼻小柱支撑移植物以增加鼻尖支撑。行贯穿穹窿缝合来缩窄穹窿的宽度，从而改善鼻尖轮廓。先行旁矢状线的内侧截骨术，随后再进行经皮低到低的外侧截骨术和横向截骨术，以矫直并缩窄鼻锥。将鼻部皮瓣缝合回原位后，使用由剩余的软骨移植物材料制成的游离颗粒软骨对鼻子进行最后的掩饰和调整（图 11.42）。

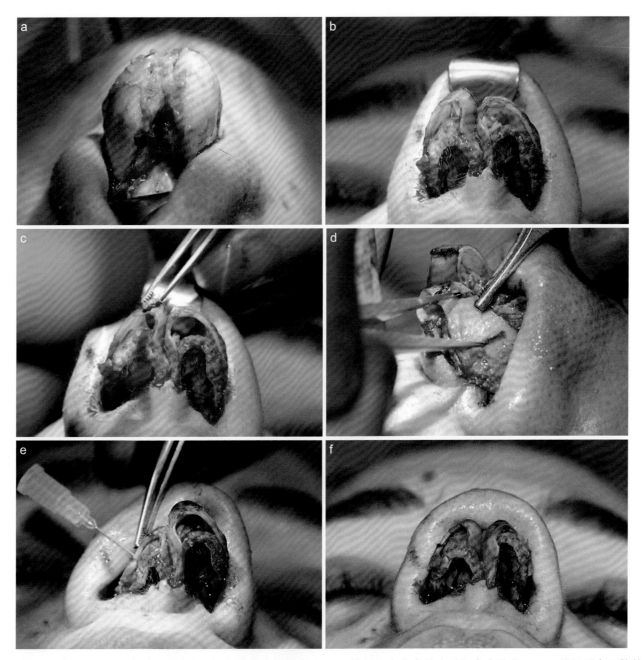

■ **图 11.42**　(a~f) 使用外侧脚覆盖（滑行）技术降低突出度。(g) 使用贯穿穹窿缝合重塑鼻尖轮廓。(h, i) 使用游离颗粒软骨精细化鼻背。(j~l) 术前和术后正面观、侧面观、基底面观

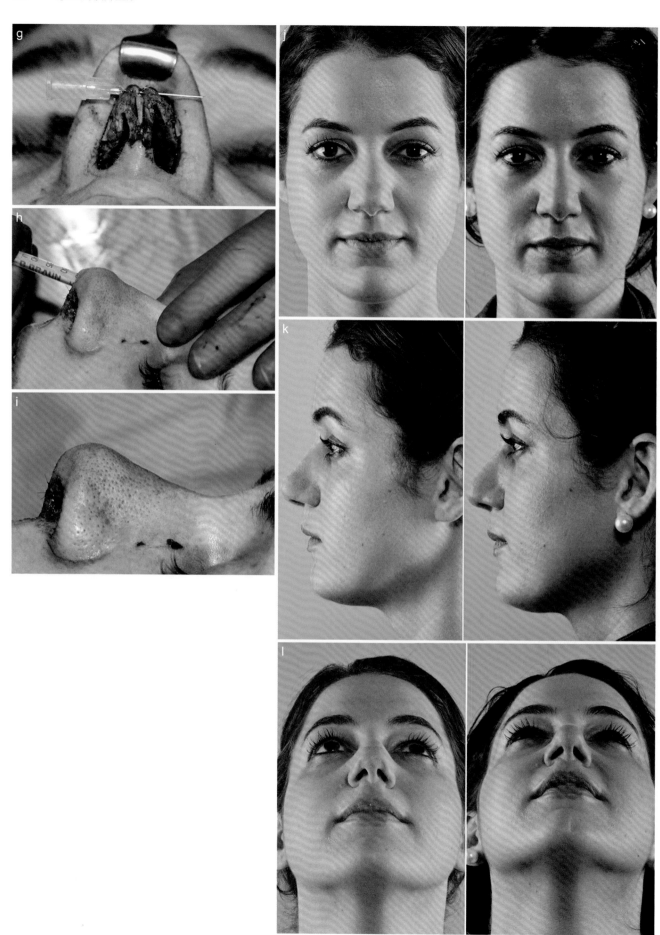

图 11.42（续）

11.3.5　病例 14：通过外侧脚（滑行）覆盖技术降低鼻尖突出度和矫正凹形外侧脚的鼻缩小整形术

患者，女，36 岁，鼻尖夹捏且过度突出，鼻背过突，现要求行鼻缩小整形术。采用开放的鼻整形入路，在黏膜下层分离背侧鼻中隔，以便在黏膜外将上外侧软骨从鼻中隔软骨上分离。

在计划切除驼峰的区域，用钝性剥离法将上外侧软骨从鼻骨的深面释放出来。用剪刀降低软骨性鼻中隔，并用锐利的凿刀切除骨性驼峰。由此产生的穹顶开放畸形非常大，以至于我们不需要再行旁正中截骨术。然后在双侧行经皮低到低的外侧截骨术和横向截骨术，以缩窄患者的骨性鼻锥。先将过突的上外侧软骨向内折叠形成撑开瓣，再将其固定于鼻中隔上，以填充开放的穹顶，并重建中鼻拱，从而使患者获得一个有吸引力的鼻背美学线。此外，撑开瓣有助于重建内鼻阀，从而达到一个最佳的鼻功能。放置一个鼻小柱支撑移植物，并用穹窿内和穹窿均衡缝合重塑穹窿，以此开始鼻尖细化。然后，行外侧脚（滑行）覆盖技术降低鼻尖突出度，同时纠正双侧外侧脚的凹陷畸形。施行的外侧脚覆盖技术也同时加固了患者的外侧脚，这使我们可以在其上行跨越缝合以控制其外扩，而不必担心发生凹面塌陷。然后插入鼻翼缘移植物，并使用游离颗粒软骨使鼻背变得光滑和填充软三角区（图 11.43）。

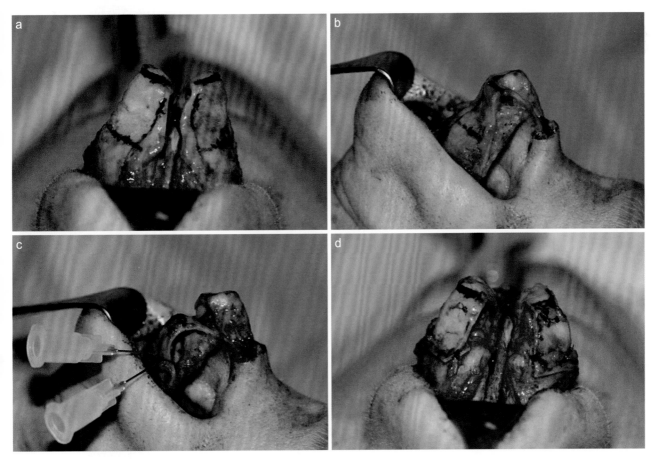

图 11.43　鼻缩小整形术。(a~d) 行外侧脚覆盖（滑行）技术降低鼻尖突出度并矫正凹陷畸形。(e, f) 使用复合技术去除驼峰。(g~i) 外侧截骨术和横向截骨术。(j) 放置一个鼻小柱支撑。(k~m) 术前和术后正面观、侧面观、基底面观

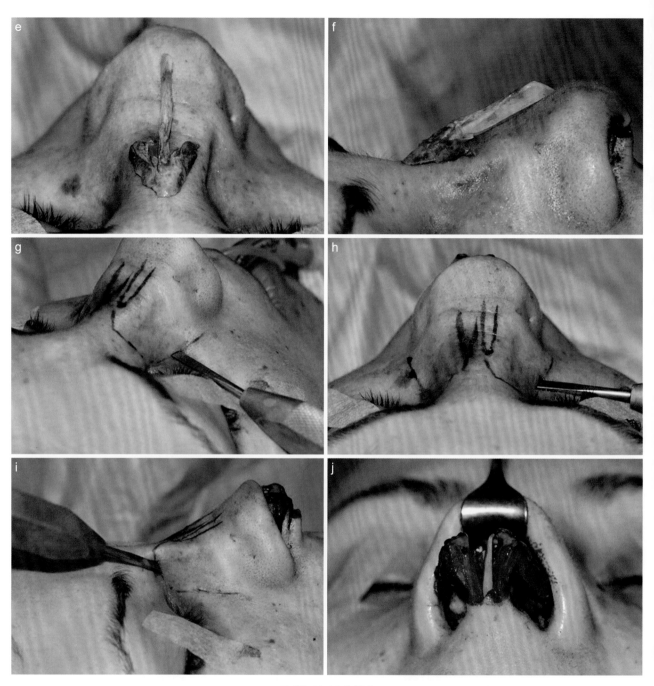

图 11.43（续）

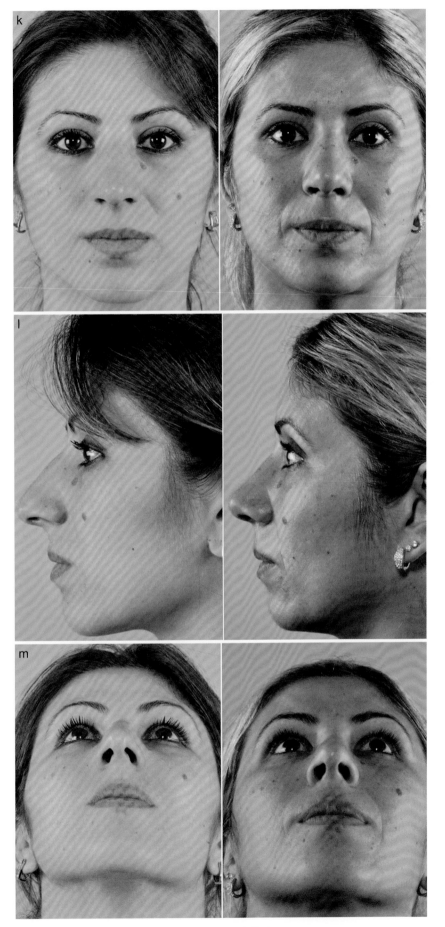

■ 图 11.43（续）

11.3.6 病例 15：通过移植物增加鼻尖突出度

患者，女，22 岁，鼻尖过宽且突出度不足。

施行缝合技术缩窄穹窿时，常常可以使鼻尖突出度轻度增加，但为了更大幅度地增加鼻尖突出度，我们需要额外地放置如盖板移植物或者帽状移植物这类鼻尖填充物。通过行贯穿穹窿缝合开始鼻尖整形术，它在缩窄穹窿的同时初步增加了鼻尖突出度。然后通过使用一个帽状移植物额外地增加鼻尖突出度。为了防止移植物边缘出现不希望的外显形，我们使用多层异体阔筋膜作为移植物的掩饰（图 11.44）。

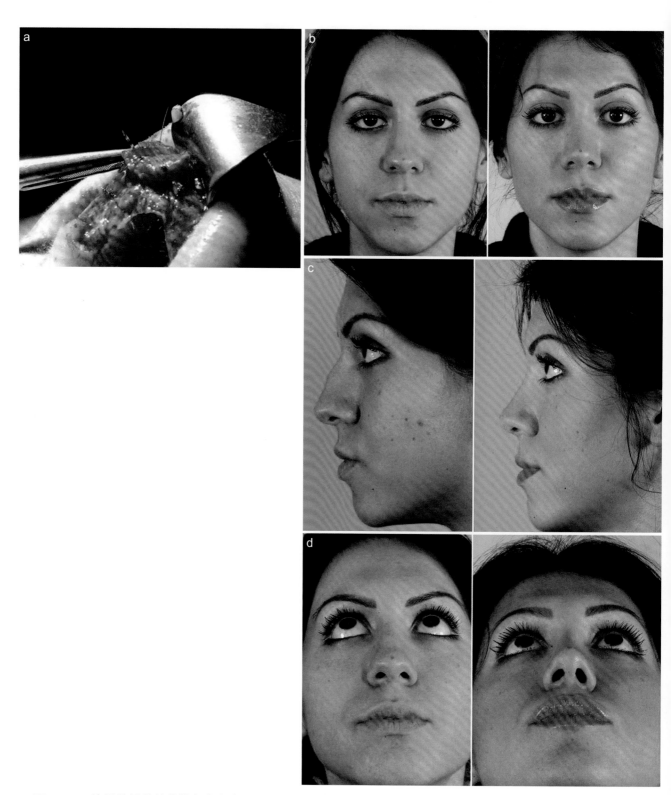

■ 图 11.44 使用盖板移植物增加突出度。(a) 取自异体阔筋膜的鼻尖盖板移植物。(b~d) 术前和术后正面观、侧面观、基底面观

11.3.7　病例 16：增加鼻尖突出度

患者，男，43 岁，鼻尖宽、下垂，且突出度过低。当需要大幅增加一个宽鼻尖的突出度时，可使用外侧脚"窃取"技术。然而，外侧脚窃取时需要鼻尖中部强力支撑，通常可以用鼻小柱支撑移植或鼻中隔尾侧端延伸移植物，这样就能达到鼻尖的成功塑形。对于该患者，在鼻尖成形术中，我们首先使用了一个双层的耳甲软骨支撑移植物来增加鼻尖中央支撑。将内侧脚和中间脚缝合于支撑移植物后，外侧脚的内侧部分转换后缝合于支撑移植物的上端。这有助于延长中央支撑柱，以增加鼻尖突出度；并有助于缩窄穹窿，以精细化鼻尖（图 11.45）。

◘ 图 11.45　(a, b) 使用外侧脚窃取技术联合使用来自"三明治"移植物的鼻小柱支撑，以增加鼻尖突出度。(c~e) 术前和术后正面观、侧面观、基底面观

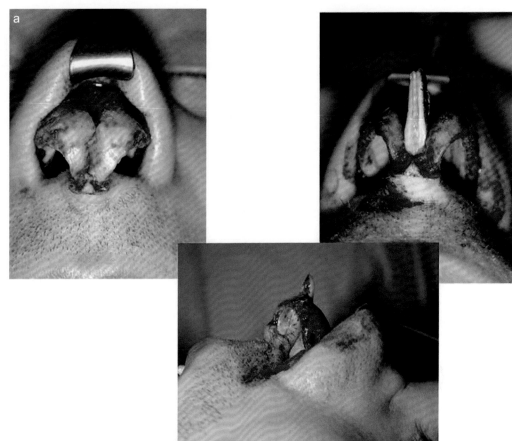

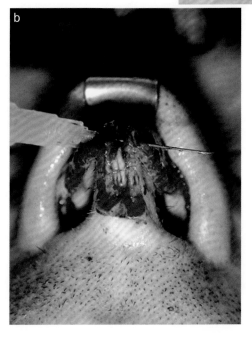

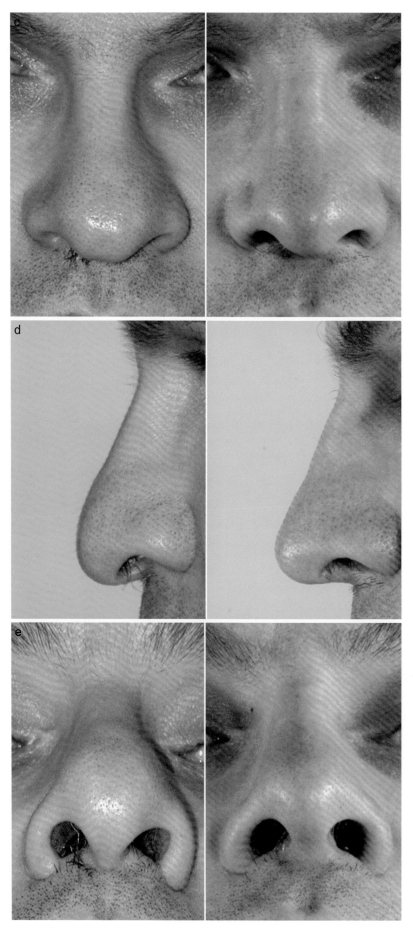

图 11.45（续）

11.3.8　病例 17：通过移植物增加鼻尖突出度

当需要更大的鼻尖突出度时，可以在原有的鼻尖三脚架的顶部构建一个新的、更大的鼻尖支架。这种手术方法对这位突出度非常低的种族鼻的 56 岁女性患者效果很好（图 11.46）。

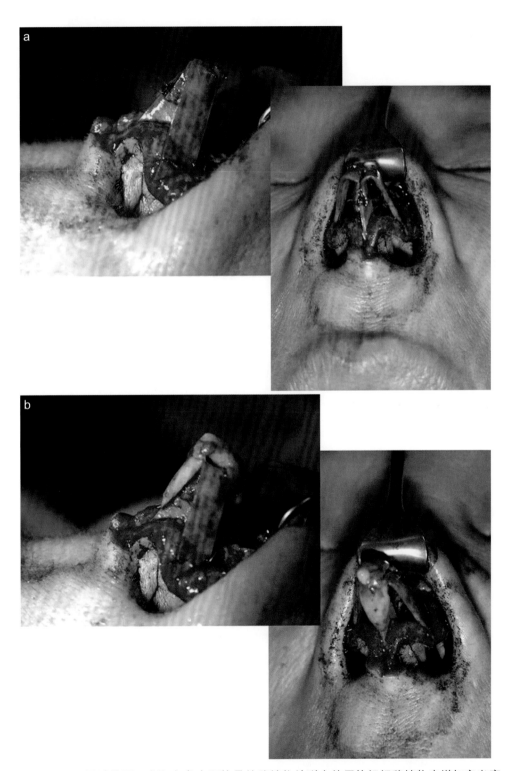

◎ 图 11.46　通过使用一个取自鼻中隔软骨的移植物并联合使用软组织移植物来增加突出度

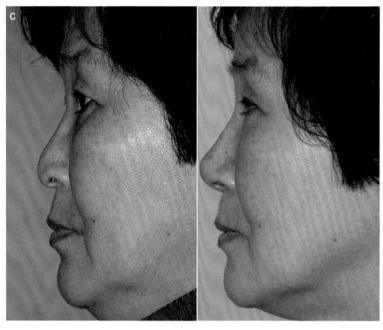

图 11.46（续）

11.4　病例研究：鼻尖旋转度

11.4.1　病例 18：通过使用鼻小柱支撑移植物并联合使用延伸型撑开移植物反向旋转以延长鼻

鼻的延长需要反向旋转患者的鼻尖支架。然而，鼻尖的反向旋转技术在顺应性差且没有弹性的鼻部皮肤上，常常是被限制使用甚至是被禁止使用的。因此，在延长鼻支架时，必须使用一个延伸型撑开移植物来支撑患者反向旋转的鼻尖，以避免鼻尖因一个无弹性的或者收紧的皮肤罩向上移位。在这种情况下，鼻小柱支撑移植物通过具有最大稳定性的延伸型撑开移植物保持稳定（图 11.47）。

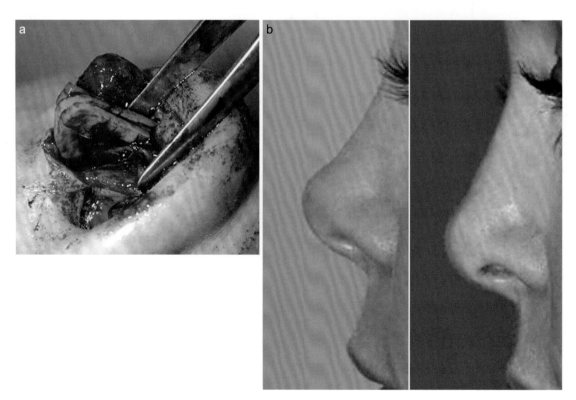

图 11.47　鼻延长 = 通过鼻小柱支撑移植物和延伸型撑开移植物来进行反向旋转

11.4.2　病例 19：通过鼻中隔延伸移植物反向旋转以延长鼻

目前我们优先选择的鼻延长技术是 Rick Davis 提倡的鼻中隔延伸移植物技术。

患者，女，41 岁，鼻长度过短，但鼻梁很突出且鼻根低。患者的鼻唇角过钝。检查时也可以观察到患者双侧外侧脚凹陷。

采用开放的鼻整形术入路，使用复合切除技术降低患者的鼻背，操作如下：在黏膜外将上外侧软骨从背侧鼻中隔上切开并分离后，使用一把直剪将软骨性鼻中隔剪低。然后用锋利的凿子沿着新建立的轮廓线切除骨性鼻背。随后从矩形鼻中隔中取出一大块软骨，用于制作鼻中隔延伸移植物（septal extension graft, SEG）。采用边到边缝合固定方法，将鼻中隔延伸移植物固定在尾侧鼻中隔上。为了创造与鼻背的对称性，先前切除的软骨驼峰也被作为另一侧的撑开移植物使用。采用旁矢状线内侧截骨术、经皮低到低的外侧截骨术和横向截骨术使骨锥体缩小后，过度突出的下外侧软骨用于制作撑开瓣并与新的鼻背线缝合在一起。内侧脚随后向尾部推进，并在舌槽沟结构中与鼻中隔延伸移植物的前缘缝合在一起。为了消除外侧脚凹陷，采用双侧头侧部下折瓣进行修复。由于患者的鼻部皮肤非常薄且有光泽，所以在鼻穹窿上覆盖一层异体阔筋膜（图 11.48）。

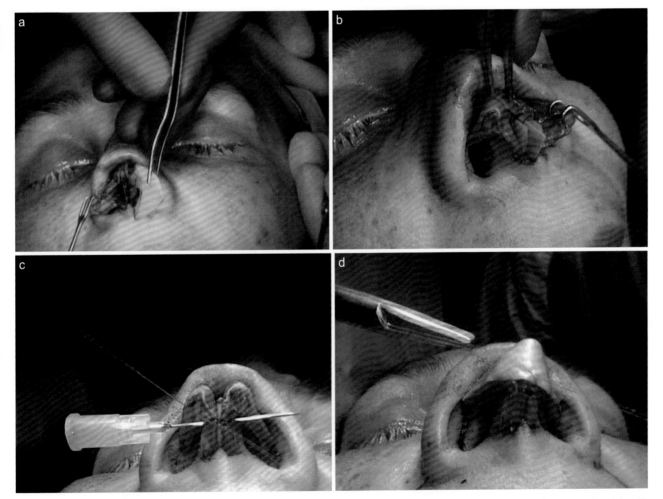

● 图 11.48　(a~d) 带鼻中隔延伸移植物的反向旋转（延长），用异体阔筋膜掩盖鼻尖。(e~g) 术前和术后正面观、侧面观、基底面观

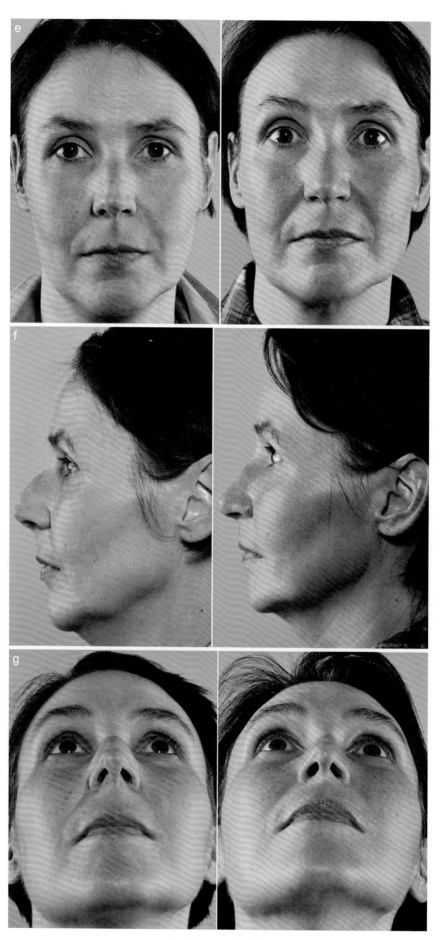

图 11.48（续）

11.4.3　病例 20：通过舌槽沟技术使头侧旋转以缩短鼻

患者，男，48 岁，因儿童期外伤导致明显的鼻尖下垂。治疗鼻尖下垂需要向头端旋转，从而使鼻子长度缩短。然而，由于鼻长度的缩短不受皮肤软组织罩的影响，所以鼻尖旋转通常比反向旋转要容易得多。舌槽沟技术是一种可靠并能精确增加鼻尖旋转度的方法，即将内侧脚缝合在尾侧鼻中隔上，以进行精确的鼻尖复位。患者的鼻子具有突出的尾侧鼻中隔，使得鼻尖复位有更大的可转动性，但舌槽沟技术可能会导致鼻尖比较僵硬（图 11.49）。

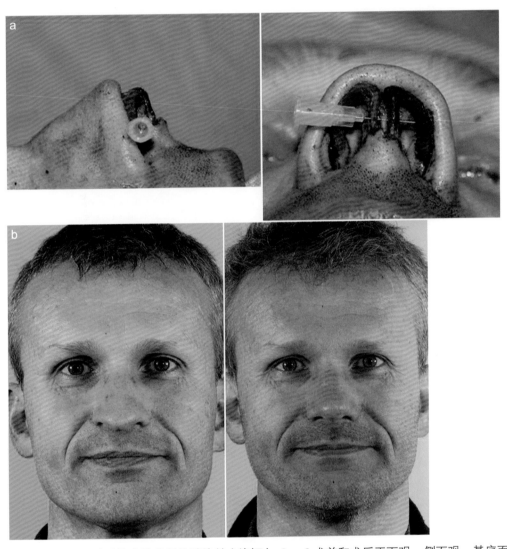

■ 图 11.49　(a) 通过舌槽沟技术行头端旋转（缩短）。(b~d) 术前和术后正面观、侧面观、基底面观

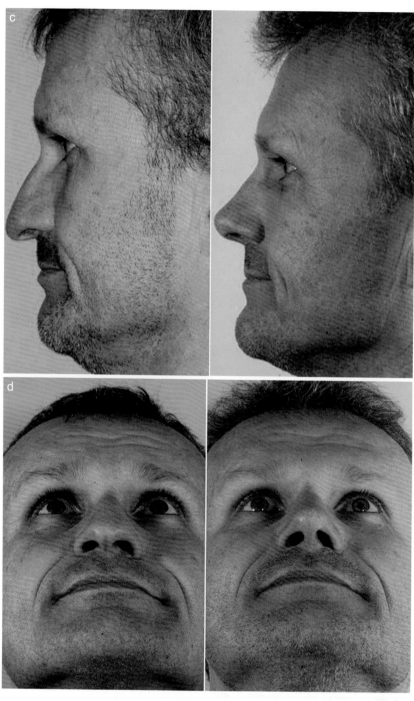

图 11.49（续）

11.4.4 病例 21：通过改良的舌槽沟技术使头侧旋转以缩短鼻

患者，女，27 岁，因鼻过长欲行鼻整形手术。手术探查发现鼻中隔长度不足以施行舌槽沟技术。

使用 Marten 描述的改良方法，将鼻中隔前缘与尾侧鼻中隔彻底分开，但保留了与鼻棘的连接。然后切开的部分在尾侧通过延伸型撑开移植物固定在一起，从而延长尾侧鼻中隔，并便于使用舌槽沟技术（图11.50）。

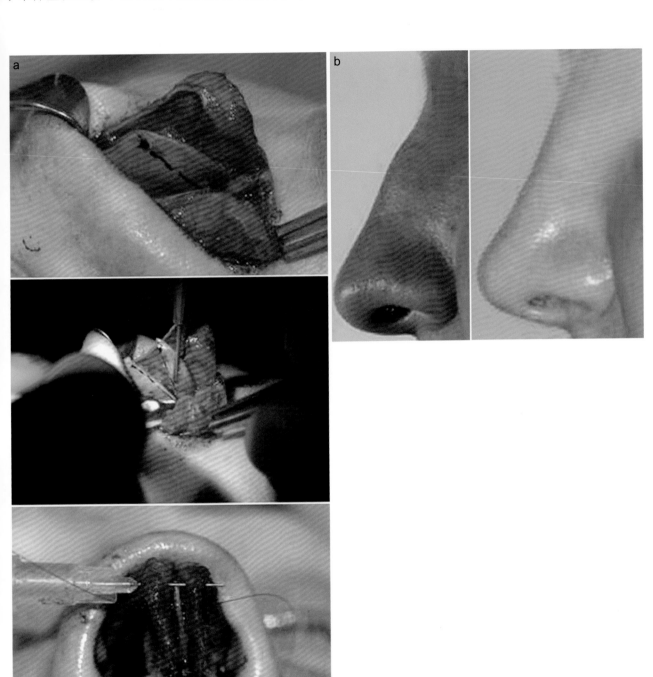

■ 图 11.50 改良的舌槽沟技术

11.4.5　病例 22：通过前吊带悬吊成形术使头侧旋转以缩短鼻

患者，女，22 岁，鼻巨大且非常显眼。检查发现鼻背侧过度突出，鼻过长，上唇短。治疗采用头侧下折瓣加强外侧脚，并使用外侧脚窃取技术增加鼻尖旋转。用覆盖有软组织的盾牌移植物进行额外的鼻尖精细化。然后通过使用前吊带鼻尖悬吊缝合稳定复位的鼻尖（图 11.51）。

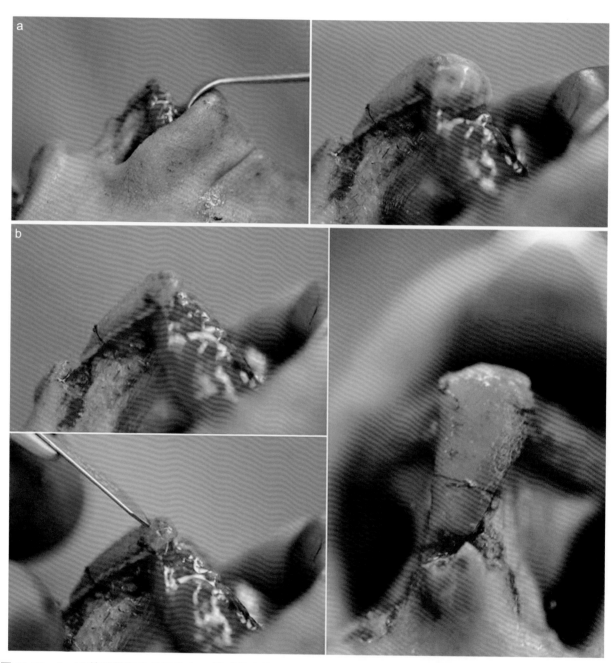

◻ 图 11.51　(a, b) 前吊带鼻尖悬吊缝合，用盾牌移植物覆盖线结。(c~e) 通过鼻尖旋转行缩鼻整形术缩短鼻长度。术前和术后正面观、侧面观、基底面观

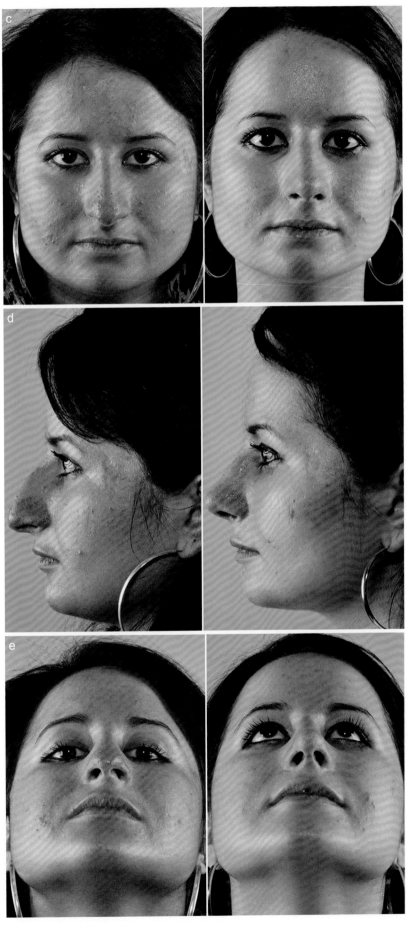

图 11.51（续）

11.4.6 病例 23：通过前吊带悬吊成形术使头侧旋转以缩短鼻

患者，女，54 岁，鼻过长且过于突出。鼻唇角非常尖锐，仅 45° 左右。鼻根突出度不足，左侧鼻翼缘退缩。术中探查发现右侧下外侧软骨严重畸形，外侧脚凹陷，中间脚屈曲。我们采用开放的鼻整形术入路，首先使用头侧下折瓣和水平褥式缝合来矫正外侧脚畸形，从而使屈曲的部分变平。用复合技术降低过于突出的鼻背，骨性驼峰用电钻切除。在

使用上外侧软骨制作撑开瓣之前，从矩形鼻中隔中切取一个鼻小柱支撑移植物。移植物被放置在尾侧鼻中隔前的一个单独的囊袋里，以扩大退缩的鼻小柱，然后将内侧脚以舌槽沟状结构缝合在支撑移植物上。为了缩短鼻长度，使用前吊带悬吊缝合的方法以旋转鼻尖复合体。这种技术使我们能够调整鼻唇角的精确程度。然后用耳屏软骨移植物增高鼻根，并用复合移植物矫正鼻翼的退缩。然而，复合移植物未能充分纠正挛缩，因此，复合移植物的软骨部分被用作单侧的鼻翼缘移植物（图 11.52）。

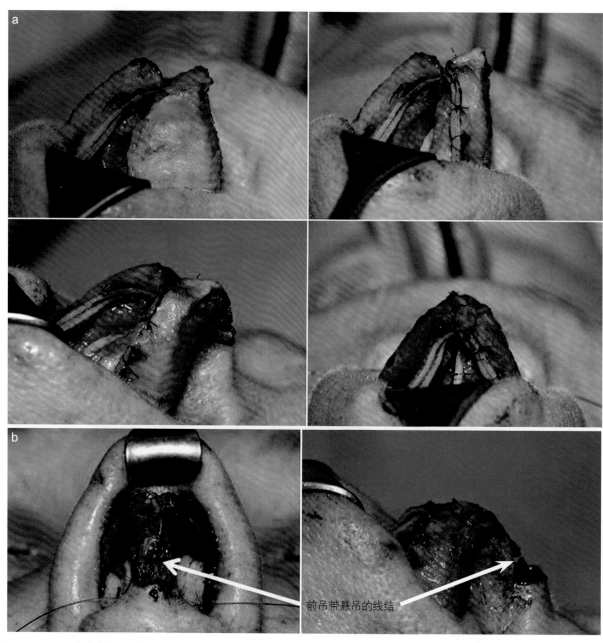

前吊带悬吊的线结

图 11.52 (a) 在右侧用下折瓣外加水平褥式缝合矫正鼻尖。(b) 用前吊带悬吊缝合实现头侧旋转。(c~e) 通过缝合技术缩短鼻长度：术前和术后正面观、侧面观、基底面观

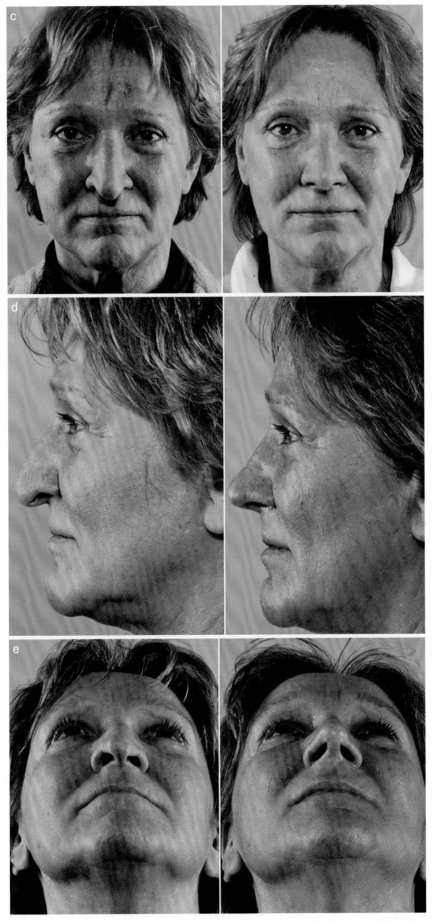

■ 图 11.52（续）

11.4.7　病例 24：通过后吊带悬吊成形术使头侧旋转以缩短鼻

患者，女，32 岁，主诉轻度鼻尖下垂。只用后吊带实现鼻尖悬吊缝合来增加鼻尖旋转（图 11.53）。

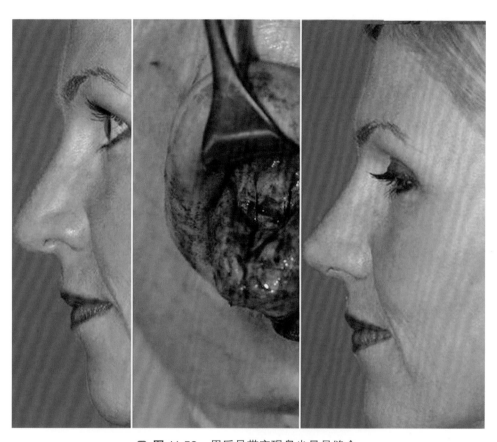

● 图 11.53　用后吊带实现鼻尖悬吊缝合

11.4.8　病例 25：与病例 2 有同样的原始鼻背，通过下折瓣技术、经穹窿缝合、跨越缝合和后吊带鼻尖悬吊术矫正鼻尖

患者，女，18 岁，主诉鼻背狭窄且过度突出、鼻尖宽、鼻气道阻塞。在侧面观检查中，鼻唇角过钝（130°）。

采用开放的鼻整形术入路，从外侧脚的头侧下折瓣开始，再经穹窿鼻尖缝合以缩小鼻尖宽度。通过用小口径针横向固定软骨，直到完成经穹窿缝合，将穹窿暂时稳定在所需的位置。在用头侧下折瓣加强外侧脚之后，在不造成医源性塌陷的前提下，采用跨越缝合的方法，减小外侧脚的松弛。最后，将残留的鼻中隔软骨切成细小的颗粒状，在皮瓣下注射（在关闭鼻小柱切口后通过边缘切口），使外鼻轮廓光滑和细化（图 11.54）。

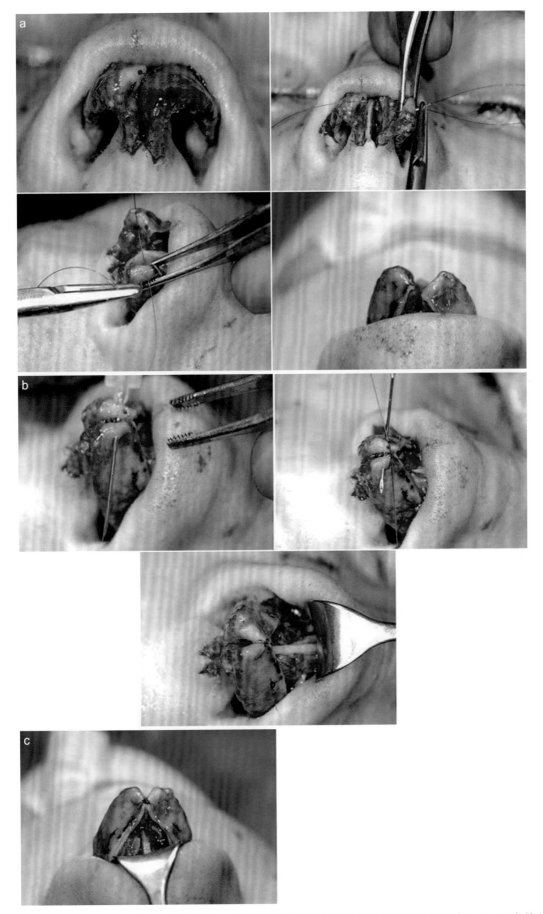

■ 图 11.54　(a~d) 采用下折瓣技术、经穹窿缝合、跨越缝合和后悬吊缝合的方法进行鼻尖修复。(e~g) 术前和术后正面观、侧面观、基底面观

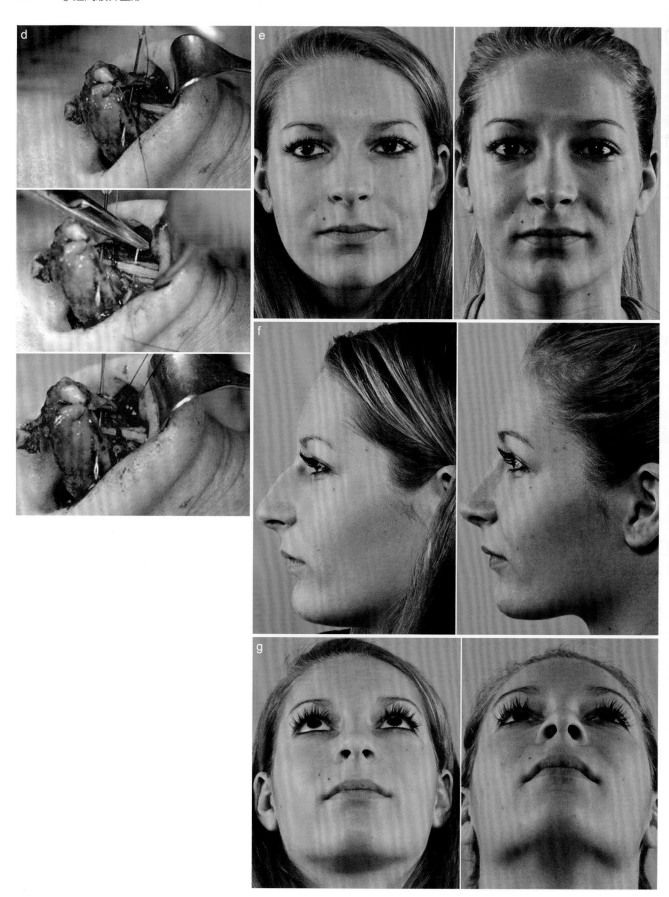

图 11.54（续）

1.4.9 病例 26：通过提升外鼻使头侧旋转以缩短鼻

患者，女，59 岁，表现为严重的鼻尖下垂和鼻部皮肤松弛。由于鼻部皮肤极其冗余，鼻部提升操作可以增加鼻尖旋转度，同时减少冗余的鼻部皮肤。

为了减少瘢痕的侧向伸展，我们使用梯形的外侧皮肤切除。除了增加鼻尖旋转度以获得满意的美容效果外，患者还获得了更好的鼻道气流，鼻塞症状也得到很好的改善。鉴于其鼻部皮肤皮脂腺厚，我们采用了穹顶分离技术（图 11.55）。

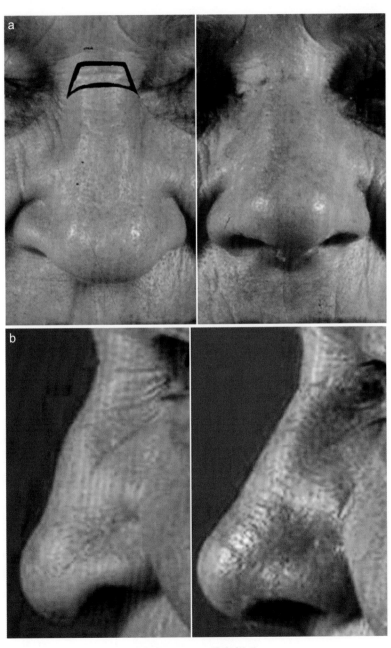

◎ 图 11.55 外鼻提升

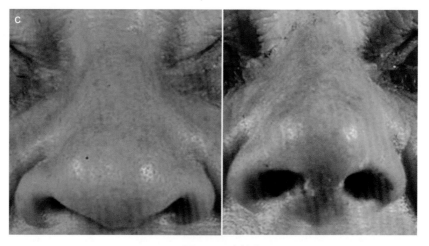

图 11.55（续）

11.4.10　病例 27：通过穹顶分离和提升内鼻　使头侧旋转以缩短鼻

患者，女，41 岁，鼻子大而下垂。之前，我们更倾向于使用闭合式鼻整形技术。然而，在该病例中，我们做了一个完全的贯穿切口，切除了一条膜性鼻中隔皮肤以缩短鼻子。然后用垂直穹顶分离技术增加鼻尖旋转度并缩窄鼻尖。虽然美容效果令人满意，但我们后来放弃了这种方法，因为它远没有基于缝合的现代技术的精确性和可重复性（图 11.56）。

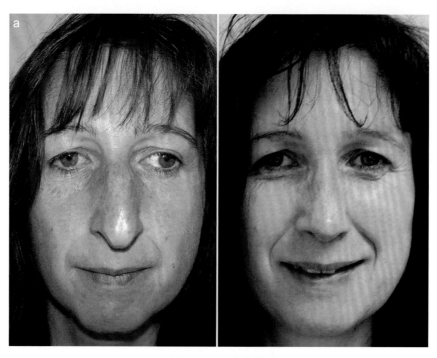

图 11.56　内鼻提升

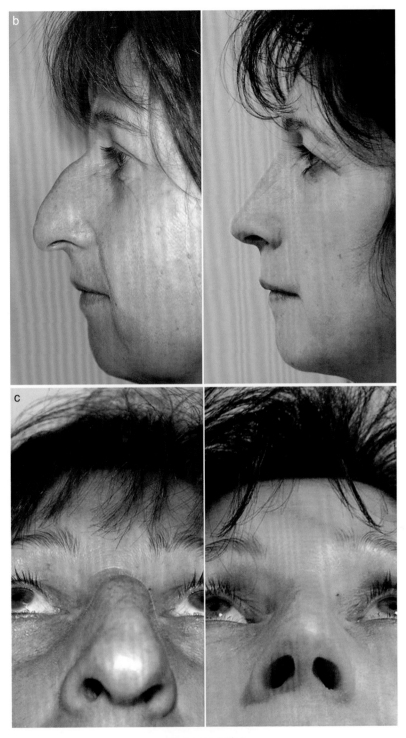

图 11.56（续）

11.4.11　病例 28：通过鼻小柱支撑（"三明治"移植物）、外侧脚窃取技术、褥式缝合加双层盖板移植物联合前颌骨填充进行鼻尖矫正

　　患者，女，51 岁，长鼻，鼻尖下垂。检查发现鼻唇角非常尖锐（45°），上颌骨挛缩，鼻小柱缩短，右外侧脚塌陷。采用开放的鼻整形术入路，使用由

自体颞筋膜和耳甲软骨制成的筋膜包裹颗粒软骨移植物来填充前颌骨。用取自对侧耳的双层结构的耳甲支撑移植物增加鼻尖的旋转度和支撑力。外侧脚窃取技术的使用进一步加强了鼻尖旋转和细化。以双边头侧缘作为双层的填充移植物，可消除右侧脚凹陷。由于鼻尖的极度旋转造成软三角畸形的风险很大，所以我们预防性地将填充移植物植入到两个软三角间（图 11.57）。

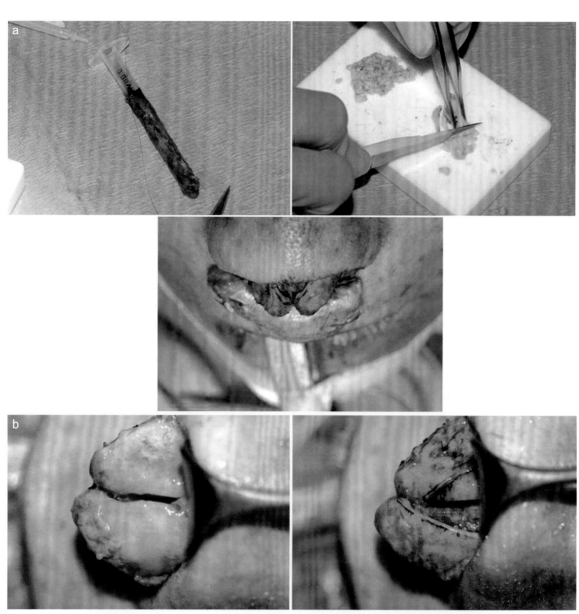

右外侧脚凹陷

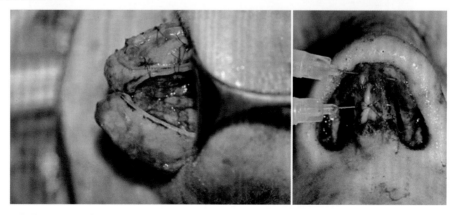

■ 图 11.57　(a, b) 制作筋膜包裹颗粒软骨移植物用于上颌骨填充，通过水平褥式缝合及取自双边头侧部分的双层盖板移植物矫正右外侧脚凹陷。取自双层耳甲移植物的鼻小柱支撑移植物。(c~e) 术前和术后正面观、侧面观、基底面观

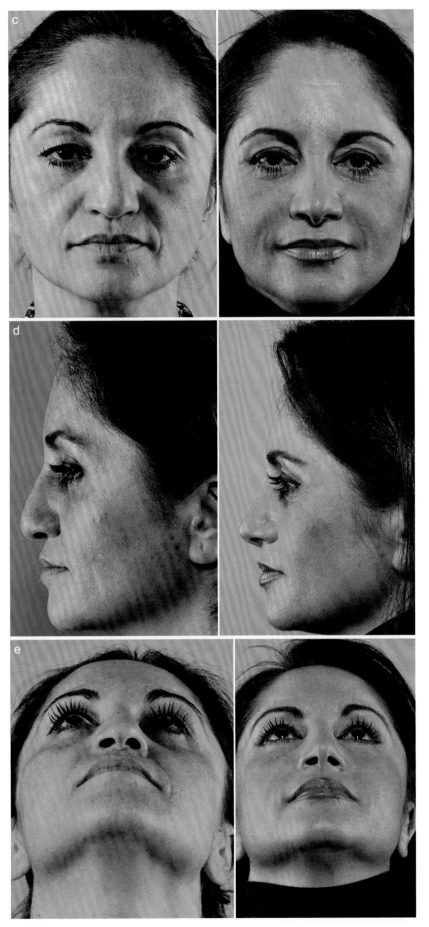

图 11.57（续）

推荐阅读

Adamson PA, Litner JA, Dahyia R. The M-arch model: a new concept of nasal tip dynamics. Arch Facial Plast Surg. 2006; 8: 16-25.

Aiach G. Atlas of rhinoplasty: open and endonasal approaches. 2nd ed. St. Louis: Quality Medical Publishers; 2003.

Anderson JR. A new approach to rhinoplasty. Trans Am Acad Opthalmol Otolaryngol. 1966; 70: 183-92.

Anderson JR. The dynamics of rhinoplasty. Presented at: Proceedings of the Ninth International Congress in Otolaryngology, 10-14 Aug 1969; Mexico City. Exerpta Medica; International Congress Series 206, Amsterdam, 1970.

Byrd S, Andochick HS, Copit SA, Walton KG. Septal extension grafts: a method of controlling tip projection shape. Plast Reconstr Surg. 1997; 100: 999-1010.

Chang DCW, Davis RE. The anchor graft: a novel technique in rhinoplasty. Arch Facial Plast Surg. 2008; 10(1): 50-5.

Constantian MB. The boxy nasal tip, the ball tip and alar cartilage malposition: variation on a theme—a study in 200 consecutive primary and secondary rhinoplasty patients. Plast Reconstr Surg. 2004; 30: 487-99.

Constantinidis M, Liu ES, Miller PJ, Adamson PA. Vertical lobule division in rhinoplasty: maintaining an intact strip. Arch Facial Plast Surg. 2001; 3(4): 258-63.

Daniel RK. Anatomy and aesthetics of the nasal tip. Plast Reconstr Surg. 1992; 89: 216.

Daniel RK. Rhinoplasty: open tip suture techniques: a 25-year experience. Facial Plast Surg. 2011; 27: 213-24.

Davis RE. Lateral crural tensioning for refinement of the wide and underprojected nasal tip: rethinking the lateral crural steal technique. Facial Plast Surg Clin N Am. 2015; 23(1): 23-53.

Foda HMT, Kridel RWH. Lateral crural steal and lateral crural overlay: an objective evaluation. Arch Otolaryngol Head Neck Surg. 1999; 125: 1365-70.

Gruber RP, Nahai F, Bogdan MA, Friedman GD. Changing the convexity and concavity of nasal cartilages and cartilage grafts with horizontal mattress sutures: part I. Experimental results. Plast Reconstr Surg. 2005;115:589–94. Part II. Clinical results. Plast Reconstr Surg. 2005; 115: 595-605. Aesth Plast Surg. 2008; 31: 772-8.

Gubisch W, Eichhorn-Sens J. The sliding technique: a technique to treat the overprojected nasal tip. Aesth Plast Surg. 2009; 33: 6-13.

Gunter JP, Rohrich RJ, Adams WP. Nasal surgery by the masters. St. Louis: Quality Medical Publishers; 2002.

Guyuron B. Rhinoplasty. Edinburgh: Elsevier; 2010.

Hamra ST. Crushed cartilage over alar dome reduction in open rhinoplasty. Plast Reconstr Surg. 1993; 92(2): 352-6.

Katira K, Guyuron B. Contemporary techniques for effective nasal lengthening. Facial Plast Surg Clin N Am. 2015; 23(1): 81-91.

Kridel RWH, Scott B, Foda HMT. The tongue-in-groove technique in septorhinoplasty: a ten-year experience. Arch Facial Plast Surg. 1999; 1(4): 246-56.

Marten T. Caudal septal transposition strut for columella strengthening and tip support. Beauty through science congress, June 4-6, 2015, Stockholm, 2015.

Pastorek NJ, Bustillo A, Murphy MR, Becker GD. The extended columellar strut-tip graft. Arch Facial Plast Surg. 2005; 7(3): 176-84.

Perkins SW, Sufyan AS. The alar spanning suture: a useful tool in rhinoplasty to refine the nasal tip. Facial Plast Surg. 2011; 13(6): 421-4.

Row-Jones J. Refining the nasal tip: an anatomical approach. Facial Plast Surg. 2014; 30(2): 113-22.

Timperley D, Stow N, Srubiski A, Harvey R, Marcells G. Structured nasal tip refinement. Arch Facial Plast Surg. 2010; 12(5): 298-304.

Toriumi DM. New concepts in nasal tip contouring. Arch Facial Plast Surg. 2006; 8: 156-85.

Warner JW, Adamson P. The crooked nasal tip. Facial Plast Surg. 2011; 27: 442-55.

第 12 章　鼻修复手术中的鼻尖精细化

12.1　　　　鼻修复矫正鼻尖的手术原则　395

12.2　　　　病例研究　397

12.2.1　　　病例 1：缝合和盾牌移植物　397

12.2.2　　　病例 2：利用鼻中隔软骨重建鼻翼　399

12.2.3　　　病例 3：下折瓣联合外侧脚覆盖技术　401

12.2.4　　　病例 4：联合鼻小柱支撑、头侧部下折瓣及前吊带悬吊缝合术　404

12.2.5　　　病例 5：鼻尖上区切除　406

12.2.6　　　病例 6：通过折弯技术用鼻中隔重建下端结构　409

12.2.7　　　病例 7：通过折弯技术用鼻中隔重建下端结构　412

12.2.8　　　病例 8：通过折弯技术用鼻中隔重建下端结构　414

12.2.9　　　病例 9：通过折弯技术用鼻中隔重建下端结构　416

12.2.10　　病例 10：通过折弯技术用鼻中隔重建下端结构　418

12.2.11　　病例 11：通过折弯技术用鼻中隔重建下端结构　420

12.2.12　　病例 12：通过折弯技术用鼻中隔重建下端结构　422

12.2.13　　病例 13：通过板条移植物技术用鼻中隔重建下端结构　424

12.2.14　　病例 14：通过板条移植物技术用鼻中隔重建下端结构　426

12.2.15　　病例 15：通过板条移植物技术用鼻中隔重建下端结构　428

12.2.16　　病例 16：通过板条移植物技术用鼻中隔重建下端结构　430

12.2.17　　病例 17：通过板条移植物技术用鼻中隔重建下端结构　432

12.2.18　　病例 18：通过板条移植物技术用鼻中隔重建下端结构　434

12.2.19　　病例 19：通过板条移植物技术用鼻中隔重建下端结构　436

12.2.20　　病例 20：通过板条移植物技术用鼻中隔重建下端结构　438

12.2.21　　病例 21：通过板条移植物技术用鼻中隔重建下端结构　440

12.2.22　　病例 22：通过板条移植物技术用鼻中隔重建下端结构　442

12.2.23　　病例 23：利用肋软骨移植物重建鼻中隔下端结构　445

12.2.24　　病例 24：利用肋软骨移植物重建鼻中隔下端结构　447

12.2.25　　病例 25：利用肋软骨移植物重建鼻中隔下端结构　449

12.2.26　　病例 26：利用肋软骨移植物重建鼻中隔下端结构　451

12.2.27　病例 27：通过"三明治"移植物及外侧脚窃取技术重建鼻尖突出度　454

12.2.28　病例 28：通过移植增加鼻尖突出度　456

12.2.29　病例 29：利用耳软骨移植物（"三明治"移植物）重建鼻尖支撑　458

12.2.30　病例 30：通过内侧脚覆盖技术（内侧滑行）降低鼻尖突出度，同时矫正
　　　　　发育异常的下外侧软骨　460

12.2.31　病例 31：通过内侧脚覆盖技术（内侧滑行）降低鼻尖突出度　461

12.2.32　病例 32：通过内侧脚覆盖技术（内侧滑行）降低鼻尖突出度　462

12.2.33　病例 33：通过内侧脚覆盖技术（内侧滑行）降低鼻尖突出度　463

12.2.34　病例 34：通过内侧脚覆盖技术（内侧滑行）降低鼻尖突出度　464

12.2.35　病例 35：通过外侧脚覆盖技术（外侧滑行）降低鼻尖突出度　467

12.2.36　病例 36：通过"三明治"移植物联合下推降低鼻尖突出度和延长鼻长度
　　　　　行复杂鼻尖重建，利用耳软骨重建缺失的鼻穹窿　469

12.2.37　病例 37：通过外侧脚覆盖技术（外侧滑行）降低鼻尖突出度，通过鼻中
　　　　　隔延伸移植物回调鼻尖　472

12.2.38　病例 38：通过鼻中隔延伸移植物联合头侧旋转降低鼻尖突出度　473

12.2.39　病例 39：联合头侧旋转并重建完整的下端结构降低鼻尖突出度　476

12.2.40　病例 40：通过外侧脚覆盖联合"三明治"移植物作鼻中隔延伸移植
　　　　　以降低鼻尖突出度　479

12.2.41　病例 41：通过鼻小柱支撑和延伸型撑开移植物延长鼻长度，利用鼻中隔
　　　　　软骨重建下端结构　482

12.2.42　病例 42：利用鼻中隔延伸移植物延长鼻长度　485

12.2.43　病例 43：联合"三明治"移植物和鼻中隔延伸移植物延长鼻长度　487

12.2.44　病例 44：通过双侧耳甲"三明治"移植物延长鼻长度　488

12.2.45　病例 45：通过鼻尖前吊带悬吊缝合法同时缩短鼻长度及鼻小柱　490

12.2.46　病例 46：通过"三明治"移植物支撑鼻尖而缩短鼻长度　492

12.2.47　病例 47：通过联合不同技术缩短鼻长度　494

12.2.48　病例 48：通过联合不同技术缩短鼻长度　496

12.2.49　病例 49：利用取自双层耳甲软骨（"三明治"移植物）的鼻小柱支撑移植
　　　　　物和双层盾牌移植物以及软组织移植物矫正鼻小柱下垂　498

12.2.50　病例 50：利用鼻小柱支撑和延伸型撑开移植物矫正鼻小柱下垂，重建完
　　　　　整的下端结构　500

推荐阅读　502

12.1　鼻修复矫正鼻尖的手术原则

鼻尖整形的手术原则对于初次和再次鼻整形术大部分是相同的。然而，在修复手术过程中，鼻的皮肤罩和衬里的不足常常限制了短鼻和鼻尖突出度不足的重塑。尽管广泛分离皮肤罩有助于获取额外的外部衬里，但是具有瘢痕性和挛缩性的内部衬里常常是鼻子重塑的限制因素。在很多案例中，最开始都是通过切除部分衬里来缩短鼻子。仅广泛分离很难获取足够长度的软组织，而松解切口可能获取额外的长度。在棘手案例中，为了预扩张鼻部软组织，进行软组织拉伸训练通常是有用的。让患者每天反复向下牵拉膜性鼻中隔以及外部皮肤 20~30 min，至少坚持 3 个月，可以达到这个目的。持续和反复的拉伸训练将逐渐增加软组织的顺应性和长度，这类似于组织的扩张。

在鼻修复鼻尖整形术中，最常遇到的挑战是鼻尖软骨结构（下外侧软骨、鼻中隔或两者兼而有之）的过度切除。下外侧软骨的过度切除源自一个错误的理念，认为更小和更精致的鼻尖轮廓仅仅是软骨切除的结果。相反的是，一贯的软骨切除通常会产生相反的效果，导致鼻子立体感欠佳、软骨不稳定和无法预测的软骨塌陷。在很多案例中，软骨塌陷会导致鼻尖下垂和鸟嘴畸形，进而使欠佳的外观更糟糕。

为了恢复过度切除的鼻尖结构，下外侧软骨必须用自体软骨移植物来加强和重塑。根据我们的经验，理想的鼻尖修复材料是鼻中隔软骨。多余的鼻中隔软骨经常在随后的"鼻整形美容手术"中被获取使用，而鼻中隔仍然保持原样。我们常常用薄的条形鼻

中隔软骨。我们通常在中间脚区域用一个电钻削薄鼻中隔软骨，这样使它更容易弯曲（图 12.1）。对于既往鼻中隔软骨有缺损的案例，我们更倾向于使用自体肋软骨或耳软骨来替代它。使用电钻可以更容易且更精确地将肋软骨轮廓削薄和光滑。在一些较年轻的患者中，这些肋骨移植物具有可折叠但不骨折的特性，在术中可将移植物逐渐打薄。在鼻尖重建过程中，可用弯曲的肋软骨替代鼻穹窿以重塑被过度切除的鼻尖软骨（见第 4 章）。相反，对于许多老年患者或部分钙化的肋软骨标本，在穹窿折叠处，移植物折弯技术常常易将其折断。当软骨易折断时，我们可将其多处划痕，在不折断的情况下来重建鼻穹窿（图 12.2）。相反，我们可以把移植物折断处理成类似穹窿顶部分（图 12.3）。偶尔有些患者的鼻中隔软骨非常厚，使鼻小柱支撑物末端劈成两半，并且能替代受损的鼻穹窿（图 12.4）。当仅有部分外侧脚缺损时，这些缺损用板条移植物替代（图 12.5）。

鼻尖修复手术的另一个问题是皮肤罩与下面的骨性结构没有充分的挛缩和粘连，尤其是皮肤较厚的鼻子。其结果是鼻部皮肤罩和骨骼结构之间在空间上不匹配，最终导致死腔形成和软组织形态欠佳。为了避免该问题，要么增加骨性结构的空间，以拉伸皮肤罩，要么必须缩小皮肤罩的面积，以改善鼻子表面轮廓和形态。许多面临这种困境的患者拒绝骨性结构扩大，因为他们寻求的是一个更小的鼻子。在那些导致鼻尖形态欠佳和（或）鼻尖上区饱满（通常伴鸟嘴畸形）的患者中，鼻尖上区皮肤切除可能会是较好的选择。全层皮肤和皮下软组织的中线精确梭形切除，随后皮下闭合，以增强鼻尖立体感并能减少皮肤表面瘢痕（图 12.6）。

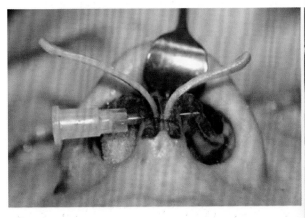
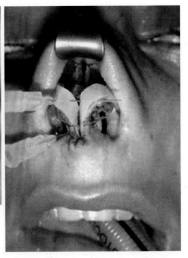

◘ 图 12.1　折弯技术

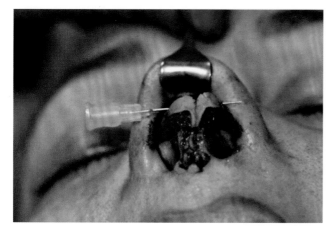

■ 图 12.2　划痕技术

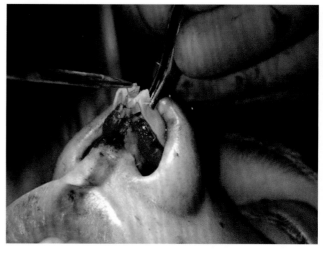

■ 图 12.4　分离技术

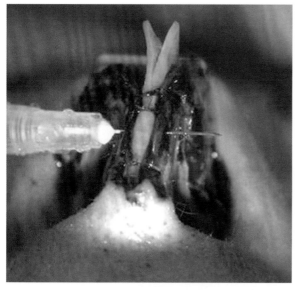

■ 图 12.3　穹窿分离技术

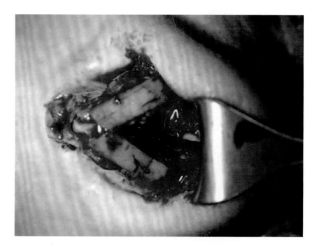

■ 图 12.5　板条移植物技术

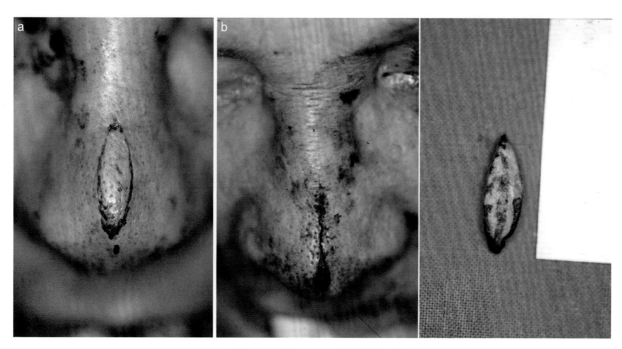

■ 图 12.6　鼻尖上区皮肤梭形切除

12.2　病例研究

12.2.1　病例 1：缝合和盾牌移植物

患者，女，37 岁，在鼻中隔成形术后出现大小约 10 mm 的鼻中隔穿孔、鼻尖突出度不足以及鼻背驼峰（图 12.7）。在上外侧软骨和鼻中隔背侧交界处，采用四瓣法行鼻中隔穿孔修补术。手术探查还发现

鼻尖内有不成形的软骨碎片。该软骨碎片在中线被垂直分开，然后放置双层（耳甲软骨）"三明治"移植物以稳定和矫直内侧脚。在采用复合技术降低鼻背的基础上，嵌入过于突出的上外侧软骨，并将其作为撑开移植物与鼻中隔背侧缝合起来。水平褥式缝合塑造鼻尖轮廓。采用双层盾牌移植物和双侧鼻翼缘移植物以获得更好的鼻尖突出度和鼻尖轮廓，然后再行鼻尖悬吊缝合，将鼻尖复合体悬吊固定。

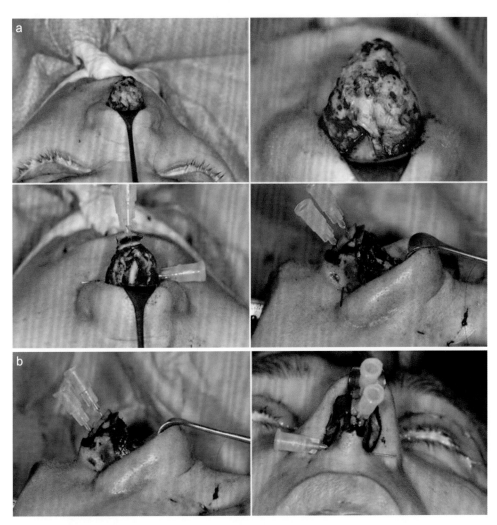

■ 图 12.7　(a, b) 采用双层盾牌移植物、水平褥式缝合和双侧鼻翼缘移植物塑形鼻尖轮廓。(c~e) 术前和术后正面观、侧面观 基底面观

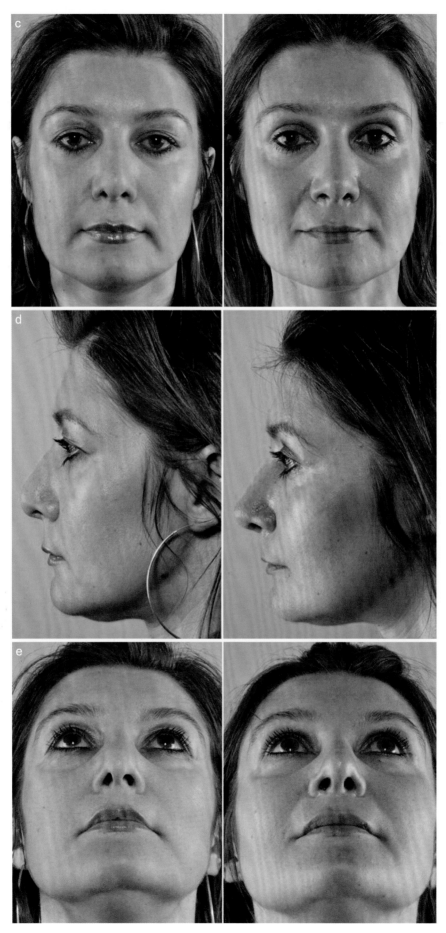

第
12
章

图 12.7（续）

12.2.2 病例 2：利用鼻中隔软骨重建鼻翼

患者，女，26 岁，主诉鼻部轮廓不美观，要求行鼻整形修复术（图 12.8）。检查发现其面部不对称，鼻尖鸟嘴畸形伴鼻背狭窄、鼻尖过度突出、鼻梁歪斜、内鼻阀狭窄。采用外入路鼻整形术，鼻部探查发现由于右外侧脚的过度切除和左外侧脚的不合理切除造成严重皮下瘢痕和外侧脚不对称。降低过度突出和不规则的鼻背，以重建一个直而光滑的鼻背轮廓。然后采用撑开皮瓣法重建中鼻拱，消除内鼻阀塌陷。骨性鼻拱也用双侧截骨术进行重塑。获取自体鼻中隔软骨条重建右侧中间脚和外侧脚，跨穹窿缝合修整鼻尖轮廓。鼻尖旋转用后吊带鼻尖悬吊缝合进行固定，鼻翼缘移植物用于增强鼻翼轮廓。重建的鼻尖复合体用双层异体阔筋膜移植物覆盖。

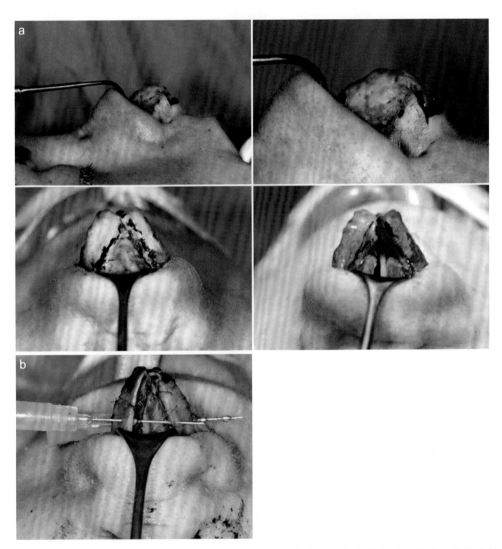

图 12.8 (a) 过度切除的右外侧脚，修整不足的左外侧脚。(b) 用鼻中隔板条移植物重建过度切除的右外侧脚，然后行鼻翼跨越缝合。(c～e) 术前和术后正面观、侧面观、基底面观

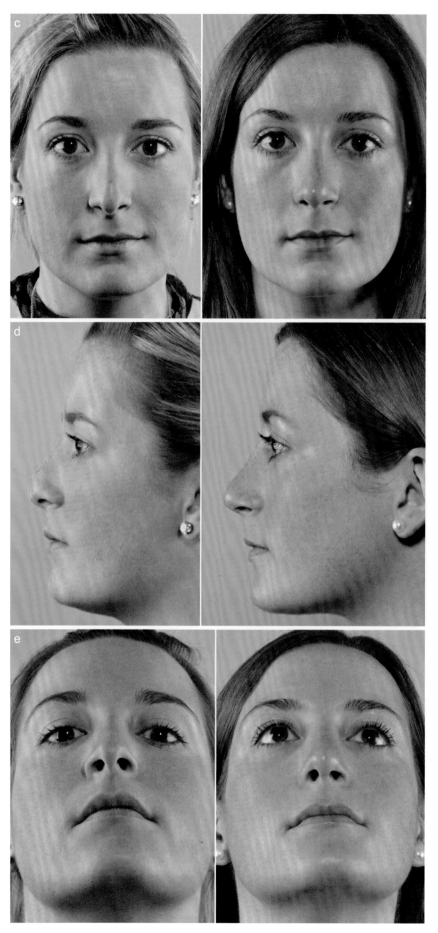

图 12.8（续）

12.2.3　病例3：下折瓣联合外侧脚覆盖技术

患者，男，25岁，要求行鼻整形修复术（图12.9）。检查发现其鼻外形呈鸟嘴样畸形，吸气时外鼻阀塌陷。正面观，患者鼻子向右侧偏斜，在基底位可见鼻小柱歪斜导致鼻孔不对称。采用开放术式，

将过度突出的软骨性鼻背降低，用撑开瓣法重建。两侧使用下折瓣技术（外侧脚衬里技术）加强鼻尖，使用单侧外侧脚覆盖技术恢复鼻尖对称性。从耳屏上获取的盾牌移植物进一步修饰鼻尖轮廓，鼻翼缘移植物放置于两侧。

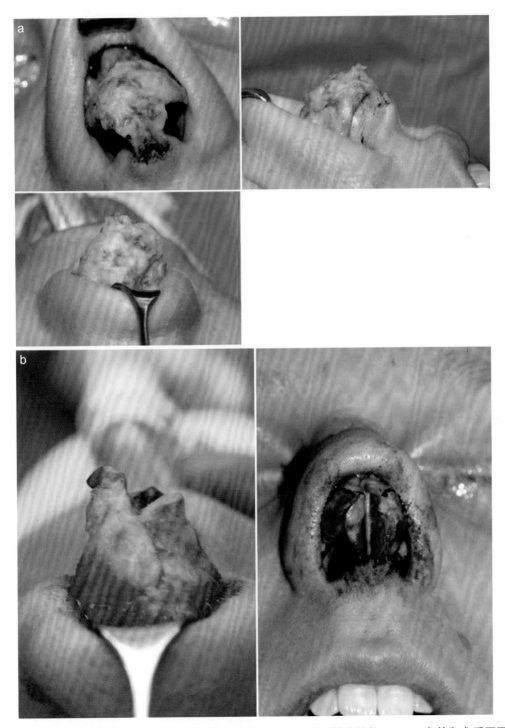

■ 图 12.9 (a~e) 利用双侧下折瓣法联合左侧覆盖技术重建鼻尖。附带盾牌移植物。(f~h)) 术前和术后正面观、侧面观、基底面观

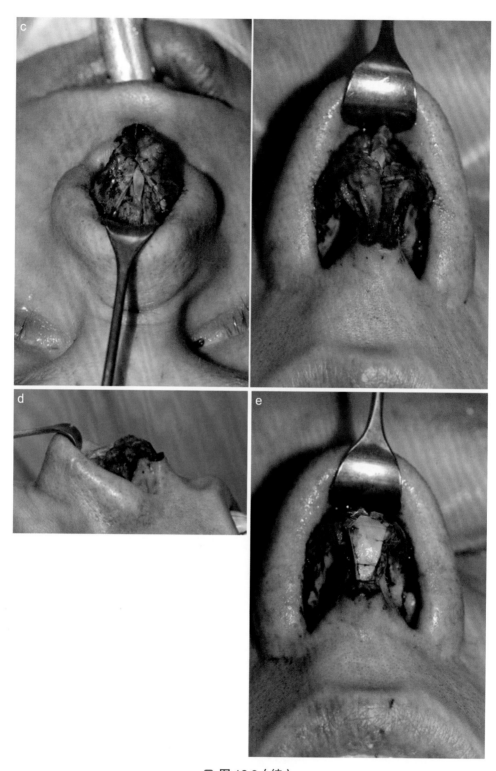

图 12.9（续）

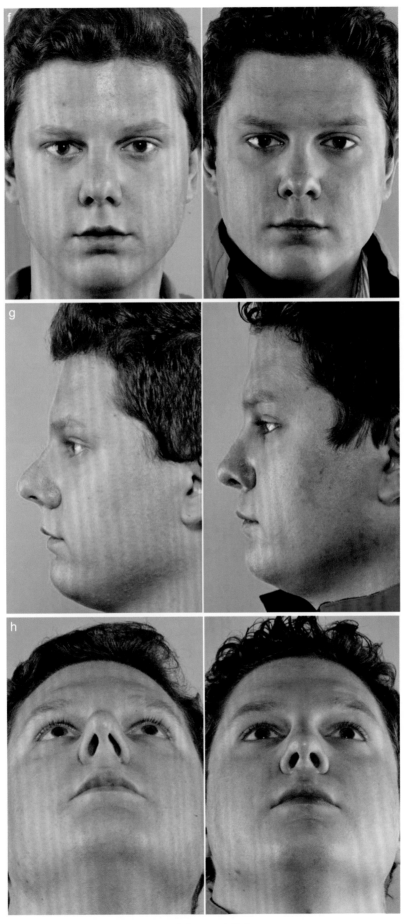

■ 图 12.9 (续)

12.2.4 病例4：联合鼻小柱支撑、头侧部下折瓣及前吊带悬吊缝合术

患者，女，30岁，主诉鼻整形术后失败伴鼻塞（图12.10）。检查发现鼻中隔前角畸形（偏斜）并阻塞两侧鼻腔，轻吸气时观察到右侧鼻孔塌陷。鼻尖呈球形，较宽且下垂，伴皮肤异常厚，立体感差，鼻背过度突出。

采用开放入路鼻整形术，去除残留的鼻中隔，并使用撑开移植物重建直的新鼻中隔。降低鼻背驼峰和截骨后，将替换的新鼻中隔缝合于上外侧软骨和鼻骨上，以及用电钻钻孔的前鼻棘上。放置好鼻小柱支撑物后，应用头侧部下折瓣法加强外侧脚。通过跨越缝合联合前吊带悬吊缝合旋转鼻尖并塑形其轮廓。

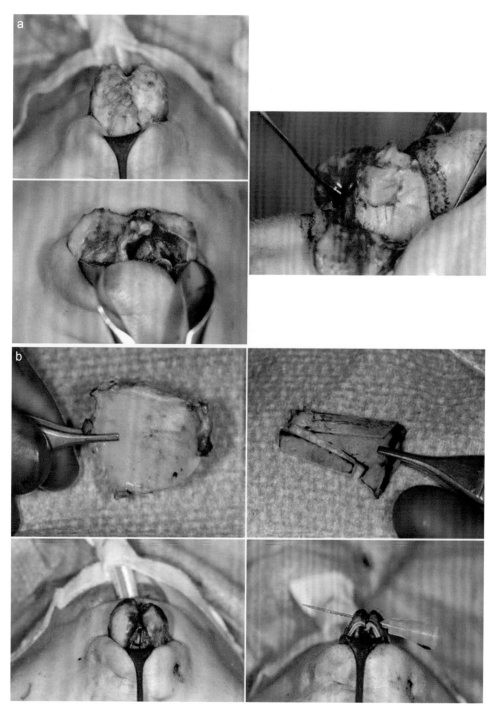

◘ **图12.10** 体外鼻中隔重建，头侧部下折瓣法。(a) 重度鼻中隔畸形。(b) 体外鼻中隔重建，头侧部下折瓣法。(c~e) 术前和术后正面观、侧面观、基底面观

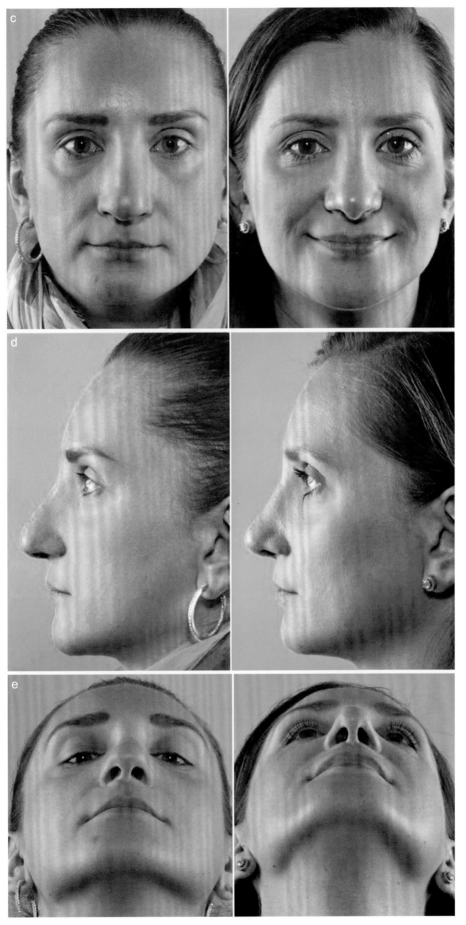

■ 图 12.10（续）

12.2.5　病例 5：鼻尖上区切除

对于鼻尖皮肤非常厚且有瘢痕，皮肤罩挛缩且与已减少的软骨框架粘连的情况下，常无法彻底做到鼻尖的细化，容易形成死腔和额外的皮下瘢痕（图12.11）。为了获得一个美观的鼻尖外形，只有两个选择来消除这个问题：要么扩大框架来伸展瘢痕化且异常厚的鼻尖皮肤，要么缩小鼻尖皮肤的面积。由于大多数患者会拒绝更大的鼻子，所以为了获得更好的鼻尖轮廓，减少皮肤面积是可取的。为了减少皮肤体积和收紧皮肤罩，在鼻尖表现点正后方的中线上将鼻尖上区皮肤梭形切除。当对皮肤切除量的评估正确时，伤口边缘会自动塌陷，几乎不需要缝合，只需做皮下缝合和胶带固定即可。

患者，女，40 岁，既往两次鼻整形术后出现明显的鸟嘴畸形。鼻尖皮肤非常厚且易分泌油脂。鼻孔不对称，鼻内检查发现鼻中隔向左侧偏曲，尾侧鼻中隔向右侧半脱位。右外侧脚也被过度切除。

采用开放式式鼻整形，去除鼻尖框架和鼻背瘢痕，但不减薄皮瓣。在基底部缩短尾侧鼻中隔，然后通过横行的骨性钻孔缝到前鼻棘上。由于既往有耳成形术史，因此获取左耳甲软骨具有挑战性，但是从左耳获取双层的"三明治"移植物仍然是可行的。采用经皮鼻小柱引导缝线将移植物置入膜性鼻中隔的囊袋中，然后将鼻中隔延伸移植物缝合于尾侧鼻中隔上。用耳软骨制作的条形移植物修复薄弱的左外侧脚，鼻中隔软骨修复右外侧脚。为了改善鼻尖轮廓，放置一个非完整的盾牌移植物，使移植物的突出度略高于鼻穹窿。最后一步，实施鼻尖上区皮肤纵向切除，以消除顽固的鸟嘴畸形。

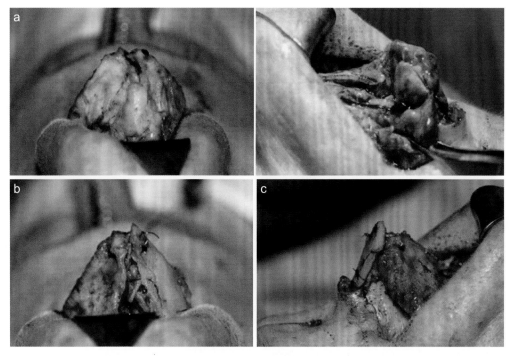

■ 图 12.11　(a) 鼻尖瘢痕。(b) 用缝合技术修复鼻尖轮廓。(c) 非完整的盾牌移植物改善鼻尖轮廓。(d) 鼻尖上区皮肤切除：技术细节。(e~g) 利用鼻尖上区皮肤切除矫正鸟嘴样畸形。术前和术后正面观、侧面观、基底面观

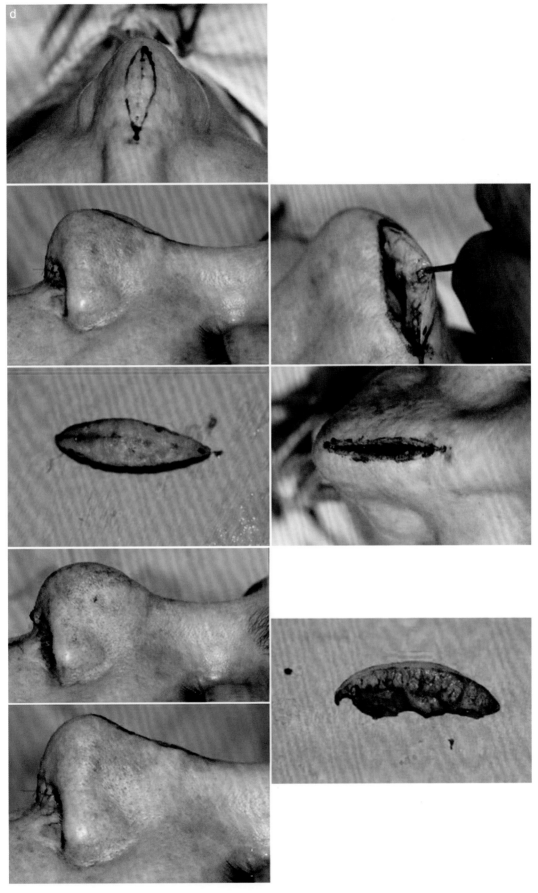

图 12.11（续）

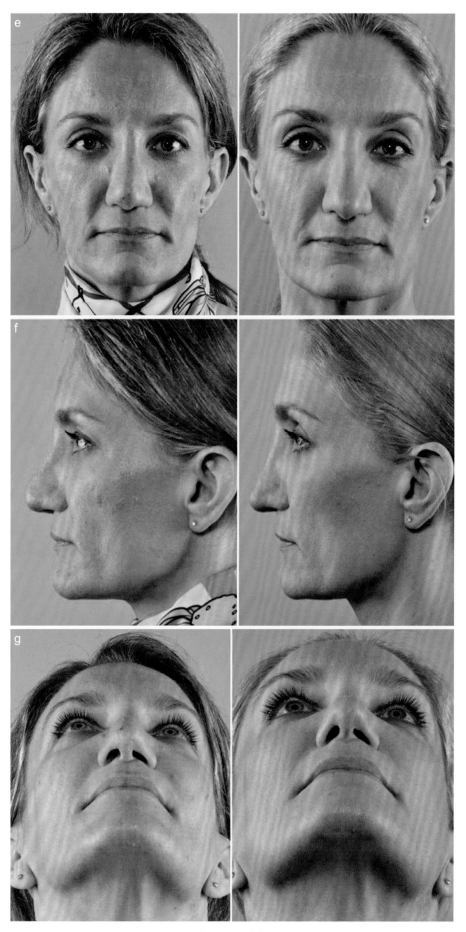

图 12.11（续）

12.2.6　病例 6：通过折弯技术用鼻中隔重建下端结构

　　患者，女，27 岁，主诉既往术后鼻尖下垂伴鼻背过度突出（图 12.12）。通过外入路术式打开鼻部后，发现两侧中间脚和外侧脚已被切除。

　　由于鼻中隔完整，因此在分离解剖上外侧软骨的上、下通道后，将背侧降低，然后获取鼻中隔中央部分，留下一个 25 mm 宽的框架。行低到低的外侧截骨、矢状旁正中内侧截骨和经皮横向截骨缩窄

骨性鼻锥。由于降低了背侧鼻中隔，因此多余的上外侧软骨作为撑开瓣固定于鼻中隔上。将来自鼻中隔软骨的两个条形移植物固定在残余内侧脚软骨上，鼻小柱支撑放置于薄鼻中隔软骨条之间，并且可在鼻穹窿处折弯，再通过皮内缝合固定，将外侧部分直接固定于前庭皮肤顶部的瘢痕上。通过跨越缝合塑形鼻尖轮廓，将其固定在背侧鼻中隔上（后吊带悬吊缝合鼻尖）。再放置一个盾牌移植物，并用两层异体筋膜覆盖鼻背。

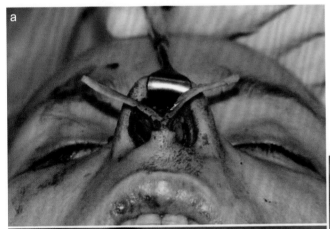
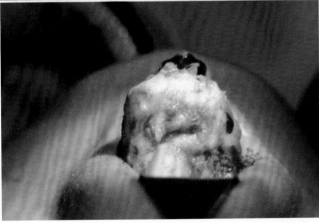
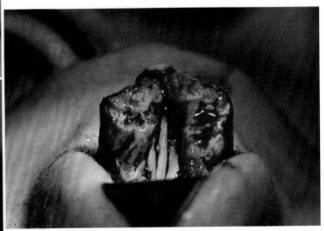

■ **图 12.12**　(a~c) 通过折弯技术用鼻中隔软骨重建下端结构。(d~f) 术前和术后 17 个月的正面观、侧面观、基底面观

b

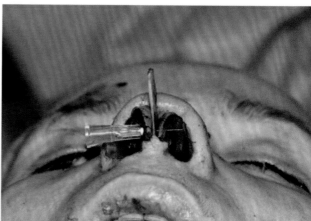

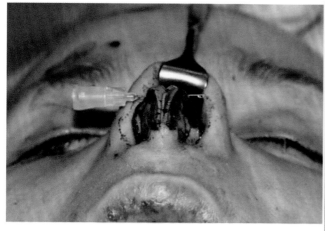

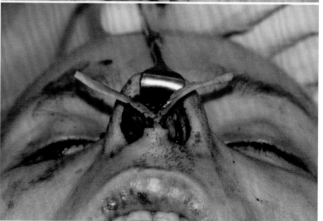

c

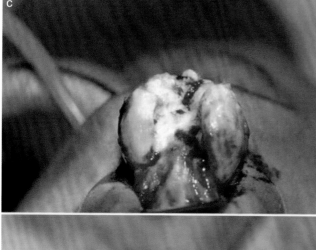

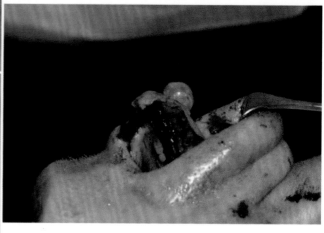

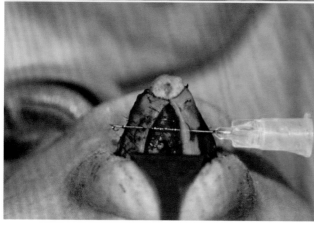

图 12.12（续）

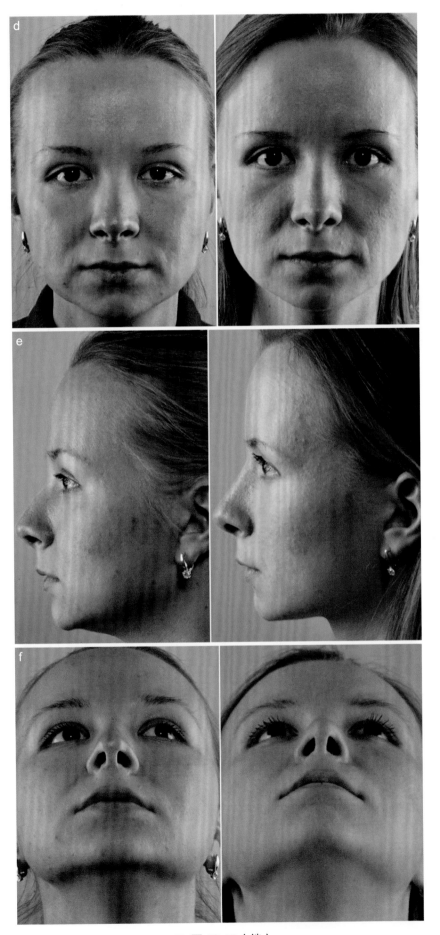

■ 图 12.12（续）

12.2.7 病例7：通过折弯技术用鼻中隔重建下端结构

患者，女，29岁，在外院进行两次鼻整形手术失败后要求行鼻整形修复手术（图12.13）。患者想要对C形弯曲、缩窄的鼻背以及鼻尖突出度欠佳进行矫正。采用开放入路鼻整形术，观察到背侧鼻中隔呈S形弯曲。先将尾侧鼻中隔的基底部缩短，使其适合于鼻棘的矢状沟，然后缝合固定尾侧鼻中隔，从而矫正弯曲的L形支架。用撑开瓣法重建并降低鼻背软骨，以矫直并拓宽中鼻拱。用条形鼻中隔软骨重建畸形的鼻穹窿（既往用垂直穹窿分离法）。新鼻穹窿用盾牌移植物稳固重建。由于鼻尖的皮肤特别薄，所以在鼻尖结构上还覆盖了两层异体阔筋膜。

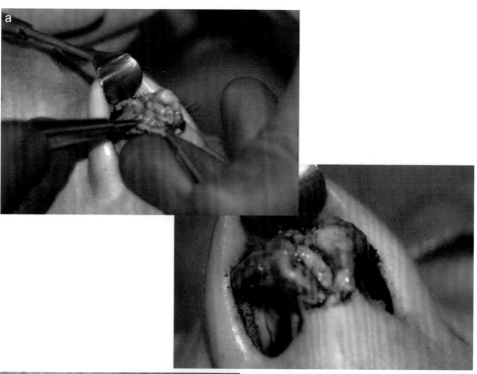

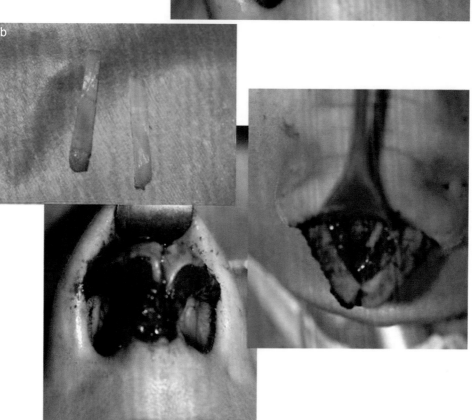

■ 图12.13 (a, b) 通过折弯技术，用鼻中隔软骨重建过度切除的下外侧软骨。(c~e) 术前和术后正面观、侧面观、基底面观

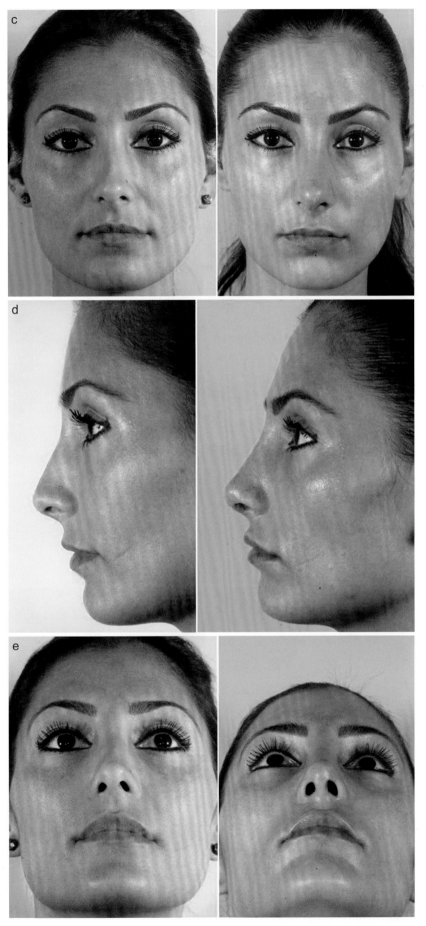

■ 图 12.13（续）

12.2.8　病例8：通过折弯技术用鼻中隔重建下端结构

患者，男，24岁，既往在外院做过两次鼻整形手术，现在要求行鼻整形修复手术（图12.14）。他主诉自己有一个女性化的鼻子，鼻背部被过度切除，鼻尖畸形且鼻翼退缩。采用开放术式，术中发现鼻尖框架被严重破坏。利过折弯技术用窄条形自体鼻

中隔软骨重建鼻尖。首先将成对的移植物缝合在内侧脚上，然后用装配有金刚石的自动电钻在鼻穹窿上小心削薄。这使得移植物可以折叠，形成新穹窿，然后通过跨穹窿缝合进一步塑形鼻尖。随后将末端缝合到外侧脚的下方，以塑形鼻翼缘，并且穹窿用软组织覆盖填充。用耳甲软骨进行鼻背填充并用异体阔筋膜覆盖。

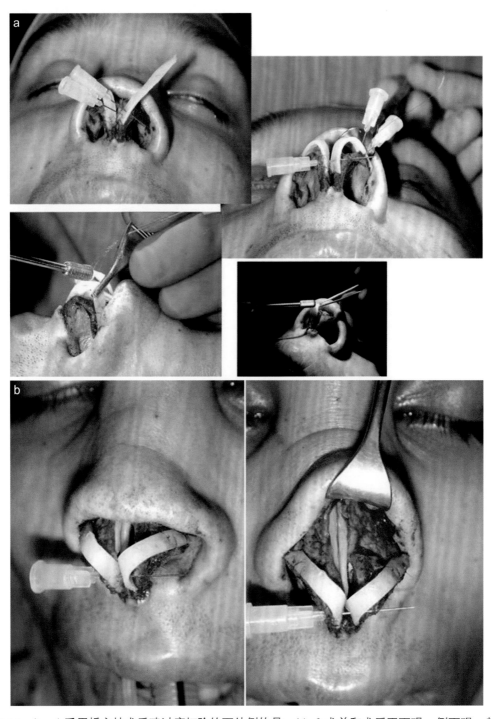

🔘 **图 12.14**　(a~c) 采用折弯技术重建过度切除的下外侧软骨。(d~f) 术前和术后正面观、侧面观、基底面观

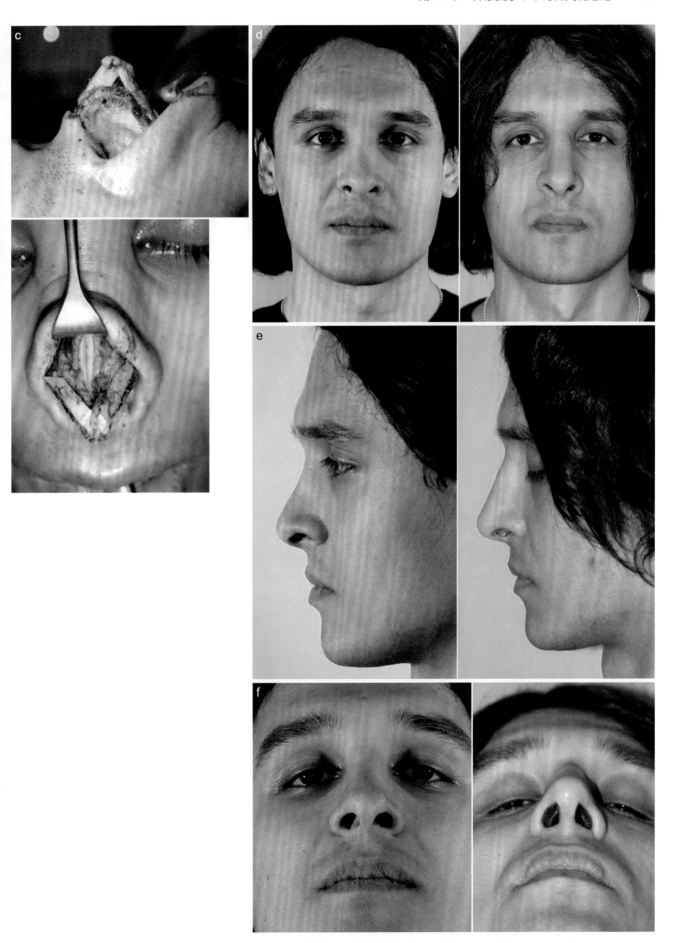

12.2.9　病例9：通过折弯技术用鼻中隔重建下端结构

患者，女，31岁，两次鼻整形术失败后提出进行鼻整形修复术（图12.15）。患者主诉持续性背部驼峰，鼻尖较宽且突出度不足。行开放术式鼻整形，发现双侧大翼软骨畸形已累及两侧的外侧脚和中间脚。采用撑开瓣技术降低鼻背，以伸直和加宽鼻背，扩大内鼻阀，改善鼻背美学曲线。用鼻中隔薄软骨条作为盖板移植物，替代鼻穹窿并修饰外侧脚。然后鼻尖缝合塑形鼻穹窿来替代移植物，以掩饰中间脚的不对称。良好的立体感和较窄的鼻尖能获得更好的突出度。

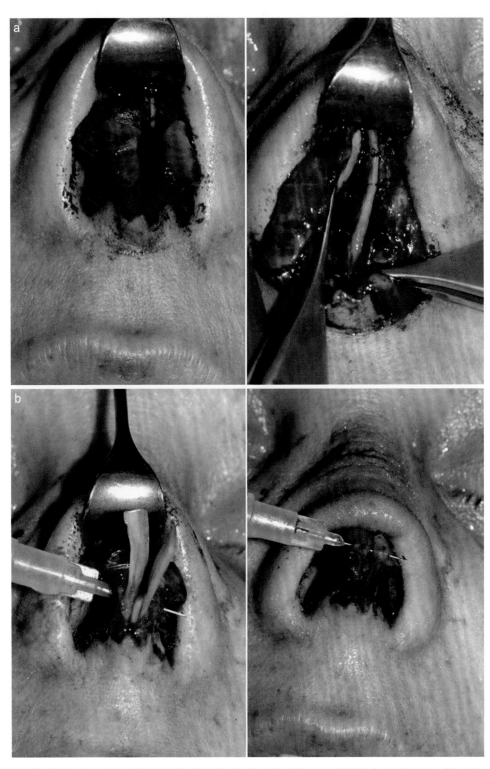

■ 图 12.15　利过折弯技术用鼻中隔软骨重建过度切除的下外侧软骨。术前和术后正面观、侧面观、基底面观

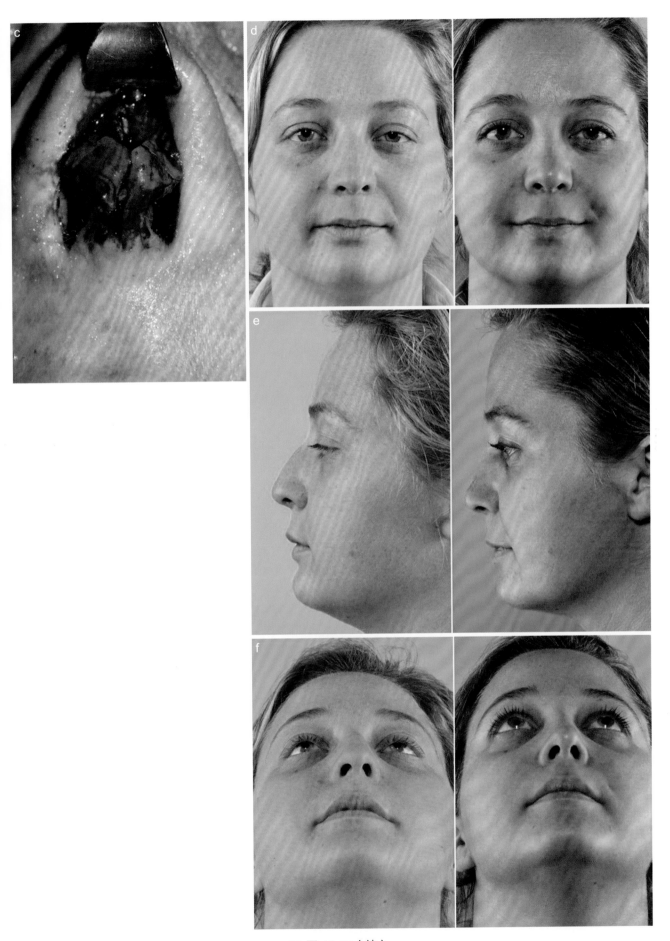

图 12.15（续）

12.2.10 病例 10：通过折弯技术用鼻中隔重建下端结构

患者，女，27 岁，主诉先前鼻整形术后鼻尖上区饱满（图 12.16）。鼻背部不规则，骨性鼻锥歪斜。先前鼻翼基底切除术后的瘢痕也相当明显。

采用开放术式探查发现外侧脚和右侧中间脚被完全切除。获得一个大的鼻中隔软骨移植物，留下 15 mm 的 L 形支架。通过截骨术和放置撑开移植物

矫直鼻轴线。将内侧脚踏板切除以缩窄鼻小柱基底部，并放置鼻小柱支撑物作为鼻尖支撑。在右侧，用一片供体鼻中隔软骨重建中间脚和外侧脚。移植物用手术刀在鼻穹窿处削薄，便于弯曲。在左侧，软骨移植物固定在残余的中间脚上，并在鼻穹窿处削薄；然后用跨穹窿缝合的方法形成两侧穹窿。为了更好地塑形，我们在鼻尖下小叶处缝合一个盾牌移植物。由于鼻尖皮肤很薄，用异体阔筋膜覆盖鼻尖结构。

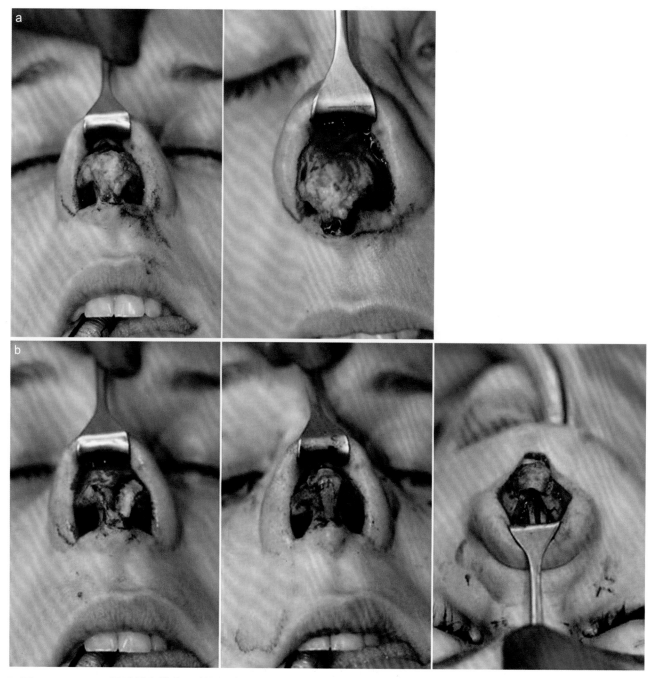

🔲 图 12.16 （a, b）通过折弯技术、附加盾牌移植物、覆盖同种异体阔筋膜，用鼻中隔软骨重建过度切除的下外侧软骨。（c~e）术前和术后正面观、侧面观、基底面观

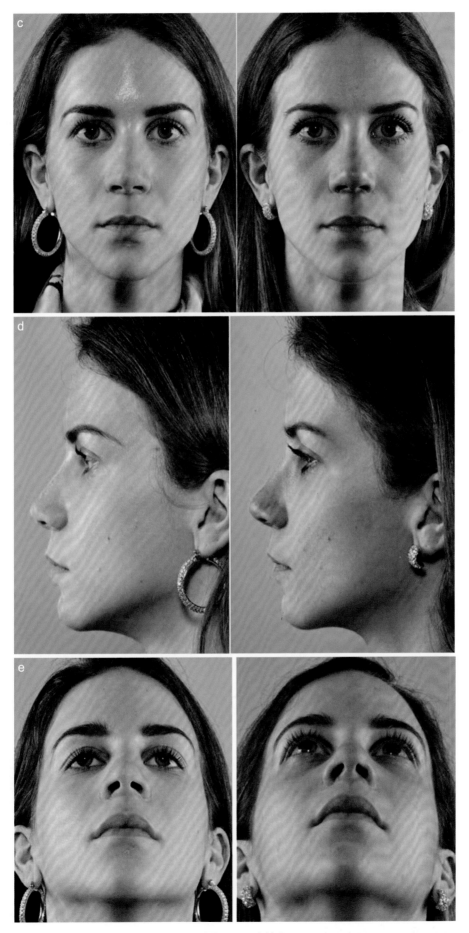

图 12.16（续）

12.2.11　病例 11：通过折弯技术用鼻中隔重建下端结构

患者，女，29 岁，既往鼻整形术后出现鼻尖增宽、下垂，鼻翼夹捏，假性驼峰畸形和鼻轴线偏斜（图 12.17）。

采用开放式入路，手术探查发现双侧外侧脚被切除和盾牌移植物移位。获取一大块鼻中隔软骨作为移植物，同时保留一个牢固的 L 形支架。行矢状线旁正中内侧截骨和经皮低到低的外侧截骨及横向截骨矫直和缩小骨性鼻锥后，放置撑开移植物加强鼻背。用鼻中隔软骨制作的双层鼻小柱支撑移植物和外侧脚替代移植物重建鼻尖，分别经跨穹窿和跨越缝合对其进行塑形。用耳屏移植物制作盾牌移植物，并用脚间软组织覆盖它。原来移位的盾牌移植物纵向切开后，用于制作双侧鼻翼缘移植物。为了改善其表面轮廓外形，鼻尖和鼻背部用一层异体阔筋膜覆盖。

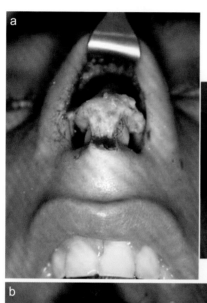
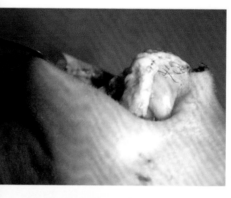
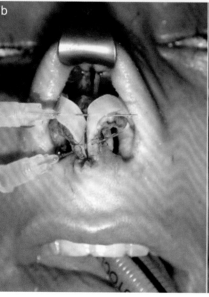
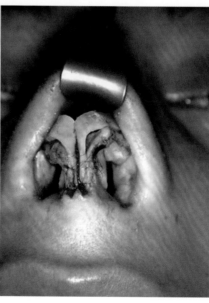
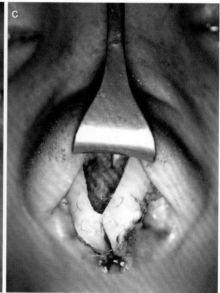

● 图 12.17　(a~d) 通过折弯技术，用鼻中隔软骨重建过度切除的下外侧软骨。(e~g) 术前和术后正面观、侧面观、基底面观

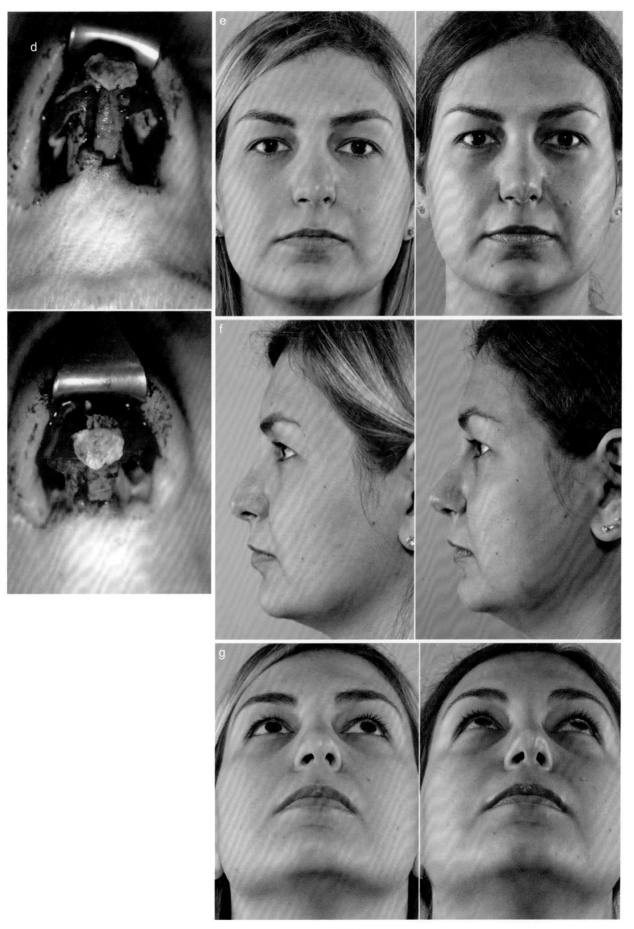

■ 图 12.17（续）

12.2.12　病例 12：通过折弯技术用鼻中隔重建下端结构

患者，女，23 岁，既往两次鼻整形术后。在面部不对称的情况下，由于背侧鼻中隔畸形造成轻微的鼻部歪斜（图 12.18）。此外，还观察到明显的鼻尖不对称和鼻尖轮廓外显。尖锐的鼻尖边缘像一个形态欠佳的鼻尖移植物，从极薄的鼻部皮肤中突显出来。在轮廓外形检查中也观察到了鼻尖上区饱满。

采用开放术式入路，探查发现双侧外侧脚软骨被严重过度切除。在左侧，由于残留物遗留的不对称，以致外侧脚移位。此外，内鼻阀没有重建，现在两个鼻阀都非常狭窄。我们获取矩形鼻中隔制作成撑开移植物和两个长的薄软骨条，用于下外侧软骨的重建。然后，将成对的鼻尖移植物缝合于内侧脚上，折弯后形成新的穹窿，并通过跨穹窿缝合固定。随后将鼻尖移植物的外侧段直接缝合到前庭皮肤的瘢痕上，来完成下外侧软骨的重建。通过跨越缝合联合鼻尖后吊带悬吊缝合，塑造鼻尖结构最后的轮廓形态。为掩饰鼻尖移植物，我们使用一层异体阔筋膜覆盖重建的鼻尖。

采用成对的撑开移植物对背侧鼻中隔（打开鼻阀）进行矫直来完成对鼻轴线的矫直，通过矢状旁正中截骨和经皮低到低的外侧截骨并结合横向截骨来处理骨性鼻拱。由于面部不对称，鼻轴线不能完全矫直。

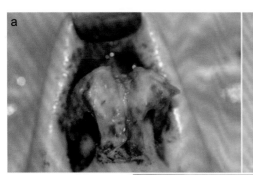
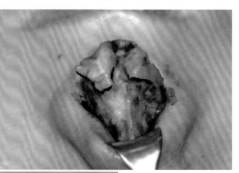
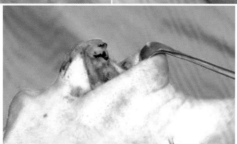

■ 图 12.18　(a~c) 来自鼻中隔的不同移植物：通过折弯技术重建被过度切除的下外侧软骨并联合撑开移植物。(d~f) 术前和术后正面观、侧面观、基底面观

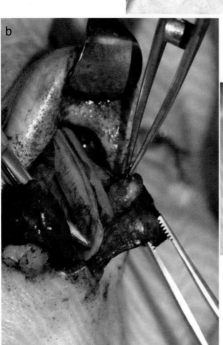
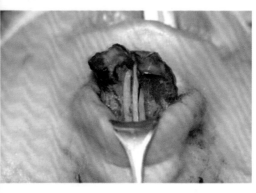

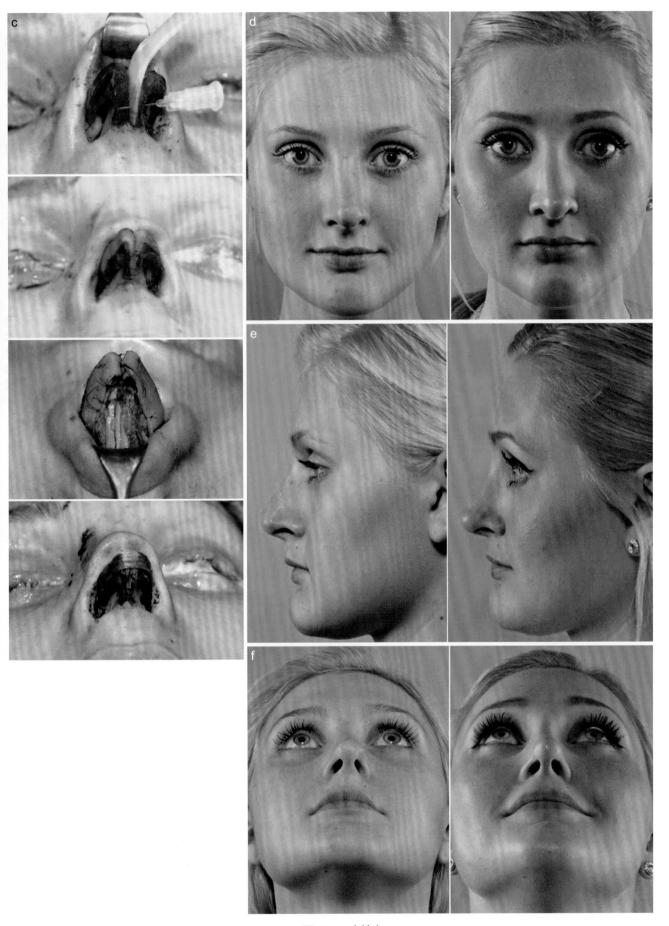

■ 图 12.18（续）

12.2.13 病例 13：通过板条移植物技术用鼻中隔重建下端结构

患者，女，31 岁，既往两次鼻整形术后出现明显的鸟嘴畸形（图 12.19 ）。采用开放术式探查发现右侧脚完全缺乏，中间脚残余物移位。重建包括植入鼻小柱支撑，用鼻中隔软骨制成的板条移植物替代缺失的右外侧脚。另外置入一个经仔细修饰边缘的盾牌移植物，以优化鼻尖轮廓和突出度。然后用同种异体阔筋膜掩饰鼻尖的重建。

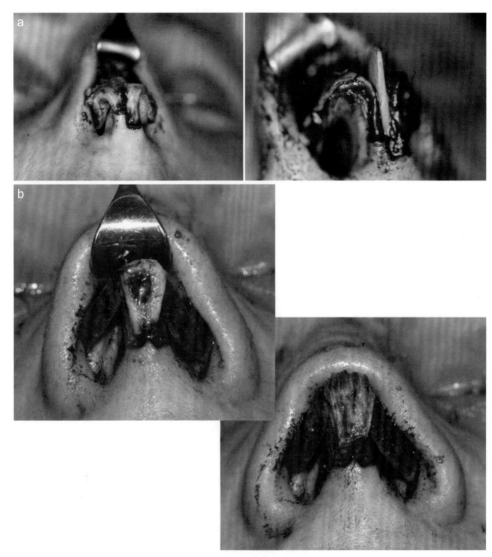

● 图 12.19 （a~c）用板条移植物、鼻小柱支撑和盾牌移植物重建被过度切除的下外侧软骨，用异体阔筋膜覆盖。(d~e) 术前和术后正面观、侧面观、基底面观

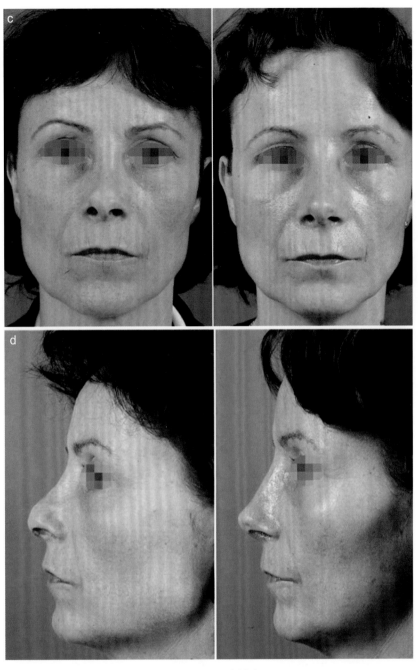

图 12.19（续）

12.2.14 病例 14：通过板条移植物技术用鼻中隔重建下端结构

患者，女，39 岁，主诉在外院接受鼻整形术后10 年（图 12.20）。检查发现一个宽的、无形态的、不对称的鼻尖，双侧鼻翼退缩和一个倒"V"畸形的中鼻拱。外入路鼻整形术发现两侧下外侧软骨被完全破坏。用鼻中隔软骨制作的鼻小柱支撑物和双侧外侧脚板条移植物重建鼻尖。然后用跨越缝合进行鼻尖轮廓塑形，并用撑开移植物消除中鼻拱的倒"V"畸形。最后，用同种异体阔筋膜制成的帽状移植物修饰鼻尖结构，并用异体阔筋膜覆盖鼻背。

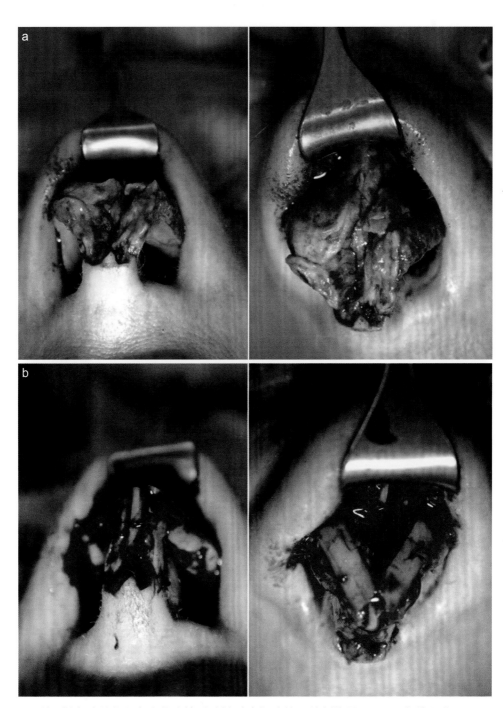

■ 图 12.20 (a, b) 利用板条移植物和鼻小柱支撑重建被过度切除的下外侧软骨。(c~e) 术前和术后正面观、侧面观、基底面观

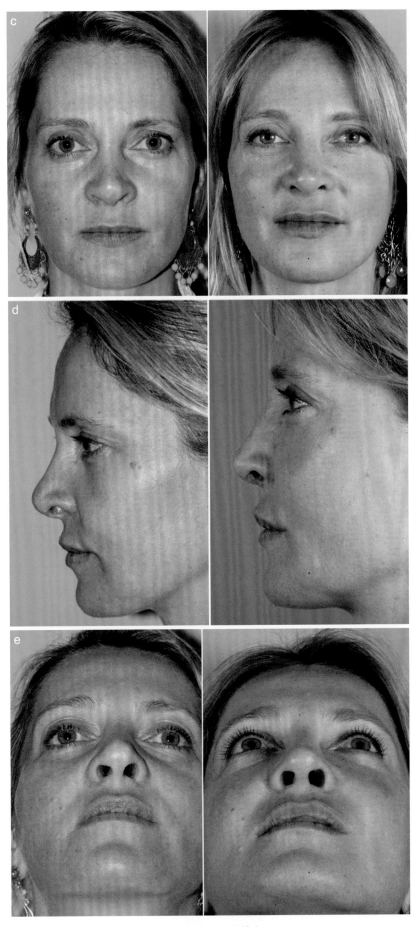

■ 图 12.20（续）

12.2.15　病例 15：通过板条移植物技术用鼻中隔重建下端结构

患者，男，26 岁，在外院接受鼻整形手术后失败（图 12.21）。患者主诉鼻尖宽且下垂。行开放入路鼻整形术，发现患者双外侧脚被过度切除和左侧中间脚部分缺失。相反，鼻背软骨没有显示以前手术的痕迹。鼻中隔软骨被用于重建受损的鼻穹窿，使用电钻打磨便于让鼻穹窿折叠。将移植物整合到残余鼻尖软骨后，将盾牌移植物缝合到鼻尖下端，使之延伸到重建的尖端结构上。这有助于伸展瘢痕和延展性差的鼻尖皮肤获得更好的立体感。保守降低鼻背以重建一个直的背部轮廓。

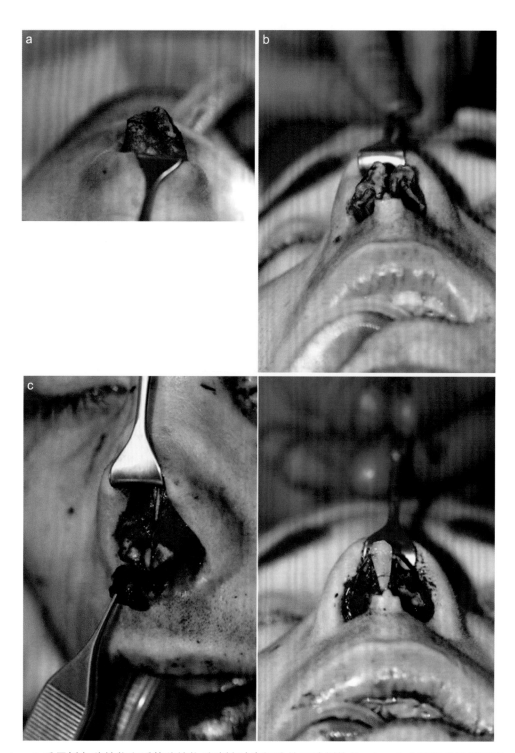

■ 图 12.21　(a~d) 采用板条移植物和盾牌移植物重建被过度切除的下外侧软骨。(e~g) 术前和术后正面观、侧面观、基底面观

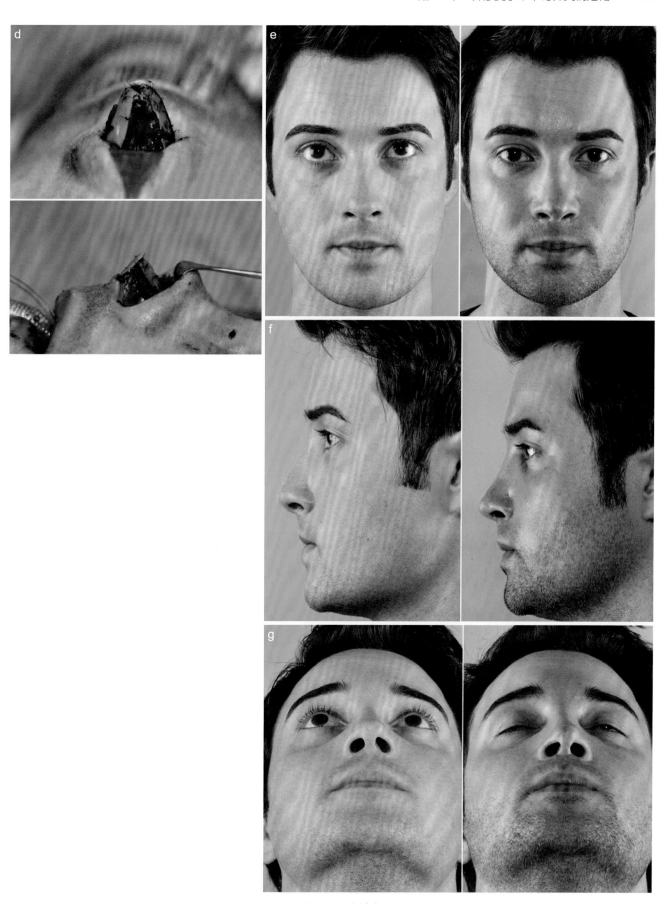

图 12.21（续）

12.2.16　病例16：通过板条移植物技术用鼻中隔重建下端结构

患者，女，25岁，在外院治疗后要求行鼻整形修复术（图12.22）。检查发现一个宽而无形态的鼻尖，侧面轮廓呈鸟嘴畸形和明显的倒"V"畸形。行外入路鼻整形术，发现既往切除了两侧部分外侧脚。用鼻中隔软骨制作板条移植物以重建薄弱的外侧脚。然后用跨越缝合来塑形僵硬的外侧脚。使用精细的帽状移植物来增加鼻尖突出度。

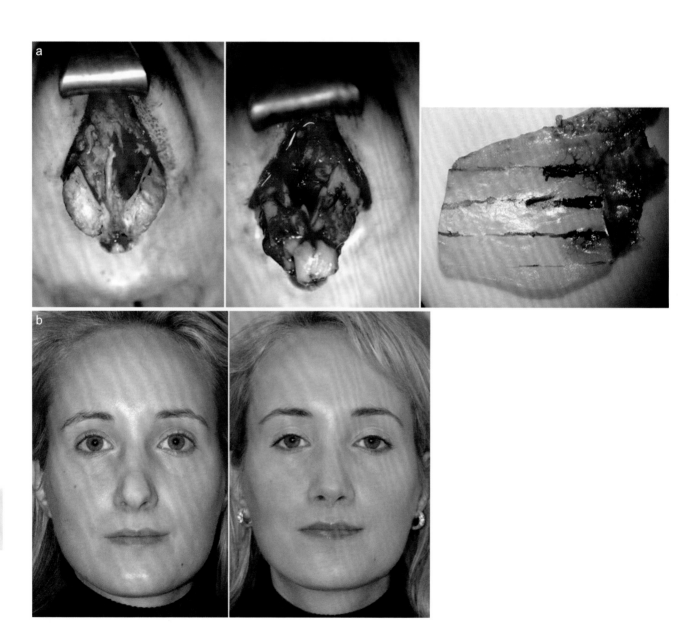

🔲 图12.22　(a) 取自鼻中隔的板条移植物和鼻尖盖板移植物重建被过度切除的下外侧软骨。(b~d) 术前和术后正面观、侧面观、基底面观

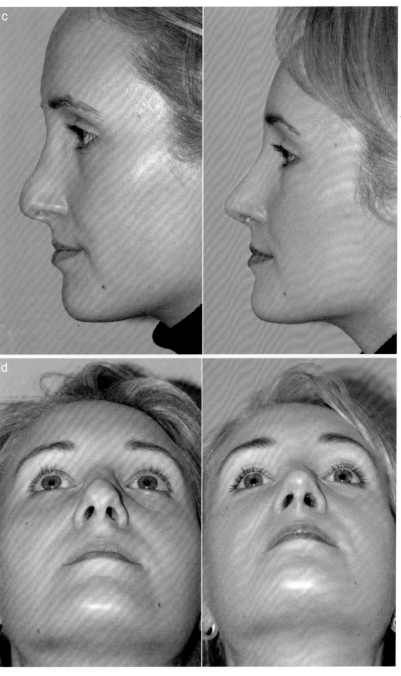

图 12.22（续）

12.2.17 病例 17：通过板条移植物技术用鼻中隔重建下端结构

患者，女，36岁，主诉两次闭合式入路鼻整形术后鼻背被过度切除，鼻尖轮廓明显（图 12.23）。打开鼻子后，我们发现薄弱的外侧脚凹陷和中间脚被破坏。获取来自鼻中隔中央的较大软骨移植物，用于制作一个鼻小柱支撑物和三片板条移植物。将鼻小柱支撑物固定在尾侧鼻中隔上，并将内侧脚缝合到移植物上。两片小的板条移植物植入薄弱的右外侧脚顶部，另外一片宽的移植物植入左外侧脚顶部。通过跨穹窿缝合塑形鼻尖轮廓和鼻尖前吊带悬吊缝合确定鼻尖位置。在鼻根处的鼻背用三层异体筋膜填充，用两层异体筋膜填充在键石区和鼻背软骨处。

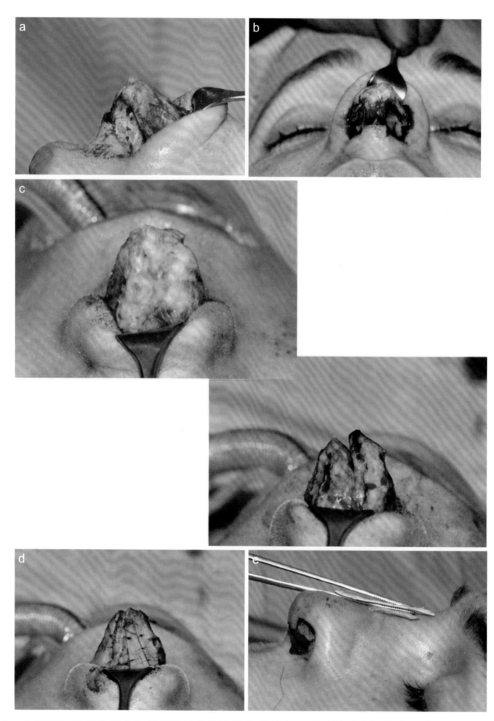

📷 **图 12.23** （a~d）用板条移植物联合三层异体阔筋膜进行鼻背填充，重建被过度切除的下外侧软骨。(f~h) 术前和术后正面观、侧面观、基底面观

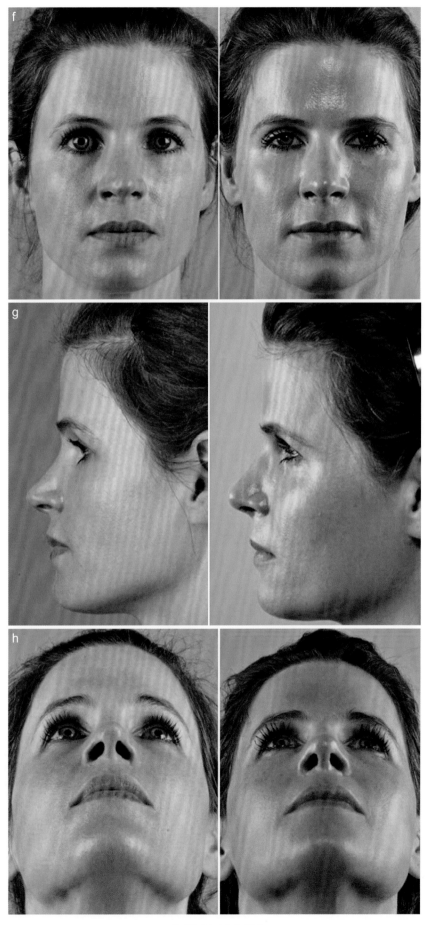

图 12.23（续）

12.2.18 病例18：通过板条移植物技术用鼻中隔重建下端结构

患者，女，24岁，主诉鼻整形术后出现严重的鸟嘴畸形（图12.24），鼻根也很低，鼻小柱偏斜，鼻孔不对称。另外，骨性鼻锥较宽，鼻背部过度突出。

采用开放入路，手术探查发现双侧外侧脚全部被切除，右侧部分中间脚被切除。通过修复鼻中隔和骨锉锉平驼峰，从而降低鼻背。通过采用旁矢状内侧截骨和经皮低到低的外侧截骨以及横向截骨缩小骨性鼻锥。先获取一块大的鼻中隔软骨，多余的上外侧软骨用来制作撑开瓣。修整尾侧鼻中隔后，再放置一个坚固的鼻小柱支撑移植物。将较厚的鼻中隔软骨纵行劈开成Y形的鼻尖移植物，使成对的末端能被折弯，作为中间脚的替代移植物。为了改善轮廓，将一个盾牌移植物缝合固定在鼻尖下区，整个鼻尖部和鼻背都覆盖一层异体阔筋膜。切除左侧踏板，以矫正残余的鼻小柱不对称。

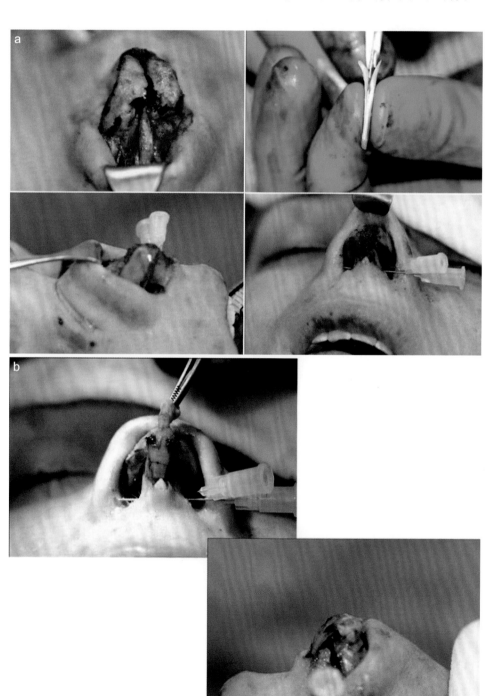

■ 图12.24 (a)过度切除的下外侧软骨，通过劈开较厚的鼻中隔软骨制作能折弯的板条移植物。(b)用软组织移植物覆盖盾牌移植物。(c)用异体筋膜修饰鼻尖。(d~f)术前和术后正面观、侧面观、基底面观

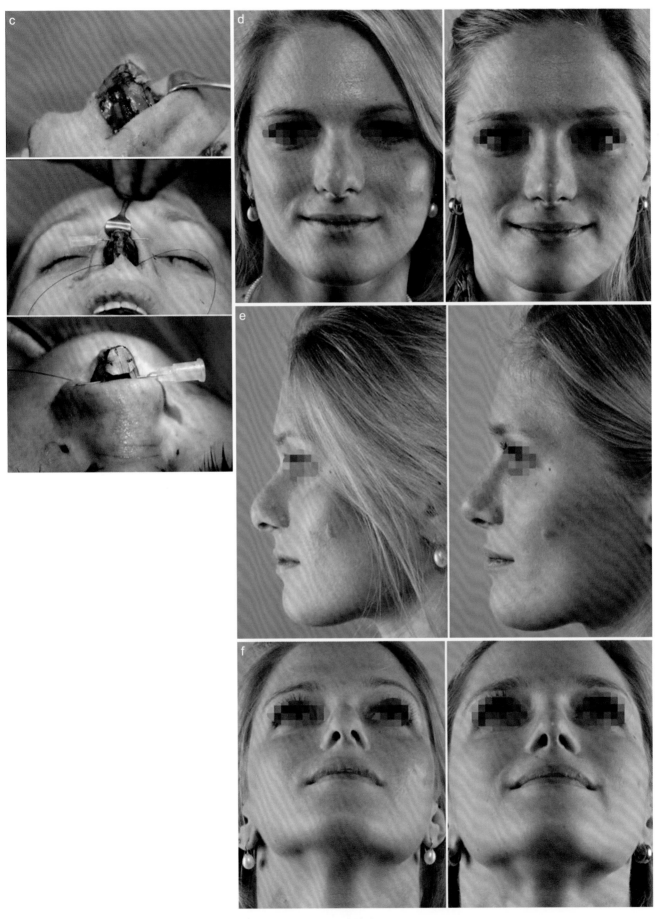

图 12.24（续）

12.2.19　病例 19：通过板条移植物技术用鼻中隔重建下端结构

患者，女，27 岁，既往两次鼻整形术后出现鼻尖呈球形、夹捏、无形态，鼻孔不对称且在用力吸气时出现塌陷，以及鼻背宽（图 12.25）。

采用开放术式入路进行手术探查，我们发现下外侧软骨被严重过度切除。为了重建，我们获取了一大块鼻中隔软骨，并将其切成 5 片软骨条。其中 1 片软骨条作为鼻小柱支撑移植物，2 片软骨条被用

作撑开移植物以拓宽狭窄的内鼻阀，剩下的 2 片软骨条用于重建下外侧软骨结构。固定鼻小柱支撑移植物后，将成对的软骨条与之缝合。然后将它们折弯以重建缺失的鼻穹窿，将其与外侧脚残端和鼻前庭皮肤缝合。为了便于移植物的弯曲，穹窿处首先用一个圆柱形电动钻头进行削薄。通过鼻尖跨越缝合结合鼻尖后吊带悬吊缝合来加固鼻尖位置以塑形新框架。

用我们的标准术式截骨缩窄骨性鼻锥后，用一层异体阔筋膜覆盖鼻背。

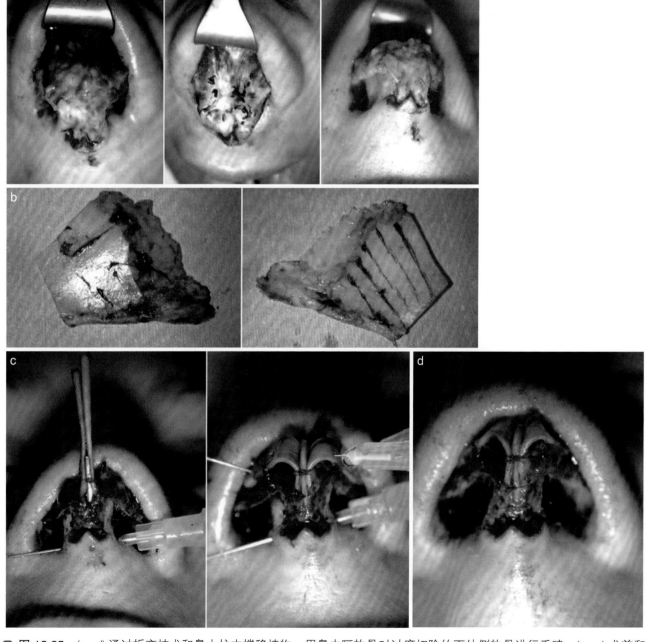

图 12.25　(a~d) 通过折弯技术和鼻小柱支撑移植物，用鼻中隔软骨对过度切除的下外侧软骨进行重建。(e~g) 术前和术后正面观、侧面观、基底面观

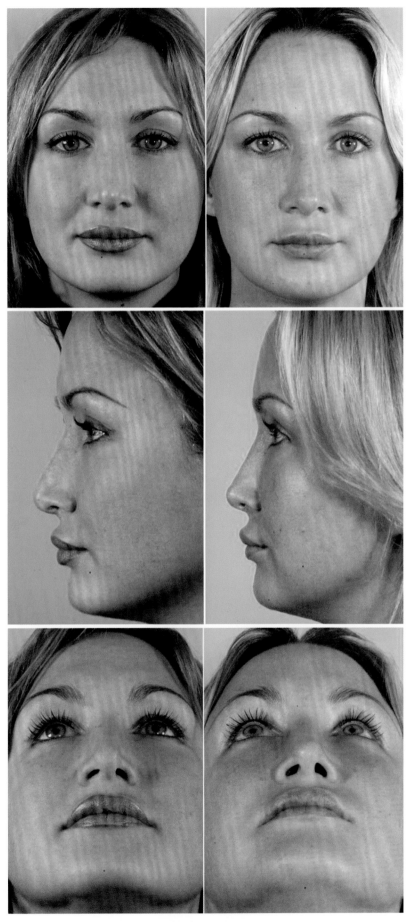

■ 图 12.25（续）

12.2.20　病例 20：通过板条移植物技术用鼻中隔重建下端结构

患者，女，34 岁，既往鼻整形术后出现鸟嘴样畸形伴鼻背过度切除（图 12.26）。我们还发现鼻尖下垂和鼻唇角过小（小于 90°）。最后，在先前的鼻整形手术切口上，我们发现鼻小柱有一个明显的跨鼻小柱瘢痕，而且鼻小柱基底过宽且不对称。

采用开放术式，大量的瘢痕被切除后，术中情况与术前分析是相符的。外侧脚被过度切除，残端向内侧塌陷。在降低鼻背软骨后，获取一个大的鼻中隔软骨移植物用于撑开移植物。鼻中隔软骨也被用于制作鼻小柱支撑移植物和双侧板条移植物支撑外侧脚。通过旁矢状内侧截骨联合经皮低到低的外侧截骨及经皮横向截骨矫正和缩小骨性鼻锥。接着切断部分降鼻中隔肌后，将鼻小柱支撑移植物缝合到尾侧鼻中隔上，也将内侧脚与支撑移植物缝合在一起。用鼻翼缘移植物消除鼻翼夹捏，用两层异体阔筋膜填充鼻背部。

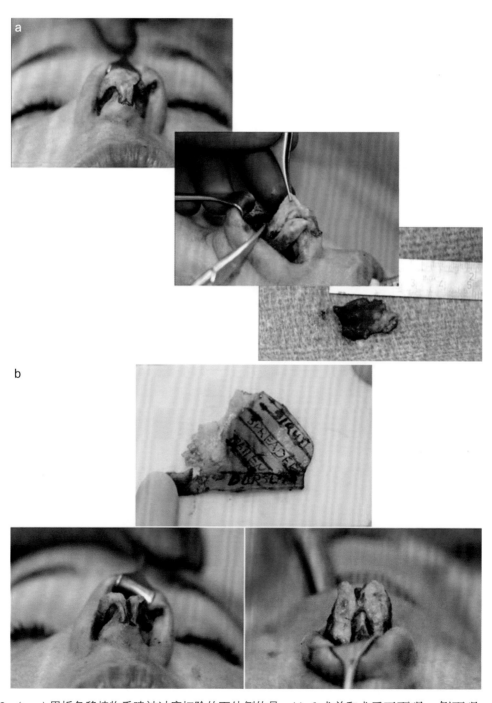

■ 图 12.26　(a~c) 用板条移植物重建被过度切除的下外侧软骨。(d~f) 术前和术后正面观、侧面观、基底面观

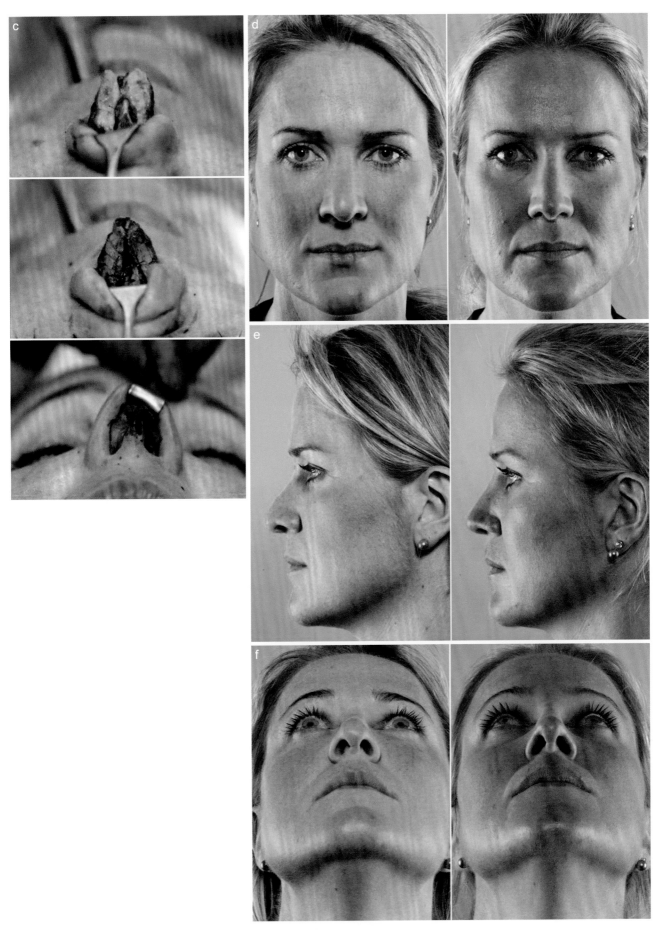

图 12.26（续）

12.2.21 病例 21：通过板条移植物技术用鼻中隔重建下端结构

患者，女，36 岁，主诉既往鼻整形术后出现方形鼻尖，鼻尖表现点不对称，鼻孔也不对称（图 12.27）。侧面观，鼻背部有明显的残留驼峰，皮肤也非常薄且透亮。

采用开放入路鼻整形术，我们发现双层软骨移植物被作为左外侧脚板条移植物。在应用复合技术降低背侧鼻中隔后，超大的上外侧软骨向内折叠作为撑开瓣。为了鼻尖的对称性，在右外侧脚植入支撑移植物后，再通过跨穹窿缝合进行鼻尖轮廓重建。鼻尖的微小不规则处用游离的颗粒软骨掩饰，再用一层异体阔筋膜修饰其鼻背部。

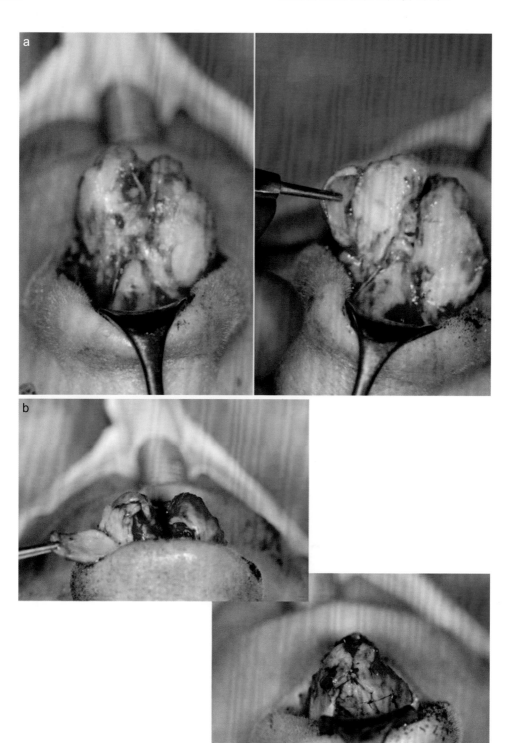

■ **图 12.27** (a, b) 用单侧板条移植物矫正下端结构，用跨穹窿缝合塑造鼻尖。(c~e) 术前和术后正面观、侧面观、基底面观

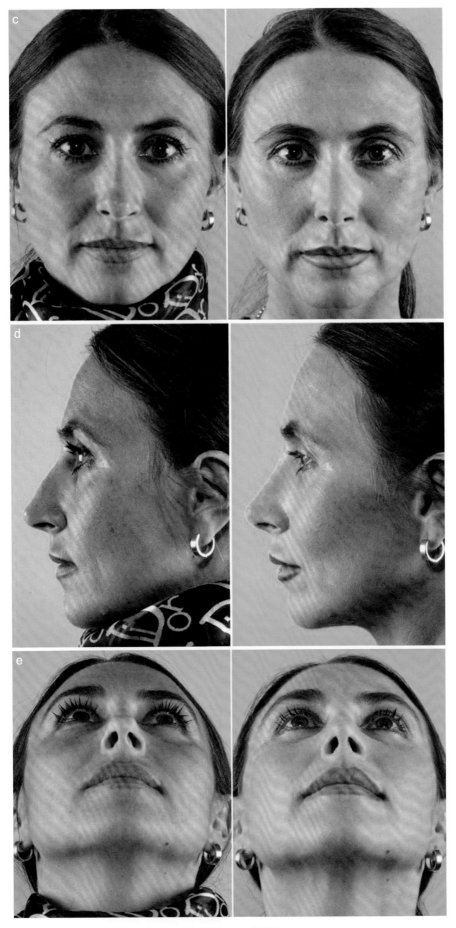

■ 图 12.27（续）

12.2.22 病例22：通过板条移植物技术用鼻中隔重建下端结构

患者，女，41岁，主诉鼻塞和外观形态欠佳，要求行鼻修复术（图12.28）。检查发现因为鼻中隔前角过度切除合并中鼻拱塌陷，呈鞍鼻畸形及短鼻畸形，还发现左侧鼻翼退缩和上颌骨发育不全。

采用开放入路，术中探查发现两侧外侧脚已完全缺失，中间脚大部分缺失。残留的鼻中隔前角严重弯曲，高位鼻中隔畸形导致左侧鼻气道堵塞，鼻中隔中央也发现畸形。被过度切除的背侧鼻中隔掩藏在畸形的上外侧软骨下方，伴双侧下鼻甲骨肥大。

切除肥大的下鼻甲骨处的部分黏膜下组织以扩

大通气量，并切除成角高位偏曲的鼻中隔。然而，切除多余的软骨后，导致过度切除的鼻背软骨变得力量薄弱且稳定性差。因此，切取两片约1.5 mm厚的自体肋软骨作为延伸型撑开移植物，加强中鼻拱支撑。Davis医生建议在延长鼻子时，鼻中隔延伸移植物从鼻中隔后端开始，具有稳定鼻尖的作用。用1.0 mm的薄肋软骨条来制作下外侧软骨的替代移植物，采用跨穹窿和跨越缝合联合鼻尖悬吊缝合塑形鼻尖。我们还用耳软骨制作了一个双层的尾侧鼻中隔替代移植物，并用两层筋膜包裹颗粒软骨移植物填充上颌骨和鼻背。此外，再垫一层肋软骨膜来修饰鼻尖，并在皮下注射颗粒软骨，以掩饰微小的鼻尖不规则轮廓。

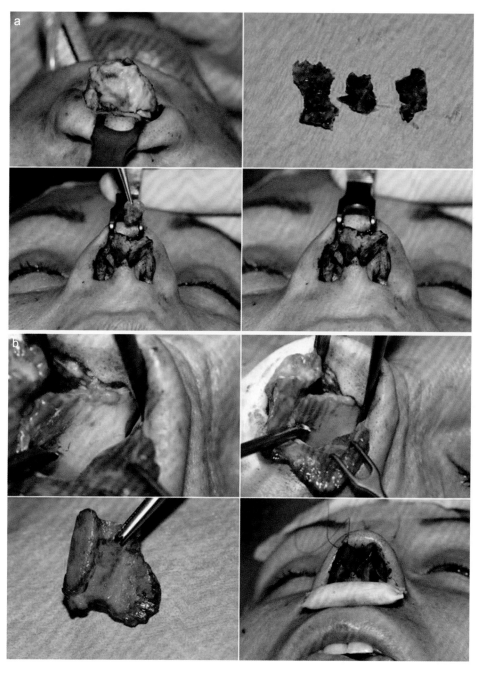

◘ 图12.28　(a)去除鼻尖瘢痕，在下鼻甲骨处切除黏膜下组织。(b)外入路重建鼻中隔，筋膜包裹颗粒软骨移植物填充上颌骨。(c)用肋软骨板条移植物重建外侧脚。(d)重建鼻中隔下端结构。(e)用筋膜包裹颗粒软骨移植物重建鼻背。(f~h)术前和术后正面观、侧面观、基底面观

第12章

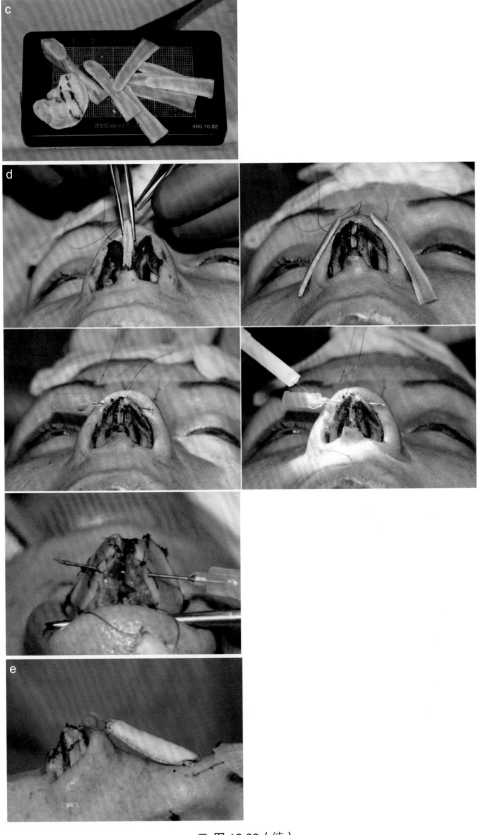

图 12.28（续）

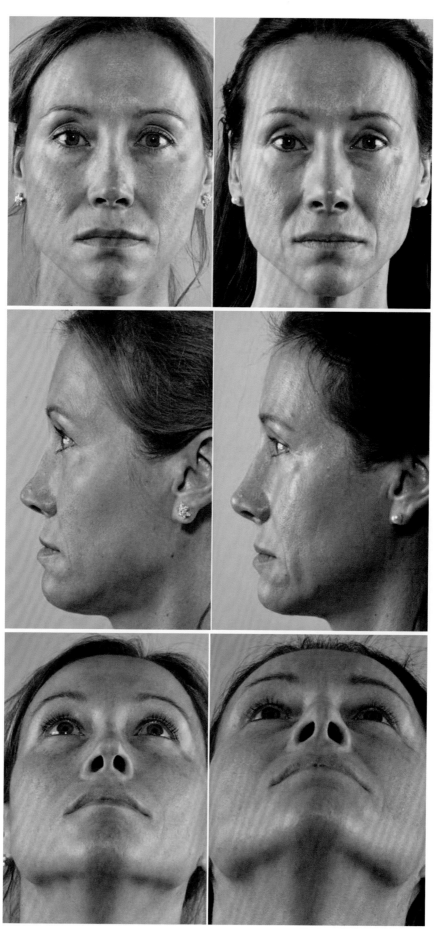

图 12.28（续）

12.2.23　病例 23：利用肋软骨移植物重建鼻中隔下端结构

　　患者，女，45 岁，主诉既往鼻整形术后出现典型的鸟嘴畸形（图 12.29）。另外，鼻背驼峰被过度切除，而且鼻部皮肤非常厚。

　　采用开放术式，发现严重的瘢痕覆盖在过度切除的下外侧软骨上。只有中间脚和内侧脚的残端能辨认出来。对于这个患者，术者错误地进行了鼻尖软骨的过度切除以试图减小鼻尖宽度，但结果却导致鼻尖支撑力的丧失和瘢痕的过度增生。

　　当我们选择过度切除骨性驼峰时，为了鼻背移植物长度放置合适，我们往往会选择降低鼻背软骨去塑造一个鼻背腔隙。当没有足够的鼻中隔软骨来

做盖板移植物时，我们从右侧胸壁切取第 11 肋软骨，将其切成 4 片长条形移植物。2 片作为撑开移植物，剩下的 2 片用于重建下外侧软骨。为了重建鼻尖，我们将肋软骨移植物切至 1.0 mm 厚，然后缝合于内侧脚上。将移植物在穹窿处打薄折弯后，重建一个新穹窿，并用跨穹窿缝合重塑。然后将 2 片肋软骨移植物缝合在外侧脚末端和前庭皮肤上。由于原来置入的鼻小柱支撑移植物很薄弱，因此，我们用肋软骨制成鼻小柱支撑移植物来替代它。另外，我们还用自体肋软骨膜修复萎缩的鼻中隔黏膜（上次截取鼻中隔软骨后所致），并用它覆盖重建后的鼻尖结构。我们用自体颞深筋膜包裹颗粒肋软骨制作移植物填充鼻背。然而，残留肋软骨量不足，因此，我们又取了右侧耳软骨用于制作筋膜包裹颗粒软骨移植物。

■ 图 12.29　(a, b) 通过折弯技术，用肋软骨移植物重建被过度切除的下外侧软骨。(c~e) 术前和术后正面观、侧面观、基底面观

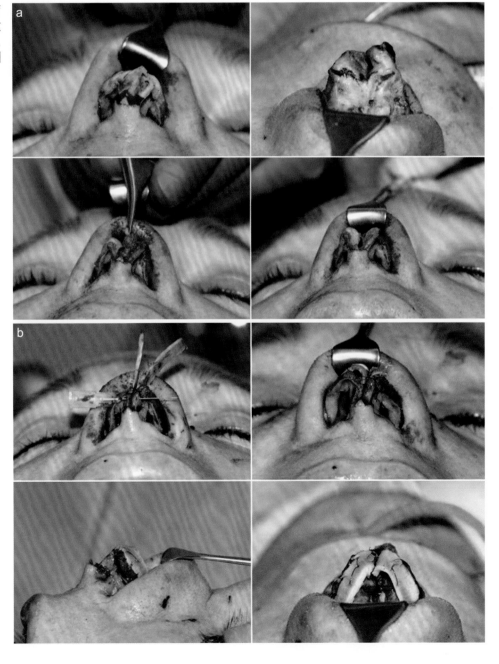

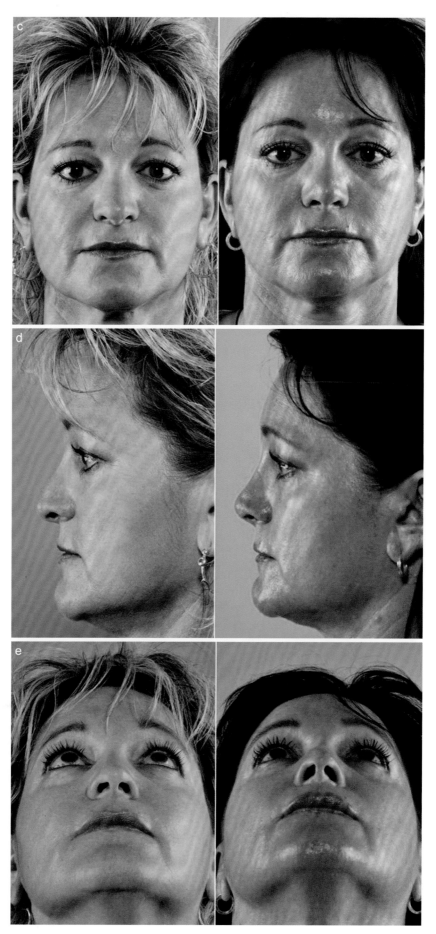

图 12.29（续）

12.2.24　病例 24：利用肋软骨移植物重建鼻中隔下端结构

患者，男，47 岁，主诉因鼻部外伤行鼻整形手术，术后出现中鼻拱狭窄，鼻子歪斜，鼻尖突出度不足（图 12.30）。鼻腔检查发现残留的鼻中隔偏曲和两侧鼻腔阻塞。采用外入路术式，手术探查发现右侧中间脚部分缺失。右外侧脚也见移位和畸形。左侧中间脚与外侧脚是分离的，左侧下外侧软骨被部分切除。鼻中隔呈现严重的"C"形偏曲，将畸形的节段切除，留下稳固的 L 形支架。骨性鼻锥采用

矢状旁正中截骨术、经皮低到低的截骨术和横向截骨术矫直。为了拓宽狭窄的内鼻阀，我们获取右侧耳甲艇软骨，沿中线将其切开，制作一对撑开移植物。撑开移植物不仅用来重建内鼻阀，还可以矫正鼻中隔偏曲，并能维持鼻骨在合适的位置。然后获取肋软骨移植物制作鼻小柱支撑移植物，并将内侧脚缝合于移植物上。由于残留的左外侧脚薄弱无力，用肋软骨板条移植物替代。然后在右侧也置入一片相对应的板条移植物。为了微调外形轮廓，将残留的软骨切成细糊状，注射到背部和部分闭合皮瓣下的软组织面。

■ 图 12.30　(a, b) 用肋软骨板条移植物重建被过度切除的下外侧软骨，用游离颗粒软骨进行微调。(c~e) 术前和术后正面观、侧面观、基底面观

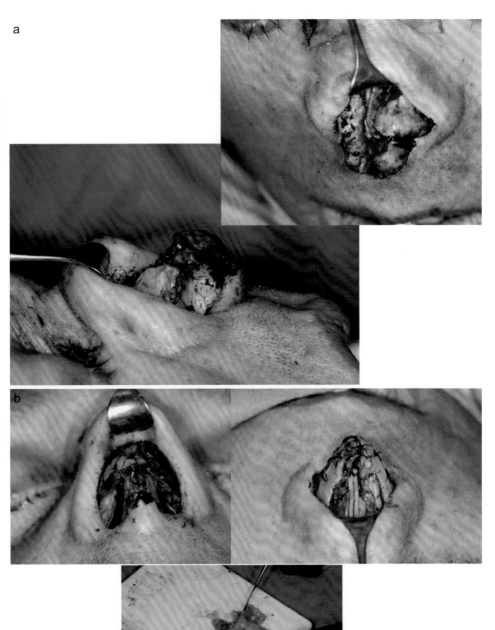

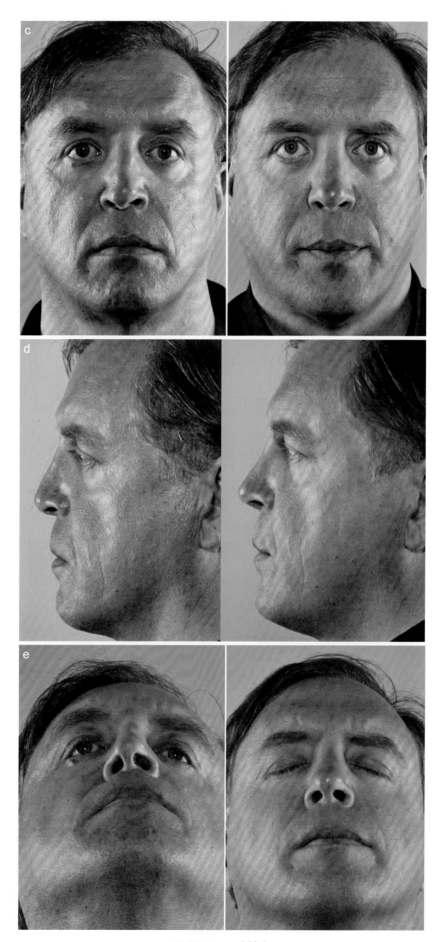

■ 图 12.30（续）

12.2.25　病例 25：利用肋软骨移植物重建鼻中隔下端结构

患者，女，66 岁，在经历了 3 次鼻整形术后，主诉鼻尖突出度不足和鼻背部过度突出（图 12.31）。检查还发现右侧鼻翼夹捏，伴鼻孔不对称和左鼻侧壁塌陷。鼻部皮肤非常薄且挛缩。鼻内检查发现一个 5.0 mm 的鼻中隔穿孔和残留的鼻中隔偏曲。

采用开放术式入路，由于广泛的瘢痕和鼻部皮肤极薄，对软组织进行解剖很具有挑战性。在降低和光滑鼻背后，将上外侧软骨与鼻中隔分离，获取残留的鼻中隔软骨做移植物材料。在穿孔修复区，将鼻中隔软骨增厚的部分劈成薄片，插入黏膜瓣之间。将鼻中隔软骨制作成鼻小柱支撑物，用来支撑内侧脚。切除外侧脚的瘢痕组织后，仅发现薄弱且不完整的残存软骨。因此，我们获取第 11 肋软骨，将其切成小软骨条重建外侧脚。然后用颞深筋膜包裹肋软骨制成一个薄移植物来填充鼻背。右侧鼻翼夹捏用耳软骨移植物矫正。最后，用颞筋膜覆盖重建后的新鼻尖。

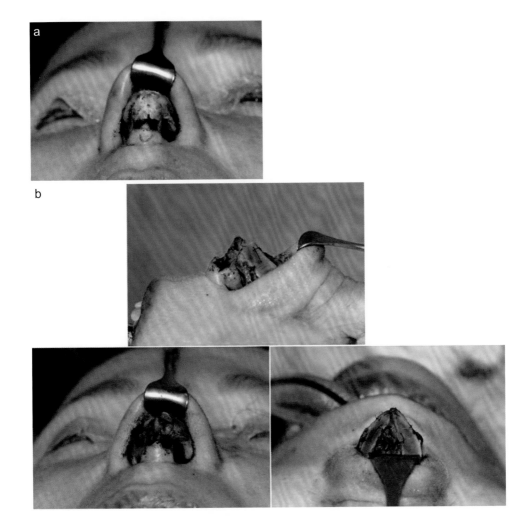

■ 图 12.31　(a, b) 用肋软骨制成的板条移植物重建被过度切除的下外侧软骨。(c~e) 术前和术后正面观、侧面观、基底面观

第
12
章

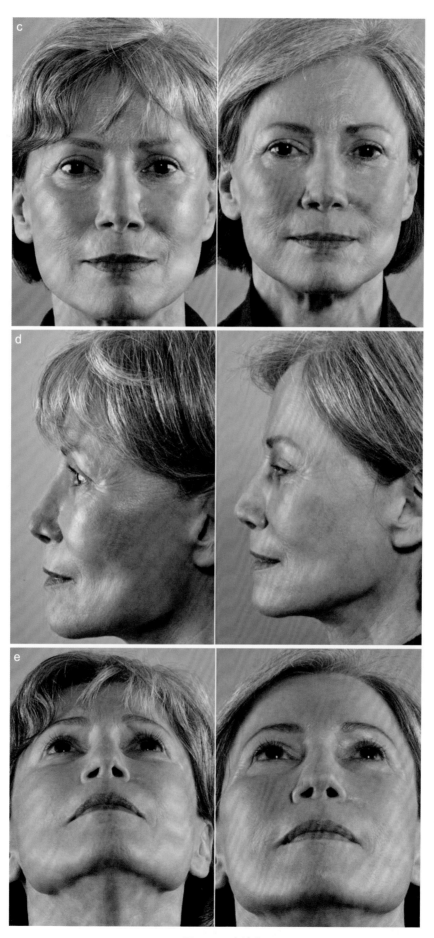

■ 图 12.31（续）

12.2.26　病例 26：利用肋软骨移植物重建鼻中隔下端结构

患者，女，42 岁，既往鼻整形术后出现鼻尖圆钝、球形鼻尖和左侧软三角和鼻翼缘退缩（图 12.32）。鼻背也过宽。

我们忽略先前跨鼻小柱切口的高位瘢痕，在鼻小柱最窄处做了一个新的倒"V"形切口。术中发现广泛的皮下瘢痕覆盖被过度切除的下外侧软骨。去除瘢痕组织后，仅见少量内侧脚残余。另外，术中发现尾侧鼻中隔也被过度切除，因此需要用肋骨移植物来重建它。截取 8.0 cm 长的第 10 肋软骨后，将之纵向切成 1.5 mm 厚的软骨条。将 2 片软骨条缝合在内侧脚残端，用圆柱形电钻将穹窿处的条形移植物削薄，使之在穹窿处能折弯。虽然右侧肋软骨条形移植物被折断，但通过跨穹窿缝合也能获得一个稳固的鼻尖。然后经跨越缝合进一步美化鼻尖轮廓外形，并用鼻尖后吊带悬吊缝合稳固重建的鼻尖结构在理想位置。将细小的颗粒肋软骨包裹在异体阔筋膜里，作为突出度不足的鼻背填充物。退缩的软三角用游离的颗粒肋软骨填充。

在 1 年后的随访中，重建的鼻尖似乎过于突出，且鼻尖下小叶形态欠佳。因此，为了重建鼻尖结构，我们将肋软骨移植物削短，再额外取一块耳软骨作为盾牌移植物，来防止鼻尖下旋和填充鼻尖下小叶。

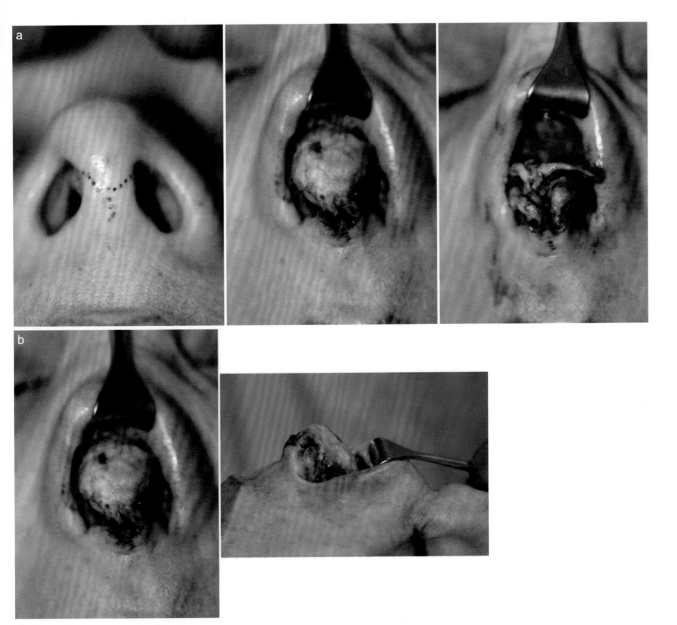

■ 图 12.32 （a~d）过度切除下外侧软骨后的严重瘢痕。用肋软骨板条移植物重建被过度切除的下外侧软骨，再用筋膜包裹颗粒软骨移植物填充鼻背。（e~g）术前和术后正面观、侧面观、基底面观

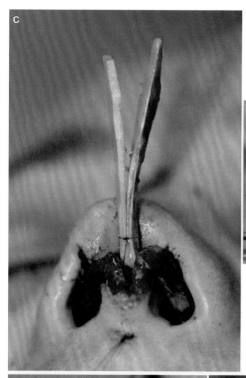

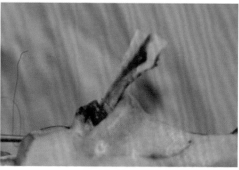

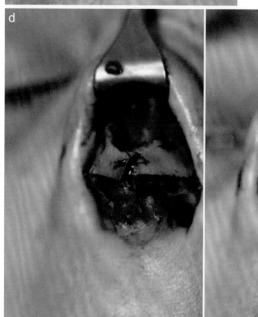

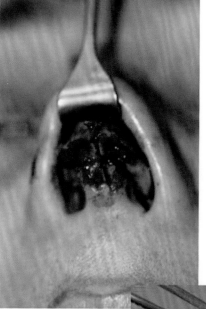

◘ 图 12.32（续）

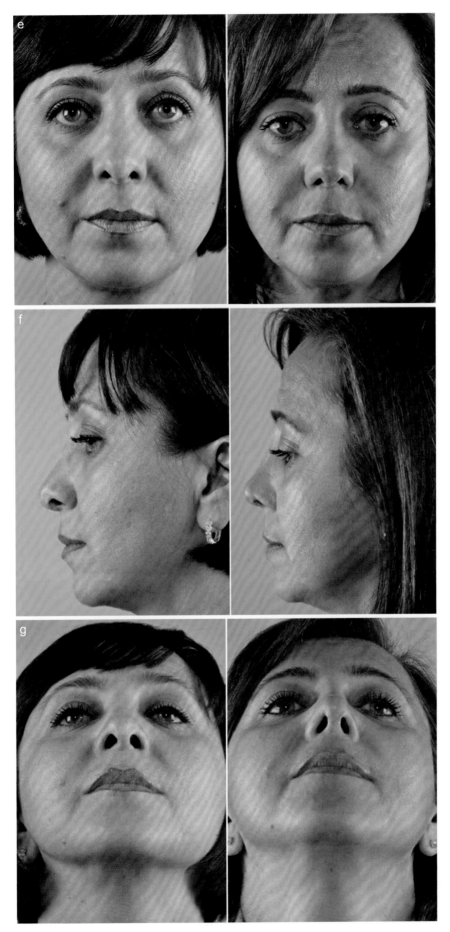

图 12.32（续）

12.2.27 病例 27：通过"三明治"移植物及外侧脚窃取技术重建鼻尖突出度

患者，男，42 岁，做完变性手术后，要求行鼻整形修复术，既往有一次硅胶隆鼻失败病史（图 12.33）。由于感染和硅胶植入物向下挤压，导致鼻小柱退缩和鼻尖下垂。鼻根也变得很低。

采用开放入路，用双层"三明治"耳软骨移植物重建鼻尖，并将其缝合在尾侧鼻中隔。通过外侧脚窃取技术，增加鼻尖突出度和旋转度。另外，为了获得一个更好的鼻尖突出度，将帽状移植物缝合于耳软骨支架的顶部。通过矢状旁正中内侧截骨、经皮低到低的外侧截骨和横向截骨缩窄骨性鼻锥。低鼻梁用对侧耳软骨填充。

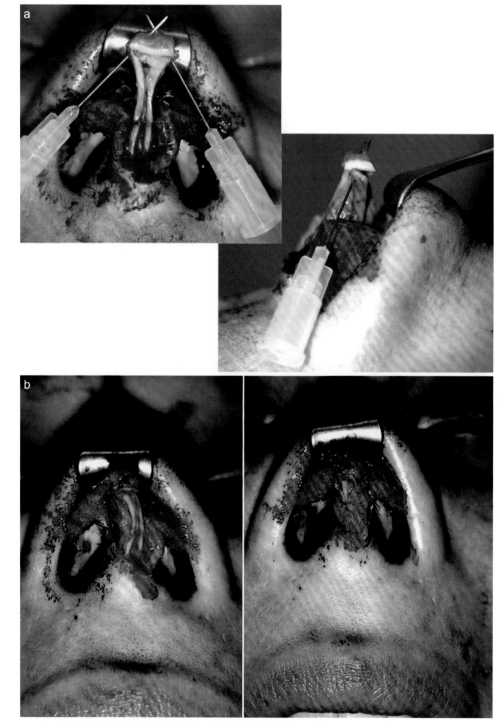

◘ 图 12.33　(a, b) "三明治"移植物联合外侧脚窃取技术增加鼻尖突出度。(c~e) 术前和术后正面观、侧面观、基底面观。

第 12 章

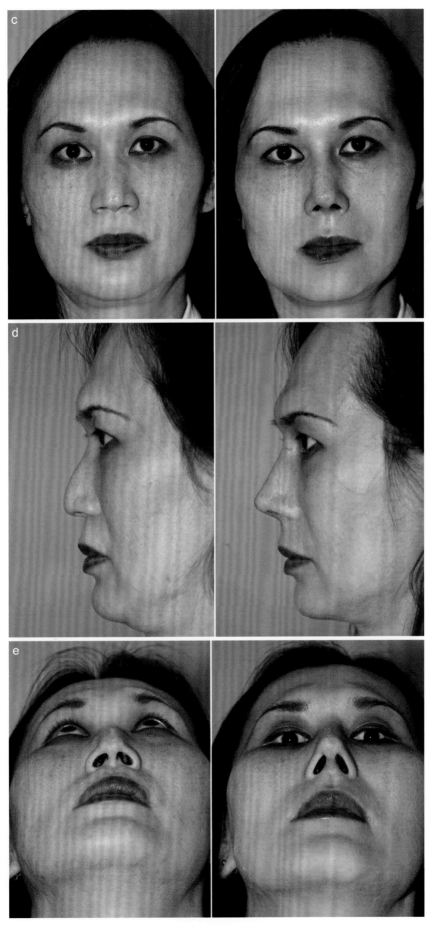

图 12.33（续）

12.2.28 病例28：通过移植增加鼻尖突出度

患者，男，20岁，主诉既往鼻整形术后出现鼻尖突出度严重不足（图12.34）。此外，鼻背过于突出，骨性鼻锥太宽。鼻内检查发现鼻中隔向左侧偏曲和内鼻阀狭窄。

采用外入路经鼻小柱倒"V"形切口，手术探查发现下外侧软骨处广泛瘢痕和左下外侧软骨头侧缘被过度切除。应用复合技术分离鼻背软骨，直剪

剪除背侧鼻中隔，用圆柱形电动钻头降低骨性鼻背。然后通过矢状线旁正中截骨、经皮低到低的外侧截骨、经皮横向截骨将骨性鼻锥缩窄。过度突出的上外侧软骨也会塌陷，用撑开瓣法撑开。为了增加鼻尖突出度，用包有软组织的瘢痕组织覆盖在非完整的盾牌移植物和条形移植物上。为了手术过程更完美，将鼻翼缘移植物置入其两侧，鼻背用一层异体阔筋膜覆盖。

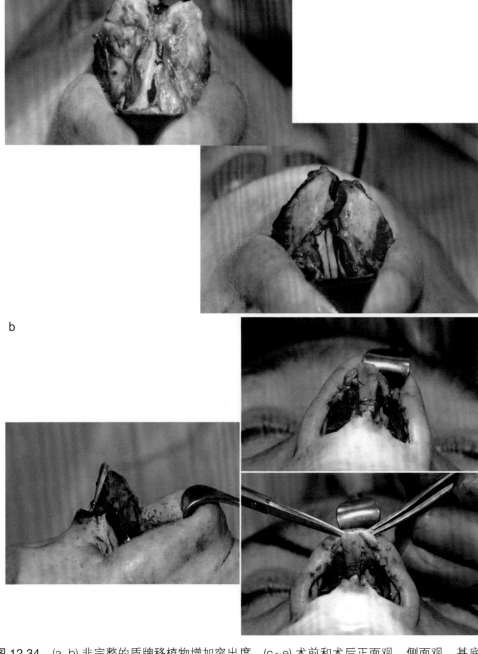

● 图12.34　(a, b) 非完整的盾牌移植物增加突出度。(c~e) 术前和术后正面观、侧面观、基底面观

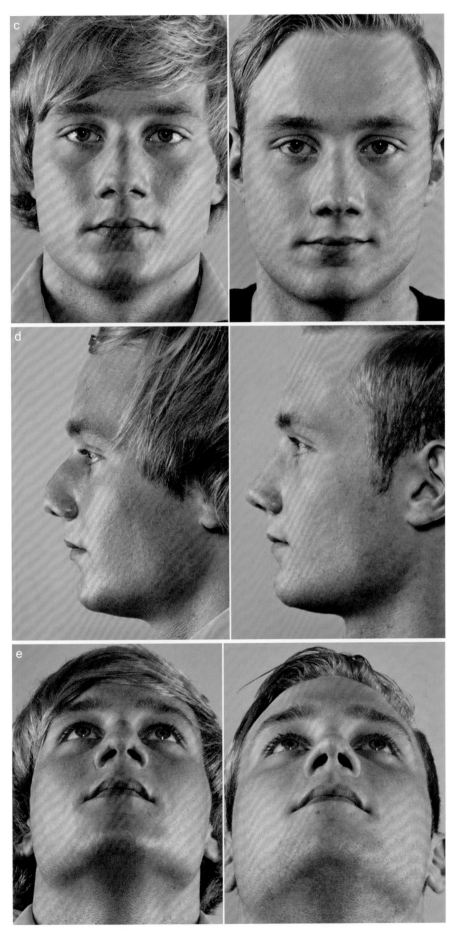

■ 图 12.34（续）

12.2.29　病例29：利用耳软骨移植物（"三明治"移植物）重建鼻尖支撑

患者，女，67岁，经历了失败的鼻中隔成形术

（图12.35）。检查发现一个宽且过度突出的骨性鼻背，由于鼻中隔前角过度切除导致鼻尖下垂，伴鼻中隔穿孔。治疗包括降低骨性鼻背和用耳软骨制作的双层鼻小柱支撑移植物来重建鼻尖突出度。

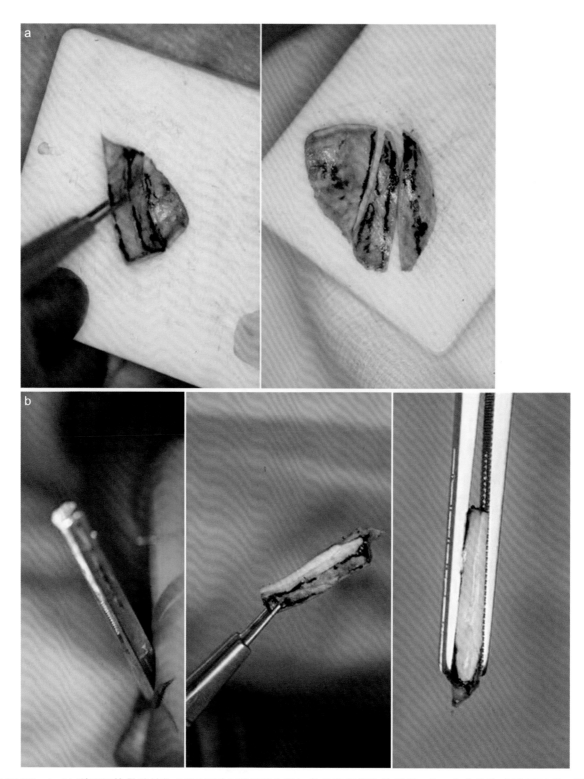

◨ 图 12.35　(a, b) 利用耳软骨移植物（"三明治"移植物）增加鼻尖突出度和旋转度。(c~e) 术前和术后正面观、侧面观、基底面观

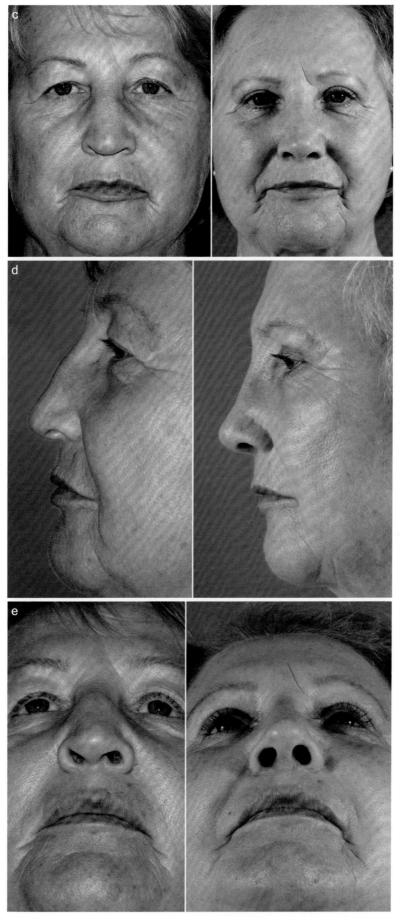

■ 图 12.35（续）

12.2.30 病例 30：通过内侧脚覆盖技术（内侧滑行）降低鼻尖突出度，同时矫正发育异常的下外侧软骨

患者，女，27 岁，主诉既往在外院施行了鼻整形手术（图 12.36）。检查发现鼻尖过于突出和上旋，伴鼻唇角过大，且鼻尖下小叶宽。采用外入路鼻整形术，术中发现连接内侧脚的中间脚屈曲变形。因此，我们使用内侧脚覆盖技术降低鼻尖，同时反旋转鼻尖，使鼻尖软骨变直。

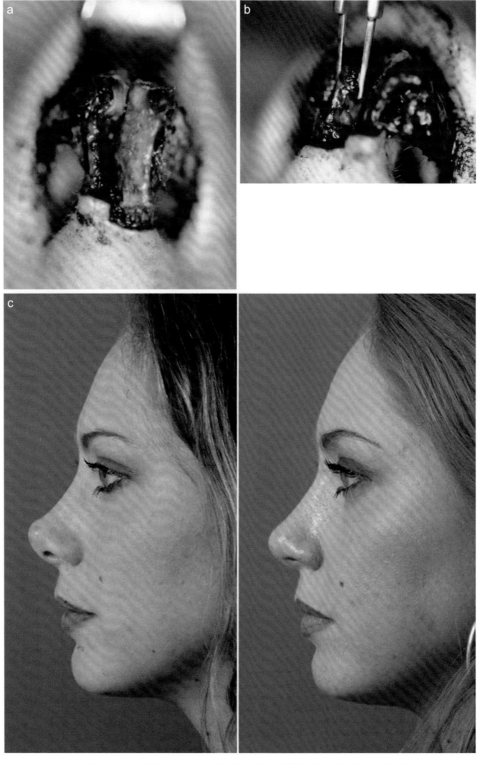

■ 图 12.36 通过内侧脚覆盖技术（内侧滑行）降低鼻尖突出度

12.2.31　病例 31：通过内侧脚覆盖技术（内侧滑行）降低鼻尖突出度

患者，女，40 岁，主诉在外院行鼻整形手术失败（图 12.37）。根据患者主诉，她第一次术前有一个大的鼻背驼峰，但她提出的要求是治疗过度突出的鼻尖，说明她最初的烦恼是鼻头肥大。显然，她以前的手术医生并没有意识到治疗整个鼻尖肥大畸形这个问题。我们通过内侧脚覆盖技术降低鼻尖突出度，一旦鼻尖突出度得到矫正，鼻背也能很好地衔接新的鼻尖形态。

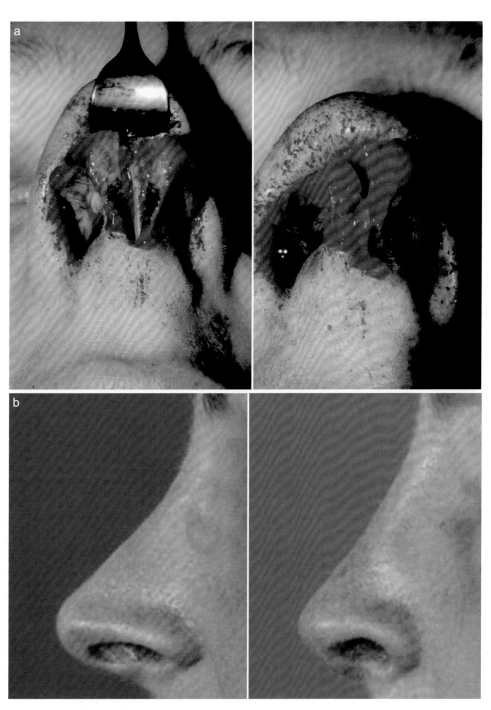

◘ 图 12.37　通过内侧脚覆盖技术（内侧滑行）降低鼻尖突出度

12.2.32 病例 32：通过内侧脚覆盖技术（内侧滑行）降低鼻尖突出度

患者，女，44岁，主诉多次遭遇鼻外伤并在外院行鼻中隔成形术失败（图 12.38）。检查发现鼻子短，鼻尖过度突出（鼻头肥大），且鼻背呈明显的"C"形弯曲。采用开放式入路，治疗包括降低鼻背，置入撑开瓣支撑和矫直中鼻拱。外侧脚支撑移植物用于加强薄弱的外侧脚，并通过内侧脚覆盖技术降低鼻尖。这种方法能同时降低鼻尖突出度并延长鼻子。

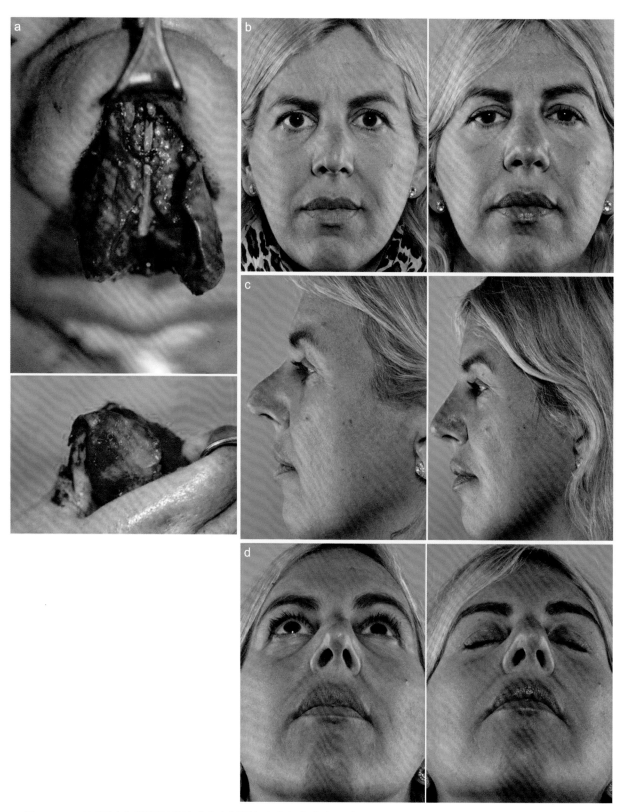

■ 图 12.38　(a) 通过内侧脚覆盖技术（内侧滑行）降低鼻尖突出度。(b~d) 术前和术后正面观、侧面观、基底面观

12.2.33　病例 33：通过内侧脚覆盖技术（内侧滑行）降低鼻尖突出度

患者，女，18 岁，要求行鼻修复手术（图 12.39）。检查发现其鼻子过短，伴鼻尖过度突出。手术方案是通过内侧脚覆盖技术和鼻尖反旋转，从根本上延长鼻子。另外，通过填充鼻背和抬高鼻部"山根点"以达到视觉上的鼻子延长。因此，在降低过度突出的软骨性鼻背后，用异体阔筋膜制作的盖板移植物填充骨性鼻背。再用内侧脚覆盖技术来反旋转鼻尖。

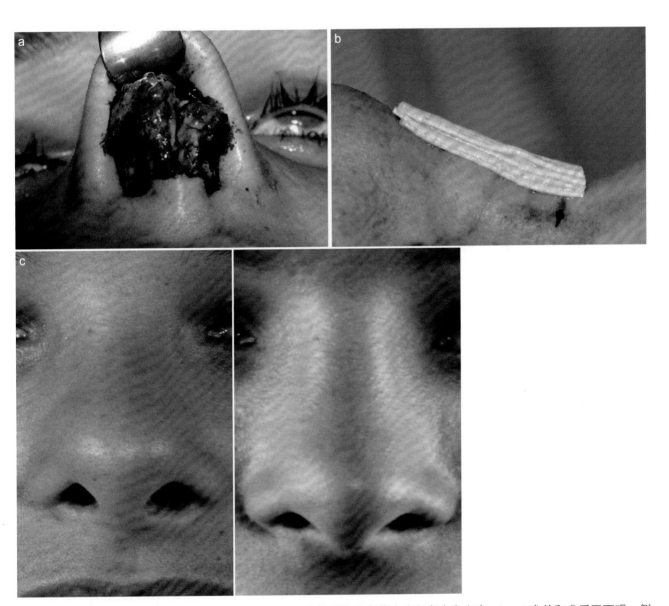

■ 图 12.39　(a, b) 内侧脚覆盖技术（内侧滑行）联合异体筋膜填充鼻背来降低鼻尖突出度。(c~e) 术前和术后正面观、侧面观、基底面观

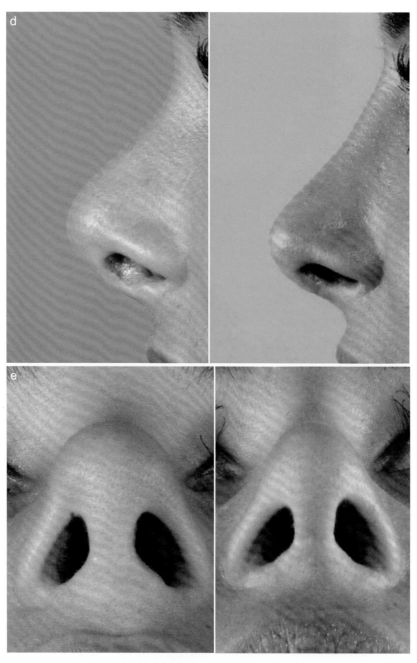

图 12.39（续）

12.2.34　病例 34：通过内侧脚覆盖技术（内侧滑行）降低鼻尖突出度

患者，女，29 岁，主诉鼻尖严重的过度突出，鼻背软骨过度突出导致鼻尖鸟嘴畸形（图 12.40）。骨性鼻椎过于狭窄并向左侧偏斜，整个鼻背轮廓轻微不规则。

采用开放式入路，手术探查发现前鼻棘向中线左侧移位 6.0 mm，导致尾侧鼻中隔偏曲。此外，鼻中隔前角被过度切除。用圆柱形电动钻头将移位的左侧鼻棘部分切除，残余的一小部分鼻棘将用青枝骨

折方式在中线与软组织重新固定。然后在基底部将鼻中隔缩短，并在中线上钻孔将其缝合于前鼻棘上。在鼻中隔背侧将上外侧软骨分离后降低鼻背软骨，然后通过矢状旁正中内侧截骨、经皮低到低的外侧截骨和横向截骨术，使骨性鼻锥活动、伸直。放置撑开移植物以拓宽狭窄的鼻背。

解剖鼻尖发现左下外侧软骨扭曲在一起。为了消除这种畸形同时矫正过度突出的鼻尖，我们实施了外侧脚覆盖技术（外侧滑行）。下外侧软骨外侧脚在扭曲水平处被横断，在双侧施行 8.0 mm 的覆盖。为了进一步稳定畸形的左下外侧软骨，再在其下面

额外放置一片薄的板条移植物。通过引导缝线缝合置入鼻小柱支撑。为了进一步塑形鼻尖，将一个完整的盾牌移植物缝合到鼻尖下小叶。通过跨越缝合联合鼻尖后吊带悬吊缝合来塑造最终的形态。部分关闭皮肤后，通过在鼻部皮下注射细小的颗粒软骨使鼻背部光滑。

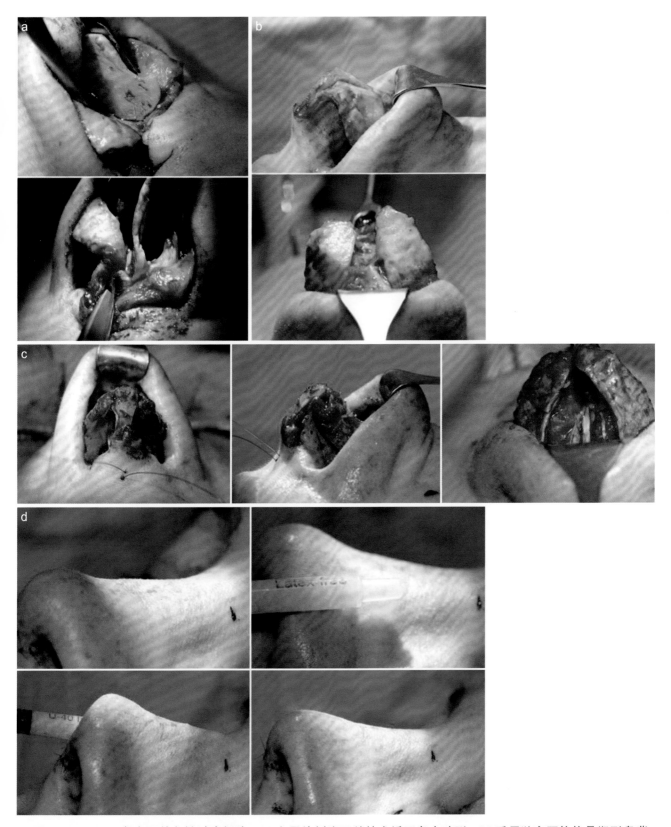

图 **12.40**　(a, b) 鼻中隔前角被过度切除。(c) 应用外侧脚覆盖技术矫正鼻尖畸形。(d) 采用游离颗粒软骨塑形鼻背。(e~g) 术前和术后正面观、侧面观、基底面观

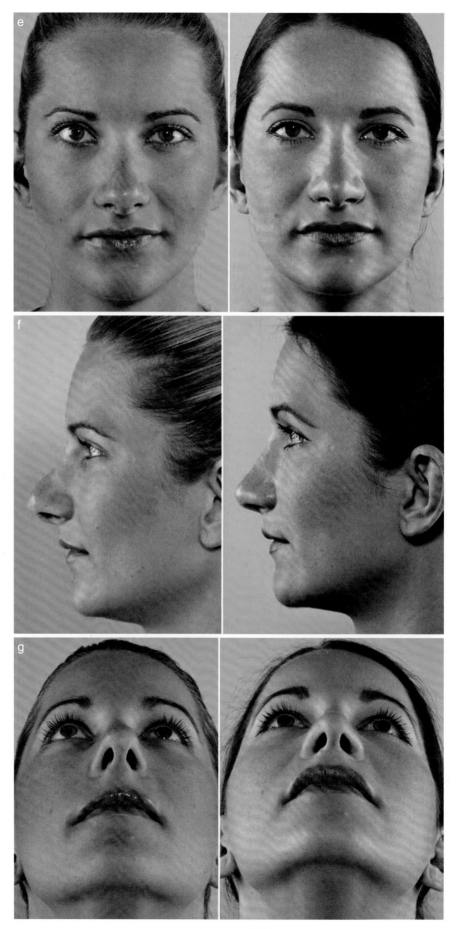

图 12.40（续）

12.2.35　病例 35：通过外侧脚覆盖技术（外侧滑行）降低鼻尖突出度

患者，女，25 岁，主诉在外院行鼻整形手术失败（图 12.41）。检查发现鼻尖过度突出和鼻梁歪斜，既往骨性鼻背的切除导致顶板开放畸形。左外鼻阀阻塞是由于尾侧鼻中隔向左偏曲和鼻棘移位所致。采用外入路术式，将偏曲的尾侧鼻中隔切除，重新放置一个从鼻中隔后部截取的矩形鼻中隔软骨作为鼻中隔延伸移植物。用内侧脚覆盖技术降低并反旋转鼻尖，从而达到所需的鼻长度。将原尾侧鼻中隔磨碎后填充在鼻根处以增加鼻根高度。

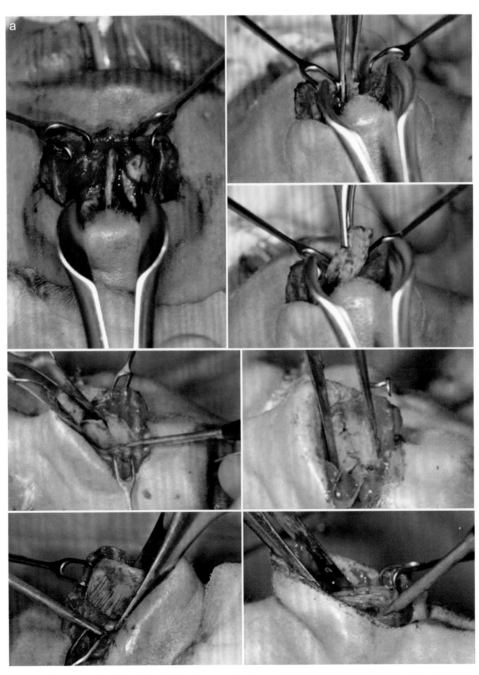

图 12.41　(a, b) 采用鼻中隔延伸移植物替代变形的鼻中隔前角，通过延伸型撑开移植物使之保持原位，通过内侧脚覆盖技术降低鼻尖突出度。(c~e) 术前和术后正面观、侧面观、基底面观

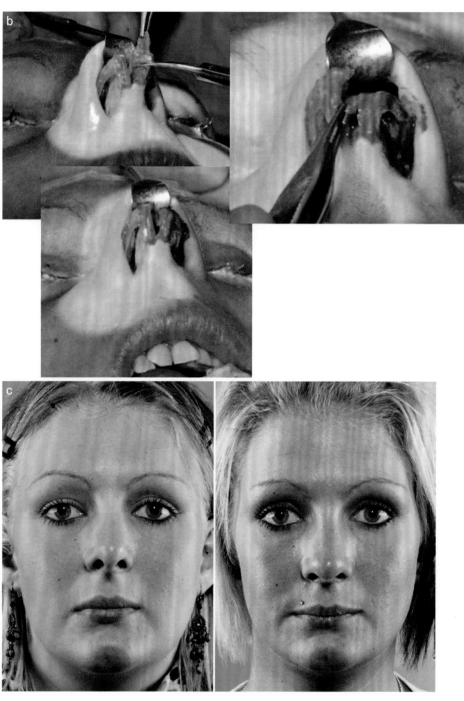

图 12.41（续）

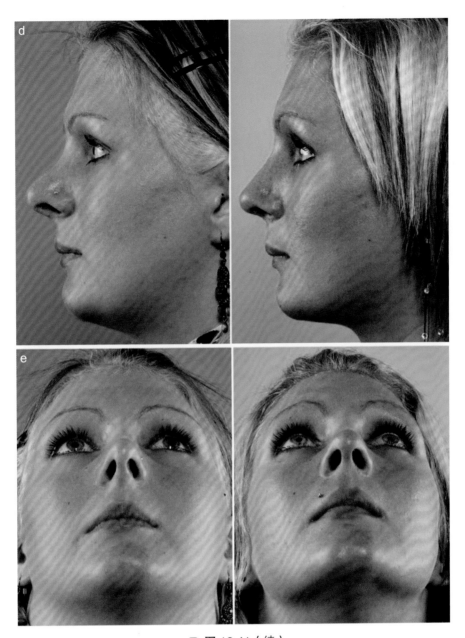

■ 图 12.41（续）

12.2.36 病例 36：通过 "三明治" 移植物联合下推降低鼻尖突出度和延长鼻长度行复杂鼻尖重建，利用耳软骨重建缺失的鼻穹窿

患者，男，39 岁，主诉既往接受了 4 次鼻整形手术，现要求行鼻修复（图 12.42）。检查发现鼻子太短，伴鼻尖过度突出、鼻唇角过大以及鼻小柱歪斜引起的鼻孔不对称。此外，还发现鼻背不规则。

通过开放入路术式，手术探查发现弯曲的肋软骨被用作鼻小柱支撑移植物。用耳甲软骨制成的双层鼻小柱支撑移植物替换肋软骨。左侧内侧脚是完整的，能与鼻小柱支撑移植物缝合一起。然而右侧中间脚缺失，因此需要用耳软骨移植物来重建穹窿。然后通过跨越缝合塑形外侧脚，并用双层盾牌移植物反旋转鼻尖，从而改善外形。用两层异体阔筋膜填充鼻背。结果表明，随着鼻长度的增加和鼻唇角的锐化，鼻尖对称性和鼻翼轮廓得到改善。

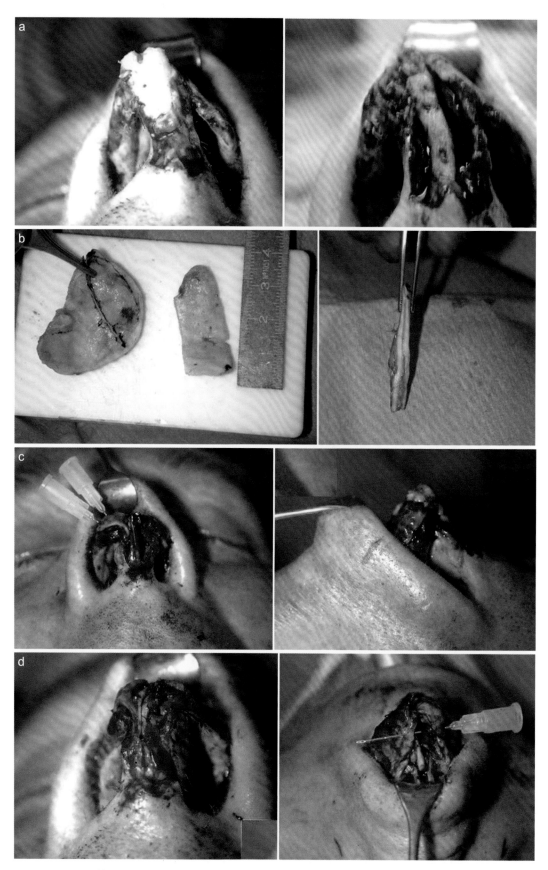

■ 图 12.42　(a~d) 用耳甲软骨重建被过度切除的穹窿，双层耳甲腔软骨用作鼻小柱支撑移植物，软组织盖板移植物，跨越缝合。(e~g) 术前和术后正面观、侧面观、基底面观

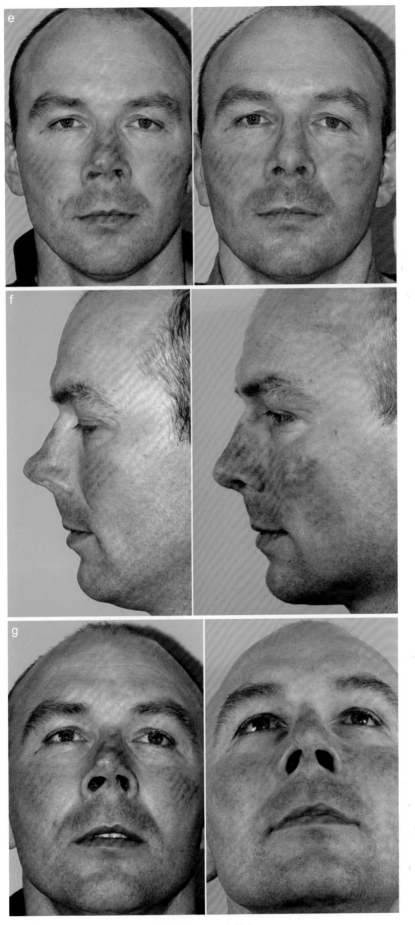

■ 图 12.42（续）

12.2.37　病例 37：通过外侧脚覆盖技术（外侧滑行）降低鼻尖突出度，通过鼻中隔延伸移植物回调鼻尖

患者，女，24 岁，之前鼻整形手术后出现鼻子长且歪斜，鼻尖过度突出伴下垂，鼻唇角过于锐利和鼻小柱退缩（图 12.43）。采用开放入路术式，虽然手术探查发现下外侧软骨是完整的，但尾侧鼻中隔被破坏并向右侧移位。随后切除变形的尾侧鼻中隔，获取一块矩形鼻中隔软骨作为鼻中隔延伸移植物，并借助引导缝线固定。将鼻中隔延伸移植物缝合固定后，应用外侧脚覆盖技术（即外侧滑行）降低过度突出的鼻尖和重新复位下垂的鼻尖，以便获得更精准的鼻尖突出度，同时旋转鼻尖。另外，我们还使用舌槽沟技术将内侧脚前端固定到鼻中隔延伸移植物的尾侧端，以矫正鼻小柱的退缩。然后用同种异体阔筋膜对双侧软三角进行填充。

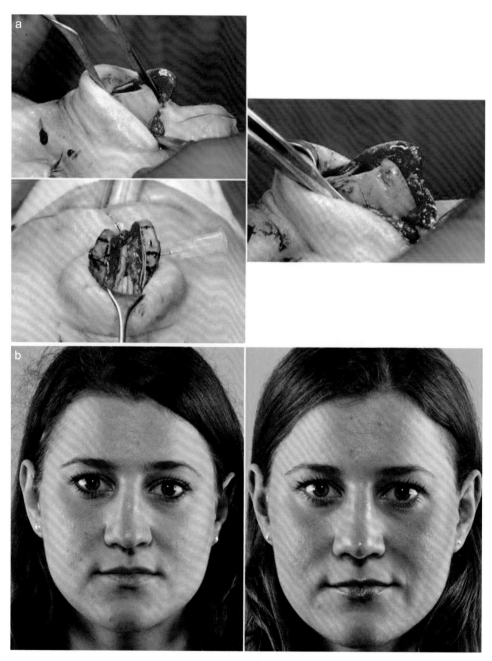

图 12.43　通过外侧脚覆盖技术（外侧滑行）降低鼻尖突出度，用鼻中隔延伸移植物回调鼻尖。(b~d) 术前和术后正面观、侧面观、基底面观

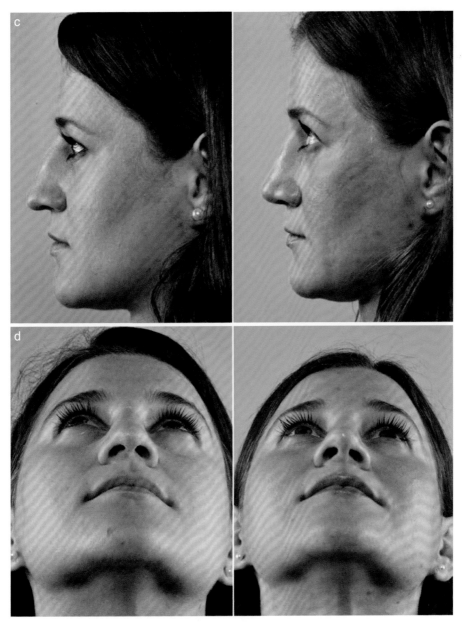

■ 图 12.43（续）

12.2.38 病例 38：通过鼻中隔延伸移植物联合头侧旋转降低鼻尖突出度

患者，男，38 岁，主诉在外院行鼻整形美容手术（图 12.44）。患者不喜欢他的希腊式侧面轮廓，鼻额角不清晰，而且他还抱怨鼻子太短，露鼻孔明显。手术探查发现外侧脚和左侧鼻穹窿缺失。

由于骨性支撑的缺失导致鼻尖过度旋转，加上尾侧鼻中隔的过度切除，使旋转更明显。由于既往

有耳郭成形术手术史，所以耳软骨不可用，尽管有小部分鼻中隔软骨可用作软骨移植。我们获取剩下的矩形鼻中隔软骨，仅留下 10 mm 的鼻背侧支架（在鼻背降低后）。然后，将鼻小柱支撑移植物与双侧延伸型撑开移植物固定在一起，重建 L 形支架。利用剩余的鼻中隔软骨来修复缺失的外侧脚和左侧鼻穹窿，并做一个不完整的盾牌移植物，最后用软组织覆盖它。用跨穹窿缝合的方法来改善鼻尖形态。

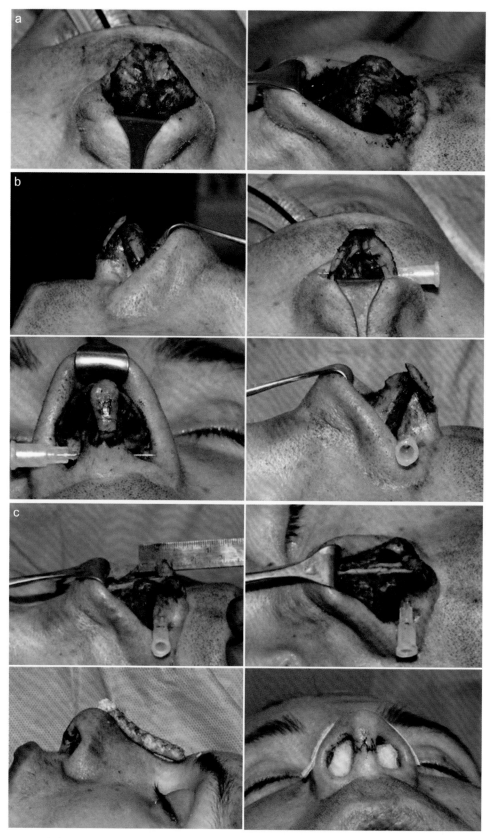

■ 图 12.44   (a~d) 通过鼻小柱支撑移植物联合延伸型撑开移植物和盾牌移植物反旋转鼻尖和延长鼻长度，用板条移植物、筋膜包裹颗粒软骨移植物重建被过度切除的下外侧软骨。(e~g) 术前和术后正面观、侧面观、基底面观

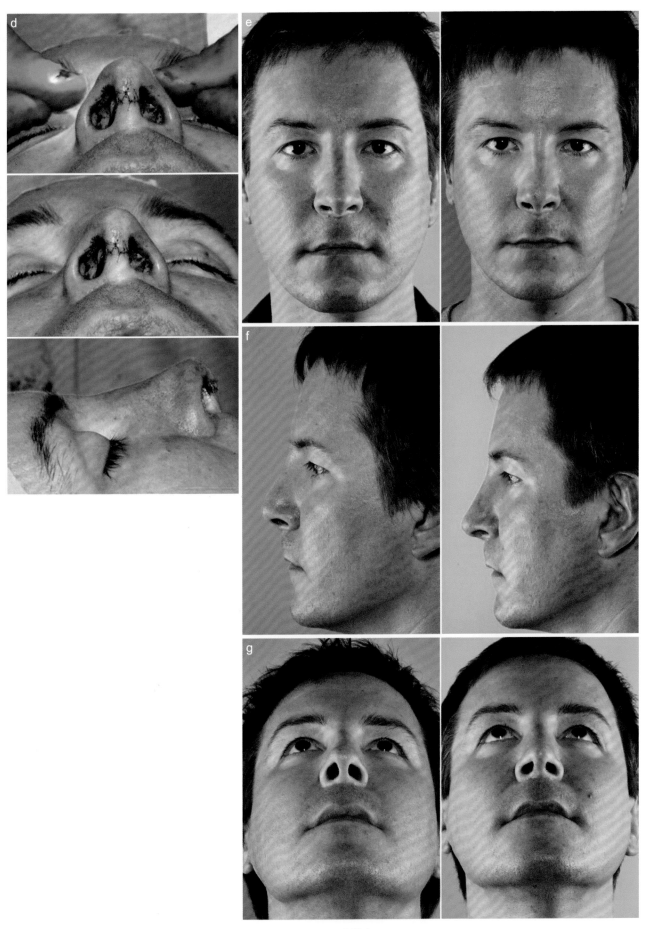

■ 图 12.44（续）

12.2.39　病例 39：联合头侧旋转并重建完整的下端结构降低鼻尖突出度

患者，47 岁，在严重鼻外伤和既往 4 次鼻整形术后要求再次行鼻整形术（图 12.45）。检查发现鼻部宽，鼻背呈"C"形弯曲，鼻尖下旋伴鼻小柱退缩。皮肤很薄且有瘢痕，两侧的鼻侧壁轮廓不规则伴移位（过高）的截骨线。

采用开放术式入路，由于瘢痕严重、鼻背皮肤薄且皮肤罩粘连紧，剥离非常困难。术中发现残留的鼻中隔已变形且松软，并从中线移位。使用林德曼电锯行矢状旁正中截骨术，利用延伸型撑开移植物（来自第 10 肋软骨）矫直和加固软骨性鼻背。然后在前鼻棘内横行骨性钻孔，并在基底部修剪尾侧鼻中隔，将其缝合于中线上。通过经皮低到低的外侧及横向截骨来矫直和缩窄骨性鼻锥。

对于严重下垂的鼻尖矫正使用舌槽沟技术，其中内侧脚缝合到尾侧鼻中隔，以增加（头侧）鼻尖旋转。首先用 1.5 mm 的肋软骨条加强薄弱的尾侧鼻中隔。当鼻尖旋转上调到适当的位置时，鼻尖复合体的过度突出变得明显。为了解决这个问题，我们使用外侧脚覆盖技术来缩短外侧脚的长度。利用异体阔筋膜作为盾牌移植物来修饰鼻尖复合体，并用游离颗粒软骨使鼻背光滑。

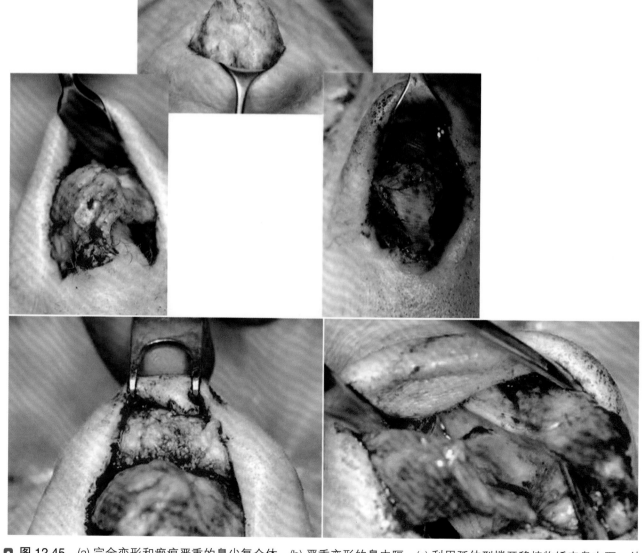

图 12.45　(a) 完全变形和瘢痕严重的鼻尖复合体。(b) 严重变形的鼻中隔。(c) 利用延伸型撑开移植物矫直鼻中隔，外侧脚滑行（覆盖）技术降低鼻尖突出度。(d~f) 术前和术后正面观、侧面观、基底面观

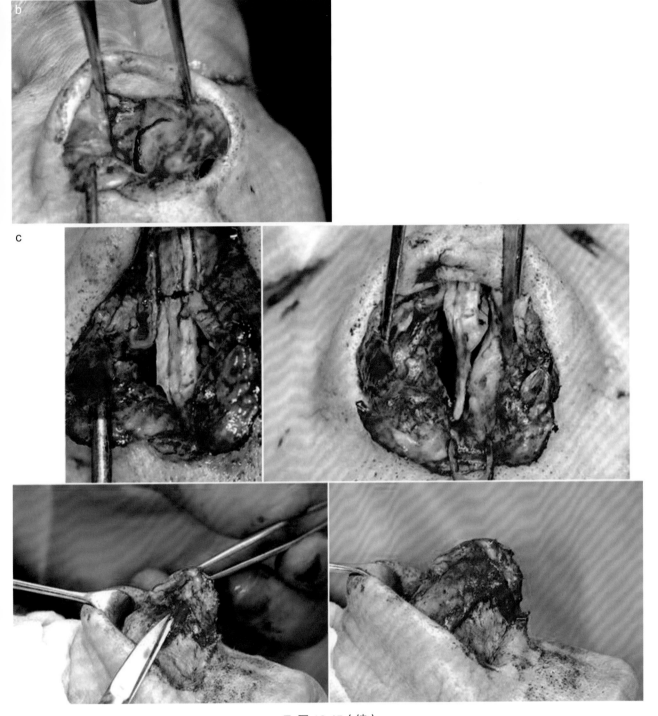

图 12.45（续）

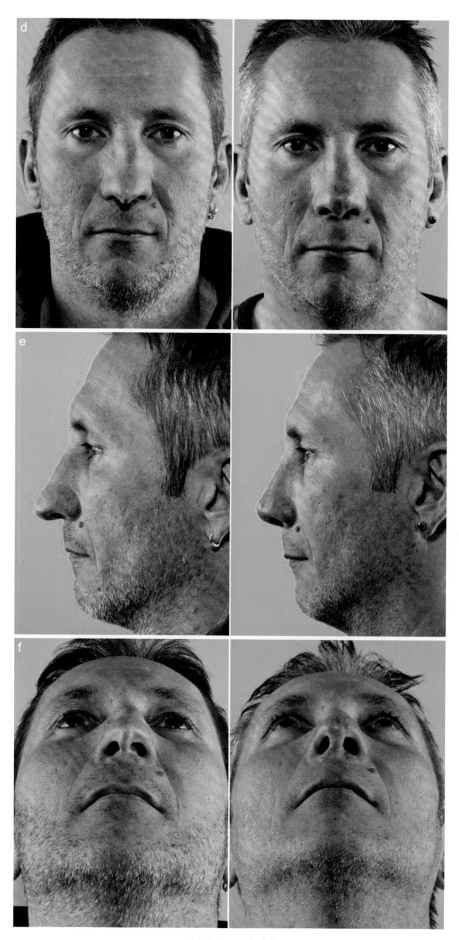

第12章

🔲 图 12.45（续）

12.2.40　病例 40：通过外侧脚覆盖联合"三明治"移植物作鼻中隔延伸移植以降低鼻尖突出度

患者，女，39 岁，因严重的鼻尖下旋畸形要求行鼻整形修复术（图 12.46）。检查发现尾侧鼻中隔几乎全部缺失，鼻背宽且过度突出。内鼻检查发现鼻中隔有一个 8 mm 的穿孔，尽管以前曾尝试过闭合鼻中隔穿孔。

采用开放式鼻整形入路，应用四瓣法修补鼻中隔穿孔。然后从右耳获取耳软骨，制作一个"三明治"移植物，将其缝合于鼻中隔残端，作为一个鼻中隔延伸移植物加强鼻尖支撑。采用骨锉将骨性驼峰降低，再通过矢状旁正中截骨、经皮低到低的外侧截骨及横向截骨缩窄骨性鼻锥。通过外侧脚覆盖（滑行）技术对其覆盖 6 mm，从而对过长和过度突出的下外侧软骨进行矫正。将内侧脚缝合于"三明治"移植物上（改良的舌槽沟技术），用跨穹窿缝合塑形鼻穹窿。在鼻穹窿前方放置一个延伸型盾牌移植物，然后使用跨越缝合细化鼻尖。再采用鼻尖悬吊缝合对其进行加固。我们试图用同种异体阔筋膜帽状移植物来消除表面轻微的不规则，但之后用精细切碎的软骨替代了这些移植物，这样能带来更好的效果。

此外，通过切除内侧脚踏板和缩窄鼻小柱基底部来改善鼻部通气功能。另外，插入一个"呼吸"（Karl Storz 公司，图林根州，德国）植入体并将其缝合于两侧的上外侧软骨。

"呼吸"植入体是 Daniel à Wengen 为支撑和稳定内鼻阀而研制的一种鞍形钛装置。我们将它放置在中鼻拱的顶部，并将上外侧软骨悬吊缝合，以改善内鼻阀的通气。

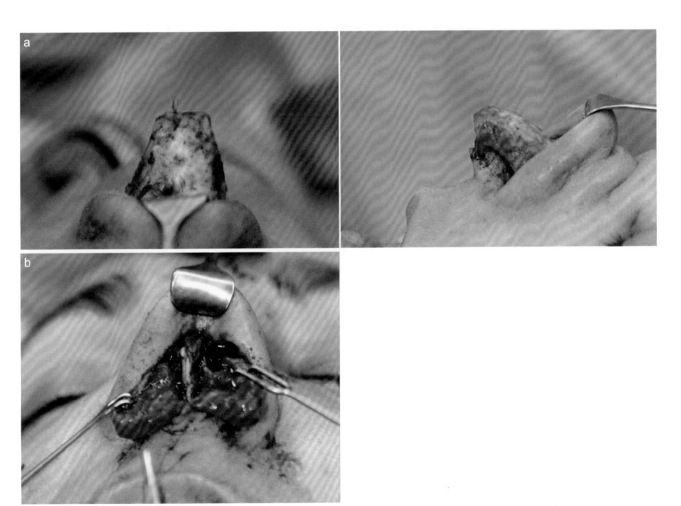

■ 图 12.46　(a~c)"三明治"移植物作为鼻中隔延伸移植物，外侧脚覆盖（外侧滑行）技术降低突出度。(d) 插入"呼吸"植入体。(e~g) 将降低鼻尖突出度与加强鼻尖支撑相结合。术前和术后正面观、侧面观、基底面观

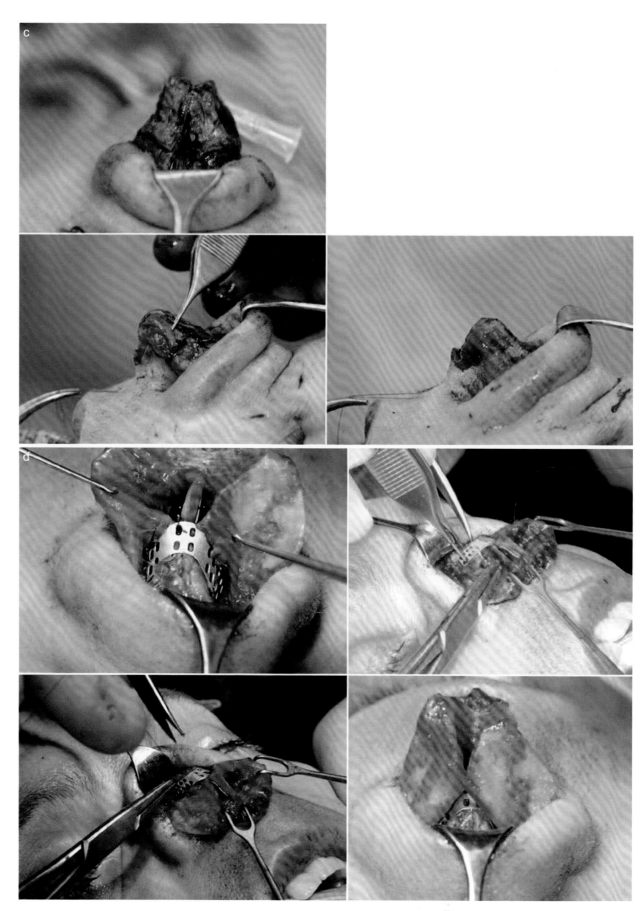

图 12.46（续）

第
12
章

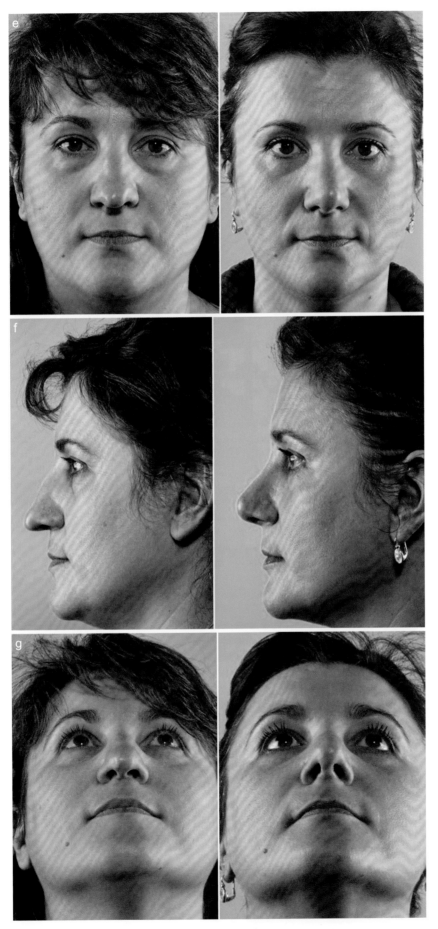

■ 图 12.46（续）

12.2.41　病例 41：通过鼻小柱支撑和延伸型撑开移植物延长鼻长度，利用鼻中隔软骨重建下端结构

　　患者，女，54 岁，主诉在外院接受过两次鼻整形手术（图 12.47）。检查发现鼻尖明显过度突出，中鼻拱夹捏伴内鼻阀塌陷，尾侧鼻中隔移位并突入右鼻前庭。最初通过外入路手术探查仅发现鼻尖存在广泛的瘢痕。然而，在切除鼻尖瘢痕组织后，发现外侧脚和左侧中间脚部分缺失。通过外入路手术，利用鼻中隔软骨移植物重建完整的鼻尖框架。延伸型撑开移植物用于拓宽中鼻拱，将鼻尖延长 12 mm，放置鼻小柱支撑移植物作为新支撑。此外，鼻中隔软骨条用于修复下外侧软骨的缺失区域并重建鼻尖结构。

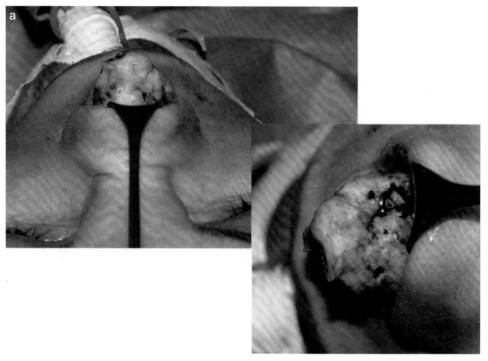

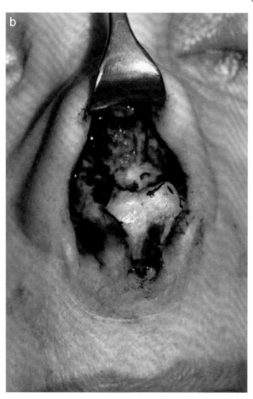

图 12.47　(a~d) 通过鼻小柱支撑和延伸型撑开移植物延长鼻长度。(e) 用板条移植物重建鼻尖结构。(f~h) 术前和术后正面观、侧面观、基底面观

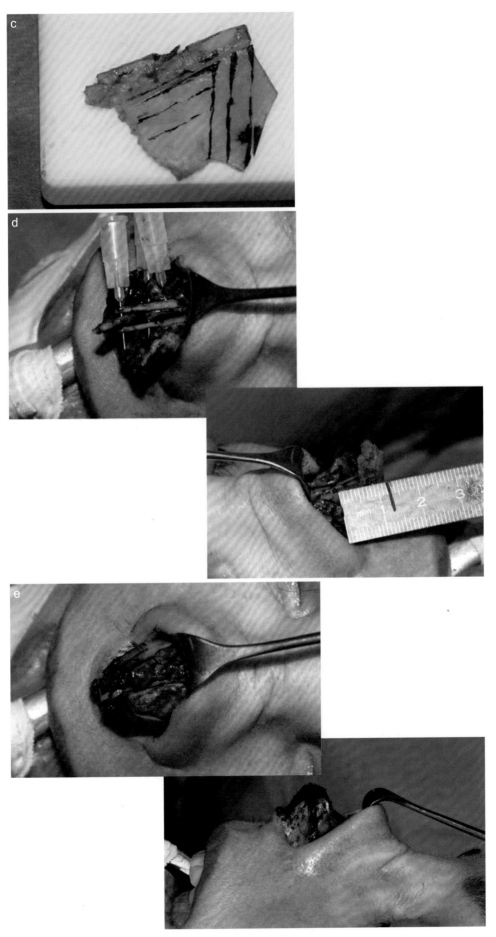

图 12.47（续）

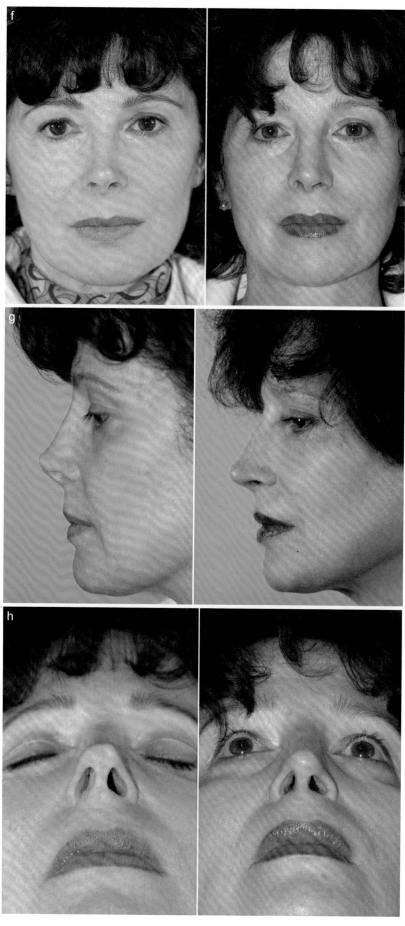

图 12.47（续）

12.2.42 病例 42：利用鼻中隔延伸移植物延长鼻长度

患者，男，30 岁，主诉之前的鼻整形术导致形成一个难看的猪鼻子；鼻子过短，鼻唇角过大；鼻孔明显不对称；鼻背软骨降低的幅度不够，骨性鼻锥歪斜（图 12.48）。

采用开放术式入路，术中发现左侧鼻穹窿分离。鼻子过短是因为鼻中隔前角被过度切除造成的。鼻中隔尾侧端结构也被破坏。下外侧软骨和上外侧软骨之间形成的瘢痕穿过内衬里，因此下外侧软骨被

推到尾端。降低鼻背软骨后，在鼻中隔中央获取鼻中隔延伸移植物并固定在其右侧，因为被切除的鼻中隔前角边缘向左侧轻微移位。通过经皮低到低的外侧和横向截骨术，使歪斜的骨性鼻锥得到矫直和缩窄。将获取的肋软骨用一块雕刻板将其软骨条切成 1.5 mm 厚的薄片。将这些撑开移植物固定在鼻中隔的背侧。左侧用外侧脚覆盖技术行鼻尖重建。在右侧，实施内侧滑行技术，使鼻穹窿位置对称。然后将内侧脚固定于鼻中隔延伸移植物上。此外，还放置了板条移植物。剩下的软骨被切成小块，制作成游离的颗粒软骨，最后用于平滑和填充两侧软三角。

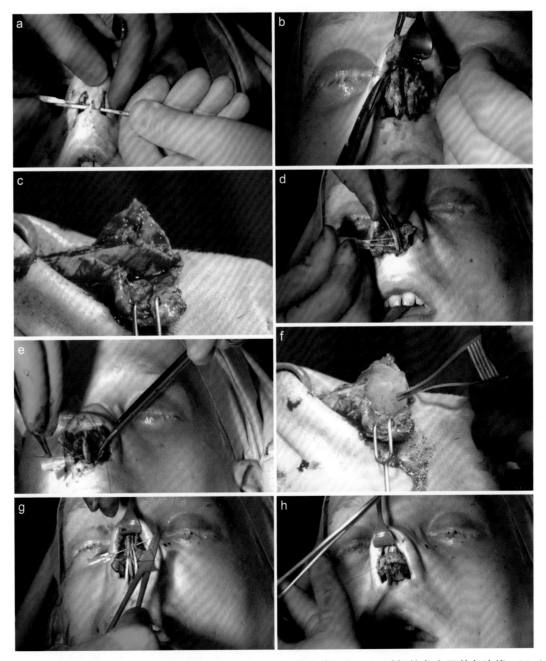

图 12.48 (a) 采用开放术式，用一根棉签保护内侧脚。(b) 去除瘢痕组织。(c) 过短的鼻中隔前角边缘。(d~f) 放置鼻中隔延伸移植物。(g) 固定撑开移植物。(h) 重建鼻尖。(i~k) 术前和术后正面观、侧面观、基底面观

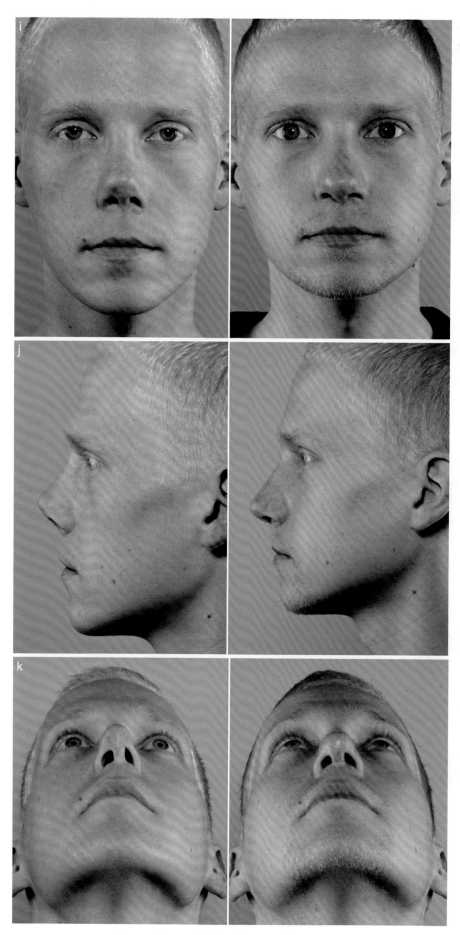

■ 图 12.48（续）

12.2.43　病例 43：联合"三明治"移植物和鼻中隔延伸移植物延长鼻长度

患者，女，32 岁，主诉做过两次鼻整形手术均失败（图 12.49）。患者主诉第 1 次鼻整形手术导致鼻子过短。因此，仅在术后 2 个月接受了第 2 次鼻整形手术，用软骨移植物延长鼻长度。然而，患者对她的鼻子长度仍不满意，于是再次寻求修复手术来延长她的鼻子。采用双层耳软骨"三明治"移植物联合双侧延伸型撑开移植物，并反旋转鼻尖，患者对最终效果表示满意。

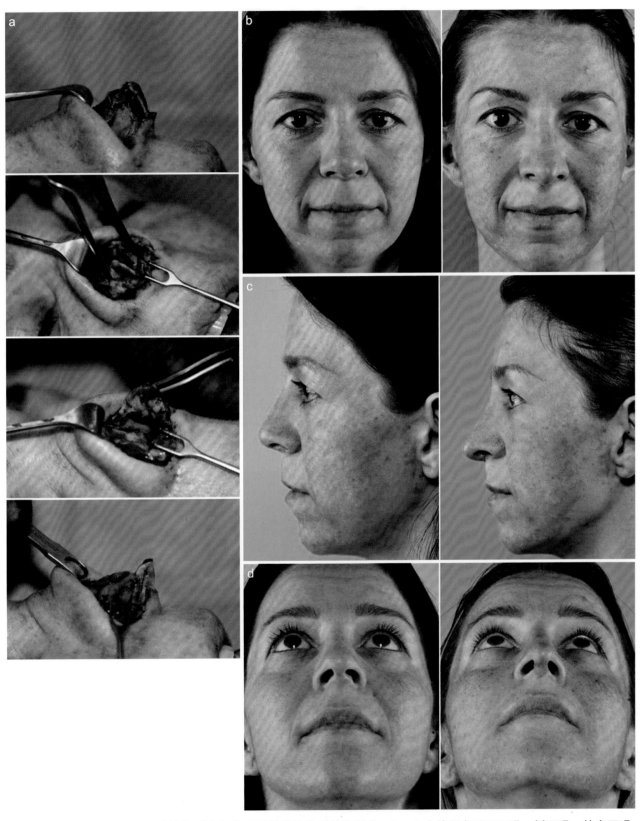

图 12.49　(a)"三明治"移植物联合鼻中隔延伸移植物延长鼻长度。(b~d) 术前和术后正面观、侧面观、基底面观

12.2.44 病例 44：通过双侧耳甲"三明治"移植物延长鼻长度

患者，女，58 岁，主诉在外院接受过多次失败的鼻整形手术（图 12.50）。检查发现鼻子短小，鼻背被过度切除。采用外入路术式，手术探查发现外侧脚缺失，保留一个 L 形支架残留在矩形鼻中隔内，留下很少的鼻中隔软骨用于获取移植物。为了延长鼻长度和重新突出鼻尖，放置双层耳软骨支撑移植物于鼻中隔尾端并支撑它，再在其后面放置第 2 个双层鼻小柱支撑移植物缝合于鼻中隔尾端。然后用鼻中隔板条移植物替代缺失的外侧脚，耳甲软骨制成的非完整盾牌移植物用来进一步增加鼻尖突出度。额外的耳甲软骨被交叉切割（同时保持软骨膜的完整性）用于鼻背填充。为了矫直鼻背，右侧鼻骨不完全截断，左侧鼻骨用薄软骨盖板移植物填充。将原来的鼻根填充移植物去除，用电钻降低鼻根。然后用同种异体筋膜使鼻背光滑。术后 1 年，微小的表面不规则用自体脂肪微量注射后成功修饰。

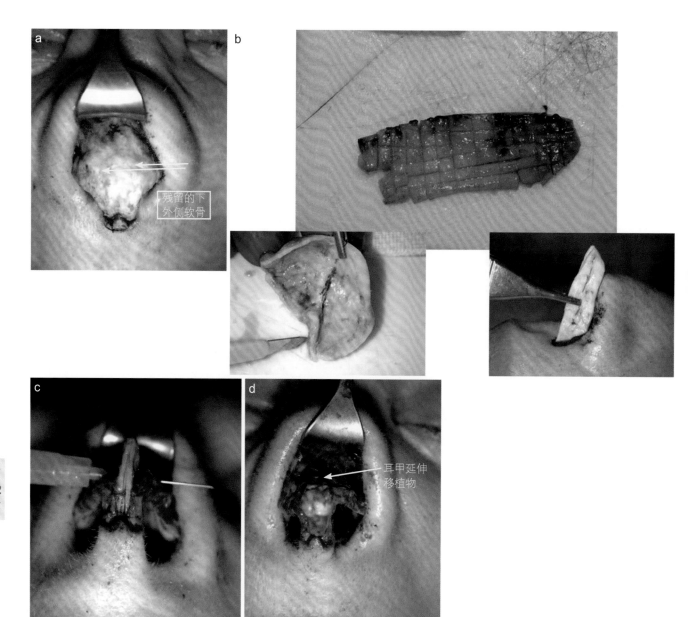

图 12.50　(a~d) 用两块"三明治"移植物和盾牌移植物延长鼻长度，用软组织盖板移植物覆盖，用交叉切割的耳甲移植物进行鼻背填充，用板条移植物重建被过度切除的下外侧软骨。(e~h) 术前和术后正面观、侧面观、基底面观

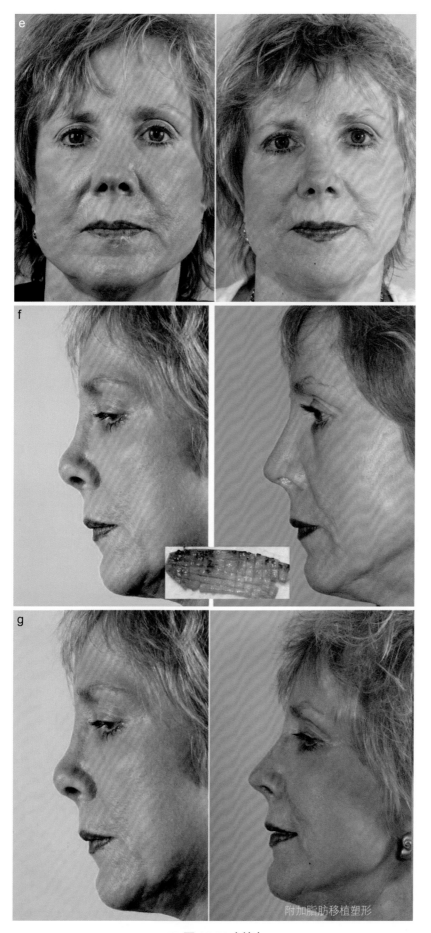

附加脂肪移植塑形

■ 图 12.50（续）

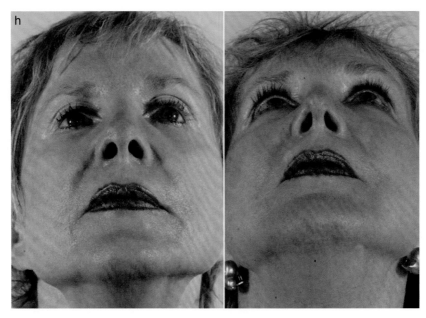

图 12.50（续）

12.2.45 病例 45：通过鼻尖前吊带悬吊缝合法同时缩短鼻长度及鼻小柱

患者，男，47 岁，前 3 次鼻整形手术导致鼻尖鸟嘴样畸形、下垂和鼻尖下小叶缺失（图 12.51）。还发现左侧鼻翼有一个深深的瘢痕（之前的激光治疗所致）。

采用开放入路鼻整形术，切除皮下瘢痕组织，前吊带悬吊缝合矫正鼻尖下垂。被悬吊缝合固定的位置如下。用 4-0 聚对二氧环己酮可吸收线缝合固定于背侧鼻中隔后，在所需的鼻尖悬吊点将小针头插入鼻小柱 / 前庭皮肤下，然后逆行穿出缝合尾部。缝线的两末端（小叶下侧中线有结）之间放置一个松脱的投掷物，同时缝合关闭鼻小柱皮瓣。当鼻小柱皮瓣回到正常位置时，最后再将结打紧。采用这种方法能获得持久的支撑并稳定鼻尖。在关闭伤口前，先前被切除的鼻尖纤维性瘢痕作为软组织移植物填充于鼻翼瘢痕下方。

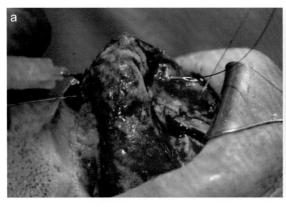
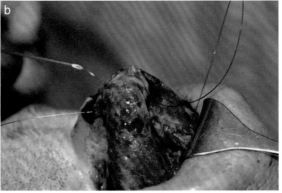

图 12.51 （a~e）通过鼻尖前吊带悬吊缝合缩短鼻长度和鼻小柱。（f~h）术前和术后正面观、侧面观、基底面观

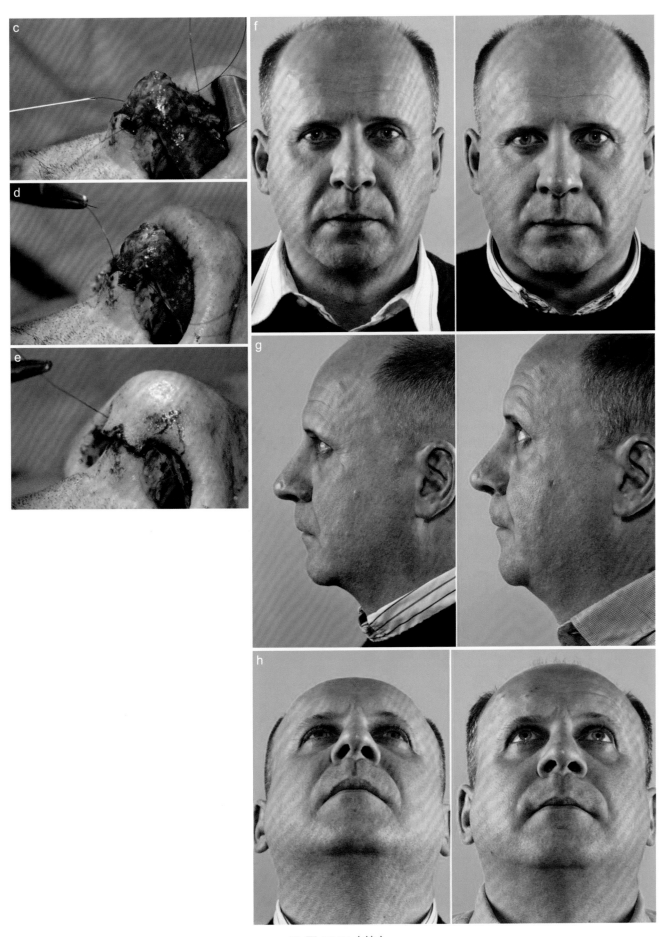

■ 图 12.51（续）

12.2.46　病例 46：通过"三明治"移植物支撑鼻尖而缩短鼻长度

患者，女，22 岁，主诉既往 2 次鼻整形术导致形成一个极窄且歪斜的看起来很锐利的鼻背（图12.52）。之前为了治疗张力性鼻畸形可能做了鼻缩小整形手术。检查发现两侧鼻翼严重凹陷伴鼻尖下垂，同时发现鼻背呈"C"形弯曲和鞍鼻畸形（源于鼻中隔下端畸形），而骨性鼻背仍过于突出。

采用外入路术式，手术探查发现尾侧鼻中隔被过度切除。用耳甲软骨制作的双层"三明治"移植物

重建鼻中隔尾端。用耳甲软骨制作的撑开移植物矫直鼻背弯曲。用骨锉降低骨性鼻背，通过经皮低到低的外侧及横向截骨术矫直骨性鼻锥，将下外侧软骨的头侧部分切除，并用板条状盖板移植物修饰穹窿部的锐利边缘，并填充两侧外侧脚的凹陷。首次尝试使用 4 层异体阔筋膜来填充鞍状鼻背，但效果并不理想。因此，用 2 层异体阔筋膜制作一个筋膜套囊，里面填满颗粒软骨制作成一个盖板移植物。然后将剩余的 2 层阔筋膜覆盖于该移植物上。耳屏移植物也被用来矫正左侧鼻翼缘的退缩。

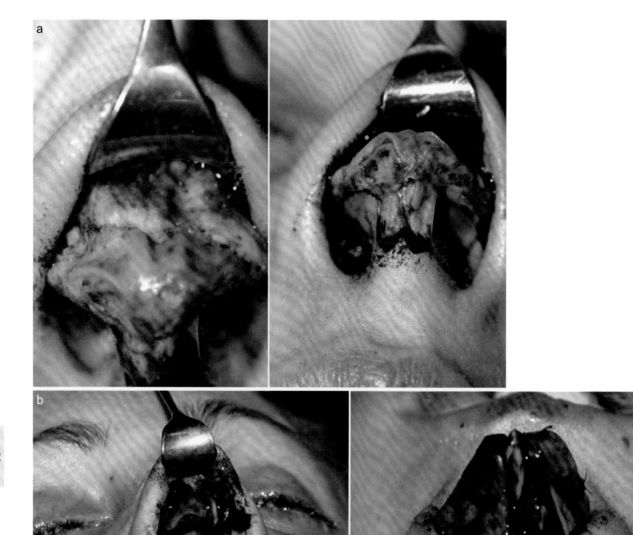

● 图 12.52　(a) 严重的瘢痕。(b)"三明治"移植物用作鼻中隔延伸移植物，为了固定内侧脚予以舌槽沟技术将其缩短，用板条移植物矫正下外侧脚的头侧凹陷。(c~e) 术前和术后正面观、侧面观、基底面观

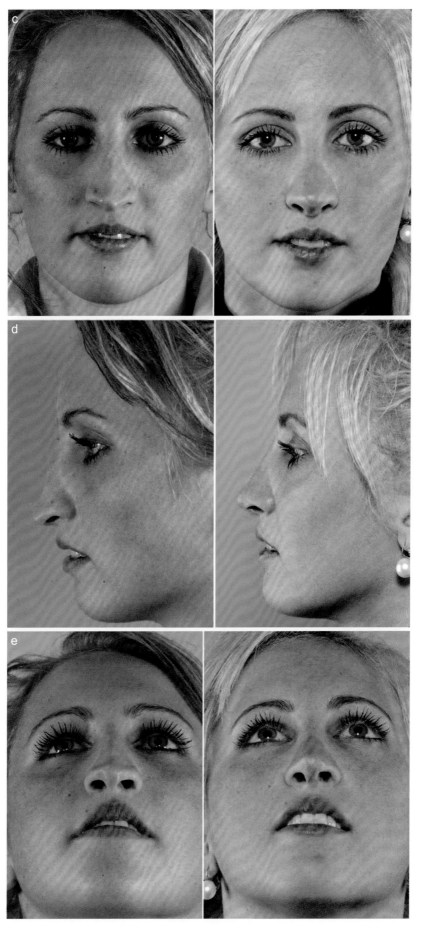

图 12.52（续）

12.2.47　病例 47：通过联合不同技术缩短鼻长度

患者，男，57 岁，主诉在外院做过鼻中隔成形术（图 12.53）。检查发现鼻子过长，鼻尖严重下垂，因鼻中隔前端被过度切除而使鼻唇角过小。采用外入路鼻整形术，使用双层耳甲软骨移植物重建鼻中隔前端。修复已分离的鼻穹窿，将其缝于鼻小柱支撑移植物上。然后再用后吊带悬吊缝合鼻尖复合体。由于鼻尖严重下垂，我们还做了膜性鼻中隔全层梭形切除，联合鼻根处全层皮肤切除（即鼻整形提升术，也叫做外鼻提升术）以消除多余的软组织，并加强鼻尖支撑。

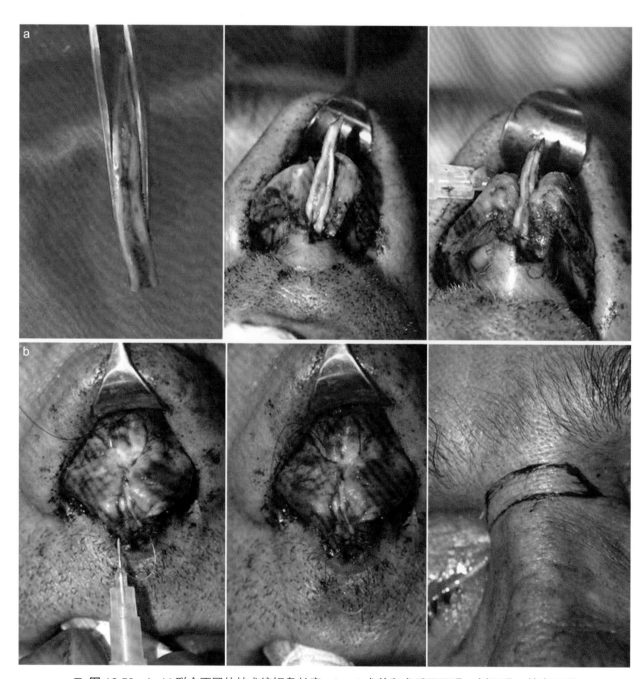

□ 图 12.53　(a, b) 联合不同的技术缩短鼻长度。(c~e) 术前和术后正面观、侧面观、基底面观

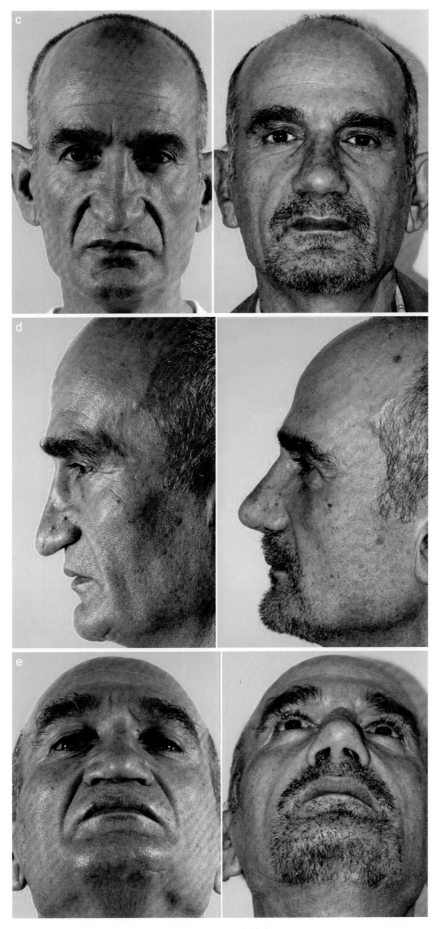

■ 图 12.53（续）

12.2.48　病例 48：通过联合不同技术缩短鼻长度

患者，男，45 岁，主诉严重鼻外伤后接受了 2 次鼻整形手术，均失败，他还抱怨鼻塞、鼻子难看（图 12.54）。检查发现骨性鼻锥较宽，鼻尖过度突出且下垂。总之，鼻子过长，鼻唇角太小（大约 45°），伴鼻小柱退缩。尽管鼻背皮肤厚，但沿鼻梁可见许多不规则的表面，在眉间基底部可见一个回缩的线性瘢痕。鼻内检查发现有一个 12.0 mm 的鼻中隔穿孔。

经外入路手术，探查发现鼻中隔前角被破坏，尾侧边缘薄弱且支撑力不足。双侧下外侧软骨均已变形，并伴外侧脚凹陷。解剖鼻中隔后发现一个 6.0 mm 宽的残余背侧 L 形支架，由于鼻中隔高位偏曲而不直。为了重建，我们首先对鼻内黏膜进行了水剥离，然后从上外侧软骨和鼻中隔处（包括鼻底和下鼻甲）进行仔细分离，在那里皮瓣被水平切开。用两个以头侧为蒂的鼻中隔推进瓣和鼻基底向前及向后的两个旋转瓣（即四瓣法）的方法，将鼻中隔穿孔成功闭合。

从第 8 和第 9 肋处获取长约 7.0 cm 的 2 根直段肋软骨。然后用一块雕刻板（Medicon，图特林根，德国）把它们切割成 1.5 mm 厚的多片条形移植物。用林德曼骨刀在矢状旁中线内侧截骨，矫正高位偏曲的鼻中隔，用 2 片条形肋软骨移植物作为延伸型撑开移植物。通过使用林德曼骨刀精确定位在矢状中线的两边对其进行内侧截骨和平行截骨，并移除额外的骨，为延伸型撑开移植物创造空间。这些移植物被固定在鼻中隔残端，并加强固定鼻小柱支撑

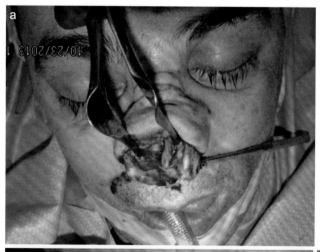

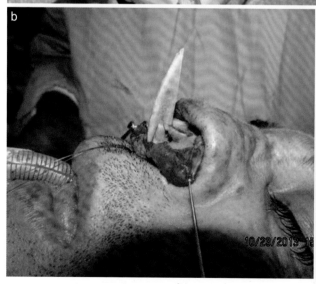

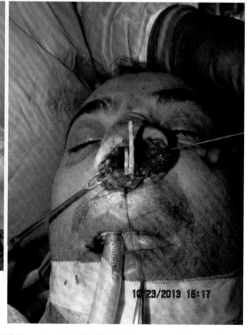

■ 图 12.54　(a, b) 重建稳固的鼻中隔结构。(c, d) 重建鼻中隔下端结构。(e, f) 直接提升鼻部，用游离的颗粒软骨使重建的鼻背部光滑。(g~i) 术前和术后正面观、侧面观、基底面观

移植物。然后将内侧脚缝合到鼻小柱支撑移植物上支撑鼻尖。由于外侧脚的宽度太窄，无法支撑足够大小的皮瓣，所以通过外侧脚下折叠瓣也不能完全矫正它的凹陷。因此，用肋软骨制成的外侧脚支撑移植物替代它。

然后通过经皮低到低的外侧截骨和横向截骨缩小骨性鼻锥。使用舌槽沟技术缩短鼻子，将鼻尖皮肤梭形切除并旋转它，同时切除凹陷的眉间瘢痕。在鼻部皮瓣部分关闭后，在鼻背注入剩余肋软骨制作的游离颗粒软骨，使之更精致。

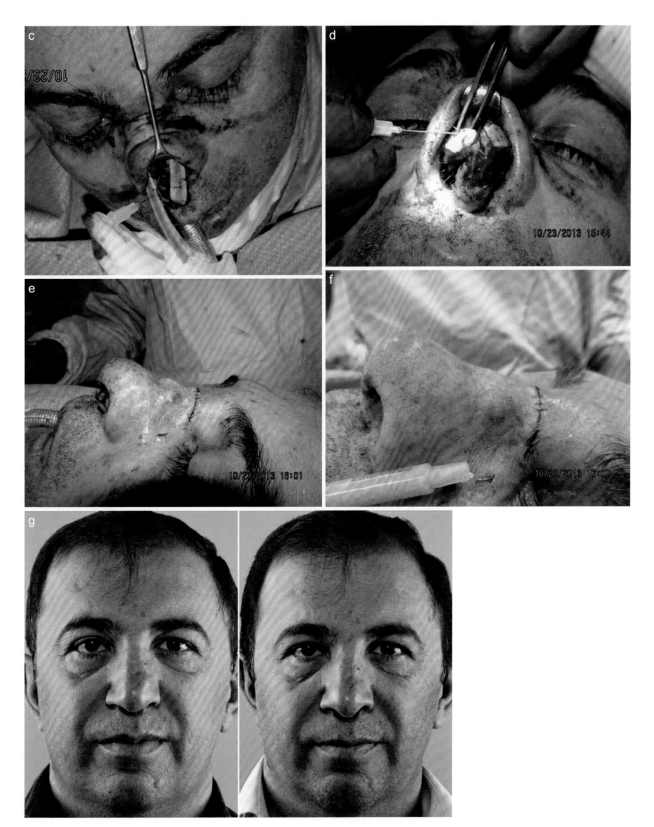

■ 图 12.54（续）

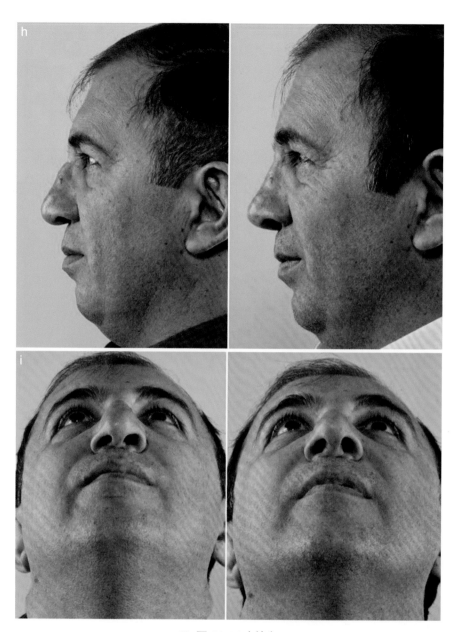

■ 图 12.54（续）

12.2.49　病例 49：利用取自双层耳甲软骨（"三明治"移植物）的鼻小柱支撑移植物和双层盾牌移植物以及软组织移植物矫正鼻小柱下垂

　　患者，女，42 岁，主诉 3 次鼻整形手术后出现很多异常情况，包括鼻尖肥大、鼻小柱下垂、鼻翼夹捏、鼻孔不对称和鼻尖上区饱满（图 12.55）。还观察到跨鼻小柱的 "V" 形凹陷瘢痕。

　　采用外入路鼻整形术，切除凹陷的鼻小柱瘢痕。手术探查发现内侧脚已损坏且右外侧脚凹陷。解剖鼻中隔还发现一个 L 形框架和结实的鼻背，但鼻中隔尾侧较薄弱。获取左侧耳甲，并在其正中线处划开折叠，然后将凸面背对背缝合，重建一个平整的双层 "三明治" 移植物。之后将移植物缝合到鼻中隔前角边缘（改良的鼻中隔延伸移植物）。采用舌槽沟技术矫正下垂的鼻小柱，再将碎裂且有瘢痕的内侧脚直接缝合到 "三明治" 移植物上。两侧用鼻翼缘移植物塑形鼻翼。为了避免鼻子过短，我们放置了一个双层的盾牌移植物，并覆盖软组织。最后，用圆柱形电动钻头对鼻背进行光滑处理。

■ 图 12.55（a~b）用"三明治"移植物 + 双层盾牌移植物 + 软组织移植物矫正鼻小柱下垂。（c~e）术前和术后正面观、侧面观、基底面观

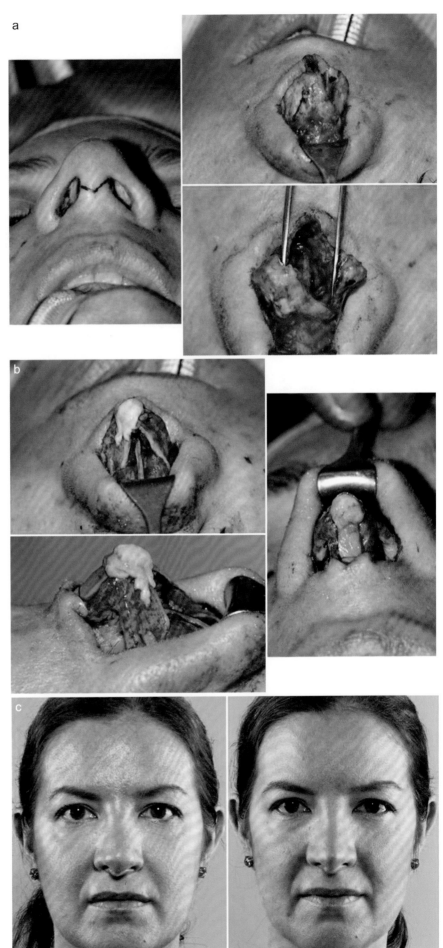

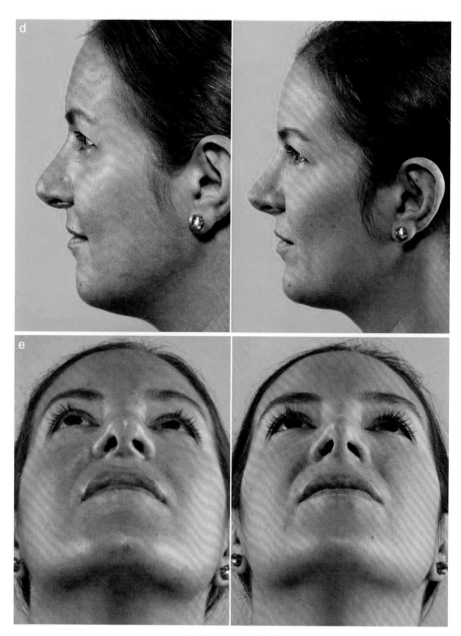

● 图 12.55（续）

12.2.50　病例 50：利用鼻小柱支撑和延伸型撑开移植物矫正鼻小柱下垂，重建完整的下端结构

患者，女，25 岁，主诉在外院做了鼻中隔成形手术（图 12.56）。检查发现鼻尖过度旋转、软组织面过度突出和鼻小柱下垂。还可见一条明显的跨鼻小柱的直线瘢痕，并见倒"V"畸形和宽的骨性鼻拱。为了修复鼻子，采用倒"V"形跨鼻小柱切口作为开放式手术入路切口。手术探查发现双侧下外侧软骨均部分缺失。尽管在整个鼻尖可见很多零散的碎软骨片，但只剩下右侧内侧脚和左侧内侧脚的一半被保留。鼻中隔软骨用于重建缺失的鼻尖结构。放置鼻小柱支撑，再经延伸型撑开移植物加固。内侧脚残余部分也被缝合到鼻小柱支撑移植物上。然后将长条形鼻中隔软骨缝在鼻小柱支撑移植物末端的上方，再用电钻将软骨打薄，以重建穹窿褶皱，替代缺失的穹窿和外侧脚。然后对鼻背进行光滑处理并用异体阔筋膜覆盖。

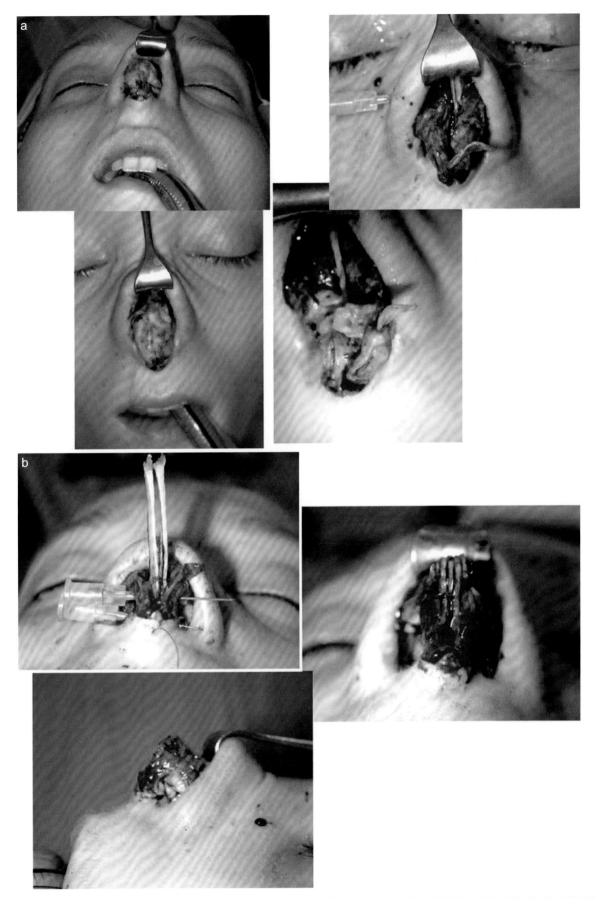

■ 图 12.56　(a, b) 利用鼻小柱支撑移植物矫正鼻小柱下垂，通过折弯技术用鼻中隔软骨重建被过度切除的下外侧软骨。
(c~e) 术前和术后正面观、侧面观、基底面观

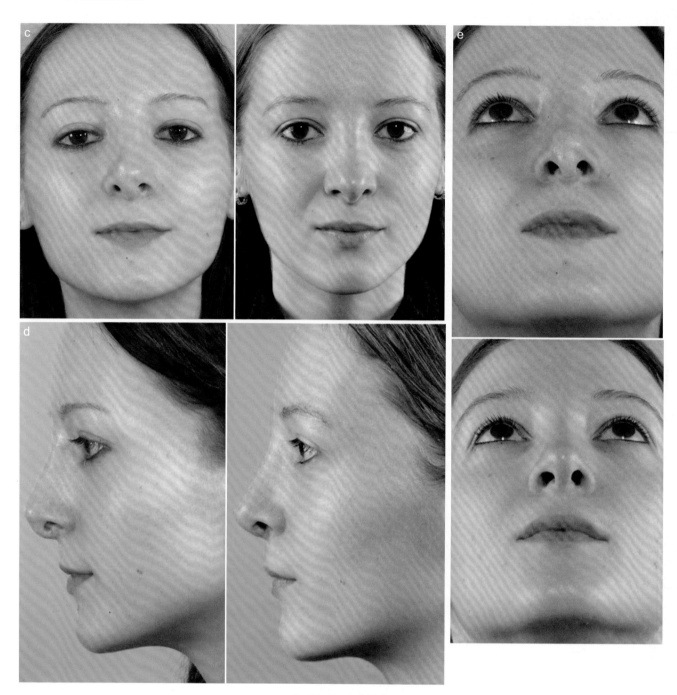

图 12.56（续）

推荐阅读

à Wengen D, Daniel RK. Secondary rhinoplasty: surgical techniques. In: Daniel RK, editor. Mastering rhinoplasty: a comprehensive atlas of surgical techniques with integrated video clips. Heidelberg: Springer; 2010. p. 349-78.

Davis RE. Revision of the overresected tip/alar cartilage complex. Facial Plast Surg. 2012; 28(4): 427-39.

Eichhorn SJ, Gubisch W. Overresection of the lower lateral cartilage: a frequent cause of revision rhinoplasty. HNO. 2009; 57(11): 1113-20.

Fedok FG. Revision rhinoplasty. Facial Plast Surg. 2008; 24(3): 269.

Gubisch W. Secondary Surgery of the Septum and the Tip. In: Rohrich RJ, Ahmad JA. Secondary Rhinoplasty by the Global Masters. New York, Stuttgart. Thieme, Publishers, 2017; 945-989.

Kridel R, Undavia S. Deprojection of the nasal tip in revision rhinoplasty. Facial Plast Surg. 2012; 28(4): 440-6.

Lemperle G, Biewener A. External skin excision in the sebaceous nose and supratip deformity. Aesth Plast Surg. 1992; 16: 303-7.

Meyer R. Secondary rhinoplasty. Berlin: Springer; 1988.

Sheen JH. Supratip deformity. Ann Plast Surg. 1979; 3(6): 498-504.

Shipchandler TZ, Papel ID. The crooked nose. Facial Plast Surg. 2011; 27(2): 203-12.

第5篇：鼻畸形

第13章　畸形　504

第 13 章　畸形

13.1　　手术原则　505

13.2　　病例研究　509

13.2.1　初次手术病例　509

13.2.2　鼻修复病例　520

推荐阅读　538

13.1 手术原则

先天性的下外侧软骨畸形较常见，采用开放式鼻整形术对鼻尖畸形的识别和定性更加可靠准确。同样，许多失败的鼻整形术是由于使用闭合式入路的方法使手术暴露不佳，不能正确识别和处理先天性畸形的下外侧软骨。鼻尖畸形可能单侧或双侧出现，在类型和大小上都有差异。几乎所有的下外侧软骨部分都会受到先天性异常的影响，包括内侧脚踏板、内侧脚自身或鼻穹窿。然而，鼻尖最常见的天然畸形部位是外侧脚，连同外侧脚凹陷也是最常见的异常。虽然大多数下外侧软骨的畸形与外观不协调有关，但外侧脚的凹陷畸形通常与功能障碍有关，特别是对于外侧脚薄弱的鼻子，吸气时容易塌陷或相邻鼻中隔有畸形的鼻子会加重鼻阀阻塞。对于皮肤薄的鼻子，外观上外侧脚的凹陷经常容易显形，但是覆盖软组织的外侧脚可能掩盖了较小的凹陷，所以我们强调鼻内仔细检查的重要性，并作为术前评估过程中的一部分。虽然一些下外侧软骨的畸形可以通过覆盖软组织来进行掩盖，但是我们不主张仅仅依靠软组织掩饰这个方法来进行治疗。相反，为了使功能和美观效果更完美，我们认为矫正所有的骨性畸形会比较好。虽然 Daniel 认为轻微的外侧脚凹陷（加上中间脚的凸起）会获得一个最佳的鼻尖轮

廓，但我们认为，平坦而坚固的外侧脚不仅能产生美观的鼻尖轮廓，还能为功能可靠的鼻气道提供所需的结构硬度。

许多下外侧软骨畸形适合直接手术矫正。例如，不对称或过度突出的内侧脚踏板通过在踏板上方横断内侧脚，然后用脚间缝合或经皮褥式（贯穿术）缝合衔接踏板来矫正。或者，完全切除踏板，鼻小柱基底仅使用贯穿缝合来进行塑形。另一种常见畸形是鼻尖下小叶内的中间脚屈曲。这种畸形可以通过将中间脚缝合到鼻小柱支撑移植物上来矫正，或者如果是单侧，可通过单侧内侧脚覆盖手术来纠正。

最常见的下外侧软骨畸形是外侧脚凹陷，它可以纵向或横向变形，也可以是单侧或双侧的。对于外侧脚的横向凹陷畸形，我们推荐将凹陷部分切除并翻转（倒置技术）（图 13.1）。我们建议保留一条窄的尾侧缘软骨条，以便于按照 Aiach 的建议缝合重接（图 13.2）。偶尔在双侧畸形，可将翻转的部分反折到对侧（对侧倒置技术），以保持双侧对称性。

在纵向的凹陷中，可能用到各种技术。如果外侧脚太薄弱，且缺损较小至中等大小，我们更倾向于做水平褥式缝合，同时又能使外侧脚变平、变硬（图 13.3）。当褥式缝合线慢慢收紧时，凹度逐渐消失，缝合打结时用镊子夹住，防止线结滑动。通常连续多次缝合，以完全展平并加强外侧脚。与切除

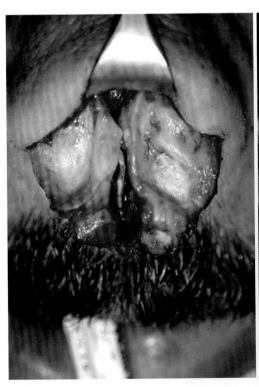
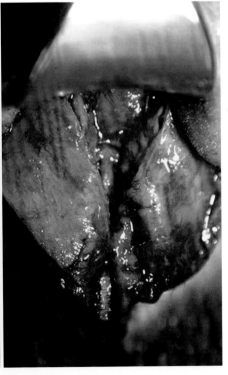

▶ 图 13.1 倒置技术

■ 图 13.2 改良倒置技术

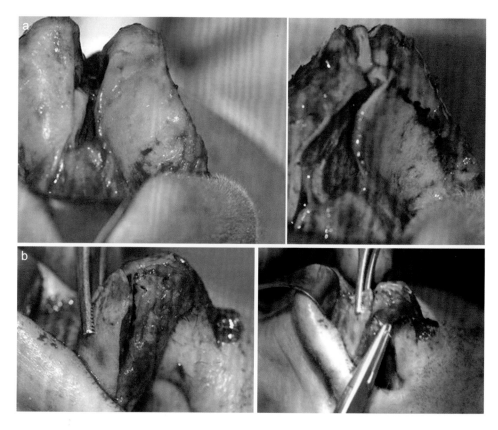

■ 图 13.3 水平褥式缝合

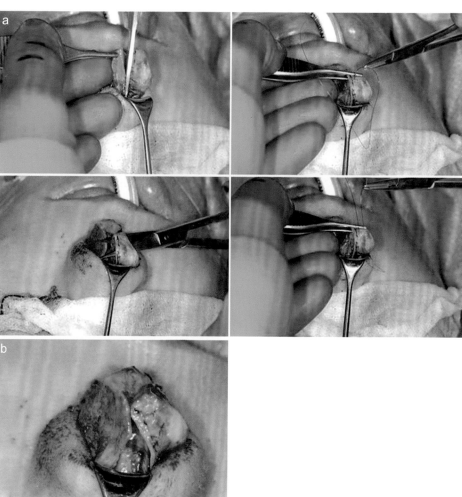

技术不同的是，水平褥式缝合技术具有可逆性。

外侧脚纵向凹陷的另一个治疗方法是选择下折瓣技术。在该技术中，当头侧修剪时将头侧缘部分切开，因此它仍然以在切口线上方的软骨膜为蒂。然后将瓣向上且反向旋转，使其位于外侧脚凹陷的顶部。当缝合到软骨下方时，折叠瓣的作用是填补凹陷，以及加强和平坦外侧脚（图 13.4）。或者，该瓣可以向相反的方向旋转，以填补外侧脚凹陷下方的囊袋。另外，缝线固定的作用是使外侧脚残端变平并得到加强（图 13.5）。虽然下折瓣在加强薄弱的外侧脚方面更为有效，但从外侧脚下方广泛剥离前庭皮肤更为困难和费时。

如果外侧脚太窄，不允许折叠覆盖或者下折瓣技术时，那么用鼻中隔软骨制成的板条移植物也能纠正外侧脚凹陷，并消除力量的不足。板条移植物在美容和功能性鼻整形术中是一个有价值的技术（图 13.6）。为了达到最佳的美学效果，板条移植物应沿着其外缘仔细斜切以隐蔽。板条移植物有时放置在外侧脚的尾侧缘以外，以稳定鼻翼缘，防止向头侧端回缩，同时加强鼻翼缘，防止鼻翼塌陷。同样，板条移植物也可以侧面延长，以防止梨状孔附近的外侧脚向内塌陷。最后，如果外侧脚凹陷伴鼻尖过度突出，那么外侧脚覆盖技术是首选，因为降低鼻尖突出度和平坦外侧脚可以同时完成（图 13.7）。

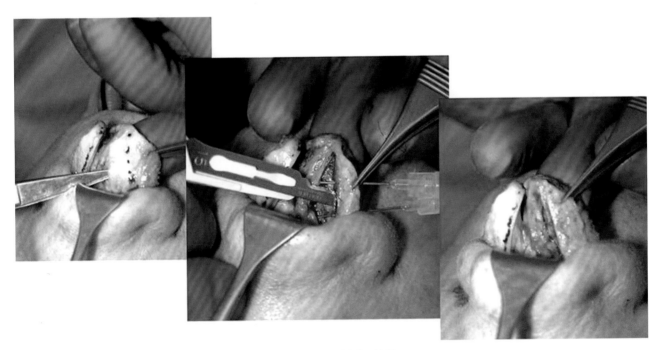

▣ 图 13.4　头侧翻转瓣

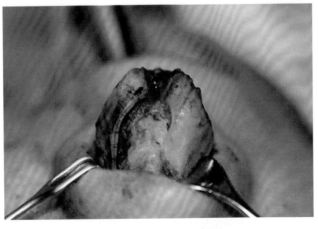

▣ 图 13.5　头侧下折瓣

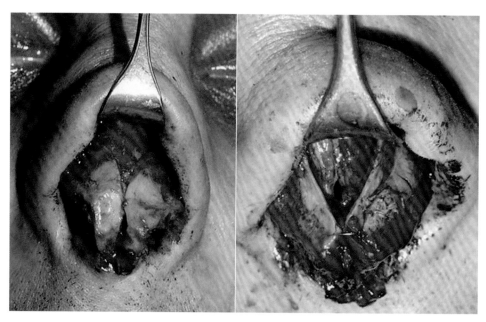

■ 图 13.6　板条移植物技术

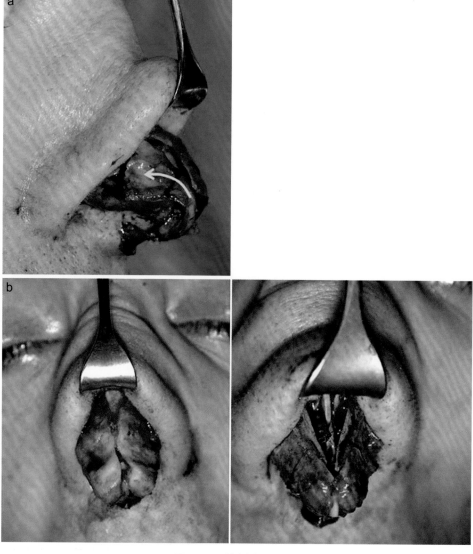

■ 图 13.7　外侧脚覆盖技术

13.2 病例研究

13.2.1 初次手术病例

病例 1：水平褥式缝合

患者，女，19 岁，主诉鼻尖形状怪异。检查发现双侧外侧脚明显凹陷，由于尾侧鼻中隔移位导致鼻小柱歪斜。采用开放术式入路，重新复位尾侧鼻中隔，并固定在横向钻孔的鼻棘上。采用退变的（斜行）内侧截骨联合经皮低到高的外侧截骨术缩窄骨性鼻锥。为了矫正外侧脚凹陷，我们进行了头侧端修剪，并保留切除下来的软骨。将外侧脚残端的前庭皮肤掀起后，采用水平褥式缝合以平整凹陷，并将先前切除的头侧软骨作为盖板板条移植物来增加其稳定性。手术是双侧同时进行的。由于通过上述方法，外侧脚获得额外的强度，采用跨越缝合来控制外侧脚的外扩，而不用担心其塌陷复发。放置鼻小柱支撑移植物以加强鼻尖支撑（图 13.8）。

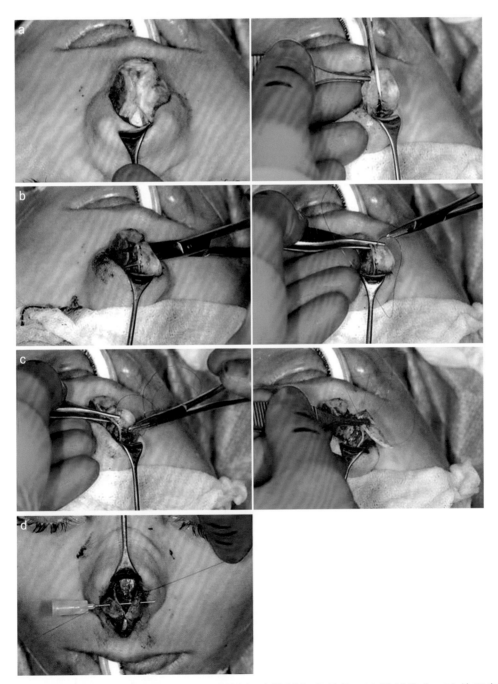

📷 **图 13.8** (a) 头侧切除。(b) 水平褥式缝合。(c) 头侧被切除的板条移植物。(d) 跨越缝合。(e) 放置鼻小柱支撑物。(f~h) 术前和术后正面观、侧面观、基底面观

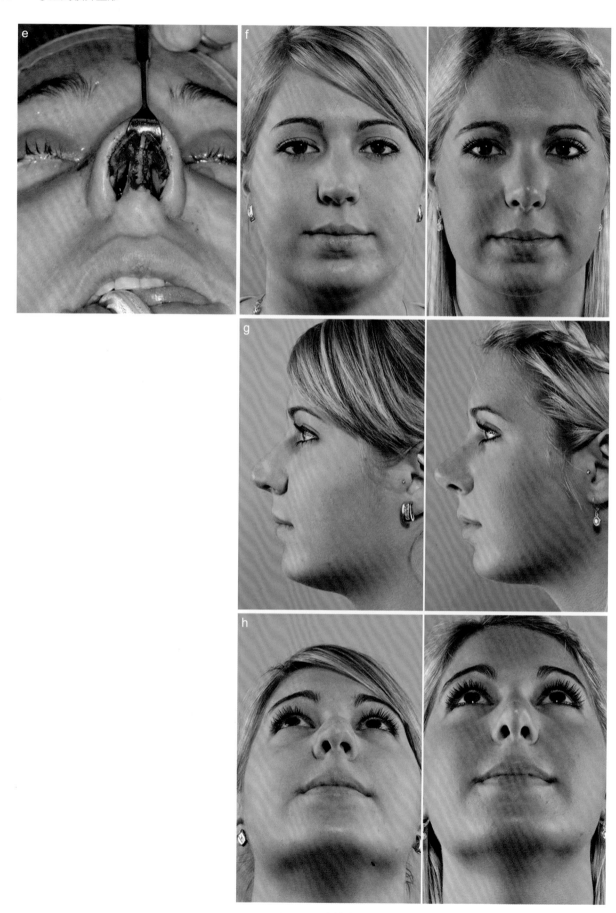

■ 图 13.8（续）

病例 2：倒置技术

患者，男，31 岁，主诉之前鼻中隔成形术后未改善持续存在的双侧鼻腔阻塞。检查发现双侧外侧脚凹陷，鼻中隔偏曲和双侧粘连。将鼻子打开后，发现双侧外侧脚处均有较深的横行凹陷。将粘连分离后，用撑开移植物矫直 L 形支架。通过切除受累的软骨段，将软骨段旋转 90°，并将每个软骨段缝合到对侧的缺损处，以塑造一个适度的双侧外侧脚突起来矫正凹陷。通过跨穹窿缝合和使用鼻尖移植物进一步细化鼻尖，同时纠正外侧脚凹陷和鼻翼圆钝（图 13.9）。

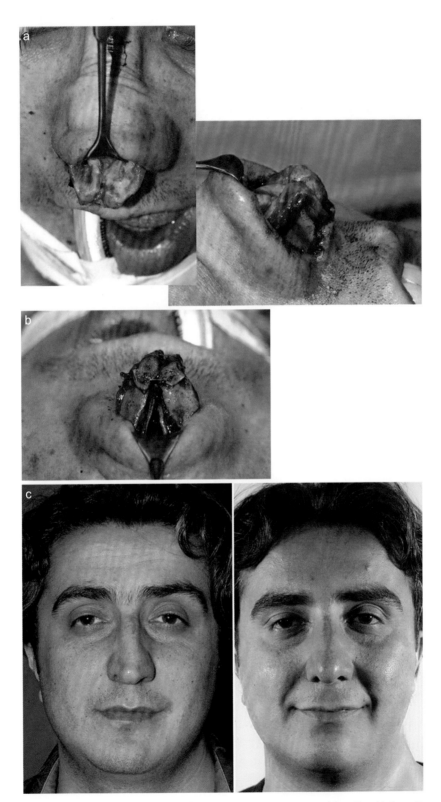

■ 图 13.9　(a, b) 倒置技术。(c~e) 术前和术后正面观、侧面观、基底面观

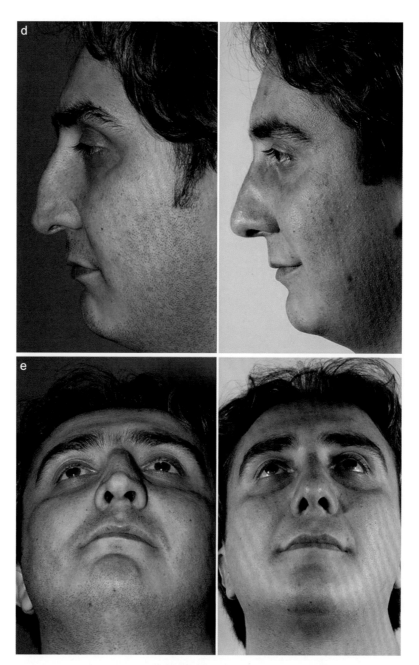

图 13.9（续）

病例 3：倒置技术

　　患者，男，44 岁，主诉鼻气道阻塞。检查发现双侧外侧脚中部有明显的凹陷。鼻子在轻微吸气状态下能观察到鼻阀塌陷。开放式手术探查发现较深的外侧脚凹陷并紧邻鼻穹窿。放置鼻小柱支撑物后，左侧采用单侧倒置技术矫正外侧脚凹陷，右侧采用鼻中隔板条移植物矫正外侧脚凹陷。小的盖板软骨移植物也被用来填充中间脚的凹陷。鼻外形轮廓和

功能得到改善（图 13.10）。

病例 4：改良倒置技术

　　患者，男，43 岁，主诉鼻尖畸形，担心是鼻部肿瘤引起的。通过开放鼻整形术检查发现右侧外侧脚凹陷明显。由于鼻尖软骨较厚，所以采用（右侧）倒置技术消除重度凹陷，即保留一条窄的尾侧缘软骨条，以便于对倒置的软骨部分进行缝合固定。为了提高稳定性，再用跨越缝合细化鼻尖（图 13.11）。

第 13 章

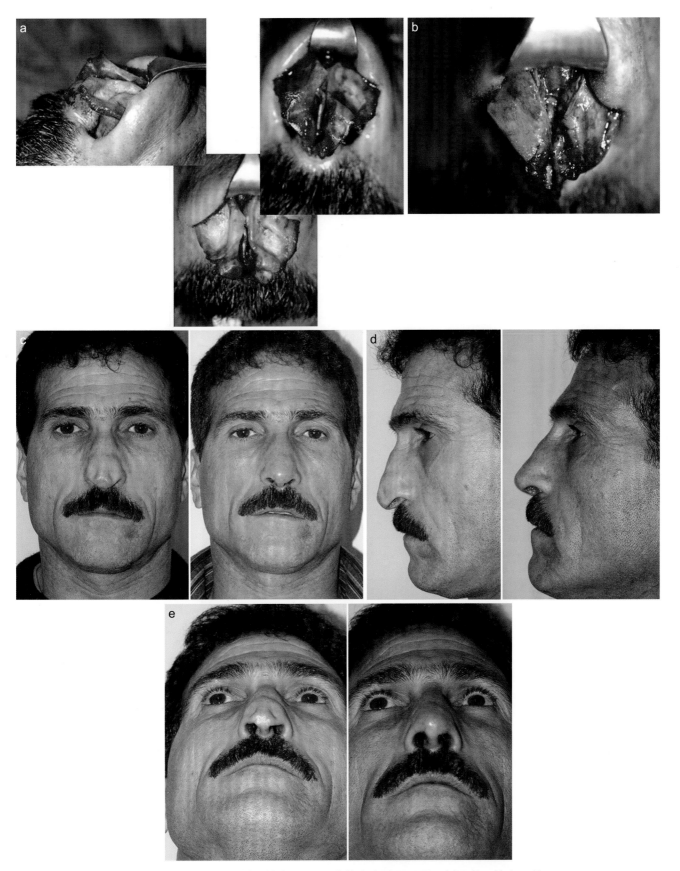

图 13.10 (a, b) 倒置技术。(c~e) 术前和术后正面观、侧面观、基底面观

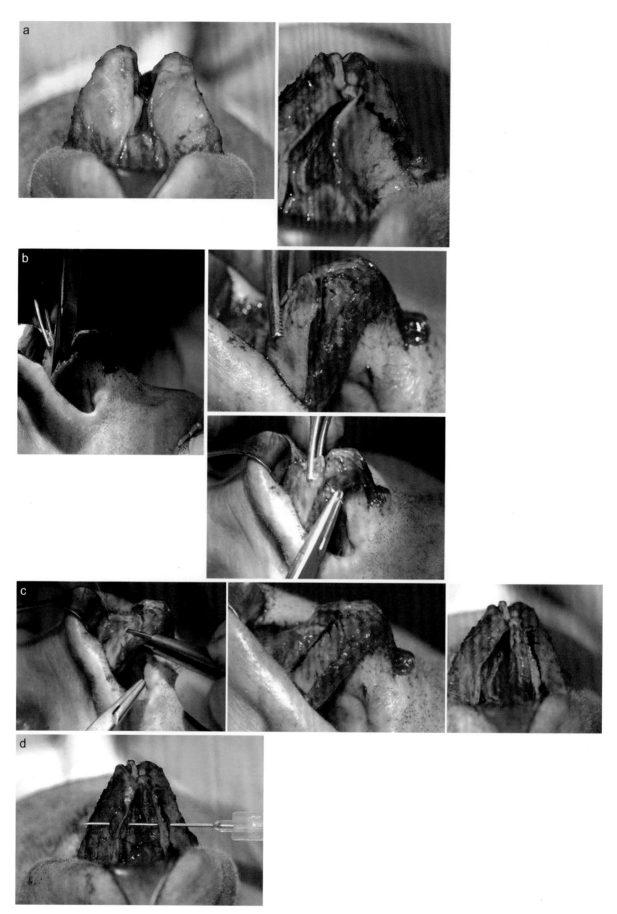

🔲 **图 13.11** (a~c) 改良倒置技术，保留外侧脚的尾侧软骨条。(d) 鼻翼跨越缝合。(e~g) 术前和术后正面观、侧面观、基底面观

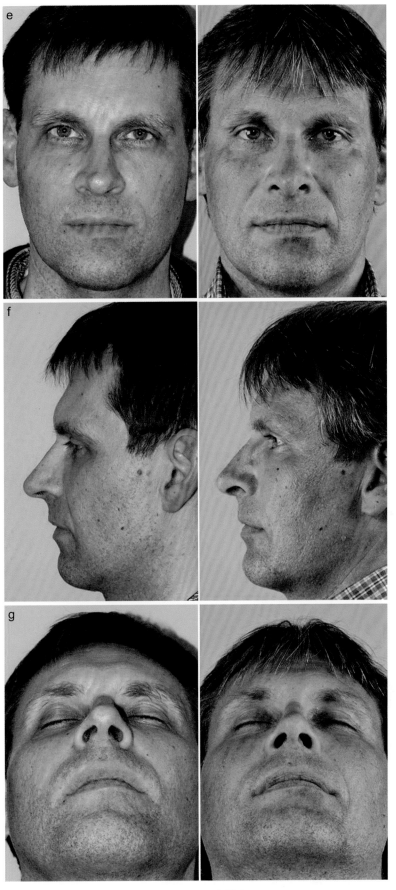

图 13.11（续）

病例5：下折瓣（外侧脚衬里）技术

　　患者，男，27岁，主诉鼻背歪斜伴鼻背不规则。鼻尖太圆钝，透过鼻部皮肤能看见外侧脚凹陷。两侧软三角均退缩，突出的内侧脚踏板导致鼻小柱基底过宽。鼻内检查发现鼻中隔偏曲。

　　采用开放入路鼻整形术，手术探查也证实了术前外侧脚凹陷的诊断。鼻中隔偏曲合并左外侧脚凹陷导致左鼻道完全阻塞。畸形的鼻中隔中央部被切除后，通过矢状旁内侧截骨和经皮低到低的外侧截骨及横向截骨矫直鼻锥。将尾侧鼻中隔的基底部缩短，为了它的稳定性，将其放置于前鼻棘内形成的凹槽中。使用林德曼电钻将其横行钻孔，使用3个独立的缝线将尾侧鼻中隔缝合于前鼻棘的凹槽内。

　　将鼻中隔软骨制成的撑开移植物缝合于背侧鼻中隔。利用头侧折叠皮瓣使外侧脚变平，以消除左下外侧软骨的凹陷。在对侧，头侧缘被切除以保持对称性。在缝合内侧脚与鼻小柱支撑移植物前，先横断双脚内侧脚踏板，但不去除。然后利用水平褥式缝合，缩窄突出的内侧脚踏板并塑形其基底部。沿两侧鼻翼边缘分离一个狭小的皮肤腔穴，两侧放置鼻翼缘移植物。最后将浸泡在庆大霉素抗生素溶液中的3层异体阔筋膜填充鼻背（图13.12）。

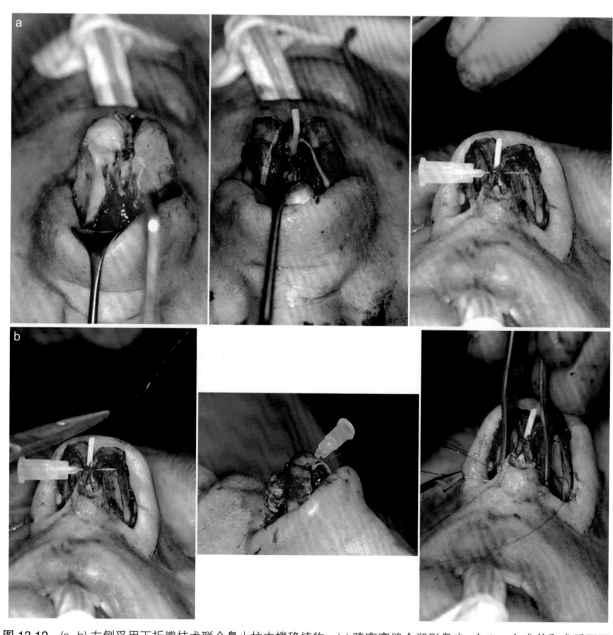

■ 图13.12　(a, b) 左侧采用下折瓣技术联合鼻小柱支撑移植物。(c) 跨穹窿缝合塑形鼻尖。（d~g）术前和术后正面观、侧面观、基底面观

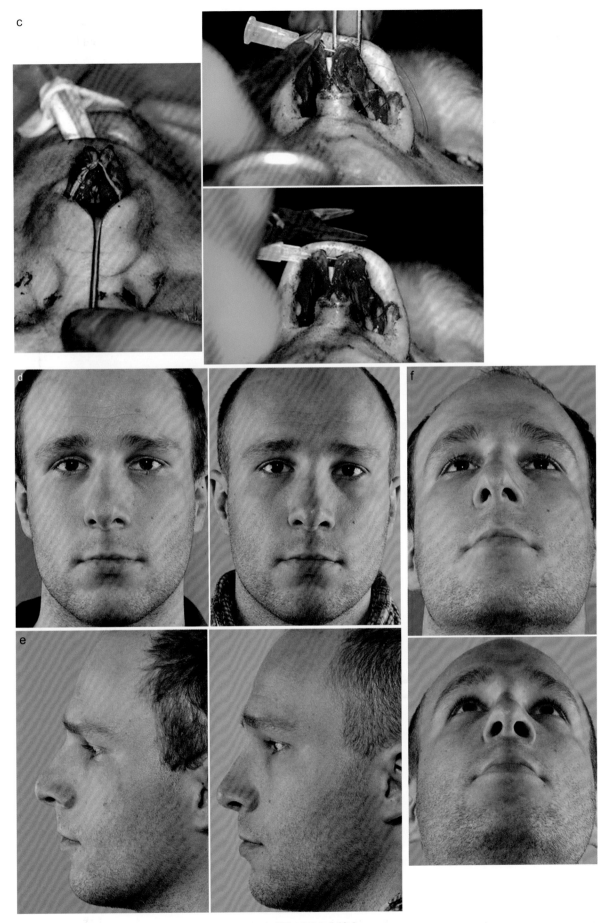

图 13.12 (续)

病例 6：下折瓣技术

患者，男，33 岁，主诉首次鼻整形术后双侧鼻塞及吸气时鼻孔塌陷。检查发现鼻梁过长，鼻尖下垂并过度突出，鼻唇角过小。采用开放手术入路，手术探查发现双侧外侧脚重度凹陷。降低鼻背后，采用撑开瓣法重建中鼻拱，对双侧外侧脚凹陷用头侧下折瓣进行修复。为了增加外侧脚支撑和鼻尖旋转度，在梨状孔附近采用外侧脚覆盖技术，并用鼻中隔软骨盖板移植物加强外侧脚（图 13.13）。

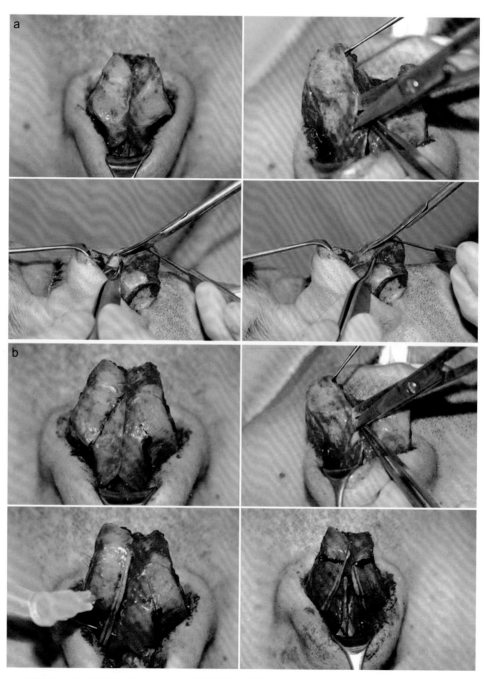

⊙ **图 13.13**   (a, b) 下折瓣（外侧脚衬里）技术 + 外侧脚覆盖（滑行）技术示意图。(c~e) 术前和术后正面观、侧面观、基底面观

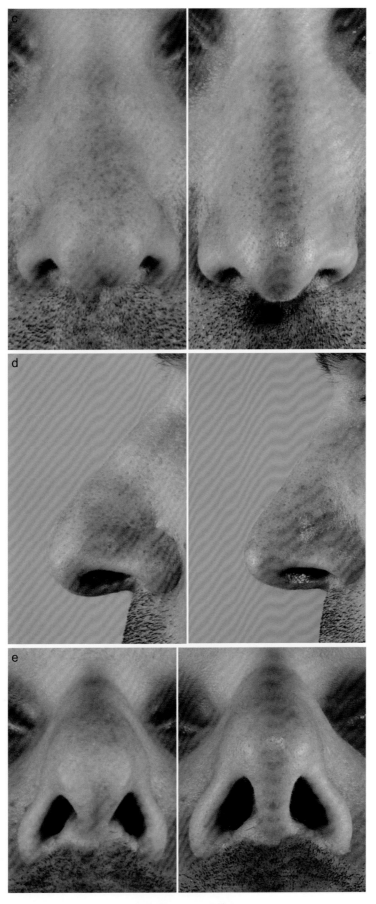

图 13.13（续）

13.2.2 鼻修复病例

病例 1：外侧脚覆盖技术

患者，男，29 岁，在 3 次鼻手术失败后要求行鼻整形修复及气道重建手术。检查发现鼻背过度突出和歪斜，右侧下外侧软骨明显畸形。在体外行鼻中隔成形术矫直鼻子后，再通过双侧撑开移植物重建中鼻拱，采用外侧脚覆盖技术矫正右外侧脚畸形。美观和功能均得到改善（图 13.14）。

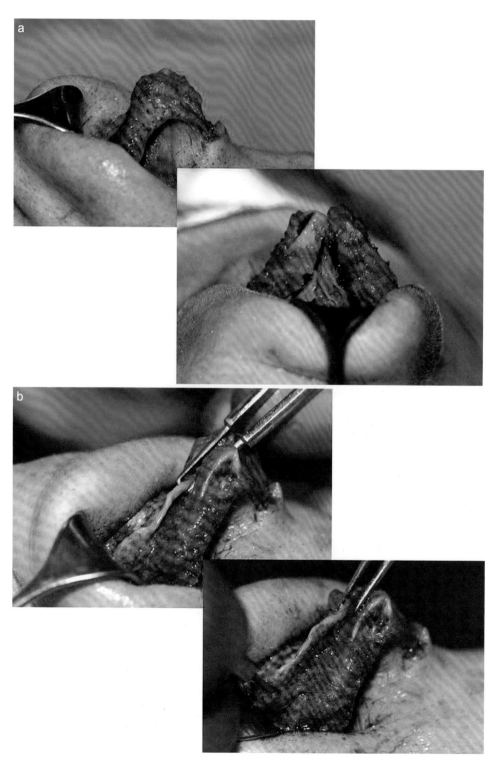

图 13.14 (a, b) 外侧脚覆盖技术。头侧部分翻转用来填充外侧脚凹陷。(c~e) 术前和术后正面观、侧面观、基底面观

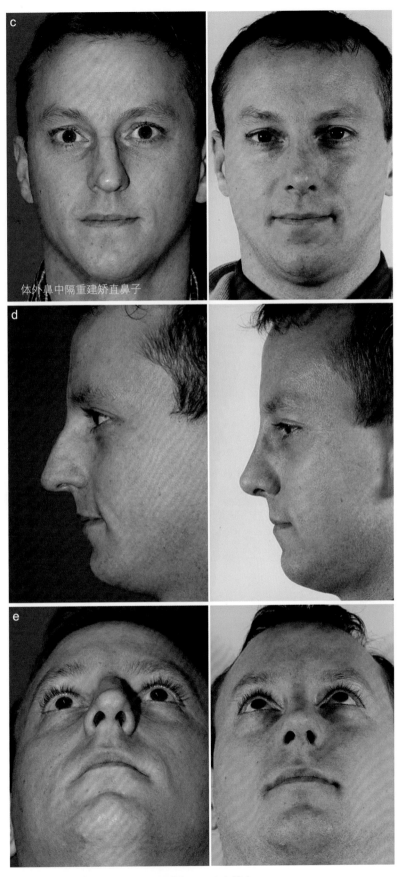

体外鼻中隔重建矫直鼻子

图 13.14（续）

病例 2：翻转瓣（外侧脚覆盖）技术联合板条移植物

患者，男，46 岁，主诉要求矫正术后的鞍鼻畸形。检查发现鼻尖过度突出，伴鼻尖软骨薄弱，右外侧脚凹陷，鼻唇角过小。鼻中隔左侧偏曲，尾侧鼻中隔从鼻棘上移位，移位至右侧鼻前庭。采用开放术式，包括矫直鼻中隔和用骨锉锉平鼻背部，以重塑一个直的骨性轮廓。放置鼻小柱支撑以支撑内侧脚，并在右外侧脚凹陷处放置一片盖板条状移植物。以外侧脚覆盖技术加强左外侧脚，并采用悬吊缝合旋转鼻尖。利用颗粒状的鼻中隔软骨填充鞍状鼻背，重塑一个直的鼻背轮廓（图 13.15）。

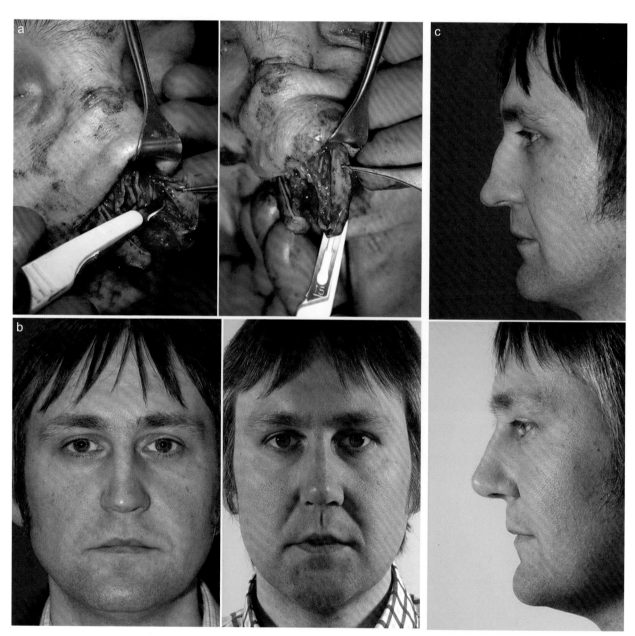

■ 图 13.15 (a) 右侧采用外侧脚覆盖（折叠瓣）技术，左侧采用板条状盖板移植物覆盖。(b~d) 术前和术后正面观、侧面观、基底面观

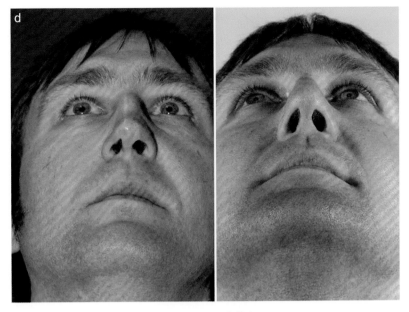

● 图 13.15（续）

病例 3：折叠瓣技术（外侧脚覆盖）

患者，男，37 岁，鼻整形术后，由于持续存在严重的鼻中隔畸形导致鼻部"C"形偏曲。检查发现鼻尖不对称，两侧鼻翼凹陷，这是因为两侧外侧脚的明显凹陷引起的。伴鼻小柱歪斜，鼻内检查发现两侧内鼻阀阻塞。

采用开放式入路，手术探查发现鼻中隔严重畸形，因此需要行体外鼻中隔重建。用耳甲软骨制

作的撑开移植物拓宽内鼻阀。采用双层耳甲软骨"三明治"移植物制作的鼻小柱支撑移植物矫正鼻小柱歪斜。利用折叠瓣技术矫正外侧脚凹陷，其中头侧部分翻转以填补凹陷。然而，在外侧脚覆盖过程中，中线部位重新定位并向外旋转，从而恢复正常轮廓。通过旁矢状位内侧、经皮低到低的外侧和横向截骨矫正歪斜及增宽的骨性鼻锥（图 13.16）。

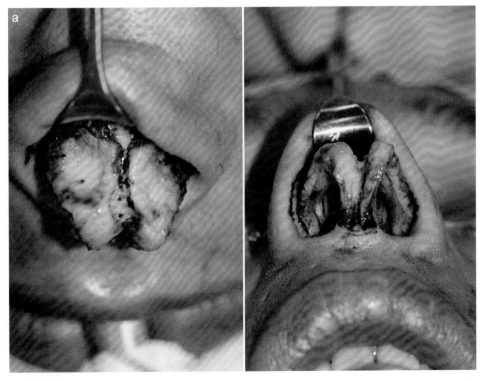

● 图 13.16　(a, b) 折叠瓣技术：将增宽的头侧部分翻转以填充凹陷，并光滑其外形。(c~e) 术前和术后正面观、侧面观、基底面观

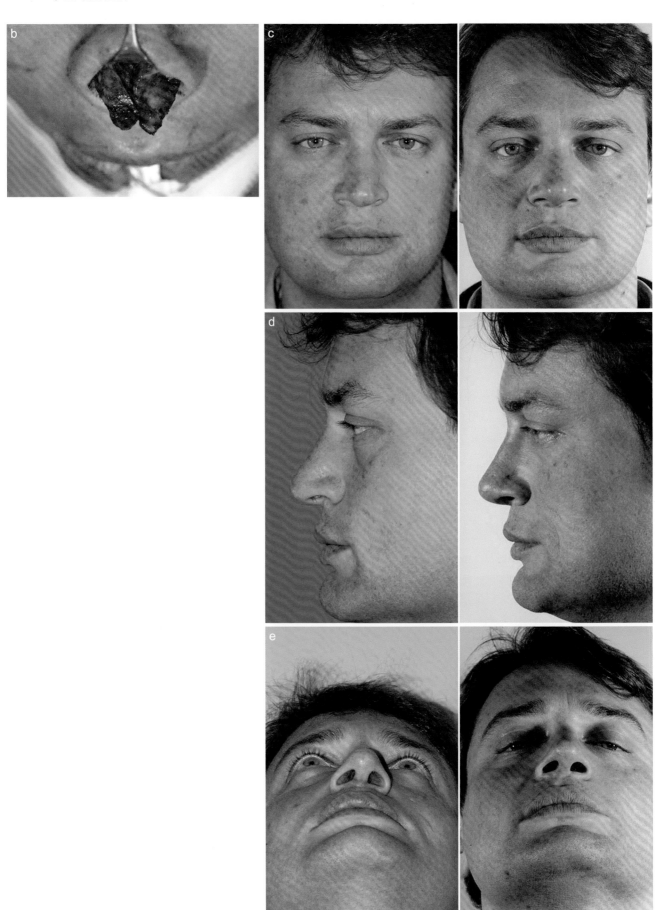

图 13.16（续）

病例4：倒置技术

　　患者，女，36岁，要求行鼻整形修复术。检查发现鼻尖过度突出，因鼻中隔的持续偏曲使鼻背部向左侧歪斜。未处理的外侧脚凹陷也很明显，特别是右侧。采用开放式鼻整形术，手术探查发现右外侧脚重度凹陷和前鼻棘向中线左侧移位。为了重新复位鼻中隔，我们将鼻棘折断并重新固定于矢状中线上，再用微型钢板和螺钉固定。用撑开移植物矫直背侧鼻中隔。采用"倒置"技术，切除畸形的右侧脚部分，翻转180°，用于同侧缺损的重建。左侧头侧端部分多余的软骨被翻转固定。两侧通过外侧脚覆盖技术降低鼻尖突出度，但是左侧降低较多，以平衡穹窿突出度。用盾牌移植物优化轮廓和增强稳定性，并将颗粒软骨作为一个背侧盖板移植物来掩饰表面轻微的不规则（图13.17）。

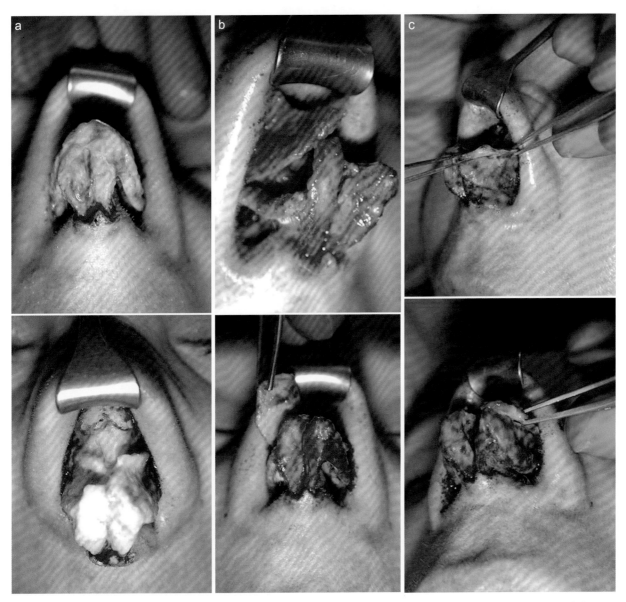

　■ **图13.17**　(a~c) 右侧使用倒置技术，左侧使用外侧脚覆盖技术。(d~f) 术前和术后正面观、侧面观、基底面观

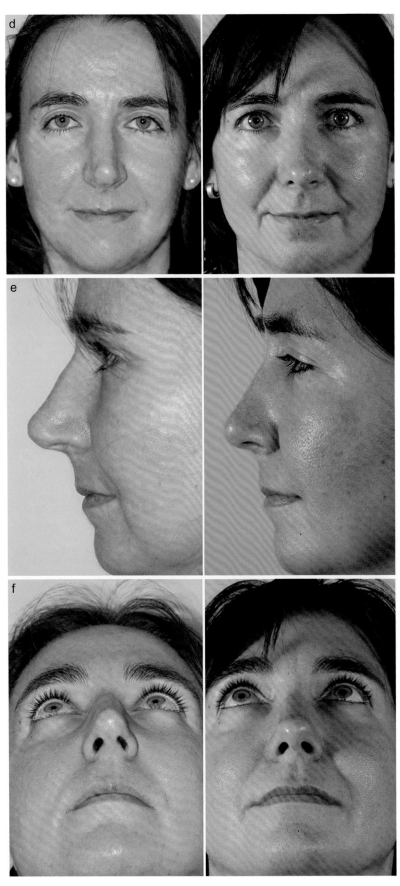

图 13.17（续）

病例 5：改良的倒置技术联合双侧耳甲软骨行全鼻中隔重建（见"鼻中隔成形修复术"2.2.14 部分）

　　患者，女，26 岁，主诉鼻塞和顽固性的鼻尖先天畸形，既往 2 次鼻整形手术均失败。检查发现患者鼻部增宽，伴中鼻拱塌陷，双侧下外侧软骨凹陷畸形。开放入路手术探查发现鼻中隔软骨不足以完成重建。切取双侧的耳甲软骨用于 L 形支架的重建。

采用改良的"倒置技术"，保留外侧脚小部分边缘，切除畸形部分，并翻转 180°，缝合在同侧外侧脚软骨残端顶部，以消除外侧脚凹陷。对于移位的软骨，用跨越缝合控制外侧脚外扩。用骨锉降低骨性驼峰，中鼻拱用一小块残存的压碎鼻中隔软骨进行填充（图 13.18）。

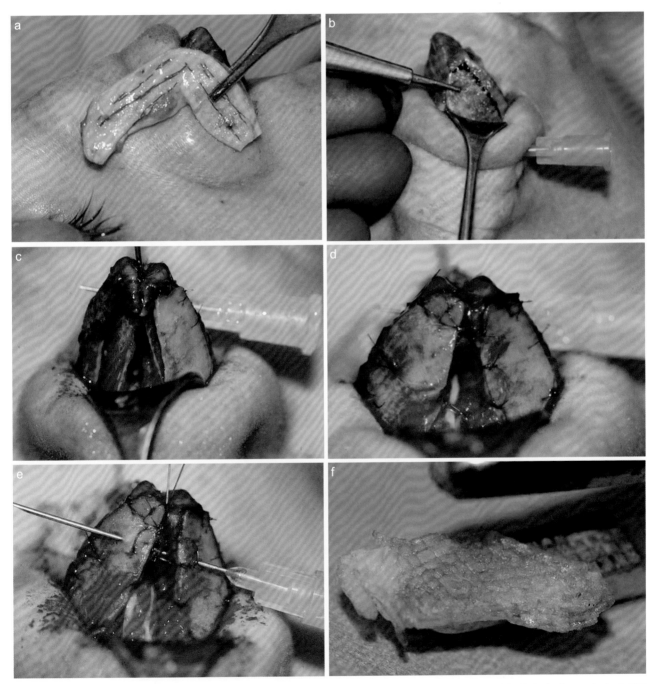

■ 图 13.18　(a) 全鼻中隔重建。(b~d) 改良的倒置技术。(e) 鼻翼跨越缝合。(f) 颗粒软骨移植物修复鼻背。(g~i) 术前和术后正面观、侧面观、基底面观

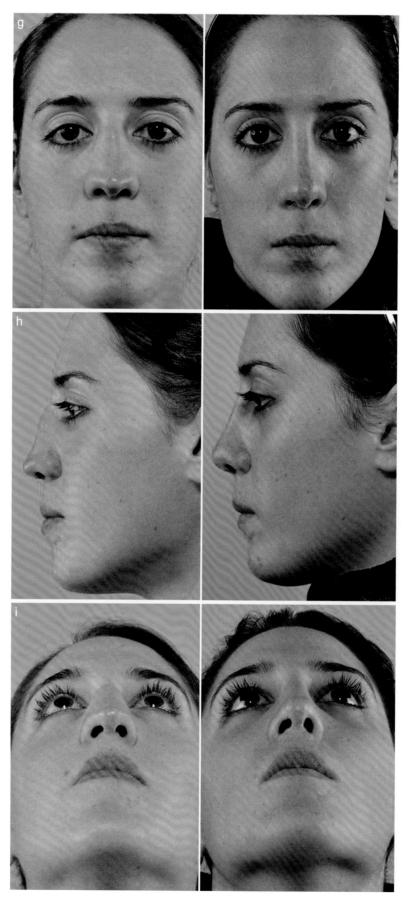

图 13.18（续）

病例 6：改良的倒置技术联合鼻背重建术

患者，男，47 岁，10 次鼻整形手术后，希望鼻子更具吸引力，重塑一个轻微的鼻背驼峰。检查发现鼻背部明显畸形，伴瘢痕形成及皮肤色素沉着，鼻背轮廓不规则。穹窿中间因肋软骨移植物弯曲而过度突出并向右倾斜。还发现鼻尖下垂和鼻唇角过小。采用开放入路鼻整形术，手术探查发现一块粗大形状的肋软骨作为鼻小柱支撑移植物。两外侧脚凹陷被隐藏在肋软骨盖板移植物的下方。在移除盖板移植物后，发现异常宽的外侧脚。这样就可以将整个外侧脚移除，纵向切开，翻转 180°，然后用来重建双侧外侧脚。筋膜包裹颗粒软骨移植物是由先前植入的肋软骨制成颗粒软骨，然后填入自体颞筋膜内制作而成，以填充鼻背（图 13.19）。

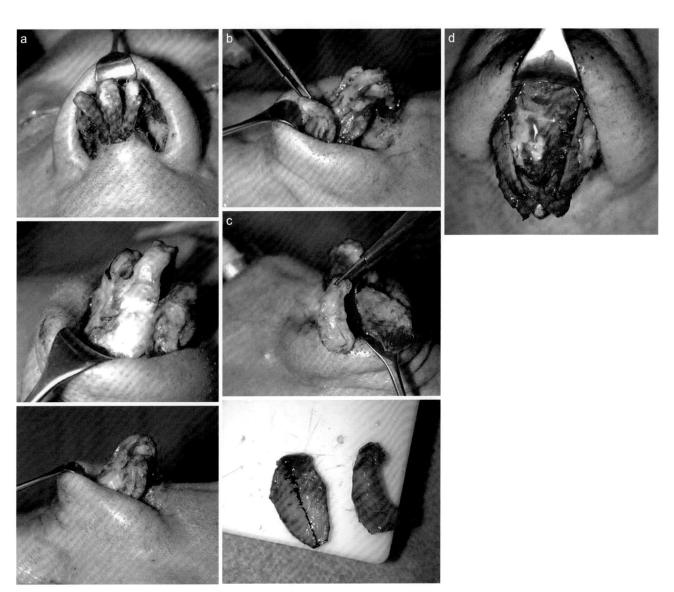

○ 图 13.19　(a~d) 改良的倒置技术。(e~g) 术前和术后正面观、侧面观、基底面观

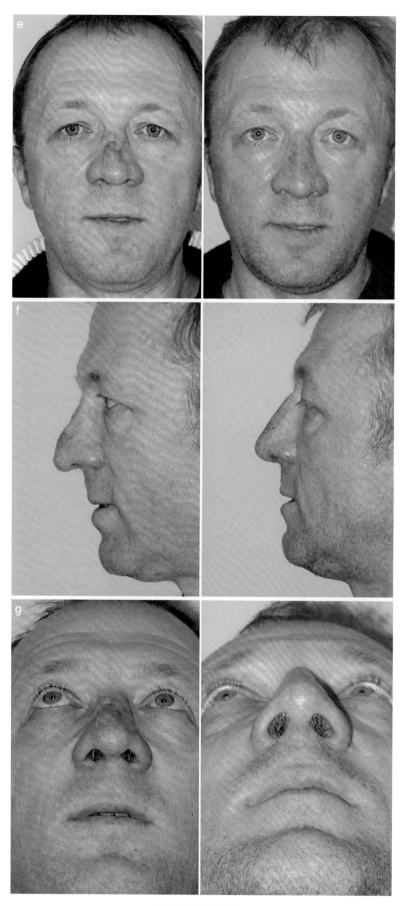

图 13.19（续）

病例 7：倒置技术联合条形移植物

　　患者，男，49 岁，在外院接受了 5 次失败的手术，现要求行鼻整形修复术。检查时发现鼻孔不对称和外侧脚的持续性畸形。此外，鼻背部过宽且弯曲。触诊发现尾侧鼻中隔缺失。采用外入路手术方法，用双侧耳甲软骨制作一个 L 形替代移植物以重建 L 形支撑。然后将替代移植物缝合到鼻棘上并将其整合到残余的背侧鼻中隔上。畸形和塌陷的内侧脚缝合于 L 形支架。然后通过"倒置"技术消除双侧外侧脚的重度凹陷，其中畸形的部分被切除、翻转和再衔接。最后，利用跨越缝合控制外侧脚外扩，用后吊带悬吊缝合加强鼻尖支撑（图 13.20）。

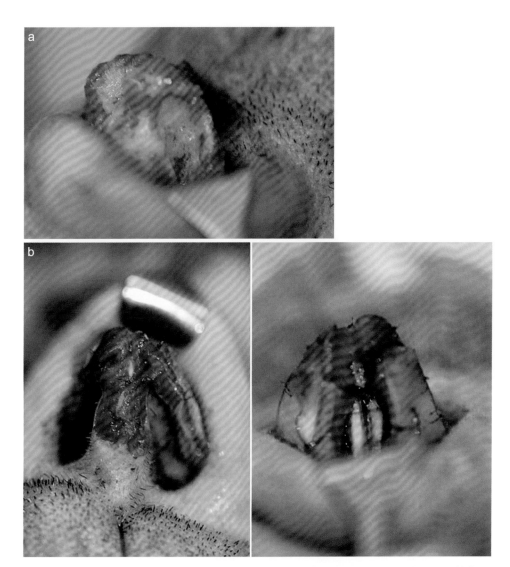

● 图 13.20　(a, b) 倒置技术联合板条移植物。(c~e) 术前和术后正面观、侧面观、基底面观

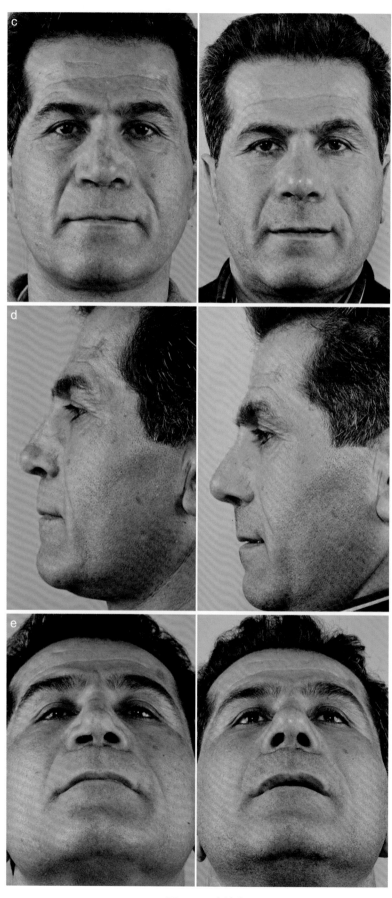

■ 图 13.20（续）

病例 8：倒置技术联合板条移植物

患者，女，41 岁，主诉在外院行鼻整形术后出现鼻塞伴左鼻孔塌陷。患者还主诉鼻尖突出度逐渐丧失导致鼻背部过度突出。检查发现过度切除的骨性穹窿导致了鼻根突出度下降。经开放式入路探查后发现，外侧脚被过度切除且凹陷，穹窿角度过于尖锐，右侧穹窿垂直分离。切除偏曲的鼻中隔中央部和鼻背侧软骨后，利用撑开瓣重建中鼻拱。将切除的软骨驼峰用作鼻小柱支撑移植物，翻转右侧脚残端后，将双侧外侧脚残端缝合于鼻小柱支撑上，以消除凹陷畸形。然后放置由鼻中隔软骨制成的板条移植物，以防止左外侧脚的塌陷，修剪左外侧脚部分头侧端以填充右侧脚。然后利用跨越缝合对轮廓进行细化。用双层异体阔筋膜修饰鼻背（图 13.21）。

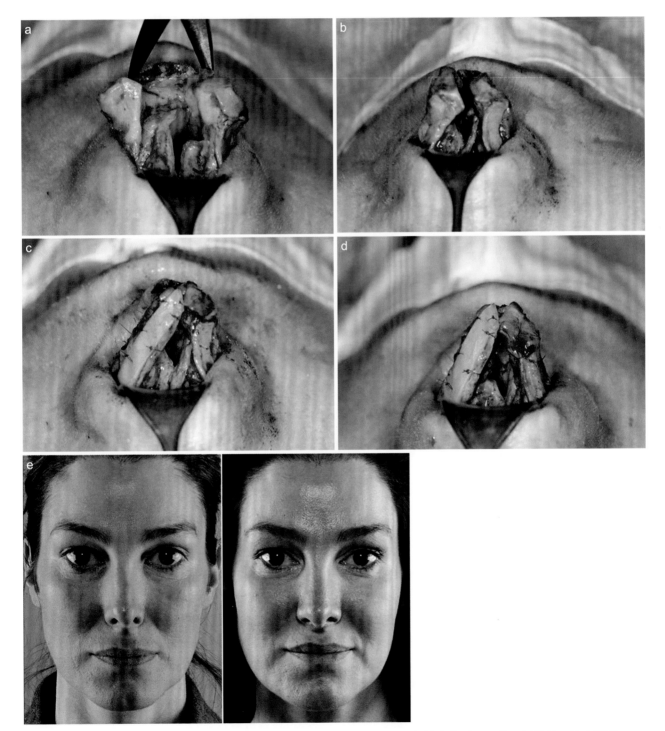

▣ 图 13.21 (a~d) 倒置技术（右）联合板条移植物（双侧）。(e~g) 术前和术后正面观、侧面观、基底面观

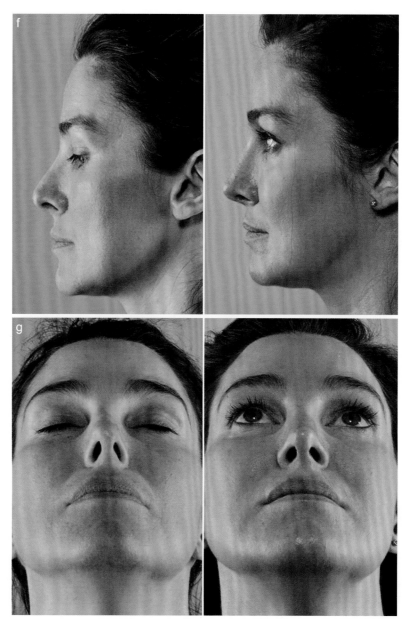

● 图 13.21（续）

病例 9：外侧脚支撑移植物

　　患者，女，17 岁，主诉骑马发生意外后出现鼻塞，既往有鼻整形手术史。检查发现一个形态欠佳的圆形鼻尖，伴左侧鼻孔塌陷，是由于瘢痕挛缩所致。通过插入一个小的玻璃刮刀打开内鼻阀，发现 Cottle 测试阳性，鼻部呼吸功能通过此处理恢复正常。鼻背部向右侧 "C" 形弯曲，侧面观发现一个小的鼻背驼峰。

　　采用外入路鼻整形术，探查发现右外侧脚严重畸形。将上外侧软骨从鼻中隔分离后，切除畸形的鼻中隔中央部，用剪刀剪除其软骨以降低鼻背。利用装有圆柱形钻头的电钻降低骨性驼峰。采用矢状旁正中内侧截骨、经皮低到低的外侧截骨及经皮横向截骨矫直偏曲的骨性鼻锥后，将切除的鼻中隔制成撑开移植物缝合到合适位置。将另一片鼻中隔软骨削薄，缝合于受损的右侧脚上方。左侧采用外侧脚支撑移植物加强外侧脚，并植入鼻小柱支撑移植物以支撑鼻尖。皮瓣部分关闭后，注入残余细颗粒软骨以填充鼻根（图 13.22）。

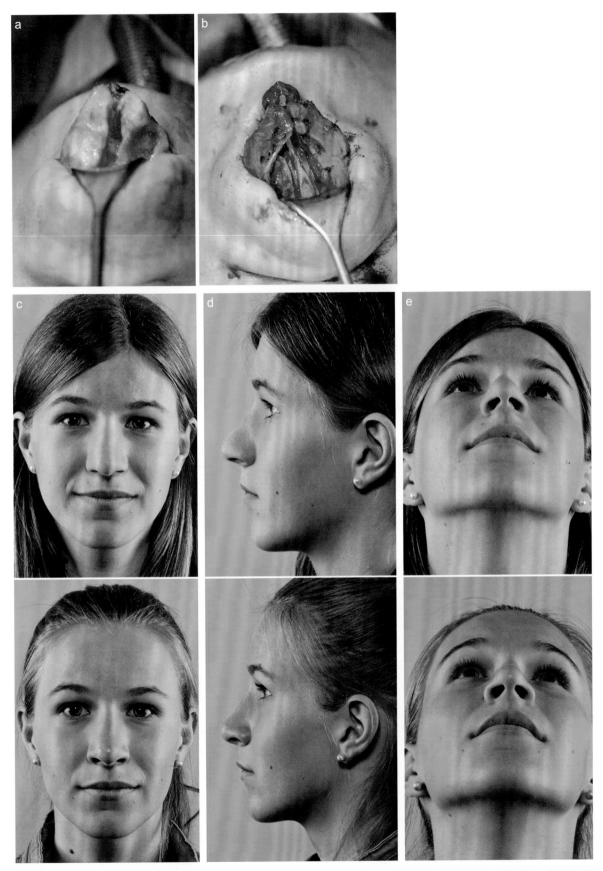

■ 图 13.22 (a, b) 外侧脚支撑移植物（左）和板条移植物（右）。(c~e) 术前和术后正面观、侧面观、基底面观

病例 10：覆盖技术 + 水平褥式缝合 + 板条移植物优化 + 游离颗粒软骨

　　患者，女，32 岁，既往 3 次鼻部整形术后出现鼻尖变形、歪斜，鼻背窄小且不对称，右侧鼻骨凹陷。患者还主诉鼻腔阻塞，通过鼻托可减轻内鼻阀的鼻塞症状。

　　手术探查发现未处理的双侧下外侧软骨畸形，没有迹象表明先前放过撑开移植物替代。在切除鼻尖瘢痕后，发现左外侧脚受压、变凹陷，右外侧脚缺失。探查骨性鼻拱发现，先前的外侧截骨处位于骨侧壁的位置太高，右侧头端碎片向里凹陷。重复截骨似乎是不明智的，因此，计划用游离颗粒软骨来修饰塌陷的骨性部分。

　　切除残存的畸形鼻中隔并用作撑开移植物。前鼻棘向左侧移位 4 mm，但由于鼻棘体积较小，横断或采用微型钢板重置骨不可行。因此，矫直的尾侧鼻中隔以边对边形式缝合于打孔的前鼻棘上。首先通过植入鼻小柱支撑移植物来处理鼻尖畸形。接下来，通过内侧脚覆盖（滑行）技术消除右侧中间脚的屈曲，左外侧脚用水平褥式缝合联合使用板条移植物夹板使之平整。另外还使用板条移植物来替代缺失的右外侧脚。最后，经跨穹窿缝合对鼻尖进行轮廓塑形，用跨越缝合来控制外扩，利用鼻尖悬吊缝合固定鼻尖位置。为了避免出现任何的不规则，在鼻背上放置异体筋膜，用游离颗粒软骨使鼻尖轮廓光滑（图 13.23）。

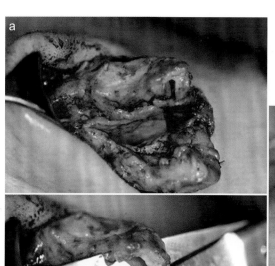
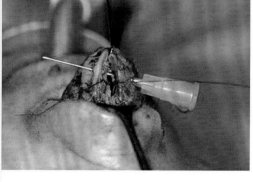
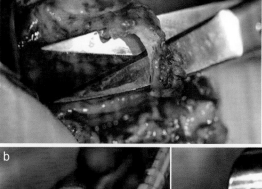
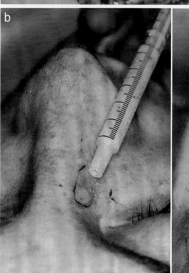
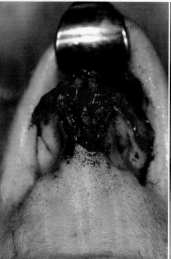
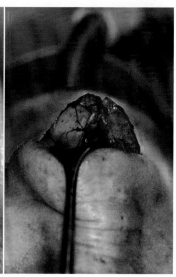

■ 图 13.23　联合外侧脚覆盖技术、水平褥式缝移技术和板条移植物技术。用额外的异体阔筋膜使鼻背光滑，用游离颗粒软骨使外侧壁和鼻尖光滑

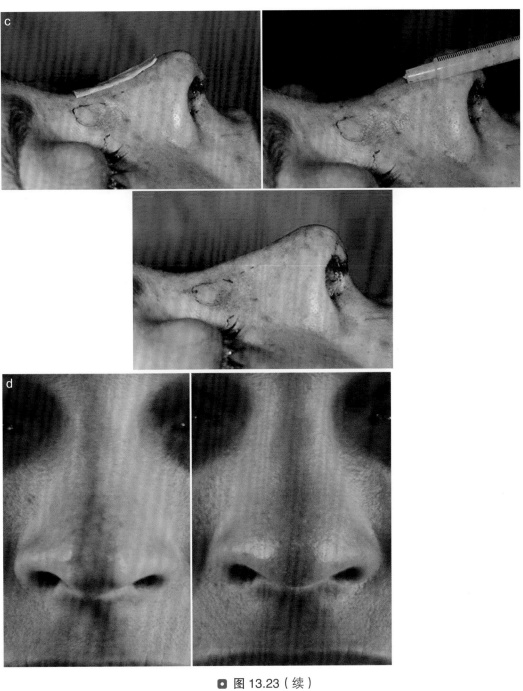

图 13.23（续）

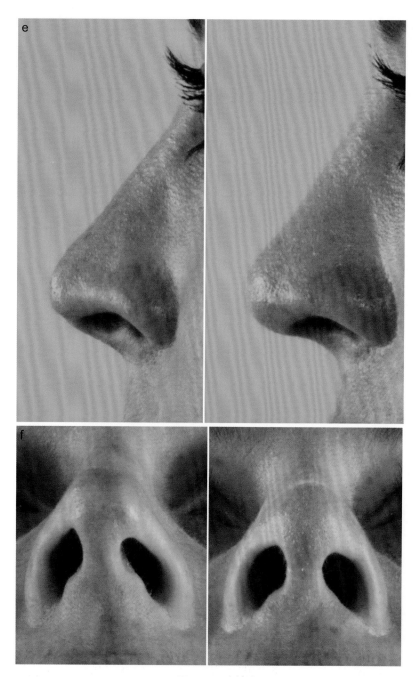

图 13.23（续）

推荐阅读

Aiach G. Personal communication at the 12th international Stuttgart course for functional and aesthetic rhinoplasty, 9-11 Mar 2005.

Boccieri A, Marianetti TM. Barrel roll technique for the correction of long and concave lateral crura. Arch Facial Plast Surg. 2010; 12(6): 415-21.

Gruber RP, Peled A, Talley J. Mattress sutures to remove unwanted convexity and concavity of the nasal tip—12-year follow-up. Aesthet Surg J. 2015; 35(1): 20-7.

Guyuron B, Ghavami A, Wishnek SM. Components of the short nostril. Plast Reconstr Surg. 2005; 116(5): 1517-24.

Haack S, Gubisch W. Lower lateral crura reverse plasty: a technique to correct severe concavities of the lateral crus. Aesth Plast Surg. 2011; 35(3): 349-56.

第6篇：复杂鼻修复

第14章　复杂鼻修复　540

第 14 章　复杂鼻修复

14.1　病例 1：复杂鼻尖重建的长期效果（12 年随访）　541

14.2　病例 2：复杂鼻尖重建 + 体外鼻中隔重建 + 耳软骨和肋软骨移植 + 筋膜包裹颗粒软骨移植物重建鼻背　544

14.3　病例 3：一例鼻小柱部分坏死的复杂鼻重建　546

14.4　病例 4：应用肋软骨移植物进行鼻尖和鼻背重建　548

14.5　病例 5：复杂鼻尖重建　550

14.6　病例 6：术后轻微畸形导致严重心理疾病的患者 15 年的随访　552

14.7　病例 7：一例开放式手术失败后的瘢痕修复　555

14.8　病例 8：复杂鼻尖重建　556

14.9　病例 9：皮肤严重瘢痕患者鼻框架的复杂重建　558

14.10　病例 10：复杂鼻尖、鼻背重建（包括体外鼻中隔重建）　561

推荐阅读　564

鼻子是构成面中部美学的重要元素，一次失败的鼻整形手术可能会导致患者明显的社会心理压力和鼻功能障碍。鼻整形术后失败带来的影响应督促医生去探究治疗失败的原因，并考虑尝试通过再次手术来挽救欠佳的治疗结果。然而，经验不足的医生在尝试纠正他（她）自己的技术失误时，常常会使最初失败的治疗结果恶化，从而给下一个医生带来更大的困难。在这种情况下，患者经常会感到忧虑、怀疑，并且对未来的手术越加不信任，即使手术是由技艺高超的鼻修复整形专家施行。尽管存在与此相关的恐惧和焦虑，但是失败的鼻整形手术带来的困窘与焦虑情绪最终会促使患者进一步手术。当然，除了需要解决鼻修复患者的心理问题外，修复医生还必须应对之前手术带来的技术挑战。手术解剖层次的破坏、过度出血以及粘连紧密的瘢痕组织常常会使解剖分离变得更加困难。此外，骨性结构的缺失、扭曲或受损通常都需要进行复杂的骨性移植，而由于血液循环受损，移植物的存活率并不高。在最糟糕的案例中，血运差可能会导致移植物和皮肤坏死。即使技术层面上手术是成功的，但术后肿胀往往会加重，并且患者的恢复期也会延长。基于以上这些原因，我们必须进行一个开诚布公和详细的术前讨论，仔细评估该鼻修复整形术的局限性、风险及并发症。我们还必须额外分配时间，来全面讨论该手术的相关问题。

14.1　病例1：复杂鼻尖重建的长期效果（12年随访）

患者，50 岁，主诉接受过 2 次功能性和美容性鼻中隔成形手术。检查发现，因为之前的手术穿孔，患者鼻尖上区的皮肤发生回缩、皮革样改变及瘢痕化。我们还发现不对称的鼻骨伴随鼻背"C"形畸形、软三角过度突出以及左侧鼻翼退缩。尽管开放入路手术增加了医源性皮肤穿孔区域发生皮肤坏死的风险，但精准的术前诊断评估使开放式手术有其可行性。打开鼻部后，发现患者的左外侧脚和穹窿均已缺失，取而代之的是一个移位的软骨盖板移植物。利用供体的鼻中隔软骨来完成鼻部重建。通过用电钻削薄的窄鼻中隔软骨板条和个性化穹窿 / 外侧脚替代移植物，来重建患者的双侧下外侧软骨。然后使用跨越缝合来修饰小叶轮廓，并用一个由耳屏软骨制成的盾牌移植物来额外增加鼻尖轮廓。再用后吊带悬吊缝合进行鼻尖旋转和固定（图 14.1 和图 14.2）。

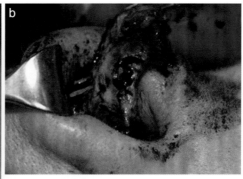

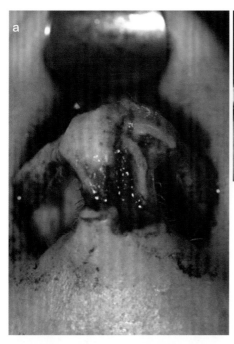

图 14.1 (a, b) 左外侧脚和两侧穹窿均被去除，取而代之的是一个移位的盾牌 - 盖板复合移植物。(c, d) 利用鼻中隔软骨移植物重建外侧脚缺失部分，利用耳屏盾牌移植物修饰鼻尖轮廓。(c~e) 术前和术后 1 年外观

用电钻使鼻背光滑

图 14.1（续）

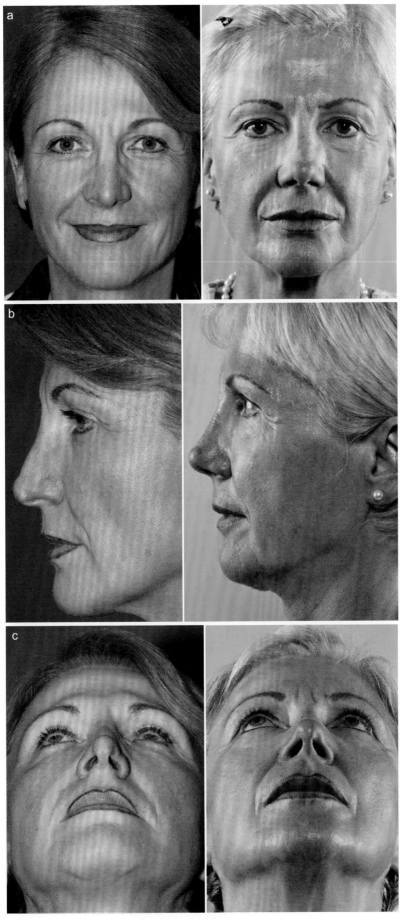

■ **图 14.2**　术后 12 年随访

14.2　病例2：复杂鼻尖重建+体外鼻中隔重建+耳软骨和肋软骨移植+筋膜包裹颗粒软骨移植物重建鼻背

患者，女，41岁，主诉既往3次鼻中隔成形术后出现鼻塞和鼻部畸形。检查发现鼻子过短伴鞍鼻畸形，鼻尖夹捏，软组织面回缩，还有鼻小柱移位导致鼻孔不对称。鼻内检查发现鼻息肉和在鼻穹窿较高位置有一个18 mm大小的鼻中隔穿孔。在先前移位的鼻小柱切口上方，选择位于鼻小柱最窄处的跨鼻小柱倒"V"形切口作为开放式手术入路切口。由于形成广泛的手术瘢痕，解剖分离很困难，而且矩形软骨（鼻中隔软骨）大部分缺失，包括尾侧鼻中隔

和鼻中隔前角。大部分下外侧软骨在先前的手术中也被切除。用双层耳甲软骨移植物从后面加固L形支架，再将一小片残余的软骨条（来自鼻中隔软骨）缝合于PDS托支架上，完成L形支架的重建。L形支架替代移植物通过横行钻孔固定于鼻棘上。采用教科书推荐的方法，通过四瓣法来闭合鼻中隔穿孔，上述皮瓣是来自上外侧软骨黏膜的推进皮瓣（而不是某些书籍推荐的桥接皮瓣）。鼻息肉也被切除。然后用第10肋软骨制作的薄且有延伸性的肋软骨移植物来替代缺失的下外侧软骨，并放置非完整的盾牌移植物。利用碎的耳甲软骨和肋软骨填塞于自体颞筋膜内构建筋膜包裹颗粒软骨移植物，以填充被过度切除的鼻背（图14.3）。

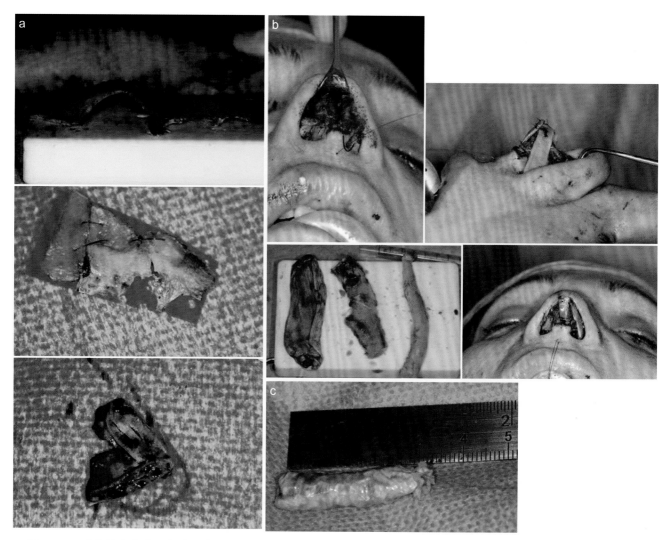

● **图 14.3**　残留的直鼻中隔部分缝合于PDS托上。(a) 在重建鼻尖前，先放置双层耳甲移植物重建鼻中隔前角，以支撑鼻尖和延长鼻子。(b) 经唇引导线指导L形支架替代移植物放置；获取肋软骨移植物和颞深筋膜；用取自肋软骨的条形移植物重建下外侧软骨。(c) 筋膜包裹颗粒软骨移植物重建鼻背。(d~f) 术前和术后2年

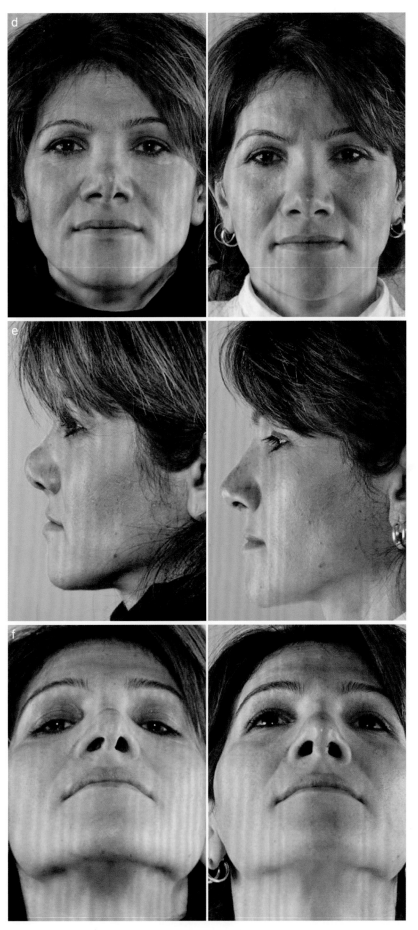

图 14.3（续）

14.3   病例3：一例鼻小柱部分坏死的复杂鼻重建

患者，女，43岁，既往接受4次开放式鼻整形手术，术后出现了鼻小柱的缺血性坏死。尽管主治医师建议立即进行鼻小柱重建，我们还是说服患者等到鼻小柱坏死部分愈合后再进行手术。鼻部检查也发现鼻背向右"C"形偏曲畸形、右外侧脚塌陷和明显的鼻孔不对称。在鼻小柱愈合后，建议行二期修复手术，同时处理鼻小柱瘢痕。在凹陷的鼻小柱瘢痕上方，采用横跨鼻小柱切口行鼻整形术。术中发现只有少量的下外侧软骨碎片残留，所有剩余的

鼻中隔软骨均缺失，使得获取鼻中隔软骨移植物很困难。虽然最终获取肋软骨用于重建，但是由于患者术前既往的隆乳假体、漏斗胸手术和广泛性钙化的肋软骨，不适合做乳房下皱襞切口。随后制作了肋软骨薄软骨条并将其放置在下外侧软骨残余物上。然而，由于软骨太脆，经跨穹窿缝合不能形成满意的鼻尖轮廓。因此，穹窿被垂直分开并将其缝合在一起以形成所期望的形状。然后切除鼻背侧不规则结构，并使用两层异体阔筋膜进行掩饰、增强轮廓感和改善鼻背美学曲线。3个月后，患者返院治疗凹陷的鼻小柱瘢痕。仔细将凹陷的部分去上皮层后，再覆盖一块全层耳后皮肤移植物（图14.4）。

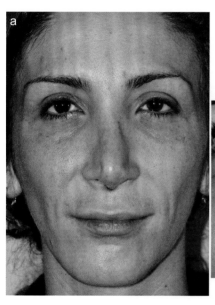
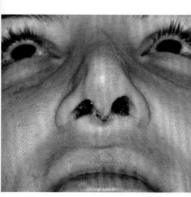
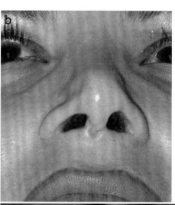
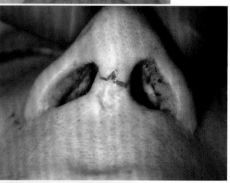
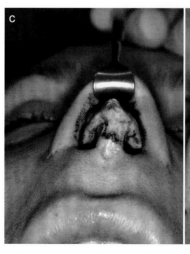
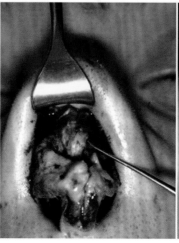
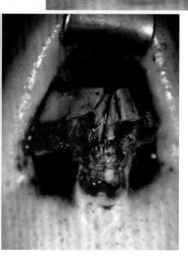

▣ 图14.4　(a) 经历4次鼻整形术后出现严重鼻畸形，最后一次是开放式手术，术后出现伤口愈合问题和鼻小柱皮瓣部分坏死。(b) 二期愈合后的重度瘢痕。(c) 用肋软骨重建下外侧软骨（穹顶分离技术）。(d~f) 鼻重建术前和术后第一阶段外观。(g) 鼻重建第二阶段：矫正深且回缩的鼻小柱瘢痕。(f) 利用全层耳后皮肤移植

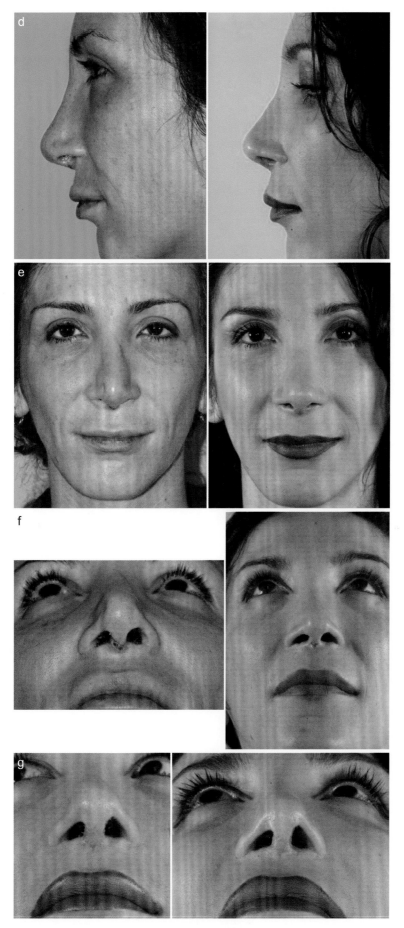

图 14.4（续）

14.4 病例4：应用肋软骨移植物进行鼻尖和鼻背重建

患者，女，32岁，既往接受了数次鼻整形手术，现要求行鼻修复整形术。她主诉鼻子过短、骨性鼻锥较宽、鸟嘴畸形以及严重退缩的跨鼻小柱切口瘢痕。

采用开放式手术，仔细切除瘢痕。分离仅由瘢痕组织和软骨碎片构成的鼻尖后，发现鼻中隔前角被过度切除，与筛骨不再连续，而中央部则向左偏曲。通过矢状旁、低到低的外侧和横向截骨术矫直和缩窄骨性鼻锥。接着将畸形的鼻中隔部分切除。将

肋软骨条固定于残留的上外侧软骨上，残留的鼻中隔固定在前鼻棘间。为了稳固键石区，我们采用十字交叉缝合法。被移除的鼻中隔用作鼻中隔延长移植物，置于被过度切除的鼻中隔前角边缘前方。它与延伸型撑开移植物固定并保持在适当的位置。用雕刻板（Medicon^R）将肋软骨条削薄至1 mm厚，用其代替缺失的尾侧鼻中隔结构，并将其固定在肋软骨制成的鼻小柱支撑上，然后经跨穹窿缝合、跨越缝合塑形鼻尖。在翻转皮瓣之前，先用圆柱形钻头将鼻额角加大，并放置鼻翼缘移植物。在皮瓣缝合后，用游离颗粒软骨使鼻背光滑。

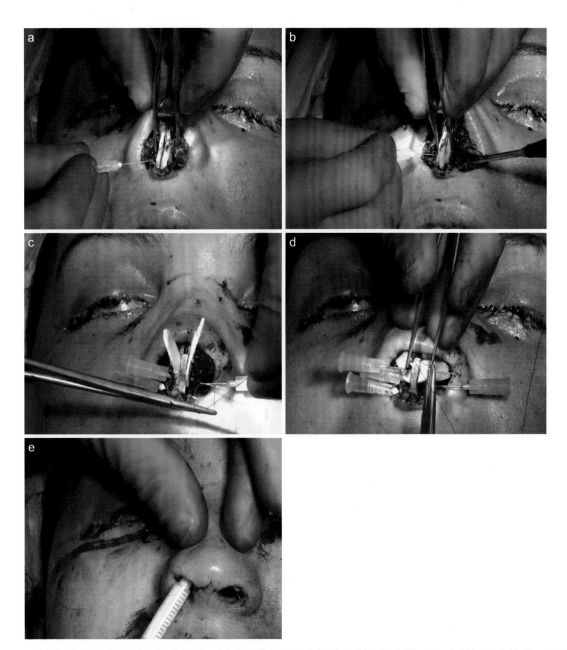

🔲 **图 14.5** (a) 用双层肋软骨移植物重建鼻背。(b) 由肋软骨移植物制作的鼻小柱支撑。(c, d) 通过折弯技术，采用肋软骨移植物制成的软骨条重建下外侧软骨。(e) 用游离颗粒软骨细化鼻尖

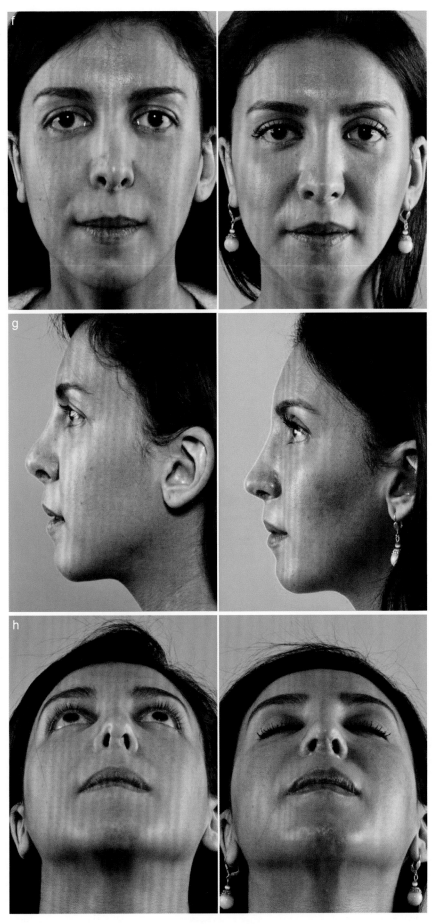

图 14.5（续）

14.5 病例5：复杂鼻尖重建

患者，女，27 岁，鼻整形术后 10 年（图 14.6c：第 1 次鼻整形术前、术后侧面观）。患者主诉周围人给她取了一个"犀牛"的绰号，这使她不愿意参加社交活动。她还说到初次手术的医生告诉她没有机会获到更好的鼻子。检查发现鼻尖明显过度突出，伴鼻小柱突出和明显的鼻小柱低位瘢痕。鼻小柱过宽且不对称，与鼻棘移位，导致鼻孔不对称。还发现过宽的鼻背被严重过度切除。为了重建，我们采用开放手术，跨鼻小柱的新切口正好位于旧鼻小柱瘢痕的上方。探查还发现中间脚和内侧脚大部分已缺失。另外，双侧

外侧脚残留部分均已塌陷，宽度仅 2~3 mm。被水平过度切除的尾侧鼻中隔仍然纵向过长，且从鼻棘上移位。因此，我们将其修剪以匹配鼻棘的高度，并通过横行钻孔缝合于中线上。获取矩形鼻中隔和右侧耳甲软骨作为移植材料。使用双层耳甲软骨移植物延长鼻中隔并支撑鼻尖。用 5 mm 宽的鼻中隔软骨条替代被过度切除的外侧脚，内侧端缝在耳甲软骨移植物上。然后通过跨越缝合细化鼻尖，再通过后吊带悬吊缝合稳固鼻尖。在缩窄和矫直骨性鼻背后，利用筋膜包裹颗粒软骨移植物（由异体阔筋膜、剩下的鼻中隔颗粒软骨及耳甲软骨制成）填充鼻背（图 14.6）。

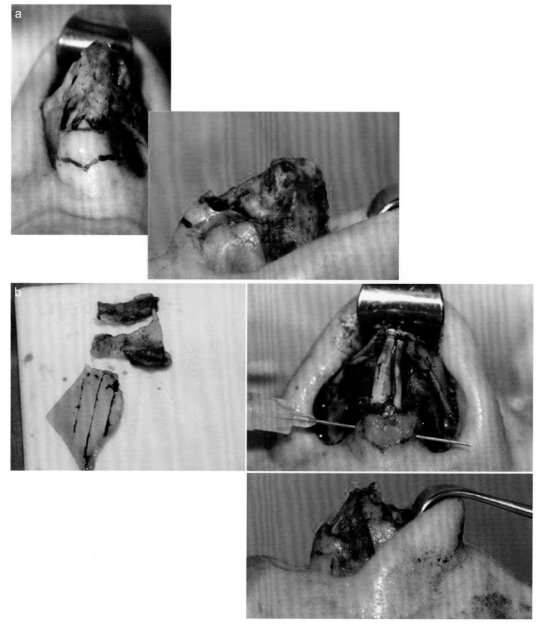

□ 图 14.6 (a) 大部分下外侧软骨已缺失，但是用一种未知的移植物作为鼻小柱支撑，导致鼻尖过度突出。(b) 用双层耳甲软骨移植物替代鼻小柱支撑，用板条移植物技术重建缺失的下外侧软骨。(c) 患者首次向我们自我介绍她第 1 次手术时是 17 岁。(d) 术前和术后 2 年

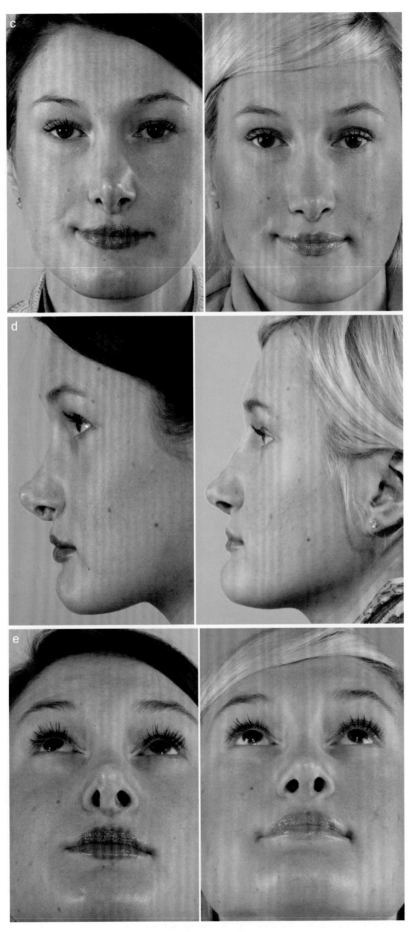

图 14.6（续）

14.6　病例6：术后轻微畸形导致严重心理疾病的患者15年的随访

患者，女，17岁，主诉在外院行鼻整形术失败。术后她对自己难看的鼻孔轮廓感到不安，后来她得了暴食症。检查发现鼻小柱宽且不对称，伴左侧鼻翼缘退缩。鼻背稍微过度突出并向右偏斜，尾侧鼻中隔向左侧移位。开放式手术探查发现鼻部左外侧脚被过度切除，容易导致鼻翼退缩。随后，通过修剪尾侧鼻中隔基底部以匹配鼻棘的高度并将其缝合到钻孔的鼻棘上，再将其重新固定到中线上。为了重建一个对称的鼻尖框架，用电钻将一块鼻中隔软骨在一侧削薄以塑造一个微凸的外形。然后用雕刻过的软骨来加强被过度切除的外侧脚。在未使用耳郭复合组织移植物的情况下减轻鼻翼退缩，将应用一个更加复杂的替代物，以重新建立一个对称且坚固的鼻尖框架（图14.7和图14.8）。

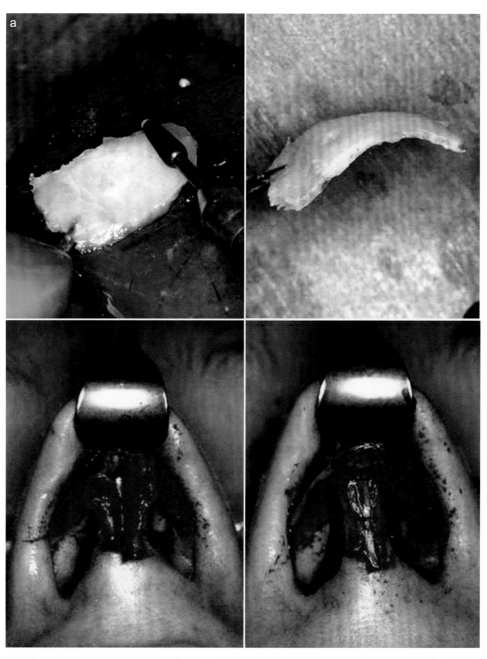

■ 图 14.7　(a) 用直鼻中隔塑造能折弯的软骨移植物，将该移植物用于替代左外侧脚的缺失部分，而左外侧脚被拉向头侧。通过用这种重建方法，我们获得了一个对称的框架，其鼻翼缘退缩也得到矫正。(b~d) 术前和术后 1 年的外观

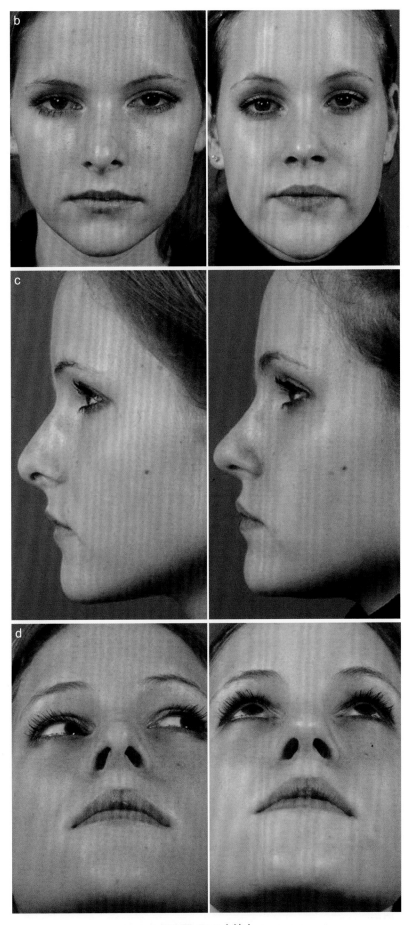

图 14.7（续）

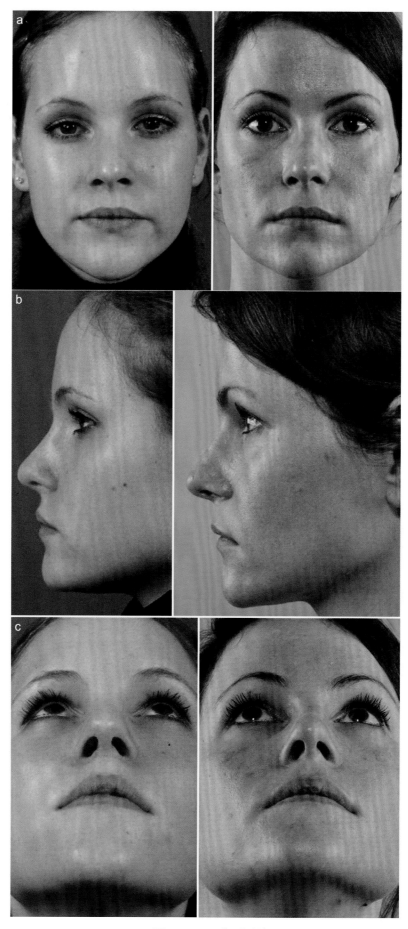

图 14.8   15 年后随访

14.7 病例7：一例开放式手术失败后的瘢痕修复

患者，女，31岁，主诉在外院行开放式鼻整形手术。她的恢复过程复杂：伤口愈合不全，严重的瘢痕，还有变形的鼻尖和鼻小柱。检查发现一个反向旋转和固定的鼻尖/鼻尖下复合体伴鼻小柱退缩。鼻小柱的按摩和牵拉没有改善其畸形。因此患者希望从其他医生那里寻求第二种意见，其中有些医生指责开放式鼻整形术。然而我们的观点是，该问题是由先前手术医生的经验不足造成的。在鼻子愈合1年后，采用耳郭软骨复合移植物填充鼻小柱。当打开鼻子并切除鼻小柱瘢痕时，结果出现一个8 mm大小的皮肤缺损。然而复合移植物太厚，难以重塑光滑且美观的鼻小柱轮廓。因此，我们削薄部分耳郭复合组织物后，将耳甲软骨缝合到鼻小柱缺损处，并用削薄的耳郭复合组织物作为全层移植物覆盖于耳软骨上。由于移植物体积小，愈合良好。6个月后，降低背部并用帽状移植物抬高尖端，以完成分期重建（图14.9）。

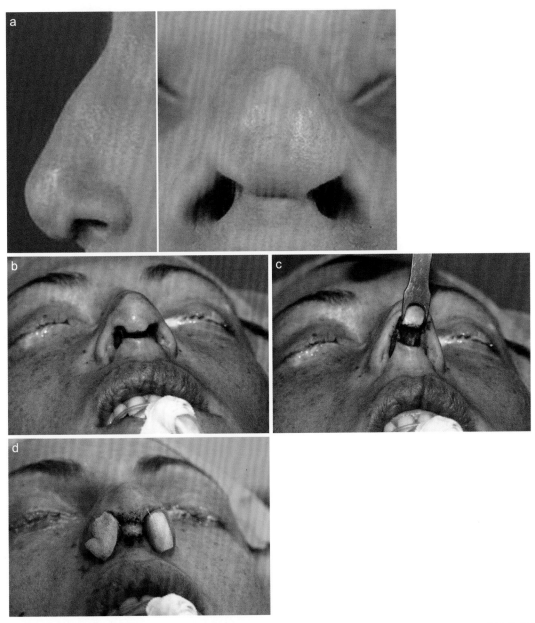

■ **图14.9** (a, b) 开放术式术后鼻小柱严重的瘢痕和变形。(c) 修复时发现皮肤缺损约8 mm。(d) 通过软骨移植和耳郭复合组织物移植重建鼻小柱。(e, f) 术前和术后2年

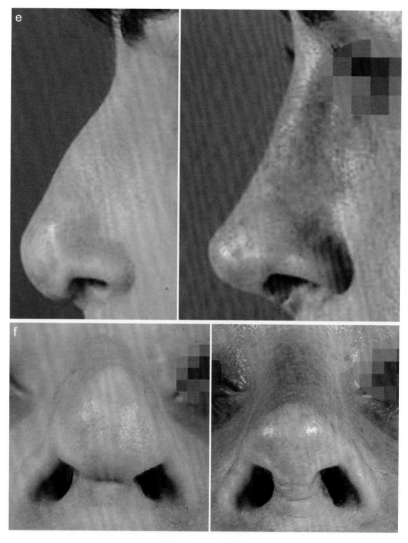

■ 图 14.9（续）

14.8　病例8：复杂鼻尖重建

　　患者，女，65 岁，主诉在外院接受了 4 次失败的鼻部手术后出现鼻塞。检查发现鼻尖畸形，左鼻孔狭窄伴过度切除、瘢痕化、严重退缩的鼻小柱。鼻内检查发现除了狭窄的 L 形支柱外，整个骨性和软骨性鼻中隔均已被切除。行开放式手术，在先前的鼻小柱瘢痕处做切口，采用倒"V"形切口，而不是先前采用的直线切口。因为严重的瘢痕，解剖是富有挑战性的。暴露鼻尖框架后发现双侧下外侧软骨部分缺失。为了骨性结构的重建，我们获取两侧的耳甲软骨。一侧耳甲软骨用于制作双层的鼻小柱"三明治"移植物，另一块软骨用作延伸型撑开移植物（耳甲软骨）来支撑它。用对侧薄的耳软骨条重建缺失的穹窿和外侧脚。然后用两层异体阔筋膜使鼻背部光滑。术后使用 3 个月硅胶鼻托，以防止鼻腔狭窄和塌陷复发。虽然医生建议她再做一次手术，但患者对她现在的功能和美观效果感到满意，拒绝了进一步治疗（图 14.10）。

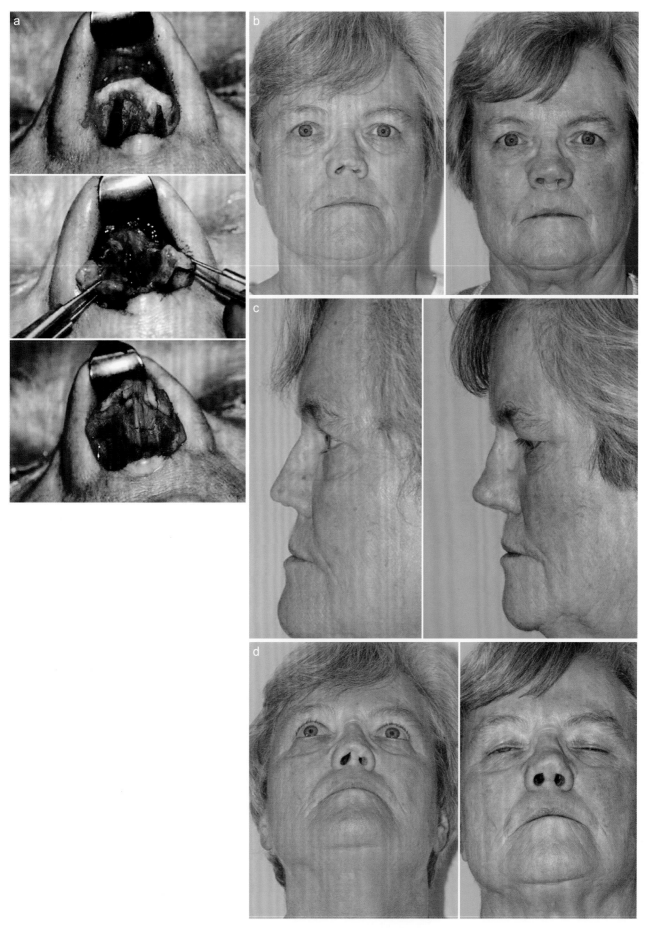

■ 图 14.10 (a) 经历 4 次手术后，双侧下外侧软骨部分缺失，用薄耳甲软骨条进行重建（折弯技术）和双层"三明治"移植物作为修复用的鼻中隔延伸移植物。(b~d) 术前和术后 1 年，使用硅胶鼻托 3 个月的外观

14.9　病例9：皮肤严重瘢痕患者鼻框架的复杂重建

患者，男，41岁，既往3次鼻整形术后出现外鼻和内鼻严重畸形。检查发现鼻轴呈"C"形弯曲且双侧软三角严重退缩。鼻小柱歪斜，位于前鼻棘的尾侧鼻中隔移位且阻塞左侧鼻前庭。鼻孔明显不对称，跨鼻小柱的瘢痕清晰可见。侧面观，鼻根突出度过大，鼻额角几乎消失。此外，严重过度旋转的圆形鼻尖导致明显的猪鼻畸形。鼻内检查发现两侧均有广泛瘢痕和粘连。

采用开放式入路（但切口位于鼻小柱最窄的部分，忽略先前的低"V"形切口），术中发现一个扭曲无用的鼻小柱支撑移植物，去除该移植物。此外，我们进一步发现双侧下外侧软骨均缺失。尾侧鼻中隔被过度切除，残留的鼻中隔很厚，大部分由骨性结构组成。

保留一个12 mm宽的鼻背侧L形支架，获取剩余的鼻中隔后，用一个圆柱形电钻削薄。然后用耳甲软骨制作双层"三明治"移植物，经骨钻孔固定于前鼻棘上。为了从另一端稳固"三明治"移植物，采用鼻中隔移植物桥接"三明治"移植物和鼻背侧L形支架，从而达到鼻尖反旋转和延长鼻长度的目的。将自体肋软骨制成的软骨条缝合于"三明治"移植物上重建缺失的下外侧软骨。为了折弯肋软骨移植物，重塑自然形态的穹窿部，用圆柱形电钻将软骨条削薄，然后通过跨越缝合对穹窿进行轮廓塑形。我们利用盾牌移植物进一步改善轮廓，并填充退缩的软三角。然后用电钻降低鼻根，通过截骨将骨性鼻锥矫直。用肋软骨和异体阔筋膜制作一个筋膜包裹颗粒软骨移植物矫正中鼻拱的鞍状畸形。

在重建术后2年，通过打磨已经固化的筋膜包裹颗粒软骨移植物使鼻背光滑，并用另一个耳屏软骨制作的盾牌移植物进一步将鼻尖反旋转。第3步也就是最后一步（再过2年后），放置来自对侧耳甲软骨的游离颗粒软骨完成鼻背重建（图14.11）。

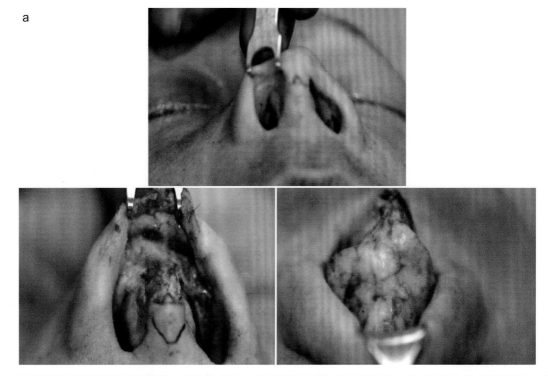

图 14.11　(a) 两侧鼻前庭严重的挛缩带。打开鼻子后，双侧下外侧软骨均已缺失。(b) 残余的鼻中隔很厚，且大部分是骨性的；鼻尖广泛瘢痕。(c) 去除瘢痕和薄弱的鼻小柱支撑后，出现鼻尖塌陷和严重的夹捏。(d) 矫直并削薄移除的鼻中隔；将鼻中隔骨性部分多处钻孔，使软组织能够长入，从而获得更好的血运和稳定性。(e, f) 肋软骨用于重建下外侧软骨和制作筋膜包裹颗粒软骨移植物，用耳甲软骨构建双层"三明治"移植物。(g) 用筋膜包裹颗粒软骨移植物重建鼻背。(h~j) 术前和术后4年

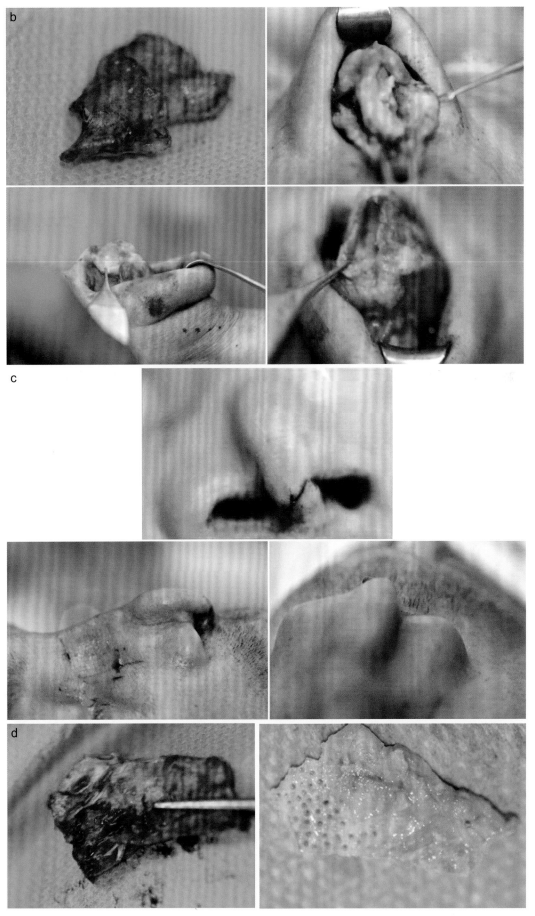

○ 图 14.11（续）

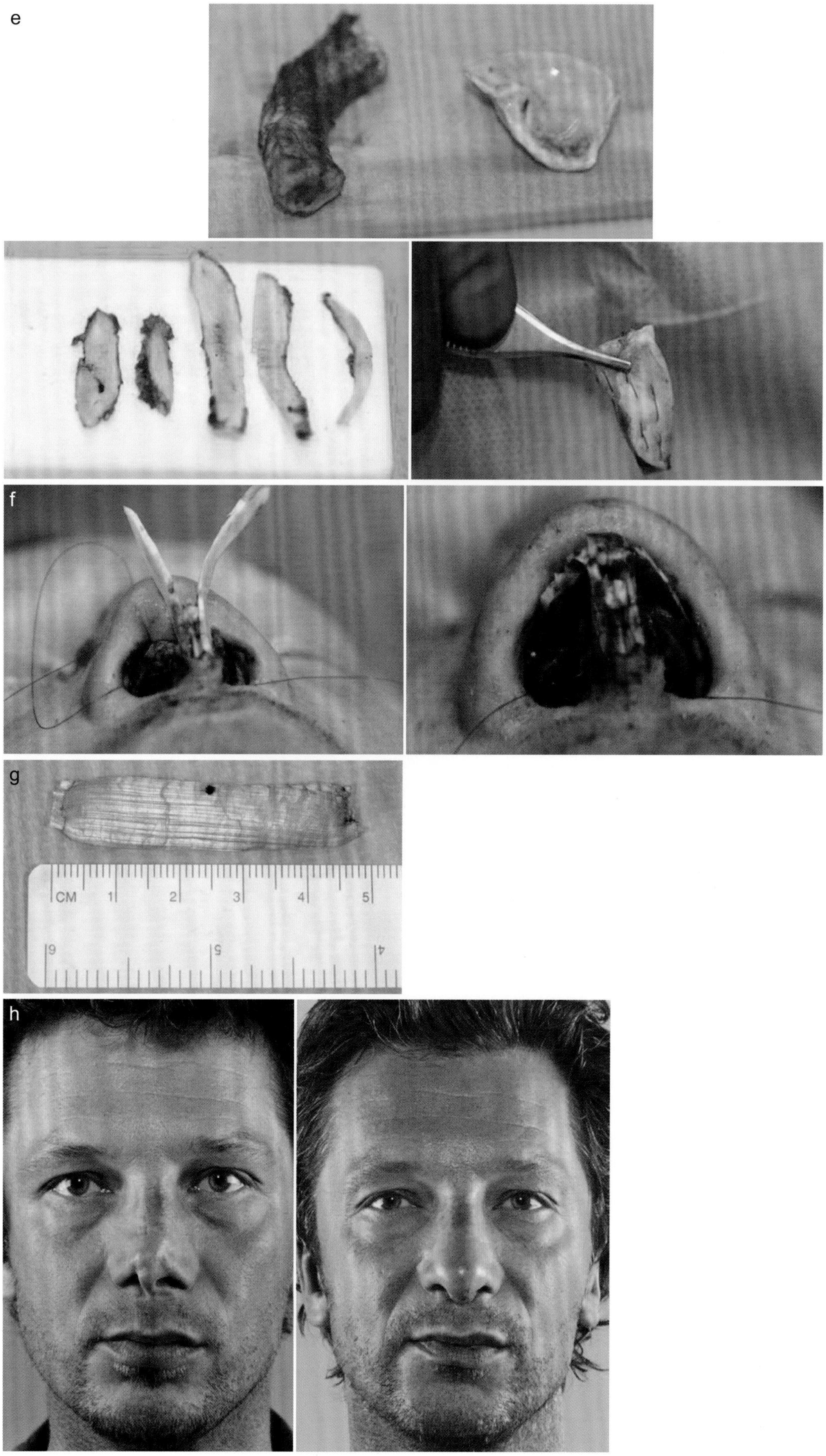

e

f

g

h

图 14.11（续）

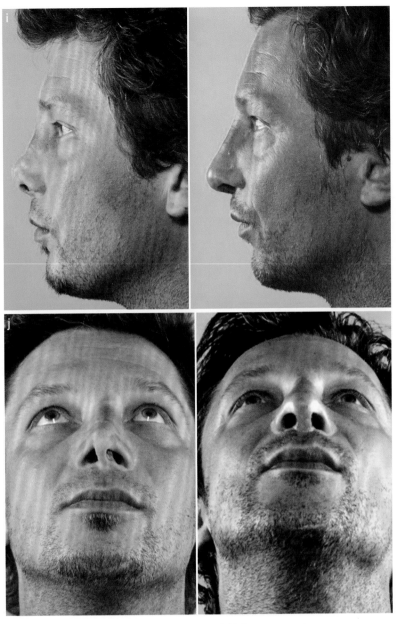

● 图 14.11（续）

14.10　病例10：复杂鼻尖、鼻背重建（包括体外鼻中隔重建）

患者，男，37 岁，主诉一次失败的整形美容手术后出现鼻气道阻塞，现要求行第 2 次鼻整形术。检查发现鼻背呈"C"形且被过度切除，伴鼻骨宽、不对称且歪斜。鼻尖呈球形且下垂伴右侧鼻孔夹捏。轻度吸气后，右侧鼻孔塌陷导致鼻气道阻塞加重。鼻内检查发现由于鼻中隔前角横行偏曲导致双侧鼻道阻塞。采用开放式入路倒"V"形切口，手术探查发现薄弱和被过度切除的外侧脚伴右侧外侧脚塌陷。尾侧鼻中隔从前鼻棘处移位，导致双侧鼻气道前部阻塞。

用侧切骨刀行双侧矢状旁正中截骨术，去除部分鼻中隔以体外重建鼻中隔。通过双侧横行和低到低（经皮）的外侧截骨术移动、矫直、缩窄骨性鼻锥。然后获取第 9 肋软骨切成粗软骨条，厚度 2.0~2.5 mm，用软骨雕刻板进一步削薄至厚度约 1.5 mm。随后将延伸型撑开移植物缝合于鼻中隔上，以达到预期的鼻长度，用成对的经皮 / 经骨缝合将新鼻中隔重新植入并缝合于鼻骨中线上。将缝线穿过鼻部皮肤和骨性鼻锥后，再将缝线的"尾端"拉入至皮下囊袋，并系于鼻骨上。新鼻中隔也被缝合于两侧上外侧软骨上。然后用剩余的肋软骨制作 2 mm 厚的鼻中隔延长移植物，并通过电钻钻孔技术将其固定缝合在前鼻棘的右侧。

随后将另一端末端缝合到延伸型撑开移植物上，确保移植物在中线位置。然后用舌槽沟技术将内侧脚缝合于鼻中隔延伸移植物上，以稳固鼻小柱。薄弱的右外侧脚用外侧脚支撑移植物加强，中间脚和（凹的）左外侧脚均被切除。中间脚被鼻中隔薄软骨条所替代，并被折叠缝合，以重建一个新的鼻穹窿单位。将穹窿与鼻中隔延伸移植物缝合后，用肋软骨移植物替代左

外侧脚。将右侧鼻尖缝合完成后，对外侧脚行跨越缝合细化鼻尖。剩余的肋软骨切碎后，用异体阔筋膜制作成筋膜包裹颗粒软骨移植物。移植物的近端缝合，然后将移植物插入覆盖在背侧的皮下腔穴中。同时缝合鼻小柱中央切口，将数字化塑形的筋膜包裹颗粒软骨移植物缝合至适当位置。然后闭合边缘皮肤切口，并将鼻包扎固定（图 14.12）。

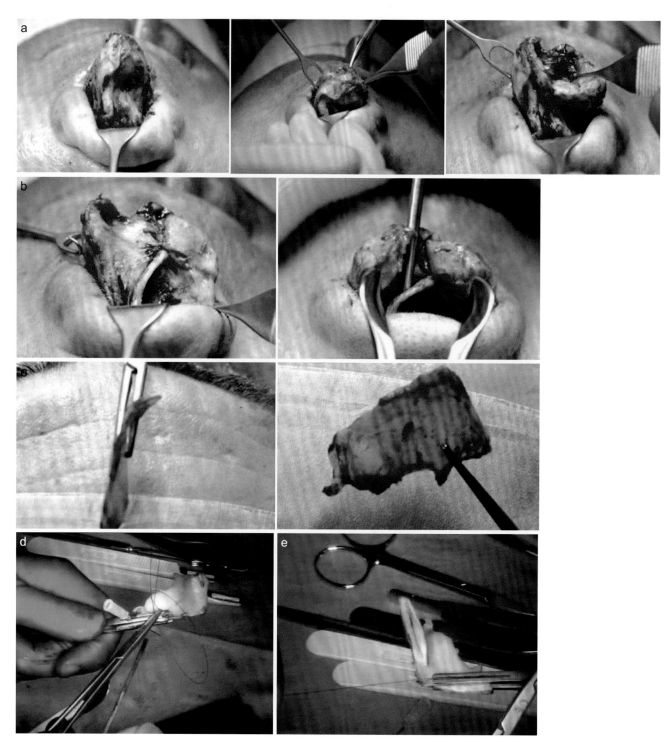

■ **图 14.12**　(a) 被过度切除的薄弱的外侧脚伴右外侧脚凹陷。(b) 鼻中隔前角横形偏曲。(c) 取出的鼻中隔软骨前端变形。(d,e) 用延伸移植物重建新鼻中隔。(f) 经皮 - 经骨 - 环扎技术（TTC 技术）重建键石区。(g) 用筋膜包裹颗粒软骨移植物填充鼻背部。(h) 调整筋膜包裹颗粒软骨移植物。(i, j) 重建下端结构。(k~m) 术前和术后 2 年

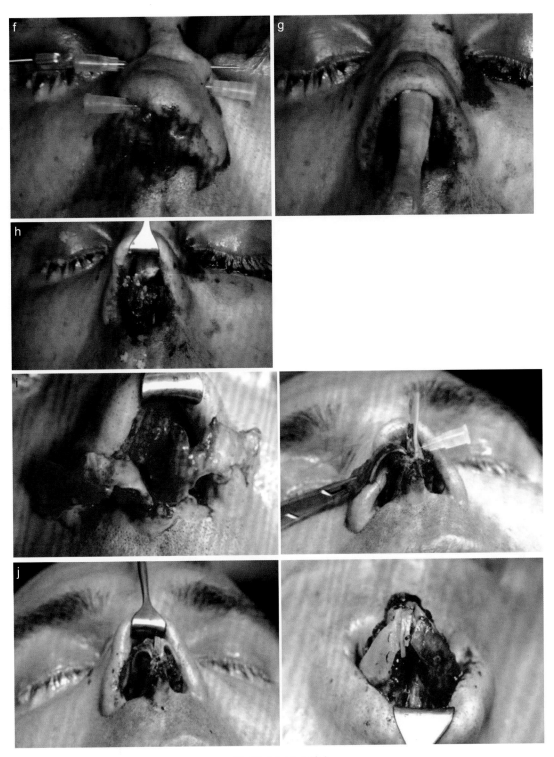

图 14.12（续）

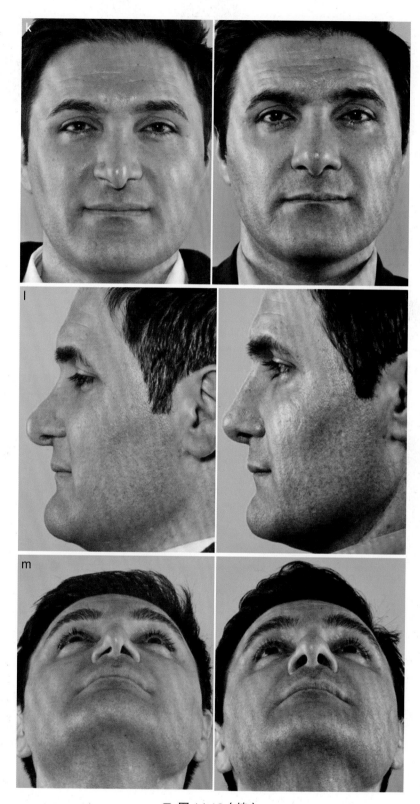

■ 图 14.12（续）

推荐阅读

Davis R, Bublik M. Psychological considerations in the revision rhinoplasty patient. Facial Plast Surg. 2012; 28(4): 374-9.

Gubisch W. Secondary Surgery of the Septum and the Tip.In: Rohrich RJ, Ahmad JA. Secondary Rhinoplasty by the Global Masters. New York, Stuttgart. Thieme, Publishers, 2017; 945-989.

Gruber RP, Wall Jr SH, Kaufman DL, Kahn DM. Secondary rhinoplasty. In: Neligan PC, Chang J, editors. Plastic surgery. 3rd ed. Philadelphia: Elsevier Saunders Publishing; 2013.

Meyer R. Secondary rhinoplasty. Berlin: Springer; 2002.

Rezaeian F, Gubisch W, Janku D, Haack S. New suturing techniques to reconstruct the keystone area in extracorporeal septal reconstruction. Plast Reconstr Surg. In press.

第 7 篇：软件

第 15 章　用于鼻整形术文件和记录保存的新软件　566

第 15 章　用于鼻整形术文件和记录保存的新软件

15.1　　病例 1：突出度过大的鼻背伴球形　567

15.2　　病例 2：突出度过大的沙漏形窄鼻背　571

15.3　　病例 3：薄皮肤患者的初次鼻整形术　573

15.3.1　技术：用异体筋膜掩饰　573

15.4　　病例 4：鼻背和下外侧软骨被过度切除患者的二次
　　　　鼻整形术　576

推荐阅读　580

Jack Gunter 首次在一个特殊的软件"Gunter 鼻整形图解"里介绍了鼻整形术示意图，该软件可用于阐明鼻整形手术的过程，得到了全世界的广泛认可。随后 Gilbert Aiach 发明了一种新方法，创造性地使用了他亲自绘制的详细插图，描绘了这一方法的单个和具体的步骤。然而，这个工具以一种简单的方式解释他的复杂手术，因为没有相关的软件可用，所以几乎完全由作者使用这个工具。

与此同时，更复杂的技术也在逐步发展。来自位于贝加莫的 Enrico Robotti 团队的 Denis Codazzi 开发了一个非常详细的新的三维成像程序——"贝加莫 3D 鼻整形术软件"，目前它还处于第 1 个版本的阶段。该项目的部分资金来自贝加莫开放式鼻整形术两年一次的课程收入，同样部分资金来自米兰 Riccardo Mazzola 教授的 Sanvenero Rosselli 基金会资助。我们的目标是要有一个商业上可用的且易于操作的软件，该软件详细包括了鼻整形手术期间进行的所有操作，并以易于解释的图形格式来展示。其目的是在单个病例中记录具体采取的操作（记录保存），并简化未来病例的教学方法。以下，我们将介绍两个初次病例和两个修复病例。

15.1　病例1：突出度过大的鼻背伴球形鼻尖和薄皮肤（见12.2.40部分）

患者，女，39 岁，在之前一次鼻整形术后试图关闭伴有严重凹陷畸形的鼻中隔穿孔，却以失败告终。鼻中隔前部大部分缺失。背部过度突出，鼻锥体非常宽。

采用开放式手术方法，应用四瓣法完成穿孔的闭合。从右侧获取耳甲后，放置一个"三明治"移植物并固定在过短的尾侧鼻中隔边缘，以支撑鼻尖。用粗锉刀将骨性鼻背降低，然后通过经皮低到低及横向截骨使鼻锥体变直、变窄。

采用滑动或重叠技术对过度突出的下外侧软骨进行矫正。覆盖层为 6 mm。将内侧脚固定于"三明治"移植物上，通过跨穿窿缝合塑造穿窿外形。使用跨越缝合和鼻尖悬吊缝合，将一个延伸型盾牌移植物固定在穿窿处。

在一端尝试使用同种异体阔筋膜移植物，但由于游离颗粒软骨的效果较好，所以再次被移除。

之后，通过插入一个"呼吸"植入物（Karl Storz；图特林根，德国）以改善功能，该植入物被缝合到上外侧软骨上（图 15.1 ~ 15.13）。

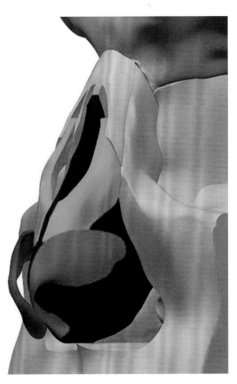

◘ 图 15.1　降低鼻背　　　　◘ 图 15.2　降低鼻背

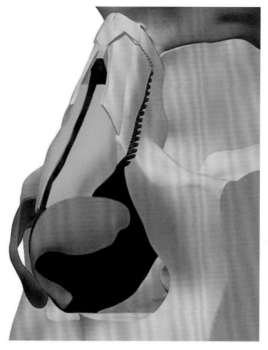

⬛ 图 15.3　截骨术：旁正中、低到低外侧、横向截骨术；撑开瓣

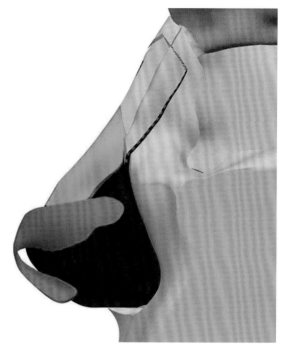

⬛ 图 15.5　头侧修剪

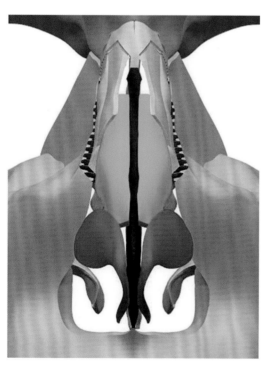

⬛ 图 15.4　截骨术：旁正中、低到低外侧、横向截骨术；撑开瓣

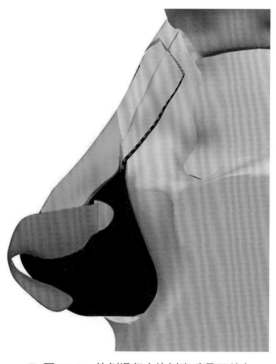

⬛ 图 15.6　外侧滑行（外侧脚重叠覆盖）

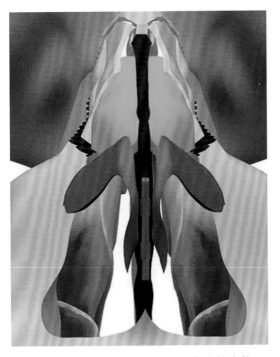

● 图 15.7　双层耳甲移植物作为鼻小柱支柱

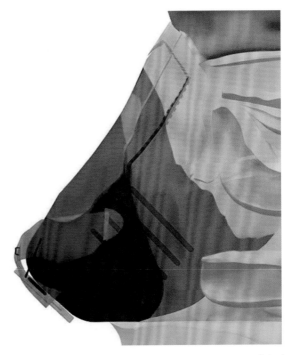

● 图 15.9　将内侧脚固定于"三明治"移植物；跨穹窿缝合；鼻尖悬吊缝合；跨鼻中隔褥式缝合

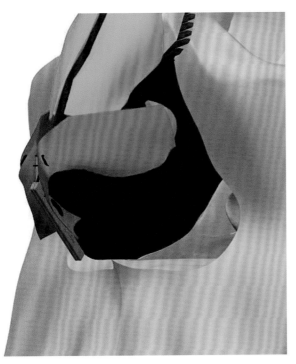

● 图 15.8　将内侧脚固定于"三明治"移植物；跨穹窿缝合；鼻尖悬吊缝合；跨鼻中隔褥式缝合

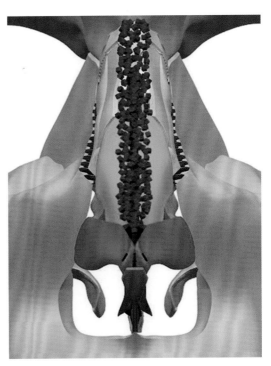

● 图 15.10　用游离颗粒软骨重建鼻背部轮廓；延伸型盾牌移植物

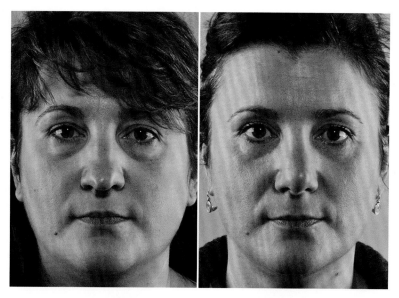

图 15.11   术前和术后正面观

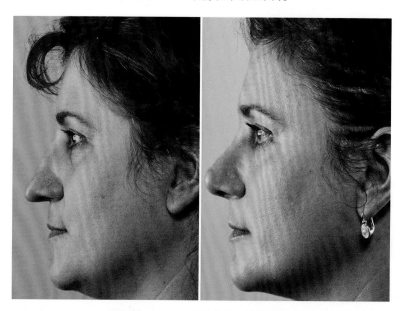

图 15.12   术前和术后侧面观

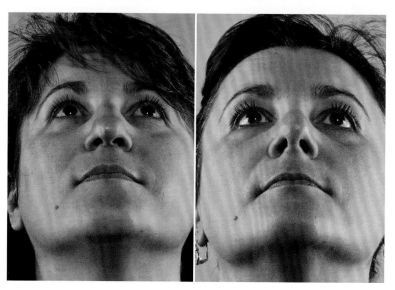

图 15.13   术前和术后基底面观

15.2　病例2：突出度过大的沙漏形窄鼻背

患者，26 岁，表现为一个过度突出的沙漏形窄鼻背。在开放入路鼻整形术中，通过组合技术降低鼻背部。在从骨锥体的基底面解剖上外侧软骨的延伸部分后，用直剪刀将鼻中隔降低。然后用凿子将骨性鼻背缩小，这样一次就可以将多余的部分取出。在经皮外侧低到低和横向截骨缩小鼻骨后，将剩余的上外侧软骨嵌入，作为撑开瓣固定于新的背侧鼻中隔。通过下折叠瓣技术（将头侧部分滑行到外侧脚下）增强薄弱的外侧脚。放置鼻小柱支撑后，通过跨穹窿缝合将鼻尖轮廓成形。为缩小鼻尖，采用跨越缝合法，将鼻尖复合体通过后吊带鼻尖悬吊缝合固定于背侧鼻中隔。将降肌部分切除，左侧放置一个鼻翼缘移植物以使对称，应用阔筋膜移植物作为掩饰鼻背的全长移植物后，用同种异体阔筋膜填充双侧的软三角（图 15.14~15.21 ）。

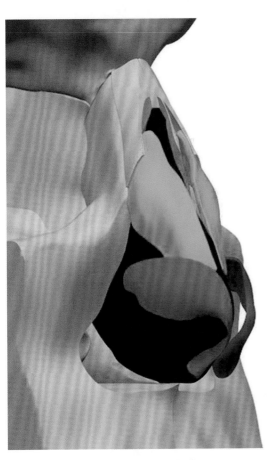

❏ 图 15.14　缩小鼻背

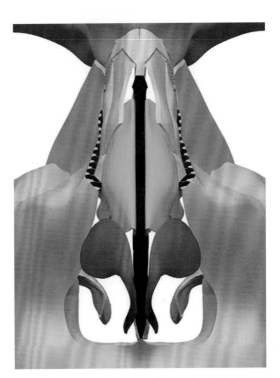

❏ 图 15.15　旁正中、低到低外侧、横向截骨术

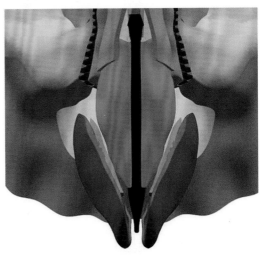

❏ 图 15.16　下折叠瓣（外侧脚衬垫）技术

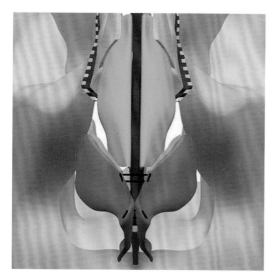

图 15.17　鼻小柱支撑；跨穹窿缝合、跨越缝合联合后吊带鼻尖悬吊缝合

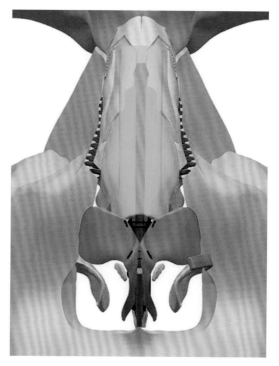

图 15.18　异体阔筋膜全长移植物覆盖鼻背；用异体筋膜填充两侧软三角；左侧的鼻翼缘移植物

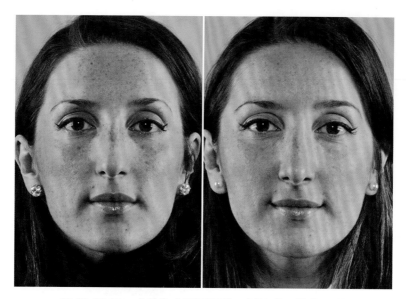

图 15.19　术前和术后正面观、侧面观、基底面观

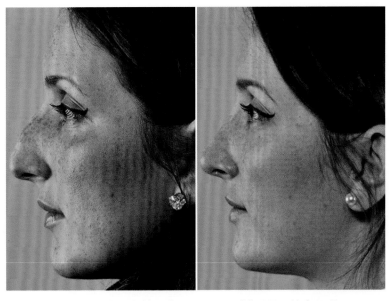

■ 图 15.20　术前和术后正面观、侧面观、基底面观

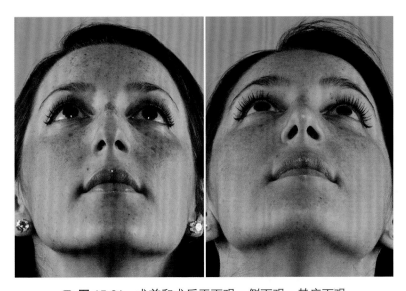

■ 图 15.21　术前和术后正面观、侧面观、基底面观

15.3　病例3：薄皮肤患者的初次鼻整形术

15.3.1　技术：用异体筋膜掩饰

薄皮肤的患者总是存在移植物显形的风险，甚至会暴露轻微的不规则。对于这样的患者，我们需要制作阔筋膜移植物，并像软骨移植物一样进行处理。

患者，女，16 岁，因饱受校园欺凌而接受鼻整形手术。

其鼻背部宽且过度突出，鼻尖呈球形，皮肤非常薄且发亮。鼻唇角约为 135°，但患者并没有抱怨这个问题。鼻中隔向左偏曲并伴有延长的骨刺。

在开放入路鼻整形术中，骨刺被切除，修整鼻中隔底部，以便于固定在鼻棘穿孔处。采用组合技术缩小鼻背，采用旁正中、经皮低到低的外侧及横向截骨术缩小鼻骨后，将过多的上外侧软骨内卷形成撑开移植物。将内侧脚直接缝合至鼻中隔尾侧缘（舌槽沟法）后，采用跨穹窿和跨越缝合法缩小鼻尖。因为患者的皮肤薄，整个鼻背部都覆盖了一层异体筋膜，去除一个软骨盾牌移植物，并用双层异体阔筋膜移植物切割成盾牌移植物以便代替它（图 15.22~15.31）。

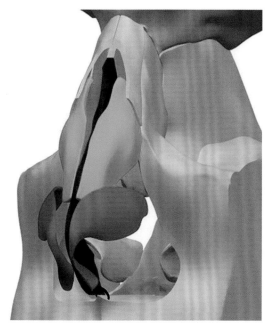

■ 图 15.22　鼻背缩减；通过钻孔将鼻中隔前部固定到前鼻棘

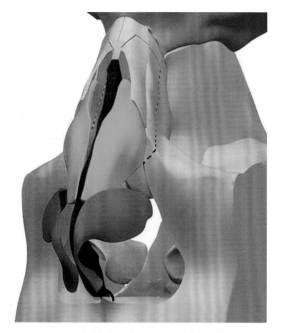

■ 图 15.23　矢状旁、低到低的外侧和横向截骨术

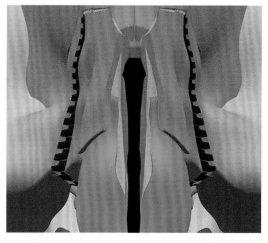

■ 图 15.24　矢状旁、低到低的外侧和横向截骨术

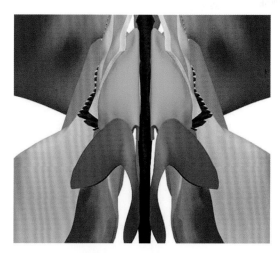

■ 图 15.25　撑开移植物

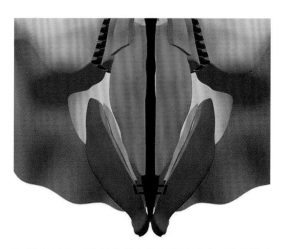

■ 图 15.26　下折叠瓣（外侧脚覆盖）；跨越缝合

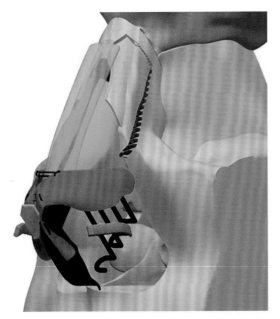

■ 图 15.27　跨穹窿缝合；舌槽沟技术（将内侧脚固定于鼻中隔前部）；来自异体阔筋膜的盾牌移植物；来自异体阔筋膜的鼻背全长移植物；两侧的鼻翼缘移植物；跨鼻中隔褥式缝合

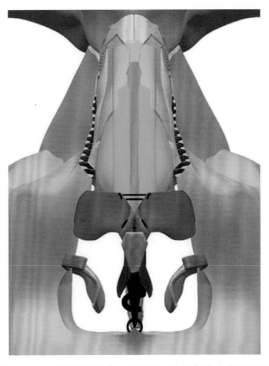

■ 图 15.28　跨穹窿缝合；舌槽沟技术（将内侧脚固定于鼻中隔前部）；来自异体阔筋膜的盾牌移植物；来自异体阔筋膜的鼻背全长移植物；两侧的鼻翼缘移植物；跨鼻中隔褥式缝合

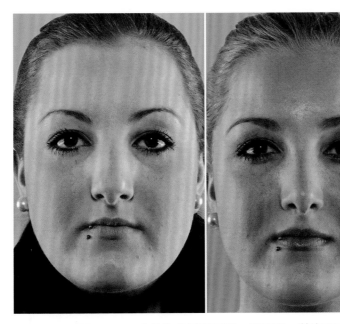

■ 图 15.29　术前和术后正面观、侧面观、基底面观

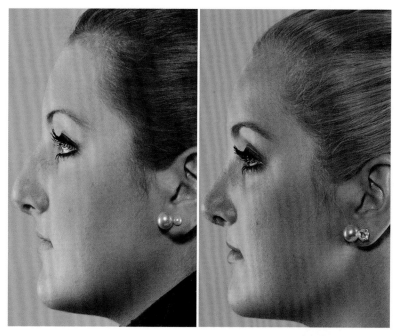

图 15.30　术前和术后正面观、侧面观、基底面观

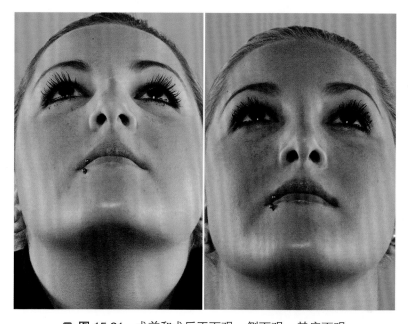

图 15.31　术前和术后正面观、侧面观、基底面观

15.4　病例4：鼻背和下外侧软骨被过度切除患者的二次鼻整形术

患者，女，35 岁，之前鼻整形术后出现鞍鼻畸形，鼻尖圆钝，鼻唇角钝。鼻内检查发现鼻中隔棘因为较大粘连而偏向右侧。采用开放入路术式，手术检查发现下外侧软骨被大范围过度切除：右外侧脚缺失，左外侧脚和中间脚被切除。没有支撑移植物，但是有很多瘢痕，很明显是牵拉到了鼻尖。

瘢痕切除后，从鼻中隔切取一大块软骨，保留了坚实的 15 mm 宽的 L 形软骨支柱。打孔后，缩短底座上的超长鼻中隔去除骨刺并将其固定在前鼻棘上。切开粘连。在矢状旁内侧和经皮低到低的外侧和横向截骨后，缩窄骨锥。为了将鼻延长，我们切取右鼻甲并制作双层"三明治"移植物，通过两个取自鼻中隔的延伸型撑开移植物使其保持在更高的尾侧位置。从获取的鼻中隔中取出两条用于重建下外侧软骨。将移植物小心地倾斜，然后固定在残留的内侧脚上。弯曲后，将它们直接固定在前庭皮肤上。通过跨穹窿缝合塑形穹窿后，以跨越缝合形成完整的框架。为了确定重建支架的位置，将包括覆盖鼻中隔移植物在内的内侧脚固定在双层耳甲鼻中隔延伸移植物上。另外，行后吊带鼻尖悬吊缝合。将残留的耳甲切细，连同异体筋膜一起制作筋膜包裹颗粒软骨移植物，并放在鼻背处。为了防止粘连，放置新的硅片（图 15.32～15.41）。

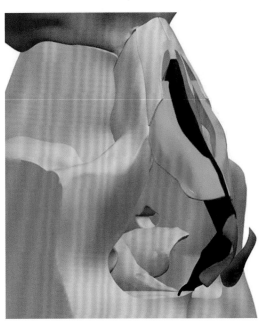

图 15.32　从鼻中隔中获取软骨移植物，留下 15 mm 长的 L 形支柱；通过钻孔将 L 形支柱固定到前鼻棘上

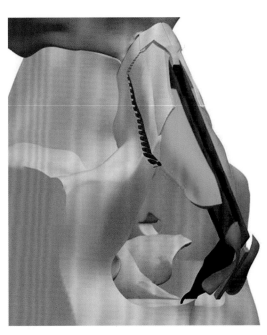

图 15.34　双层耳甲移植物用作鼻中隔延伸移植物；延伸型撑开移植物

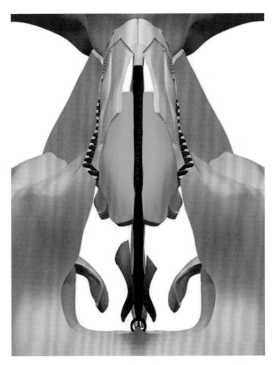

图 15.33　矢状旁、低到低的外侧和横向截骨术；缩窄骨锥

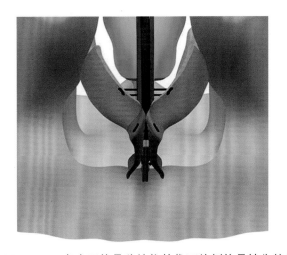

图 15.35　鼻中隔软骨移植物替代下外侧软骨缺失的部分；跨穹窿缝合、跨越缝合联合鼻尖后吊带悬吊缝合

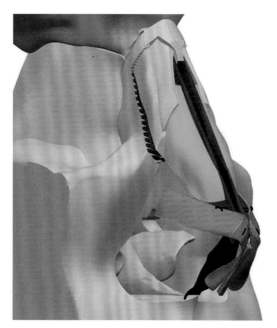

■ 图 15.36　用鼻中隔软骨移植物替代下外侧软骨缺失的部分；跨穹窿缝合、跨越缝合联合后吊带鼻尖悬吊缝合

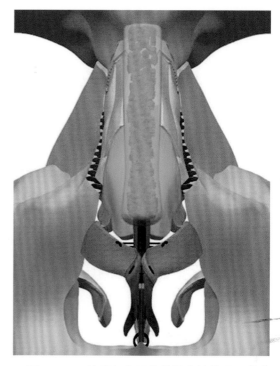

■ 图 15.37　筋膜包裹颗粒软骨移植物用于鼻背

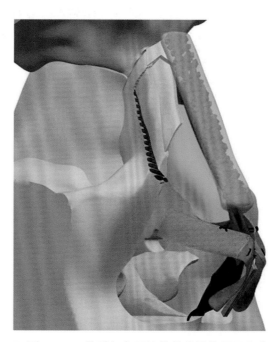

■ 图 15.38　筋膜包裹颗粒软骨移植物用于鼻背

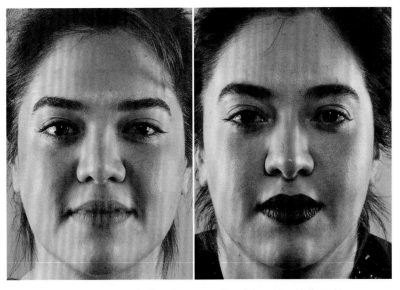

■ 图 15.39　术前和术后正面观、侧面观、基底面观

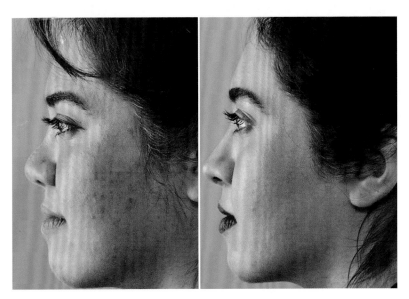

■ 图 15.40　术前和术后正面观、侧面观、基底面观

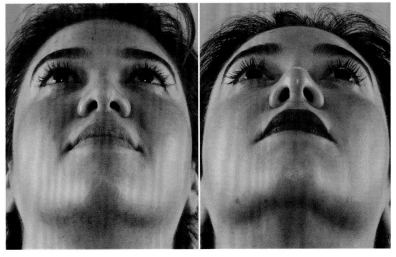

■ 图 15.41　术前和术后正面观、侧面观、基底面观

推荐阅读

Aiach G. Atlas de Rhinoplastie et de la Voie d'Abord Externe. Paris: Editions Masson; 1993.

Gunter JP. A graphic record of intraoperative maneuvers in rhinoplasty: the missing link for evaluating rhinoplasty results. Plast Reconstr Surg. 1989; 84(2): 204-12.

Gunter JP. Interpreting the Gunter rhinoplasty diagram. In: Gunter JP, Rohrich RJ, Adams WP, editors. Dallas rhinoplasty, vol. 1-2. St. Louis: Quality Medical Publishers; 2002.